"十二五"普通高等教育本科国家级规划教材

全国高等医药院校药学类专业第五轮规划教材

"十三五"江苏省高等学校重点教材（编号：2019-1-104）

U0792568

中国药事法理论与实务

第3版

（供药学类专业使用）

主　编　邵　蓉

副主编　陈永法　丁锦希

编　者　（以姓氏笔画为序）

丁锦希（中国药科大学）

刘立春（中国药科大学）

李　伟（中国药科大学）

张乐乐（中国药科大学）

邵　蓉（中国药科大学）

陈永法（中国药科大学）

柳鹏程（中国药科大学）

袁　妮（大连医科大学）

徐丽华（中国药科大学）

蒋　蓉（中国药科大学）

颜建周（中国药科大学）

中国健康传媒集团

中国医药科技出版社

内容提要

本教材是“全国高等医药院校药学类专业第五轮规划教材”之一，药事法学是研究药品研制、生产、经营、使用等各环节法律法规及其发展规律的一门学科，具有鲜明的行业和专业特色。本教材结合《中华人民共和国药品管理法》（2019 年修订），介绍了药事法历史沿革、法学理论、现行药事法内容及国外相关法律制度，对现实发展中的医药热点、难点案例和出现的新法律问题进行了探讨。本教材旨在培养学生对药事法学习的兴趣，通过理论与实务相结合帮助学生巩固重要知识点，能够运用药事法理论全面客观地分析相关问题。本教材为书网融合教材，即纸质教材有机融合电子教材、教学配套资源（PPT、图片等）、题库系统、数字化教学服务（在线教学、在线作业、在线考试）。

本教材可供全国高等医药院校药学类专业及相关专业师生作为教材使用，也可作为社会从业人员参考用书使用。

图书在版编目（CIP）数据

中国药事法理论与实务 / 邵蓉主编. —3 版. —北京：中国医药科技出版社，2019. 12（2025.2重印）
全国高等医药院校药学类专业第五轮规划教材
ISBN 978-7-5214-1471-4

Ⅰ. ①中… Ⅱ. ①邵… Ⅲ. ①药事法规-中国-医学院校-教材 Ⅳ. ①R951

中国版本图书馆 CIP 数据核字（2020）第 000852 号

美术编辑 陈君杞
版式设计 友全图文

出版 **中国健康传媒集团**丨中国医药科技出版社
地址 北京市海淀区文慧园北路甲 22 号
邮编 100082
电话 发行：010-62227427 邮购：010-62236938
网址 www.cmstp.com
规格 889×1194mm 1/16
印张 21
字数 462 千字
初版 2010 年 3 月第 1 版
版次 2019 年 12 月第 3 版
印次 2025 年 2 月第 5 次印刷
印刷 大厂回族自治县彩虹印刷有限公司
经销 全国各地新华书店
书号 ISBN 978-7-5214-1471-4
定价 62.00 元

数字化教材编委会

主　编　邵　蓉

副主编　陈永法　丁锦希

编　者　（以姓氏笔画为序）

丁锦希（中国药科大学）
刘立春（中国药科大学）
李　伟（中国药科大学）
张乐乐（中国药科大学）
邵　蓉（中国药科大学）
陈永法（中国药科大学）
柳鹏程（中国药科大学）
袁　妮（大连医科大学）
徐丽华（中国药科大学）
蒋　蓉（中国药科大学）
颜建周（中国药科大学）

常务编委会

出版说明

“全国高等医药院校药学类规划教材”，于20世纪90年代启动建设，是在教育部、国家药品监督管理局的领导和指导下，由中国医药科技出版社组织中国药科大学、沈阳药科大学、北京大学药学院、复旦大学药学院、四川大学华西药学院、广东药科大学等20余所院校和医疗单位的领导和权威专家成立教材常务委员会共同规划而成。

本套教材坚持“紧密结合药学类专业培养目标以及行业对人才的需求，借鉴国内外药学教育、教学的经验和成果”的编写思路，近30年来历经四轮编写修订，逐渐完善，形成了一套行业特色鲜明、课程门类齐全、学科系统优化、内容衔接合理的高质量精品教材，深受广大师生的欢迎，其中多数教材入选普通高等教育“十一五”“十二五”国家级规划教材，为药学本科教育和药学人才培养做出了积极贡献。

为进一步提升教材质量，紧跟学科发展，建设符合教育部相关教学标准和要求，以及可更好地服务于院校教学的教材，我们在广泛调研和充分论证的基础上，于2019年5月对第三轮和第四轮规划教材的品种进行整合修订，启动“全国高等医药院校药学类专业第五轮规划教材”的编写工作，本套教材共56门，主要供全国高等院校药学类、中药学类专业教学使用。

全国高等医药院校药学类专业第五轮规划教材，是在深入贯彻落实教育部高等教育教学改革精神，依据高等药学教育培养目标及满足新时期医药行业高素质技术型、复合型、创新型人才需求，紧密结合《中国药典》《药品生产质量管理规范》（GMP）、《药品经营质量管理规范》（GSP）等新版国家药品标准、法律法规和《国家执业药师资格考试大纲》进行编写，体现医药行业最新要求，更好地服务于各院校药学教学与人才培养的需要。

本套教材定位清晰、特色鲜明，主要体现在以下方面。

1.契合人才需求，体现行业要求　契合新时期药学人才需求的变化，以培养创新型、应用型人才并重为目标，适应医药行业要求，及时体现新版《中国药典》及新版GMP、新版GSP等国家标准、法规和规范以及新版《国家执业药师资格考试大纲》等行业最新要求。

2.充实完善内容，打造教材精品　专家们在上一轮教材基础上进一步优化、精炼和充实内容，坚持“三基、五性、三特定”，注重整套教材的系统科学性、学科的衔接性，精炼教材内容，突出重点，强调理论与实际需求相结合，进一步提升教材质量。

3.创新编写形式，便于学生学习　本轮教材设有“学习目标”“知识拓展”“重点小结”“复习题”等模块，以增强教材的可读性及学生学习的主动性，提升学习效率。

4.配套增值服务，丰富教学资源　本套教材为书网融合教材，即纸质教材有机融合数字教材，配套教学资源、题库系统、数字化教学服务，使教学资源更加多样化、立体化，满足信息化教学的需求。通过“一书一码”的强关联，为读者提供免费增值服务。按教材封底的提示激活教材后，读者可通过PC、手机阅读电子教材和配套课程资源（PPT、微课、视频、图片等），并可在线进行同步练习，实时反馈答案和解析。同时，读者也可以直接扫描书中二维码，阅读与教材内容关联的课程资源（“扫码学一学”，轻松学习PPT课件；“扫码看一看”，即可浏览微课、视频等教学资源；“扫码练一练”，随时做题检测学习效果），从而丰富学习体验，使学习更便捷。

编写出版本套高质量的全国本科药学类专业规划教材，得到了药学专家的精心指导，以及全国各有关院校领导和编者的大力支持，在此一并表示衷心感谢。希望本套教材的出版，能受到广大师生的欢迎，为促进我国药学类专业教育教学改革和人才培养做出积极贡献。希望广大师生在教学中积极使用本套教材，并提出宝贵意见，以便修订完善，共同打造精品教材。

中国医药科技出版社

2019年9月

前言

药事法学，顾名思义是研究药品研制、生产、经营、使用等各环节监管法律规范及其发展规律的一门学科，具有鲜明的行业和专业特色。在我国，国家运用法律或行政手段管制药品已有漫长的历史，但真正意义上的依法管药起源于1984年出台的《中华人民共和国药品管理法》，该法是药品监管的基本法，在保障药品安全、规范药品生产经营、促进药品行业发展等方面发挥了重要作用。随着药品监督管理体制的变化以及医药产业的迅速发展，该法在2001年重新修订，又于2013年、2015年分别进行了修改。2019年8月26日新修订的《药品管理法》经十三届全国人大常委会第十二次会议表决通过，并于2019年12月1日起施行。随着医药经济的不断发展、学科间的交叉互融，药事法的研究领域得到了拓展与细化，越来越多的人认识到药事法的重要性。为适应和推动药品管理工作，全国许多医药院校和综合性院校都开设了药事法规课程或以药事法为核心内容的药事管理学课程，并涌现了大量的专家、学者参与药事法规的教学和研究。

鉴于药事法研究的蓬勃发展，《中国药事法理论与实务》作为“十二五”普通高等教育本科国家级规划教材，同时也是教育部“十一五”国家级规划教材，曾于2010年正式出版、2015年出版第2版。然而，多年来我国法制环境和药品监管体制、药品法律法规都发生了深刻变化。

1. 在立法体制方面，作为调整立法活动、规范立法行为的基本法律《中华人民共和国立法法》自2000年施行以来首次修订。2015年3月《中华人民共和国立法法》（主席令第二十号）颁布，在立法体制、科学性、民主性、立法与改革的关系等方面均取得较大突破。

2. 在行政体制方面，十八届三中全会通过的《中共中央关于全面深化改革若干重大问题的决定》将“深化行政执法体制改革”作为法治中国建设的重要任务，提出放宽准入、下放审批、减少许可等简政放权措施，对药品生产、经营企业开办、药品GMP和GSP认证、药品委托生产等行政许可和确认行为进行调整。

3. 在药品监管政策方面，随着社会主义市场经济的深入发展、医药体制的深化改革和医疗保障制度的进一步推进，市场和行业对于科学、高效监管的呼声和要求也越来越迫切。各级主管部门深入贯彻落实习近平总书记关于食品药品安全“四个最严”要求，加快建立科学完善的食品药品安全治理体系，严把从农田到餐桌、从实验室到医院的每一道防线。

面对上述药品监管环境的变化，我国药品监管的理念、机制与方式也有了新的发展，特别是在强化科学监管、促进药品创新、完善市场机制和构建社会共治的新监管理念指导下，近年来我国新颁布或修订了一系列药事管理领域的相关法律规范。

伴随着监管环境、理念、机制与方式的变化，以及新的监管政策、法律法规文件的出台，本书编撰团队对2015年出版的《中国药事法理论与实务》（第2版）进行了重新修订，保留了2015年版本中对药事法历史沿革、法学理论、现行药事法内容及国外相关法律制度的较为系统的介绍，适当修改或增加了根据最新政策法规调整的内容，更新了医药热点和难点案例，对部分现实发展中产生的新的法律问题也做了有益探讨，使本书的再版做到与时俱进，与行业发展动态紧密结合，力求使本书更加符合科学性、系统性和实用性的要求。

本书有以下鲜明的特点：①注重案例讨论与分析，导入案例、随堂案例讨论等环节的比例增加，理论与实践充分结合。与原版相比，此次修订版本对每个章首导入案例的选择，尽可能覆盖全章所涉及的重要知识点；在每章的具体内容中增加了案例讨论环节，提供案情回顾、指出焦点问题并进行案例分析，帮助学生强化巩固重要知识点；此外，全书中还设置了知识拓展、背景知识等内容，有利于读者深入、全面地了解药事法规知识。本教材为书网融合教材，即纸质教材有机融合电子教材、教学配套资源（PPT、图片等）、题库系统、数字化教学服务（在线教学、在线作业、在线考试）。②编撰团队知识结构的复合型使本书的内容更丰富、视角更多元化。编撰团队中的12名教师均为药事法规课程教学第一线的骨干。在丰厚、多学科专业知识支撑下，本书编写综合运用法学、管理学、药学等知识，全面、客观地分析相关问题。③药事法研究丰硕的成果使本书更具有前瞻性和实践性。编撰团队较强的科研力量、活跃的学术活动，为本书编撰提供了广博的视野、丰富的素材以及系统的理论支撑；编写团队承担的药事法规课程获得国家精品资源共享课、国家精品课程、江苏省精品课程等荣誉。④作为全国最早开设药事法规课程的高校，又是全国最早开办药事管理本科专业、社会与管理药学硕士点与博士点的高校之一，中国药科大学的药事法规课程教学历经30多年，培养和影响了一届又一届学生，其中不少学生毕业以后活跃在各高校药事法规教学的第一线。⑤丰富的医药实践活动，使本书内容更富实践性和实用性。编撰团队积极参与医药实践和司法实践，有丰富的实践知识和经历，为本书编写积累了丰富的案例素材。

本书由邵蓉教授主编，陈永法和丁锦希两位教授任副主编，具体分工：邵蓉编写第一章；颜建周编写第二章；丁锦希、李伟编写第三章；柳鹏程编写第四章；邵蓉、颜建周编写第五章；陈永法、袁妮编写第六章、第八章；蒋蓉、柳鹏程编写第七章；丁锦希、刘立春编写第九章；徐丽华、张乐乐编写第十章。在编写中，还得到中国药科大学教务处、中国医药科技出版社的支持和鼓励，中国药科大学国际医药商学院社会与管理药学、管理药学专业的研究生们也帮助查阅了大量的文献，做了不少基础性工作，在此一并表示感谢。

由于编写人员学识、水平有限，加之编写时间仓促，书中难免存在疏漏和不足之处，恳请专家、老师和广大读者批评指正，以便修订时完善。

编　者

2019 年 9 月

目录

第一章　药事法概述

学习目标

通过对本章的学习，使读者对我国药事法的基本理论和概况有一定认识，从整体上学习和把握我国药事法的历史沿革、药事法律渊源以及药事法律关系、药事法律体系、药事行政行为等内容。

1. 了解　我国药事法的历史沿革；药事法律体系的概念；药品研制、生产、流通、使用、监管等领域中涉及的法律法规。
2. 熟悉　药事法律渊源；药事法的基本概念及调整对象。
3. 掌握　《中华人民共和国药品管理法》及其实施条例的框架和基本内容；抽象药事行政行为与具体药事行政行为的定义及区别。
4. 重点掌握　药事法的定义、效力等级和适用原则。

导入案例

齐齐哈尔第二制药有限公司"亮菌甲素注射液"假药案

2006年4月30日，广东某大学附属第三医院（以下简称三附院）传染病科医生在查房时发现，4名患者出现肝肾综合征，第二天出现相同症状的患者增加到了11人。院方立即组织多学科专家会诊，结果发现，所有出现不良反应的患者都注射过同一种药物——齐齐哈尔第二制药有限公司生产的亮菌甲素注射液。后经过排查，5月9日，广东省药检所最终确定齐齐哈尔第二制药有限公司生产的亮菌甲素注射液里含有大量工业原料二甘醇，导致患者急性肾衰竭死亡。国家食品药品监督管理局发出紧急通知，封存齐齐哈尔第二制药有限公司生产的所有药品。

后经调查发现，2005年1月份王某将从张家港市保税区华邦国际贸易有限公司购买的工业丙二醇以中国地质矿业总公司泰兴化工总厂的名义销售给齐齐哈尔第二制药厂。

2005年1月，王某以伪造的"中国地质矿业总公司泰兴化工总厂"营业执照、药品生产许可证、药品注册证，取得齐齐哈尔第二制药有限公司的信任，双方发生购销业务往来。同年9月，齐齐哈尔第二制药有限公司采购员钮某在通过王某先后购入以工业用丙二醇和二甘醇假冒的"药用丙二醇"。王某以"江苏美奇精细化工有限公司"的名义，于9月22日通过常州雨天物流有限公司发货给齐齐哈尔第二制药有限公司。

公司检验室主任陈某在检验时发现"药用丙二醇"相对密度超标，遂向主管生产和质量管理的副总经理朱某汇报。朱某两次授意陈某等人出具虚假的检验合格报告书，导致工业用丙二醇和二甘醇被投入药品生产。齐齐哈尔第二制药有限公司将假冒药用丙二醇生产的亮菌甲素注射液通过广州甲贸易公司卖给广东省乙医药公司，再经广东省药品招标采购，由乙公司销售给三附院。

2006年3月，三附院购得该注射液经临床使用导致15名患者出现急性肾衰竭，其中13名患者死亡。后经认定，该注射液为假药。

2008年4月，广州市中级人民法院经审理查明，齐齐哈尔第二制药有限公司的钮某、陈某、朱某，以及主管采购的副总经理郭某和总经理尹某在生产药品过程中，未能严格执行药品生产质量管理法规及相关规章制度，严重违规操作，导致发生重大伤亡事故，其行为已构成重大责任事故罪，故分别判处朱某、陈某、钮某、郭某、尹某有期徒刑7年、6年、5年6个月、4年6个月、4年。

2008年9月，江苏省高级人民法院对王桂平以危险方法危害公共安全、销售伪劣产品、虚报注册资本案进行终审宣判，裁定驳回王某上诉，维持泰州市中级人民法院一审刑事判决，以被告人王某犯以危险方法危害公共安全罪，判处无期徒刑，剥夺政治权利终身；犯销售伪劣产品罪，判处有期徒刑3年，并处罚金人民币30万元；犯虚报注册资本罪，判处有期徒刑2年，并处罚金人民币10万元；决定执行无期徒刑，剥夺政治权利终身，并处罚金人民币40万元。被告人王某违法所得人民币297 310元予以没收。

此外，2007年，11名受害者（其中9人死亡）和部分遗属共同以三附院为被告向广州市天河区人民法院提起民事诉讼，后法院又依三附院申请追加齐齐哈尔第二制药有限公司、甲贸易公司、乙医药公司为系列案被告。11名原告的索赔金额由26万余元至290万余元不等。

经审理，法院认为，虽然医院有别于一般意义上的销售者，但医院购进药品价格与给患者用药所收费用间有明显差价，因此应属于药品的销售者。同时，根据我国民法通则，“因产品质量不合格造成他人财产、人身损害的，产品制造者、销售者应当依法承担民事责任”，医院和销售商虽然没有过错，但其行为侵害了受害人的生命权和健康权，应当承担责任。

据此，2008年6月26日，一审法院判定齐齐哈尔第二制药有限公司作为涉案药品的制造者承担最终赔偿责任；三附院、甲贸易公司、乙医药公司等其余三方被告属于涉案药品的销售者，承担连带责任，共需赔偿原告3 508 247.46元。各原告可以自行选择向任意一名有能力的被告要求赔偿，并申请法院执行，医院和销售商可以在赔偿原告损失后向齐齐哈尔第二制药有限公司追偿。

2008年12月10日，针对二审开庭时，原审原告周某等的代理人提出的原审判决将已获医院认定的医药费48 371.5元误作28 173.3元，广州市中级人民法院终审判决该获赔金额作出更改外，其余判决全部维持原判。

本案为2006年度影响最大的产品责任案件之一。

药品是与人类健康息息相关的特殊商品，在药品研发、生产、流通、使用及监管的过程中都有着独立于其他商品的特殊性，这种特殊性决定了对其进行规制的法律法规体系的独立性及重要性。

第一节 药事法的相关概念、调整对象、历史沿革

扫码"学一学"

【术语】 法（law）、药事（pharmaceutical affairs）、药事法（pharmaceutical law）、药事法规（pharmaceutical regulations）

一、药事法的相关概念

1. 法的概念 法是由一定社会物质生活条件决定的掌握国家政权的阶级共同利益和意志的体现，是由国家制定或认可并由国家强制力保证实施的行为规范体系及其实施所形成的法律关系和法律秩序的总和，其目的在于维护和发展有利于统治阶级的社会关系和社会秩序。广义的法指一切国家机关依照法定权限和程序制定的规范性法律文件。狭义的法专指由全国人民代表大会及其常务委员会制定的规范性法律文件。

2. 药事的概念 我国最早的药事活动发端于周朝，而后日益明细。《周礼·序官》中记载"医师上士二人"，而林尹的《今注》对其的注释为"医师，掌医药之事务"。① 秦设太医令、侍医；西汉设太医令丞、侍医、医待诏、医工长、太医监；东汉设太医令一人，六百石，掌诸医。另外设药丞、方丞各一人，药丞主药，方丞主药方。② 南北朝时期，"梁门下省置太医令，又太医二丞中，藏药丞为三品勋一位"；"北齐门下省，统尚药局，有典御二人，侍御师四人，尚药监四人，总御药之事"。唐代《旧唐书·职官志》载"奉御二人，直长四人，侍御医四人，主药十二人，药童三十人，司药四人，医佐八人，……奉御掌合和御药及诊侯方脉之事，直长为之贰。……侍御医掌诊侯调和。主药、药童著刮削捣筛"。"药藏局药藏郎二人，丞二人，侍医典药九人，药童十八人，……掌合剂医药"。③ 时值宋代，以尚药局掌管药政，御药院负责保管国内外进献的珍贵药品供皇室使用。值得一提的是，宋代起设立了官办药局，先后称卖药所、医药惠民局、熟药所、太平惠民局等。官办药局不仅仅可以视为国家控制药品贸易的场所，也兼具一定的行政管理职能，如规定法定药品的标志"和剂局记"、制定检验制度、施药制度等。④ 据《元史·百官志》记载，元设太医院"掌医事，制奉御药物，领各属医职"，设御药院"掌受各路乡贡、诸藩进献珍贵药品，修造汤煎"，设典药局"掌修东宫药饵"，设医学提举司"辨验药材"，及广惠司"掌修制御用回回药物及合剂以疗诸宿卫士及在京孤寒者。"明代基本沿袭旧制，设有太医院、御药房，在各王府设尚药局、典药局、良医所等机构，专门为皇室服务。清代设太医院和御药房，太医院设有专职的"切制医生"，生药库收集药材，官办药厂供应民间药品。

杨世民，2002年版《药事管理学》概括"药事"为泛指一切与药有关的事项，是由药

---

① 左言东．先秦职官志［M］．北京：商务印书馆，1994：125.
② 陈新谦．中华药史纪年［M］．北京：中国医药科技出版社，1994：26-27.
③ 陈新谦．中华药史纪年［M］．北京：中国医药科技出版社，1994：53.
④ 陈新谦．中华药史纪年［M］．北京：中国医药科技出版社，1994：82-83.

学若干部门（行业）构成的一个完整体系。王生田，2005 年版《药事管理学概论》概括“药事”为经研究认定为与药品有关的人、事、机构和制度，具体分为药品研究、生产经营、使用、教育、检验、价格、广告和管理等事项。孟锐，2006 年版《药事管理概论》认为“药事”有广义和狭义之分，广义药事泛指所有与药品有关的事业；狭义药事指所有与药品质量有关的事项，即药品研究、生产、经营、使用、药品监管等过程中与药品质量有关的事项。吴蓬，2009 年版《药事管理学》（第四版）概括“药事”为与药品的研制、生产、流通、使用、价格、广告、信息、监督等活动有关的事项，包括保障和控制药品质量、公平分配药品、合理用药、基本药物目录等。

本书认为广义的药事是指与药品研制、生产、流通、使用、监督有关的事项。药事管理的目的是保障药品安全、有效、经济、适当。狭义的药事仅指药品行政监督管理活动。

3. 药事法的概念 药事法是指由国家制定或认可，并由国家强制力保证实施，具有普遍效力和严格程序的行为规范体系，是调整和保护公民在药事活动中为维护人体生命健康权益而形成的各种社会关系的法律规范的总和。

药事法是诸多法律规范中的一种类型，与其他法律规范一样，是由一定物质生活条件所决定的。具有规范性、国家意志性、国家强制性、普遍性、程序性。从根本上说，药事法决定于我国医药行业的发展水平和现状。

药事法有广义和狭义之分。广义的药事法不仅包括《中华人民共和国药品管理法》（以下简称《药品管理法》），还包括被授权的其他国家机关制定颁布的从属于药事法律并在其所辖范围内普遍有效的法规和规章，以及宪法和其他规范性法律文件中涉及药事的相关法律条文。狭义的药事法，是指由全国人民代表大会常务委员会制定的《药品管理法》。目前我们通说的“药事法规”为业内俗称，实质上应该称为“药事法”。

二、药事法的调整对象

药事法的调整对象是指药事法所调整的各种社会关系，涉及国家药品行政管理机关、医疗卫生服务组织、企事业单位、国际组织、个人之间及其内部在维护人体生命健康权益的行动中形成的社会关系，具有多层次、多形式、多角度的特点。一般来说，药事法主要调整以下三个方面的社会关系。

1. 药事组织关系 药事法把各级药事管理行政部门和各级各类药事组织的法律地位、组织形式、隶属关系、职权范围及权利义务等以法律条文的形式固定下来，以形成规范的管理体系和制度，从而使国家能够有效地对药事工作进行组织和领导，并保障药事组织活动的有据性。如在《药品管理法》中对药事组织的职责、权限、原则和地位作出了原则性规定，尤其是在第八章“药品监督”中更作出相对集中的规定。

2. 药事管理关系 国家药事管理行政机关及其他有关机关，根据法律的规定，在进行药事组织、领导、监督、评估等活动时与企事业单位、社会团体或者公民之间形成的权利义务关系。这是一种纵向的行政关系，受到药事法的调整，如药事管理行政机关与行政管理相对人的监督管理关系。在药事法中，药事管理关系通常表现为药事行政隶属关系和药事职能管辖关系。

3. 药事服务关系 药事管理行政机关、其他药事组织、有关事业单位、社会团体和公民在向社会提供药事咨询指导、药事保健服务过程中与接受服务者所结成的一种平等主体间的权利义务关系，包括从事相关健康产品的生产、经营单位等，就提供的产品和服务的安全、卫生、质量与接受服务者所结成的一种平等主体间的权利义务关系。药事服务关系是一种横向的社会关系。

三、药事法的历史沿革

我国近现代的药品管理立法，始于1911年辛亥革命之后。先后经历了雏形阶段、形成阶段、发展阶段、完善阶段。详见表1-1。

表1-1　我国药事法的历史沿革

时　间	内　容
药事法体系的雏形阶段（1911~1948年）	1915年，北洋政府内务部公布《管理药商规程》； 1929年，国民政府卫生部公布《管理药商规则》； 1930年，国民政府卫生部公布《管理成药规则》； 1929年，国民政府公布《麻醉药品管理条例》； 1935年，国民政府行政院公布《购用麻醉药品暂行条例》； 1943年，国民政府公布《药剂师法》； 1945年，冀晋军区公布《药材保管节约条例》； 1948年，东北行政委员会公布《中西药商管理暂行条例》
药事法体系的形成阶段（1949~1983年）	1953年，卫生部颁布《中华人民共和国药典》（1953年版）； 1964年，卫生部、商业部、化工部联合发布《管理毒药、限制性剧药暂行规定》，卫生部、商业部联合发布《管理毒性中药的暂行办法》； 1978年，卫生部制定《药政管理条例（试行）》，是《药品管理法》的最早雏形； 1978年，国务院颁布《麻醉药品管理条例》； 1979年，卫生部、国家医药管理总局颁布《新药管理办法（试行）》； 1981年，卫生部颁布《关于加强医药管理的决定》； 1982年，卫生部、国家医药管理总局颁布《国家基本药物目录》
药事法体系的发展阶段（1984~1997年）	1984年，第六届全国人民代表大会常务委员会第七次会议通过并颁布我国第一部药品管理的正式法律——《中华人民共和国药品管理法》，明确了药品监督管理的法律地位，标志着我国药品监管工作真正进入法制化管理阶段； 1985~1988年，卫生部颁布《新药审批办法》《新生物制品审批办法》等一系列与新药审批相关的规范性文件； 1987~1989年，国务院先后颁布《麻醉药品管理办法》《精神药品管理办法》《医疗用毒性药品管理办法》《放射性药品管理办法》； 1987年，国务院制定实施《野生药材资源保护管理条例》； 1989年，国务院颁布《中华人民共和国药品管理法实施办法》，卫生部颁布《医院药剂管理办法》； 1992年，国务院颁布《中药品种保护条例》《药品行政保护条例》，卫生部颁布《药品生产质量管理规范》； 1994年，国家医药管理局颁布《执业药师资格制度暂行规定》； 1997年，国家经贸委会等部门联合颁布《国家药品医疗器械储备管理暂行办法》

续表

时 间	内 容
药事法体系的完善阶段（1998 年至今）	1998 年，国家药品监督管理局（SDA）成立后，陆续对药品监督管理法规进行修订完善，国家制定颁布了一些新的法规、规章，我国药品管理法律体系进入调整与完善阶段； 1998 年，国家药品监督管理局修订《药品生产质量管理规范》（GMP），于 1999 年 8 月 1 日起施行； 1999 年，国家经贸委制定实施《国家医药储备管理办法》； 2000 年，国家药品监督管理局颁布实施《药品经营质量管理规范》（GSP）； 2001 年，国务院颁布《医疗器械监督管理条例》； 2001 年 2 月 28 日，全国人大常委会修订通过《中华人民共和国药品管理法》，同年 12 月 1 日起施行； 2002 年 8 月 4 日，国务院颁布《药品管理法实施条例》，同年 9 月 15 日起施行； 2003 年，组建国家食品药品监督管理局（SFDA），并颁布《药物非临床研究质量管理规范》（GLP）、《药物临床试验质量管理规范》（GCP）； 2004 年，国务院颁布《反兴奋剂条例》，卫生部与国家食品药品监督管理局联合颁布《药品不良反应报告和监测管理办法》，国家食品药品监督管理局颁布《药品进口管理办法》； 2005 年，国务院颁布《麻醉药品和精神药品管理条例》； 2006 年，国家食品药品监督管理局颁布《药品说明书和标签管理规定》； 2007 年，国家食品药品监督管理局修订、颁布《药品注册管理办法》《药品流通监督管理办法》《药品广告审查办法》《药品召回管理办法》等一系列规章； 2009 年，国家食品药品监督管理局颁布《新药注册特殊审批管理规定》《药品技术转让注册管理规定》； 2010 年，卫生部修订《药品生产质量管理规范》（GMP），并于 2011 年 3 月 1 日起施行； 2011 年，卫生部与国家中医药管理局联合颁布《医疗机构药事管理规定》并于同年 3 月 1 日起施行；卫生部修订《药品不良反应报告和监测管理办法》，于同年 7 月 1 日起施行；同年 10 月 11 日，国家食品药品监督管理局颁布《医疗机构药品监督管理办法（试行）》并施行； 2012 年，卫生部修订《药品经营质量管理规范》（GSP），并于 2013 年 6 月 1 日起施行；同年，卫生部颁布《抗菌药物临床应用管理办法》并于当年 8 月 1 日起施行； 2013 年 12 月 28 日，全国人民代表大会常务委员会关于修改《中华人民共和国海洋环境保护法》等七部法律的决定对《中华人民共和国药品管理法》作出修改。将第十三条修改为："经省、自治区、直辖市人民政府药品监督管理部门批准，药品生产企业可以接受委托生产药品。"； 2015 年 4 月 24 日，《全国人民代表大会常务委员会关于修改〈中华人民共和国药品管理法〉的决定》由第十二届全国人大常委会第十四次会议表决通过并自公布之日起施行，取消第七条与第十四条中《药品生产许可证》和《药品经营许可证》在工商行政管理部门注册、变更和注销环节，以及根据最新药品价格管理改革方向正式将药品价格"市场化"； 2015 年 6 月 25 日，国家食品药品监督管理总局公布《药品经营质量管理规范》（GSP），并于公布之日起开始实施；卫生部 2013 年 6 月 1 日施行的《药品经营质量管理规范》（中华人民共和国卫生部令第 90 号）予以废止； 2019 年 8 月 26 日，第十三届全国人民代表大会常务委员会第十二次会议修订通过《中华人民共和国药品管理法》，同年 12 月 1 日起施行

扫码"学一学"

第二节　药事法渊源和适用

【术语】法律渊源（source of law）、药事法渊源（source of pharmaceutical regulations）、法律冲突（conflict of laws）

我国目前法的渊源一般有实质意义上法的渊源和形式意义上法的渊源。在实质意义上，法的渊源指法的内容的来源，如法渊源于经济或经济关系。形式意义法的渊源，即法的效力渊源，指一定的国家机关依照法定职权和程序制定或认可的具有不同法的效力和地位的法的不同表现形式，如法律、法令、条例、章程、决议、命令、习惯和判例等。我国法的渊源包括宪法、法律、行政法规、地方性法规、经济特区的规范性文件、特别行政区的规范性文件、特别行政区的法律法规及规章等。药事法渊源包括药事法律、药事行政法规、地方性药事法规、药事规章、药事自治条例和单行条例、药事国际条约等。

一、药事法的渊源

我国法的渊源主要为以宪法为核心的各种制定法，包括宪法、法律、行政法规、地方性法规、经济特区的规范性文件、特别行政区的法律法规、规章、国际条约、国际惯例等。

1. 宪法　民主国家最根本的法的渊源，其法律地位和效力是最高的。它是国家最高权力的象征或标志，宪法的权威直接来源于人民。我国宪法规定了当代中国的根本的社会、经济和政治制度，各种基本原则、方针、政策，公民的基本权利和义务，各主要国家机关的组成和职权、职责等，涉及社会生活各个领域的最根本、最重要的方面。宪法由我国最高权力机关——全国人民代表大会制定和修改。宪法具有最高的法的效力，一切法律、行政法规和地方性法规都不得同宪法相抵触。

2. 法律　由全国人民代表大会及其常务委员会制定的规范性文件，其地位和效力仅次于宪法。全国人民代表大会常务委员会制定和修改除应当由全国人民代表大会制定的法律以外的其他法律；全国人民代表大会闭会期间，其常务委员会有权对全国人民代表大会制定的法律在不抵触基本原则的条件下进行部分补充和修改。《中华人民共和国药品管理法》由全国人大常委会制定，是药事法体系中效力最高的法律。

3. 行政法规　国务院根据宪法和法律制定行政法规。行政法规可以就下列事项作出规定：①为执行法律的规定需要制定行政法规的事项；②宪法第八十九条规定的国务院行政管理职权的事项。此外，应当由全国人民代表大会及其常务委员会制定法律的事项，国务院根据全国人大及其常委会的授权决定先制定的行政法规，经过实践检验，制定法律的条件成熟时，国务院应当及时提请全国人大及其常委会制定法律。

4. 地方性法规、自治条例和单行条例、规章　省、自治区、直辖市的人民代表大会及其常务委员会根据本行政区域的具体情况和实际需要，在不同宪法、法律、行政法规相抵触的前提下，可以制定地方性法规；设区的市人民代表大会及其常务委员会根据本市的具体情况和实际需要，在不同宪法、法律、行政法规和本省、自治区和直辖市的地方性法规相抵触的前提下，可以对城乡建设与管理、环境保护、历史文化保护等方面的事项制定地方性法规，法律对设区的市制定地方性法规的事项另有规定的，从其规定。

民族自治地方的人民代表大会有权依照当地民族的政治、经济和文化的特点，制定自治条例和单行条例。

国务院各部、委员会、中国人民银行、审计署和具有行政管理职能的直属机构，可以根据法律和国务院的行政法规、决定、命令，在本部门的权限范围内制定规章。

根据我国宪法和法律的规定，我国药事法渊源详见表 1-2。

表 1-2　药事法渊源

渊　源	制定机关		举　例
宪法	全国人民代表大会		《宪法》中关于药品方面的规定主要有：国家发展医疗卫生事业，发展现代医药和我国传统医药等
药事法律	全国人民代表大会及其常务委员会		《中华人民共和国药品管理法》
药事法规	药事行政法规	国务院	《中华人民共和国药品管理法实施条例》 《中药品种保护条例》
	地方性药事法规	省、自治区、直辖市和设区的市的人民代表大会及其常务委员会	《黑龙江省野生药材资源保护条例》
药事规章	国务院所属部、委、直属机构		《药品注册管理办法》
	省、自治区、直辖市和设区的市、自治州的人民政府		《重庆市药品储备管理办法》
药事自治条例和单行条例	民族自治地方的人民代表大会		《西藏自治区实施〈中华人民共和国药品管理法〉的办法》
药事国际条约	我国与外国签订或批准、承认的某些国际条约或协定		《麻醉药品单一公约》

二、药事法的效力等级

根据 2015 年修订的《中华人民共和国立法法》规定的原则，药事法的效力等级如下。

宪法具有最高效力，一切药事法律、药事行政法规、地方性药事法规、药事自治条例和单行条例、药事规章都不得同宪法相抵触。

药事法律（如《药品管理法》）的效力仅次于宪法，但高于药事行政法规、地方性药事法规、药事规章。

药事行政法规的效力高于地方性药事法规、药事规章。

地方性药事法规的效力高于本级和下级地方政府药事规章。地方性药事法规与药事部门规章之间对同一事项的规定不一致，不能确定如何适用时，由国务院提出意见，国务院认为应当适用地方性药事法规的，应当决定在该地方适用地方性药事法规的规定；认为应当适用药事部门规章的，应当提请全国人民代表大会常务委员会裁决。

药事部门规章之间、药事部门规章与地方政府药事规章之间具有同等效力，在各自的权限范围内施行。省、自治区的人民政府制定的药事规章的效力高于本行政区域内的设区的市、自治州的人民政府制定的药事规章。部门药事规章之间、部门药事规章与地方政府药事规章之间对同一事项的规定不一致时，由国务院裁决。

国际药事条约在我国的适用情况，只有其规定转化为我国国内法以后，才能和相关的规范性文件的效力进行比较。

药事自治条例和单行条例依法对药事法律、药事法规、地方性药事法规作出变通规定的，在本自治地方适用药事自治条例和单行条例的规定。

三、药事法的适用原则

在司法实践中，药事法体系中不同效力层级的法律法规在适用中可能会出现冲突情形，如在对某一违法行为进行行政处罚或追究刑事责任时可能出现的法条竞合情形。在解决这类冲突时，通常有以下几种适用原则。

1.“特别冲突适用”规则　“特别法优于一般法”原则。“特别冲突适用”原则是指在对同一事项时，确定是适用一般法还是特别法的规则。2015年修订的《立法法》第九十二条规定同一机关制定的法律、行政法规、地方性法规、自治条例和单行条例、规章，特别规定与一般规定不一致的，适用特别规定。

药事法律法规是对药事活动进行的特别规定，当同一机关制定的药事法律法规与一般法律法规发生冲突时，应适用药事法律法规的规定；当药事法律法规没有规定时，适用一般法律法规。

以《产品质量法》和《药品管理法》为例，两者均由全国人大常委会制定，效力等级相同，就药品质量的规范而言，前者是一般法，后者是特别法。当对同一事项两者均有规定时，应当适用特别法，即《药品管理法》；若《药品管理法》没有规定，则适用《产品质量法》。如“出具药品虚假检验报告”这一违法行为，《药品管理法》第一百三十八条规定“药品检验机构出具虚假检验报告的，责令改正，给予警告，对单位并处二十万元以上一百万元以下的罚款”，而《产品质量法》第五十七条规定“产品检验机构、认证机构伪造检验结果或者出具虚假证明的，责令改正，对单位处五万元以上十万元以下的罚款”，两者规定不一致，根据特别法优于一般法的原则，应适用《药品管理法》的规定。

2. 层级冲突适用规则　上位法优于下位法原则。不同位阶的法律规范，其效力等级也各不相同，法律规范按效力等级从高至低的顺序是宪法、法律、行政法规、地方性法规、规章，效力等级高的是上位法，效力等级低的是下位法。当不同等级的法律规范发生冲突时，应当选择适用效力等级高的法律规范，这就是“上位法优于下位法”原则。因此，当法律、行政法规、地方性法规或规章对同一违法行为都有处罚规定，且规定的处罚内容不一致而产生法律适用冲突时，行政机关应当适用法律的规定，而不能适用行政法规、地方性法规或规章的规定。例如，《药品管理法》是上位法，《药品管理法实施条例》是下位法，如果对同一行为两者都有规定，且规定的内容不一致时，应当适用《药品管理法》。

3. 同级冲突适用规则　这是解决制定机关不同但效力层级相同的法律规范相冲突时如何适用的规则。司法机关对同一等级的法律规范之间的冲突不可能凭借现有规则作出判断，只能送请有权机关作出裁决。例如，地方性法规与部门规章之间对同一事项的规定不一致，不能确定如何适用时，由国务院提出意见，国务院认为应当适用地方性法规的，应当决定在该地方适用地方性法规的规定；认为应当适用部门规章的，则还应提请全国人大常委会裁决。对不同部门规章之间、地方人民政府规章与部门规章之间不一致的，由国务院做裁决。

4. 新旧法冲突适用规则 新法优于旧法原则，也称后法优于先法原则，即在新的法律生效后，当新法和旧法对同一事项有不同规定时，新法的效力优于旧法，与新法内容相抵触的原法律内容自动失效、不再适用。如修订的《药品管理法》于2019年12月1日施行时，2001年修订的《药品管理法》同时废止。

扫码“学一学”

第三节 药事法律关系

【术语】 法律关系（legal relationship）、法律事实（legal fact）、法律事件（legal event）、法律行为（legal act）

一、药事法律关系的概念

1. 法律关系 法律所调整的人与人之间的权利义务关系，是根据法律规范建立的一种社会关系，具有合法性。在此意义上，法律关系是人与人之间的符合法律规范的关系，这是它与其他社会关系的根本区别。每一个法律部门都调整着特定方面的社会关系，药事法作为一个独立的法律部门，调整着药品研制、生产、流通、使用等多个领域内的社会关系。

2. 药事法律关系 药事法所调整的，在药事管理和药事服务过程中国家机关、企事业单位、社会团体或者公民之间的权利与义务关系。药事法律关系和药事关系既有联系又有区别，药事关系是一种未经药事法调整的社会关系，这种关系一旦纳入药事法调整的范围内，就成为药事法律关系，并受到药事法的保护。

二、药事法律关系的构成要素

法律关系由主体、客体和内容三个要素构成（表1-3）。同其他法律关系一样，药事法律关系也是由主体、客体和内容三方面要素构成的。这三个要素必须同时具备，缺一不可，如果缺少其中任何一要素，该药事法律关系就无法形成或继续存在。

表1-3 药事法律关系的构成要素

药事法律关系的构成要素	药事法律关系的主体	自然人
		药事机构和组织
	药事法律关系的客体	公民的生命
		健康利益
		行为
		物
		智力成果
	药事法律关系的内容	药事权利
		药事义务

1. 主体 药事法律关系的参加者，即在药事法律关系中一定权利的享有者和一定义务的承担者，包括以下两类。

（1）自然人 药事法律关系中的自然人指享有药事权利、承担药事义务的公民，既包括中国公民，也包括在我国参加药事法律关系的外国人和无国籍人。

（2）药事机构和组织　药事法律关系中的药事机构和组织主要有五类：①行政机关，如国家药品监督管理局等；②医疗卫生机构，如医院、个人诊所、村镇卫生院、社区卫生服务中心等；③其他各类事业单位，如药品不良反应监测中心、药品审评中心、药品检验机构等；④在我国境内开办的各种药品生产企业、经营企业等；⑤各种社会团体，如中国药学会等。

2. 客体　药事法律关系主体的药事权利和药事义务所共同指向的对象。药事法律关系的客体大致可分为公民的生命健康利益、行为、物和智力成果四类。

（1）生命健康权　它是人身权益中最重要的一部分，包括生命权和健康权。保障公民的生命健康权是我国药事法的基本与首要目的。因此，公民的生命健康权是各种药事法律关系共同的、最高层次的客体。

（2）行为　法律关系中的行为指主体行使权利和履行义务的活动。药品注册申报、药品生产行为等都属于药事法律关系中的行为。按照行为所呈现的方式类型来看，可以分为作为与不作为。如《药品管理法》第五十七条规定药品经营企业购销药品，应当有真实、完整的购销记录，药品经营企业如实记录购销情况则称其为作为，反之则是不作为。

（3）物　法律意义上的物指受到法律关系主体支配的、在生产上和生活上所需要的客观实体。它可以是天然物，也可以是生产物；可以是活动物，也可以是不活动物。物理意义上的“物”要成为法律关系客体，必须具备以下条件：①应得到法律之认可；②应为人类所认识和控制，不可认识或控制之物（如地球以外的天体）不能成为法律关系客体；③能够给人们带来某种物质利益，具有经济价值；④必须具有独立性。药事法律关系中的物包含进行各种药事活动所需要的生产、生活资料，如药品、保健品、医疗器械等。

（4）智力成果　又称精神财富，是指人们的智力活动所创造的成果。精神财富不同于有体物，其价值和利益在于物中所承载的信息、知识、技术、标识（符号）和其他精神文化成果，如药学著作或论文、药品的发明、商标等。

3. 内容　药事法律关系的主体依法享有的权利和应承担的义务。其中，药事权利指由药事法规定的，药事法律关系主体根据自己的意愿实现某种利益的可能性。药事义务指依照药事法的规定，药事法律关系的义务主体为了满足权利主体的某种利益而为一定行为或者不为一定行为的必要性。药事权利和药事义务是药事法律关系的两个不同方面，二者相互依存、密不可分。

三、药事法律关系的产生、变更、消灭

在实际生活中，各种各样的药事法律关系是处于不断产生、变更和消灭的发展变化中的。药事法律关系的产生，指在药事法律关系主体之间形成某种权利和义务的联系；药事法律关系的变更，指药事法律关系的各因素发生变化；药事法律关系的消灭，指药事法律关系主体之间权利义务关系的终止。药事法律关系只有在一定条件下才能产生、变更或消灭，这种条件即药事法律事实的出现。

所谓药事法律事实，是指药事法律规定的能够引起药事法律关系产生、变更或消灭的事件和行为。药事法律事实首先是一种客观存在的外在现象，而不是人们的心理现象或心理活动。其次，药事法律事实是由药事法规定的、具有法律意义的事实，能够引起药事法

律关系的产生、变更或消灭。

依是否以人们的意志为转移作标准，可将药事法律事实上分为药事法律事件和药事法律行为两类。前者不以人的意志为转移，如重大疫情引起的公共卫生突发事件；而后者往往有人的意志参与，如药品监督管理部门对行政相对人作出行政处罚的行为。

扫码“学一学”

第四节　药事法律体系

【术语】药事法律体系（pharmaceutical regulation system）

药事法律体系，是指以宪法为依据，以药品管理法为基本法，由数量众多的药事行政法规、部门规章以及地方性药事法规和地方性药事规章组成的多层次、多门类的法律体系。药事法律体系内部是一种相互配合、互相补充、相互协调和相互制约的开放性结构，如图 1-1 所示。

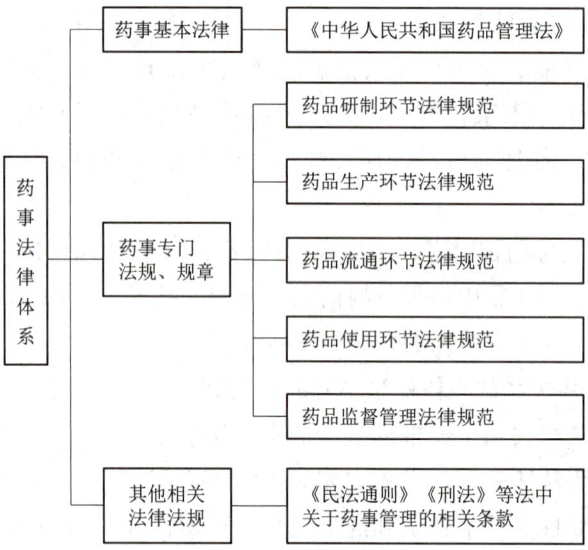

图 1-1　我国药事法律体系概况图

经过四十多年的法制化建设和发展，我国药品管理基本上形成了较为全面的法律法规体系。我国药品管理主要法律法规可归纳为以下几个方面。

一、《中华人民共和国药品管理法》及其实施条例

建国以来，我国政府十分重视药事法的建设及完善工作。1978 年，卫生部制定了《药政管理条例》（试行），是《药品管理法》的最早雏形。现行《药品管理法》及其实施条例的具体内容介绍见表 1-4 和表 1-5。

表 1-4 《中华人民共和国药品管理法》简介

名　称	《中华人民共和国药品管理法》
药事法渊源	法律
生效时间	2019 年 12 月 1 日
颁布主体	全国人民代表大会常务委员会
制定及修订	中华人民共和国第六届全国人民代表大会常务委员会第七次会议于 1984 年 9 月 20 日通过，2001 年 2 月 28 日第九届全国人民代表大会常务委员会第二十次会议重新修订，2013 年 12 月 28 日第十二届全国人民代表大会常务委员会第六次会议进行修改，2015 年 4 月 24 日第十二届全国人民代表大会常务委员会第十四次会议再次修改，2019 年 8 月 26 日第十三届全国人民代表大会常务委员会第十二次会议第二次修订
法律框架	第一章　总则（1-15 条） 第二章　药品研制和注册（16-29 条） 第三章　药品上市许可持有人（30-40 条） 第四章　药品生产（41-50 条） 第五章　药品经营（51-68 条） 第六章　医疗机构药事管理（69-76 条） 第七章　药品上市后管理（77-83 条） 第八章　药品价格和广告（84-91 条） 第九章　药品储备和供应（92-97 条） 第十章　监督管理（98-113 条） 第十一章　法律责任（114-151 条） 第十二章　附则（152-155 条）
意义	《药品管理法》是我国目前具有最高法律效力的药品监督管理规范性文件，是我国药品管理的基本法。《药品管理法》明确了药品监督管理部门的执法主体地位，确定了实践中行之有效的和新的药品监督管理制度，对从事药品的研制、生产、经营、使用和监督管理的单位和个人的涉药行为作出了原则性规定

表 1-5 《中华人民共和国药品管理法实施条例》简介

名　称	《中华人民共和国药品管理法实施条例》（以下简称《实施条例》）
药事法渊源	行政法规
生效时间	2002 年 9 月 15 日
颁布主体	国务院
制定及修订	《实施条例》于 2001 年 3 月由国家药品监督管理局开始起草，经过广泛调查研究，征求意见，多次讨论、修改，于 2001 年 7 月完成了起草工作，2002 年 8 月 4 日，国务院以第 360 号令公布了《药品管理法实施条例》。2016 年 2 月 6 日，根据《国务院关于修改部分行政法规的决定》修订。2019 年 3 月 2 日，根据《国务院关于修订部分行政法规的决定》修正
法律框架	以《药品管理法》的体例为基准，共十章八十条
意义	《实施条例》是《药品管理法》的配套法规，是对《药品管理法》实施的解释和补充，其内容更具有针对性和操作性

二、药品研制环节法律规范

药品研制是药品的质量确定阶段，它直接关系到将一种物质作为药品使用时的安全性、有效性和质量可控性。我国对药品研制环节的监督管理法规见表 1-6。

表 1-6　药品研制环节主要法律规范简介

名　称	药事法渊源	生效时间	颁布主体	意　义	失效法令
《药物非临床研究质量管理规范》（GLP，局令第 2 号）	部门规章	2003 年 9 月 1 日	国家食品药品监督管理局	GLP 与 GCP 主要采用国际通行的管理办法，对药品非临床研究机构、人员、实验设施等和临床试验机构的条件、人员职责、操作程序等作出规定，从而确保试验资料真实可靠，试验操作标准规范，以保障受试者权益和安全，保证药品研究质量	《药品非临床研究质量管理规范》（1999 年 9 月 1 日发布，局令第 14 号）
《药物临床试验质量管理规范》（GCP，局令第 3 号）	部门规章	2003 年 9 月 1 日	国家食品药品监督管理局		《药品临床试验管理规范》（1999 年 9 月 1 日发布，局令第 13 号）
《药品注册管理办法》（局令第 28 号）	部门规章	2007 年 10 月 1 日	国家食品药品监督管理局	对在我国境内申请药物临床试验、药品生产与进口，以及药品审批、注册检验和监督管理作出详细规定，以规范药品注册行为，保证药品安全、有效、质量可控	《药品注册管理办法》（2005 年 5 月 1 日施行，局令第 17 号）
《医疗机构制剂注册管理办法》（试行）（局令第 20 号）	部门规章	2005 年 8 月 1 日	国家食品药品监督管理局	对在我国境内申请医疗机构制剂的配制、调剂使用，以及进行相关的审批、检验和监督管理等活动作出详细规定，以加强医疗机构制剂的管理，规范申报与审批流程	

三、药品生产环节法律规范

药品生产是药品的质量形成阶段，是影响药品质量水平的关键阶段。与这一环节相关的法律法规主要有《药品生产质量管理规范》（GMP）与《药品说明书和标签管理规定》等，见表 1-7。

表 1-7　药品生产环节主要法律规范简介

名　称	药事法渊源	生效时间	颁布主体	意　义	失效法令
《药品生产监督管理办法》（局令第 14 号）	部门规章	2004 年 5 月 28 日	国家食品药品监督管理局	为药品监督管理部门对药品生产条件和生产过程进行审查、许可、监督检查等提供法律依据，进一步加强药品生产的监督管理，保障药品安全、有效、质量可控	
《药品说明书和标签管理规定》（局令第 24 号）	部门规章	2006 年 6 月 1 日	国家食品药品监督管理局	规范药品名称、说明书、标签的管理，指导公众科学、合理使用药品，维护公众健康权益	《药品包装、标签和说明书管理规定（暂行）》（2000 年 10 月 15 日发布）

续表

名　称	药事法渊源	生效时间	颁布主体	意　义	失效法令
《药品生产质量管理规范》（GMP，卫生部令第79号）	部门规章	2011年3月1日	卫生部	GMP是药品生产和全面质量管理的基本准则。适用于药品制剂生产的全过程、原料药生产中影响成品质量的关键工序	《药品生产质量管理规范》（1998年修订）

四、药品流通环节法律规范

药品流通环节是保证安全、有效、质量均一的药品到达消费者手中的重要阶段，其涉及的主要法律法规见表1-8。

表1-8　药品流通环节主要法律规范简介

名　称	药事法渊源	生效时间	颁布主体	意　义	失效法令
《药品经营质量管理规范》（国家食品药品监督管理总局令第13号）	部门规章	2015年7月1日	国家食品药品监督管理总局	药品经营是药品质量保持阶段，为保证药品经营过程的质量，必须对药品经营过程中影响药品质量的各种因素加以控制	《药品经营质量管理规范》（GSP，卫生部令第90号）
《药品流通监督管理办法》（局令第26号）	部门规章	2007年5月1日	国家食品药品监督管理局	对我境内从事药品购销及监督管理有关的事项作出规定，确保药品在流通过程保持质量均一	《药品流通监督管理办法（暂行）》（1999年8月1日施行，局令第7号）
《药品广告审查办法》（局令第27号）	部门规章	2007年5月1日	国家食品药品监督管理局	加强药品广告管理，保证广告真实性与合法性，净化药品流通秩序，保障人民群众用药安全	《药品广告审查办法》（1995年3月22日发布，局令第25号）
《药品广告审查发布标准》（局令第27号）	部门规章	2007年5月1日	国家工商行政管理局		《药品广告审查发布标准》（1995年3月28日发布，局令第27号）
《药品召回管理办法》（局令第29号）	部门规章	2007年12月10日	国家食品药品监督管理局	保障消费者权益，维护公民生命健康权	
《药品进口管理办法》（局令第4号）	部门规章	2004年1月1日	国家食品药品监督管理局	规范药品进口备案、报关和口岸检验工作，保证进口药品的质量	
《互联网药品信息服务管理办法》（局令第9号）	部门规章	2004年7月8日	国家食品药品监督管理局	加强对互联网药品交易的管理，规范药品流通市场秩序	

五、药品使用领域法律规范

药品使用环节管理，对提高临床合理用药水平，改善疾病治疗效果有重大意义，药品使用领域的主要法律法规内容见表 1-9。

表 1-9　药品使用领域主要法律规范示例

种　类	法律规范示例
医疗机构药事管理	1989 年，卫生部制定《医院药剂管理办法》； 2002 年 1 月，卫生部、国家中医药管理局颁布《医疗机构药事管理暂行规定》； 2007 年 2 月 14 日，卫生部发布《处方管理办法》（卫生部令第 53 号），自 2007 年 5 月 1 日起施行； 2011 年 1 月 30 日，卫生部、国家中医药管理局颁布《医疗机构药事管理规定》，自 2011 年 3 月 1 日起施行； 2011 年 10 月 11 日，国家食品药品监督管理局颁布《医疗机构药品监督管理办法（试行）》
医疗机构制剂质量管理	2001 年 3 月 13 日，国家药品监督管理局颁布《医疗机构制剂配制质量管理规范》； 2005 年 6 月 1 日，国家食品药品监督管理局颁布实施《医疗机构制剂配制监督管理办法》（试行）（局令第 18 号）； 2005 年 8 月 1 日，国家食品药品监督管理局颁布实施《医疗机构制剂注册管理办法》（试行）（局令第 20 号）
城镇职工基本医疗保险制度相关规定	1998 年 12 月 14 日，国务院发布《国务院关于建立城镇职工基本医疗保险制度的决定》； 1999 年 4 月 26 日，劳动和社会保障部和国家药品监督管理局联合发布《城镇职工基本医疗保险定点零售药店管理暂行办法》； 1999 年 5 月 11 日，劳动和社会保障部、卫生部、国家中医药管理局联合发布《城镇职工基本医疗保险定点医疗机构管理暂行办法》； 1999 年 5 月 12 日，劳动和社会保障部、国家计委、国家经贸委、财政部、卫生部、国家药品监督管理局、国家中医药管理局等七部委联合发布《城镇职工基本医疗保险用药范围管理暂行办法》； 2002 年 8 月 20 日，卫生部、国务院体制改革办公室、国家发展计划委员会、民政部、财政部、人事部、劳动和社会保障部、建设部、国家税务总局、国家药品监督管理局、国家中医药管理局联合颁布《关于加快发展城市社区卫生服务的意见》； 2002 年 9 月 16 日，劳动和社会保障部发布《关于妥善解决医疗保险制度改革有关问题的指导意见》； 2007 年 7 月 10 日，国务院发布《关于开展城镇居民基本医疗保险试点的指导意见》； 2007 年 9 月 4 日，劳动和社会保障部发布《关于城镇居民基本医疗保险医疗服务管理的意见》； 2009 年 11 月 27 日，人力资源和社会保障部发布《国家基本医疗保险、工伤保险和生育保险药品目录（2009 年版）》
医疗机构药品采购相关法规	2000 年，卫生部、国家计委、国家经贸委、国家药品监督管理局和国家中医药管理局等五部委于发布《医疗机构药品集中招标采购试点工作若干规定》； 2009 年，卫生部、国务院纠风办、发展改革委、国家工商总局、国家食品药品监督管理局、国家中医药管理局联合发布《进一步规范医疗机构药品集中采购工作的意见》； 2010 年，卫生部等七部委联合发布《医疗机构药品集中采购工作规范》； 2015 年，国务院办公厅发布《国务院办公厅关于完善公立医院药品集中采购工作的指导意见》； 2015 年，卫计委发布《国家卫生计生委关于落实完善公立医院药品集中采购工作指导意见的通知》

六、规范药品行政监督管理的法律规范

药品监督机构在履行药品管理职能时如何依法行政，实现公平与效率，保障人体用药安全是药品行政监督管理领域的重要内容，其涉及的主要法律法规见表1-10。

表1-10　规范药品行政监督管理的主要法律规范示例

种　类	法律规范示例
行政立法	2013年10月24日，国家食品药品监督管理总局颁布《国家食品药品监督管理总局立法程序规定》（局令第1号）
行政审批	2004年6月25日，国家食品药品监督管理局颁布《国家食品药品监督管理局关于涉及行政审批的行政规章修改、废止、保留的决定》（局令第8号）
行政处罚	2018年12月21日，国家市场监督管理总局颁布《市场监督管理行政处罚程序暂行规定》（局令第2号）
行政复议	2013年11月6日，国家食品药品监督管理总局颁布《国家食品药品监督管理总局行政复议办法》（局令第2号）

七、其他

除了上述法律法规规章，《药品管理法》还确定了如下一些重要法律制度，成为我国药事法律体系的重要组成部分，示例见表1-11。

表1-11　确定药事管理相关重要法律制度法律规范示例

种　类	法律规范示例
执业药师资格准入制度	1994年3月，人事部和国家医药管理局制定发布《执业药师资格制度暂行规定》，1999年4月重新修订； 1994年，国家医药管理局制定《执业药师注册管理暂行办法》，2000年重新修订； 1994年，人事部和原国家医药管理局颁布《执业药师资格考试实施办法》，1999年重新修订； 2000年，国家药品监督管理局颁布《执业药师继续教育管理办法》； 2019年，国家药监局、人力资源社会保障部颁布《执业药师职业资格制度规定》和《执业药师职业资格考试实施办法》
药品分类管理制度	1999年，国家药品监督管理局审议通过《处方药与非处方药分类管理办法》（试行）（局令第10号），2000年1月1日起施行
国家药品储备制度	1997年7月3日，国务院发布“国务院关于改革和加强医药储备管理工作的通知”； 1999年6月14日，国家经贸委发布《国家医药储备管理办法》，1997年颁布的《国家药品医疗器械储备管理暂行办法》同时废止
药品不良反应报告和监测管理	2004年，卫生部、国家食品药品监督管理局审议通过《药品不良反应报告和监测管理办法》（局令第7号），自发布之日起施行，1999年颁布的《药品不良反应监测管理办法（试行）》同时失效； 2010年12月13日，卫生部部务会议审议通过《药品不良反应报告和监测管理办法》（卫生部令第81号），并于2011年7月1日起施行，2004年颁布的《药品不良反应报告和监测管理办法》（局令第7号）同时失效
药品质量公报制度	2003年2月17日，国家食品药品监督管理局发布《药品质量监督抽验管理规定》
药品召回制度	2007年12月10日，国家食品药品监督管理局正式颁布并施行《药品召回管理办法》

续表

种　类	法律规范示例
国家基本药物制度	2009年8月18日，卫生部、国家发展和改革委员会、工业和信息化部、监察部、财政部、人力资源社会保障部、商务部、国家食品药品监督管理局、国家中医药管理局制定了《关于建立国家基本药物制度的实施意见》； 2015年2月13日，国家卫生和计划生育委员会、国家发展和改革委员会、工业和信息化部、财政部、人力资源和社会保障部、商务部、国家食品药品监督管理总局、国家中医药管理局、总后勤部卫生部对原《国家基本药物目录管理办法（暂行）》（卫药政发〔2009〕79号）进行修订，形成《国家基本药物目录管理办法》并予以发布施行
特殊管理药品管理制度	1990年，全国人民代表大会常委会以法律形式发布《关于禁毒的决定》； 1997年，国家中医药管理局发布《关于加强毒性中药材饮片定点生产管理的意见》； 1998年，国家药品监督管理局颁布《罂粟壳管理暂行规定》； 1999年，国家药品监督管理局颁布《戒毒药品管理办法》（局令第11号）、《麻黄素管理办法（暂行）》（局令第12号）； 2000年，国家药品监督管理局和卫生部联合发布《医疗机构麻醉药品、一类精神药品供应管理办法》； 2001年，国家药品监督管理局颁布《咖啡因管理规定》（局令第28号）； 2005年，国务院颁布《麻醉药品和精神药品管理条例》
中药品种保护制度	1992年10月14日，国务院颁布《中药品种保护条例》； 2009年2月11日，国家食品药品监督管理局颁布《中药品种保护指导原则》

八、国外药事法律体系

世界上绝大多数国家已经建立完整的药事法体系。美国、英国、日本等国药品管理经过多年发展，法律法规体系更加完善并有一定的代表性。

1. 美国药事管理法律法规　见表1-12。

表1-12　美国药品管理法律法规简介

种　类	美国药品管理法津法规概述
联邦食品、药品、化妆品法	1906年，美国国会制定《纯净食品药品法案》（Pure Food, Drug Act）； 1938年，《美国联邦食品、药品、化妆品法》（Federal Food, Drug and Cosmetic Act, FDCA），此后经过多次修订
麻醉药品、精神药品、毒性药品的管理法规	1970年，国会制定《联邦药物滥用预防和控制法》（The Federal Comprehensive Drug Abuse Prevention and Control Act），又称为《控制药物法》（Controlled Substance Act, CSA），1971年生效； 1970年，美国国会颁布《毒性药品防止性包装法》（The Poison Prevention Packaging Act）； 1978年，美国国会制定《精神药品法》（Psychotropic Substances Act）
州药房法	美国各州立法制定的州药房法是美国各州管理药学业务和药师的主要法律。各州具体情况不同，各州药房法的规定也不尽相同

2. 英国药品管理法律法规　见表1-13。

表1-13　英国药品管理法律法规简介

种　类	英国药品管理法津法规概述
药品法	1859年，英国议会通过最早的药品管理法律——“药物食品法规”； 1933年，英国议会制定“制药和毒药管理法规”； 1968年，英国议会通过《药品法》（Medicines Act for 1968），称为“1968年药品法”

续表

种　类	英国药品管理法律法规概述
有毒药品法和药物滥用法	1971 年，英国议会颁布《药物滥用法》； 1972 年，英国议会颁布《有毒药品法》
英国药剂师指南	1988 年，英国皇家药学会制定第 1 版《药剂师指南——药品、伦理和业务》，随后定期更新； 2015 年 7 月，出版最新的《药剂师指南》

3. 日本药品管理法律法规　日本药事管理法律主要包括三部分：药事法、药剂师法和毒、剧麻药品管理法。见表 1-14。

表 1-14　日本药品管理法律法规简介

种　类	日本药品管理法津法规概述
药事法体系	1948 年，日本国会颁布《药事法》，经过多次修订，现行为 2005 年版； 另外，日本内阁根据药事法先后制定和修订了《药事法施行令》，厚生省制定了《药事法施行规则》
药剂师法体系	1898 年，日本议会颁布实施了最早的《药剂师法》； 1960 年，日本议会修订颁布新的《药剂师法》，并制定了相应的《药剂师法施行令》和《药剂师法施行规则》。此后近 40 年间，药剂师法及相关法规又经过 7 次修订； 1999 年 12 月 27 日，日本国会颁布现行《药剂师法》； 2000 年 6 月，日本内阁颁布《药剂师法施行令》（修正）； 2000 年 10 月，厚生省颁布《药剂师法施行规则》（修正）
毒、剧麻药品管理法	1950 年，日本议会颁布《毒物及剧物取缔法》； 1951 年，日本议会颁布《兴奋剂取缔法》； 此外，还有《大麻取缔法》《麻药及替代药取缔法》等政令

第五节　药事行政行为

扫码“学一学”

【术语】　行政行为（administrative acts）、行政处罚（administrative punishment）、行政确认（administrative validation）、行政许可（administrative admission）

一、药事行政行为的概念

药事行政行为是药品监督管理的行政机关或者药事法律、法规授权的组织，在行使行政职权时实施的具有法律意义、产生法律效果的行为。药事行政行为应当包括以下四个要素。

1. 主体要素　药事行政行为的主体只能是行政机关或者法律、法规授权的组织，如国家药品监督管理局。

2. 权力要素　药事行政行为必须是行政主体行使管理权力的行为，如药品监管机构行使的行政监督权。行政机关所进行的一般民事活动、处理机关事务的活动、一般的宣传教育活动等不属于药事行政行为。

3. 法律要素　药事行政行为一定是具有法律意义、产生法律效果的活动，药事行政行为一旦作出，非依法定程序不得撤销，行政相对人必须遵守和服从。

4. 目的要素 药事行政行为必须是行政机关为实现法定的行政管理目的而依法作出的行为。

二、药事行政行为的效力

所谓药事行政行为的效力，是指药事行政行为在药事法律上所发生的效果及对当事人的影响。

1. 确定力 有效成立的药事行政行为，具有不可变更性，即非依法不得随意变更或撤销和不可争辩力。例如，依据《药品管理法》第四十一条和《实施条例》第三条、第四条的规定，开办条件经组织验收合格的，发给《药品生产许可证》，发证后就不得随意更改许可证事项和范围。对取得许可证的药品生产企业来说，也不得随意改变生产经营范围，从事许可范围以外的活动。即使对于行政主体和行政相对人双方以外的其他国家机关、社会团体和公民个人，也都不得否认或拒绝药事行政行为所确认的事实和法律关系。

药事行政行为具有确定力，并不意味着药事行政行为绝对不可以变更。基于法定理由和经过法定程序，药事行政行为可以依法改变。药事行政行为可依法通过补充申请和变更申请改变，也可以通过行政复议、行政诉讼等方式改变。

2. 拘束力 药事行政行为成立、生效后，其内容对有关人员和组织所产生的法律上的约束力，有关人员和组织必须遵守、服从。

药事行政行为的拘束力具体表现在两个方面：①对行政相对人的拘束力。药事行政行为所针对的首先是行政相对人，如受到罚款处罚的企业，应当依法按期如数缴纳罚款。②对行政机关和被授权组织的拘束力。药事行政行为成立、生效后，行政主体同样要受其拘束。不仅作出该药事行政行为的行政机关必须承担自己应履行的义务，上级行政机关与下级行政机关也同样要受其拘束，除非经法定程序，否则不得改变。

3. 公定力 药事行政行为一经作出即具有被推定为合法、有效的法律效力。药事行政行为一经作出后就事先假定其合法，在没有被有关国家机关确认违法或撤销之前，对行政主体和行政相对人以及其他国家机关均具有拘束力，任何个人或组织都必须遵守和服从。

公定力主要有两个方面的表现：①拘束力、确定力和执行力都来源于药事行政行为的公定力，可视为公定力的具体表现；②行政复议和行政诉讼期间及申诉期间，药事行政行为不停止执行，行政相对人认为药事行政行为违法的，只能通过法定的救济途径和方式进行，而不能自己否定其效力，即使在复议、诉讼过程中药事行政行为也继续有效。这是药事行政行为公定力最富有实际意义的表现。

4. 执行力 药事行政行为生效后，行政主体依法有权采取一定手段，使药事行政行为的内容得以实现的效力，如强制受罚人缴纳罚款。药事行政行为具有执行力，并不等于所有药事行政行为都必须执行，有些药事行政许可行为就不涉及强制执行问题。同时，也并不意味着药事行政行为在任何情况下都必须强制执行，一般来说，必须是在相对方拒不履行义务的情况下，药事行政行为才需要予以强制执行。

三、药事行政行为的分类

1. 内部药事行政行为与外部药事行政行为 以药事行政行为的适用与效力作用的对象范围为标准，可将药事行政行为分为内部药事行政行为与外部药事行政行为。

（1）内部药事行政行为 药品监管部门在内部行政组织管理过程中所做的只对行政组

织内部产生法律效力的药事行政行为。《药品管理法》第一百五十条中规定："药品监督管理人员滥用职权、徇私舞弊、玩忽职守的，依法给予处分。"这里的行政处分就是一种内部药事行政行为。

（2）外部药事行政行为　药事行政主体在对社会实施行政管理过程中，针对公民、法人或其他组织作出的药事行政行为。如《实施条例》第十一条规定：依据《药品管理法》规定的开办条件组织验收，符合条件的，发给《药品经营许可证》。

2. 抽象药事行政行为与具体药事行政行为　药事行政行为以其对象是否特定为标准，分为抽象药事行政行为和具体药事行政行为。

（1）抽象药事行政行为　行政主体制定发布普遍性行为规则的行为。行政主体实施抽象药事行政行为的结果，就是行政法规的出现。

（2）具体药事行政行为　国家行政机关、法律法规授权的组织、行政机关委托的组织及这些组织中的工作人员，在行政管理活动中行使行政职权，针对特定的公民、法人或者其他组织，就特定的具体事项，作出的有关该公民、法人或者其他组织权利义务的单方行为。具体药事行政行为可分为以下几类。

1）药事行政处罚　药品监督管理部门在职权范围内对违反药事法但尚未构成犯罪的行为所实施的行政制裁。行政处罚的种类主要有：警告、罚款、没收非法财物、没收违法所得、责令停产停业、暂扣或吊销有关许可证等。

2）药事行政确认　药事行政主体根据法律、法规的规定或授权，依职权或依当事人的申请，对一定的法律事实、法律关系、权利、资格或法律地位等进行的确认、甄别、证明等行为。如执业药师资格考试合格后，资格证书的颁发即是行政确认。

3）药事行政许可　药事行政执法主体根据相对人的申请，依法进行审查，对符合法定手续和技术规范要求的相对人赋予其相应的权利或资格的药事行政行为。如药品生产企业的开办许可、药品经营企业的经营许可和医疗机构配制制剂的许可、药品注册、执业药师执业（注册）证颁发等。

4）药事行政强制执行　药事行政执法主体为了预防、制止危害社会行为的发生而对相对人采取的迫使其履行义务的药事行政行为。如查封、扣押、冻结等。《药品管理法》第一百条第二款规定："药品监督管理部门对有证据证明可能危害人体健康的药品及其有关材料可以采取查封、扣押的行政强制措施。"

3. 羁束性药事行政行为与裁量性药事行政行为①　药事行政行为以受法律规范拘束的程度为标准，分为羁束性药事行政行为和裁量性药事行政行为。

（1）羁束性药事行政行为　法律规范对其范围、条件、标准、形式、程序等作出详细、具体、明确规定的药事行政行为。

（2）裁量性药事行政行为　法律规范仅对行为目的、行为范围等作出一些原则性规定，而具体的条件、标准、幅度、方式等留给行政机关自行选择、决定的药事行政行为。

例如《药品管理法》第一百一十七条规定："生产、销售劣药的，没收违法生产、销售的药品和违法所得，并处违法生产、销售药品货值金额十倍以上二十倍以下的罚款；违法生产、批发的药品货值金额不足十万元的，按十万元计算，违法零售的药品货值金额不足一万元的，按一万元计算；情节严重的，责令停产停业整顿直至吊销药品批准证明文件、

① 孟光兴，邵蓉．浅议药品监督管理中的裁量行政行为［J］，中国药事，2004，18（12）.

药品生产许可证、药品经营许可证或者医疗机构制剂许可证。”在这一条款中，“没收违法生产、销售的药品和违法所得”即羁束性药事行政行为，而“并处违法生产、销售药品货值金额十倍以上二十倍以下的罚款”即裁量性药事行政行为。

4. 依职权的药事行政行为与依申请的药事行政行为 以行政主体是否可以主动作出药事行政行为为标准，可将药事行政行为分为依职权的药事行政行为与依申请的药事行政行为。

（1）依职权的药事行政行为 行政主体依据法律设定或授予的职权，无须相对方的申请而主动实施的药事行政行为，如药品监督管理部门根据监督检查的需要，可以对药品质量进行抽查检验的行为。

（2）依申请的药事行政行为 行政主体必须根据相对方的申请才能实施的药事行政行为，未经相对人的请求，行政主体不能主动作出药事行政行为，如颁发药品生产或经营许可证等药事行政行为。

5. 作为药事行政行为与不作为药事行政行为 以药事行政行为是否以作为方式表现为标准，可将药事行政行为分为作为药事行政行为与不作为药事行政行为。

（1）作为药事行政行为 以积极作为的方式表现出来的药事行政行为，如行政奖励、行政强制力等。

（2）不作为药事行政行为 以消极不作为的方式表现出来的药事行政行为。如行政部门接到某处制售假药的举报而不予处理，即典型的不作为药事行政行为。

案例讨论

夫妻二人相互调用药品能否给予处罚①

【案情简介】某县食品药品监督管理局在对辖区内A零售药店进行检查时发现，该药店刚刚从本地合法的批发企业购进一批药品，但是没有做药品验收记录，在待验区也未发现药品，只是从药品购进票据上可知该药店刚刚购进一批药品。经进一步调查发现，张某一直以来在经营A药店，其妻子李某是甲门诊负责人，原来A药店现场发现的购进票据上的药品都调到其妻子李某的门诊使用了，但双方药品往来没有盈利。经查，A药店未取得《药品经营许可证》，其法定代表人是张某，甲门诊的法定代表人是李某。

【焦点问题】夫妻二人相互调用药品能否给予处罚？

【案例分析】

1. 案件的定性

（1）《药品管理法》（2001年修订）第十四条规定：“开办药品零售企业，必须经企业所在地县级以上地方药品监管部门批准并发给药品经营许可证”“无药品经营许可证的，不得经营药品。”本案中，张某的A药店作为零售企业，没有药品经营许可证，不具有销售药品的资格，因此，应对A药店的行为按照无证经营进行处罚。

（2）《药品管理法》（2001年修订）第三十四条规定：“药品生产企业、经营企业、医疗机构必须从具有药品生产、经营资格的企业购进药品。”李某作为甲门诊的法定代表人，

① 刘乐寅．夫妻二人相互调用药品能否给予处罚［N］．中国医药报，2008-11.

本应清楚其丈夫所在的 A 药店无药品经营许可证，无药品经营资格，却仍从 A 药店调用药品使用，因此，应按照从非法渠道购进药品进行处罚。

2. 具体处罚

（1）A 药店　根据《药品管理法》（2001 年修订）第七十三条规定，对 A 药店依法予以取缔，没收违法“调出”的药品，并处违法“调出”药品货值金额二倍以上五倍以下的罚款。

（2）甲门诊　根据《药品管理法》（2001 年修订）第八十条规定，责令甲门诊改正，没收违法“调进”的药品，并处违法“调进”药品货值金额二倍以上五倍以下罚款；若有违法所得，应予以没收，若情节严重，还应吊销甲门诊的执业许可证书。

3. 处罚对象的确定　在涉药行政处罚案件中，不论当事人的身份隶属何种关系，只要其在药品生产、经营、使用环节具有独立的违法行为，且都违反了药品管理法律法规的规定，就应当依法分别给予处罚。同时，行政处罚是针对 A 药店和甲门诊而言，而非直接指向张某和李某，因为这两企业都有独立的名称和资本，是互不隶属、彼此独立的，都可独立承担法律责任。

4. 适用现行《药品管理法》的分析和处罚　《药品管理法》第五十一条规定：“从事药品零售活动，应当经所在地县级以上地方人民政府药品监督管理部门批准，取得药品经营许可证。无药品经营许可证的，不得经营药品。”本案中，张某的 A 药店作为药品零售企业，未取得药品经营许可证，根据《药品管理法》第一百一十五条，应责令 A 药店关闭，没收违法“调出”药品，并处违法“调出”药品货值金额十五倍以上三十倍以下的罚款（货值金额不足十万元的，按十万元计算）。

《药品管理法》第五十五条规定：“药品上市许可持有人、药品生产企业、药品经营企业和医疗机构应当从药品上市许可持有人或者具有药品生产、经营资格的企业购进药品。”本案中，甲门诊从未取得药品经营许可证的 A 药店调用药品，根据《药品管理法》第一百二十九条，应责令甲门诊改正，没收违法“调进”药品，并处违法“调进”药品货值金额二倍以上十倍以下的罚款。如果情节严重，并处货值金额十倍以上三十倍以下的罚款，吊销药品批准证明文件、药品生产许可证、药品经营许可证或者医疗机构执业许可证（货值金额不足五万元的，按五万元计算）。

背景知识

《中华人民共和国药品管理法》修订历程

1. 制定及颁布　《药品管理法》由中华人民共和国第六届全国人民代表大会常务委员会第七次会议于 1984 年 9 月 20 日通过，自 1985 年 7 月 1 日起实施。《药品管理法》是我国第一部通过现代立法颁布的药品管理法律，具有划时代的意义。至此，我国的药事法成为我国法律体系中的一个重要组成部分，明确了药事管理工作的法律地位，为我国药事法的发展奠定了坚实的法律基础。

2. 2001 年修订　随着药事管理体制改革的不断深化，药事管理中出现了一些新问题、新情况：一是全国药品监督管理的主管部门由国务院卫生行政部门改为国务院药品监督管理部门；二是普遍反映 1984 年《药品管理法》对违法行为规定的处罚过轻，对药品流通领域出现的问题以及对执法主体的违法行为缺乏相应的处罚规定等。因此，1984年制定的药品管理法已经不能完全适应现实的发展及需要。对其进行修改和完善，是对我国药事法立法的重大发展。2000 年 8 月，国务院将药品管理法修订草案提请九届人大常委会第十七次会议审议，2001 年 2 月 28 日由中华人民共和国第九届全国人民代表大会常委会第二十次会议修订通过，由国家主席令第四十五号公布，自 2001 年 12 月 1 日开始实施。

3. 2008 年研讨 《药品管理法》自 2001 年修订实施以来，为保证药品质量、保障人民用药安全发挥了巨大的作用，但随着社会的发展和市场经济环境的改变，也暴露出一些问题和不足。而其中一些问题则是无法通过制定规章等下位法规范或者通过法律规范解释的形式所能够解决的。在这种情况下，《药品管理法》的再修订便是必然也是应然的选择。

目前《药品管理法》修订已列入全国人大常委会 2008~2012 年立法计划。国家食品药品监督管理局初步整理了《药品管理法》修订研究课题，包括药品生产、经营、注册、监督等内容。

任何一部法律法规都不可能一步到位，针对一些新问题和新情况，《药品管理法》只有不断调整、补充和完善，才能更好地适应药品监管工作的需要和形势的发展。

4. 2013 年修改 为满足行业发展需要，整合闲置生产资源，2013 年 12 月 28 日，中华人民共和国第十二届全国人民代表大会常务委员会第六次会议通过《关于修改〈中华人民共和国海洋环境保护法〉等七部法律的决定》。全国人大常委会决定对《中华人民共和国药品管理法》第十三条修改为“经省、自治区、直辖市人民政府药品监督管理部门批准，药品生产企业可以接受委托生产药品。”即将原委托生产“经国务院药品监督管理部门或者国务院药品监督管理部门授权的省、自治区、直辖市人民政府药品监督管理部门批准”调整为由省级药品监督管理部门批准，自公布之日起施行。

此次修改后，2014 年 8 月，国务院发布《关于取消和下放 50 项行政审批项目等事项的决定》（国发〔2014〕27 号），其中要求药品委托生产行政许可审批权由国家食品药品监督管理总局下放至省级药品监督管理部门，通过简化委托生产审批，对整合医药行业生产资源、释放优质企业过剩产能、促进部分企业闲置资产转型等有积极推动作用。

5. 2015 年修改 为进一步合理简化行政部门工作流程，推进药品价格改革，充分发挥市场机制在药品定价中的作用，2015 年 4 月 24 日，中华人民共和国第十二届全国人民代表大会常务委员会第十四次会议通过《全国人民代表大会常务委员会关于修改〈中华人民共和国药品管理法〉的决定》。此次修改方案主要包括：①删去第七条第一款中的“凭《药品生产许可证》到工商行政管理部门办理登记注册”；②删去第十四条第一款中的“凭《药品经营许可证》到工商行政管理部门办理登记注册”；③删去第五十五条：即删除“依法实行政府定价、政府指导价的药品，政府价格主管部门应当依照《中华人民共和国价格法》规定的定价原则，依据社会平均成本、市场供求状况和社会承受能力合理制定和调整价格，做到质价相符，消除虚高价格，保护用药者的正当利益。药品的生产企业、经营企业和医疗机构必须执行政府定价、政府指导价，不得以任何形式擅自提高价格。药品生产企业应当依法向政府价格主管部门如实提供药品的生产经营成本，不得拒报、虚报、瞒报”的规定；④将第八十九条改为第八十八条，并删去其中的“第五十七条”；⑤删去第一百条：即删除第一百条“依照本法被吊销《药品生产许可证》《药品经营许可证》的，由药品监督管理部门通知工商行政管理部门办理变更或者注销登记。”

此次修改主要解决了原先《药品管理法》中，药品生产、经营企业在开办程序上“先证后照”形式造成的药品生产、经营许可与工商登记注册互为前置许可条件的逻辑难题，实现药品生产、经营资格资质与营业执照的分离，解除了证照捆绑，完善了药品生产、经营企业的退出机制，同时体现出药品监管部门从“重事前审批”向“重事中事后监管”的转变。在药品定价方面，此次修订推动药品正式摆脱“计划定价”模式，实现向“市场定价”的转变。

6. 2019 年修订　十三届全国人大常委会第十二次会议于 2019 年 8 月 26 日表决通过新修订《药品管理法》，自 2019 年 12 月 1 日起施行。此次修订，体现了最严谨的标准、最严格的监管、最严厉的处罚、最严肃的问责“四个最严”要求，同时坚持风险管理，进一步健全了覆盖药品研制、生产、经营、使用全过程的法律制度。药品管理法明确国家对药品实施上市许可持有人制度，上市许可持有人依法对药品研制、经营、使用全过程中药品的安全性、有效性、质量可控性负责。《药品管理法》明确规定国家鼓励研究和创制新药，实行优先审评审批，对临床急需的短缺药、防治重大传染病和罕见病等疾病的新药、儿童用药开设绿色通道，优先审评审批。

本章小结

本章以法理学知识为基础，结合我国医药行业的现状与药事法体系中相关法律法规的特点，对药事法的基本概念、历史沿革、体系构成及药事行政行为的基本理论予以概括的介绍。

课堂讨论

1. 比较广义的药事法和狭义的药事法之间的区别。
2. 概述药事法的调整对象。
3. 阐述药事法的渊源及效力等级。
4. 概述药事法律关系的构成要素。
5. 阐述我国《药品管理法》在药事法体系中的地位。
6. 阐述药事行政行为的效力。

课外思考

1. 法律、行政法规、行政规章的效力及其现实意义。
2.《药品管理法》的法律地位和主要内容。
3. 各药事相关法律规范发生冲突时的适用原则。
4. 药事法律关系产生、变更、消灭的实现条件。
5. 比较抽象药事行政行为与具体药事行政行为之间的区别。
6. 比较药事行政确认与药事行政许可的区别，并举例说明。

第二章　药品监督管理体制

学习目标

本章主要涉及药品及药品管理的概念、我国药品行政监督和技术监督管理机构和职能、药品标准体系等内容。通过本章的学习，使读者较为全面地了解我国药品监督管理体制的历史和现状。

1. **了解**　我国药品监督体制的演变过程；省级和地市级药品监督管理部门的职责；药品技术监督机构的构成及其相应的职能。
2. **熟悉**　国家药品标准的概念及其构成；国家药品监督管理局及其直属机构的构成和各自职责分工，以及其他涉药管理部门的职责。
3. **掌握**　我国药品监督管理部门的结构体系。
4. **重点掌握**　药品的定义及特征。

导入案例

药监局的反腐风暴

《财经》杂志披露，2005 年美国食品药品管理局（FDA）共批准 81 个新药上市，而同期我国 4000 多家药品生产企业递交了三万多份注册申请要求，国家药品审评中心受理了一万多个“药品注册申请事项”，批准新药 1113 个，尽管这中间的差别与中美之间对新药概念的界定不同有关，但不可否认我国在新药审批中存在一定的问题，诸如标准模糊、部分监管流于形式、把关不力等。

自 2007 年出现曹文庄等腐败案件以来，国家食品药品监督管理部门采取了一系列的措施来遏制腐败现象，理顺监管思路，提高药品管理的质量和效率。

首先，对药品行政审批运行模式进行了改革，实行受理、审评、审批三分离，形成了分工合理、权责清晰、相互制约、相互监督的技术审评和行政审批权力运行框架，并实行了“三制一化”政策，即药品审评主审集体负责制、审评人员公示制、审评审批责任追究制和信息化建设，为从源头铲除腐败现象奠定了基础。

同时，在 2007 年出台的《药品注册管理办法》中规定“对已上市药品改变剂型但不改变给药途径，以及增加新的适应证的注册申请，应当由具备生产条件的企业提出，注册时按照新药程序申报，但获得批准后不发给新药证书”，从而提高了新药申请的准入门槛，使新药申请更加理性，数量更趋合理。

探索高效合理的药品监管体制是国家药监部门义不容辞的使命，虽然在曲折中取得了不错的成绩，但是依旧任重而道远。

药品以其独有的特性在预防、诊断、治疗人类疾病方面扮演着极其重要的角色，可以说人类生命的延续与发展是和药品的研发、使用息息相关的。俗话说“是药三分毒”，如果失之管理，药品将会对人类产生巨大的危害。由此，各国政府对药品监管都有着极为严格的规定，我国也不例外。虽然我国药品监管起步较晚，有很多地方都有待完善，但也已初步形成了具有中国特色的药品监管体系，在保证人体用药安全方面起着积极的作用。

扫码“学一学”

第一节　药品及药品管理

【术语】

药品[①]（drug）、适应证（indications）、功能主治（indications or functions）、药品管理（drug administration）

一、药品的定义

《药品管理法》第二条规定药品是指“用于预防、治疗、诊断人的疾病，有目的地调节人的生理机能并规定有适应证或者功能主治、用法和用量的物质，包括中药、化学药和生物制品等”。这一表述从外延和内涵两个方面对药品做了如下界定。

1. 我国《药品管理法》中的药品特指人用药品。不同于世界卫生组织，也不同于美国以及日本、英国等许多国家，在其药事法规中对药品的定义包括人用药、兽药以及农药。

2. 药品的使用目的、方法有严格规定。使用目的包括：预防、治疗、诊断人的疾病，有目的地调节人的生理机能；使用方法要求必须遵循药品说明书中规定的适应证或功能主治以及用法和用量。

药品不同于食品，根据2018年修正的《中华人民共和国食品安全法》第一百五十条对“食品”的定义：各种供人食用或者饮用的成品和原料以及按照传统既是食品又是中药材的物品，但是不包括以治疗为目的的物品。使用目的与使用方法的不同是药品和食品的本质区别。

3. 药品还必须是规定有适应证或者功能主治、用法和用量的物质。其中的适应证针对的是化学药品与生物药品，而功能主治是对于中药而言的。

4. 药品的法定范围包括“中药、化学药和生物制品等”。因此可将药品分为三类：①中药，包括中药材、中药饮片、中成药；②化学药，包括化学原料药及制剂、抗生素；③生物制品，包括血清、疫苗、血液制品等。除此以外，对于生化药品，由于在药品注册报批中，只有中药、化学药品、生物制品的分类，因此实际操作中对生化药品的报批通常根据药品制造中更多地依赖生物技术或化学技术来决定按生物制品或化学药品审批。

其中，虽然原料药没有规定其用于治疗疾病的用法、用量，且必须经过加工制成某种剂型后方可使用；而且大部分中药材也需要加工制成中药饮片才能供临床应用，但在现行《药品管理法》中，也是将其作为药品管理的。

5.《药品管理法》界定的药品包括诊断药品。诊断药品包括体内使用的诊断药品和按药品管理的用于血源筛查的体外诊断试剂和采用放射性核素标记的体外诊断试剂。其他体

---

① 本书所指药品，特指依据《中华人民共和国药品管理法》第一百条规定的人用药品，不包括兽药与农药。

外诊断试剂在我国是按医疗器械进行管理的。

随着科学技术的不断发展，越来越多的物质（如基因工程类物质等）符合药品的特征定义，使药品的范围不断扩大。

案例讨论

保健食品冒充药品案件

【案情简介】 在“非药品冒充药品”专项整治工作中，某市食品药品监督管理局检查发现，标示为某生物工程有限责任公司生产的保健食品“×××牌双歧胶囊”竟然在外包装盒和说明书上注明了“本品适用范围为慢性肠炎、结肠炎、慢性腹泻、便秘、慢性胃炎、胃溃疡、十二指肠溃疡、胃胀等”。我国法律法规规定，只有药品才能宣称适应证字样。经过进一步调查发现，国家有关部门在发给×××牌双歧胶囊的“国食健字”批件中，该产品被核准的保健功能仅为“提高免疫力”，适宜人群仅为“免疫力低下者”，且要求注明“注意事项：本品不能代替药物”。

【焦点问题】 药品的定义及与保健食品的区别。

【案例分析】 根据现行2019年修订的《药品管理法》，药品是指用于预防、治疗、诊断人的疾病，有目的地调节人的生理机能并规定有适应证或者功能主治、用法用量的物质。而作为非药品的保健食品，是指声称具有特定保健功能或者以补充维生素、矿物质为目的的食品，即适宜于特定人群食用，具有调节机体功能，不以治疗疾病为目的，并且对人体不产生任何急性、亚急性或慢性危害的食品①。《中华人民共和国食品安全法》第七十八条规定，保健食品的标签、说明书不得涉及疾病预防、治疗功能。而本案件中的保健食品竟然冒充药品，编造众多适应证而进行疗效的宣传，所以该市药监部门应当依据《药品管理法》第九十八条第二款第（二）项“以非药品冒充药品或者以他种药品冒充此种药品的为假药”认定其为假药，并依据《药品管理法》第一百一十六条，对其进行处罚。

二、药品的质量特性

质量特性（quality characteristic）是指“产品、过程或体系与要求有关的固有特性”。药品质量特性是指药品与满足预防、治疗、诊断人的疾病，有目的地调节人的生理机能的要求有关的固有特性。药品的质量特性表现为以下四个方面。

1. 有效性（effectiveness） 在规定的适应证、用法和用量的条件下，能满足预防、治疗、诊断人的疾病，有目的地调节人的生理机能的要求。有效性是药品质量的固有特性。我国对药品的有效性按在人体达到所规定的效应的程度分为“痊愈”“显效”“有效”。国际上有的则采用“完全缓解”“部分缓解”“稳定”来区别。

2. 安全性（safety） 按规定的适应证和用法、用量使用药品后，人体产生毒副反应的程度。大多数药品均有不同程度的毒副反应，因此，安全性也是药品的固有特性，只有在衡量有效性大于毒副反应，或可解除、缓解毒副作用的情况下才能使用某种药品。如各国政府在新药的审批中都要求研制者提供急性毒性、长期毒性、致畸、致癌、致突变等数据，

① 保健食品定义参见国家药品监督管理局网站，http：//www.nmpa.gov.cn/WS04/CL2042

就是为了保证药品的安全性。

3. 稳定性（stability） 在规定的条件下保持其有效性和安全性的能力。所谓规定的条件是指在规定的效期内，以及生产、贮存、运输和使用的条件，即药品的各项质量检查指标仍在合格范围内。稳定性也是药品的固有特性。如某些物质虽然具有预防、治疗、诊断疾病的有效性和安全性，但极易变质、不稳定、不便于运输和贮存，所以不能作为药品流入医药市场。

4. 均一性（uniformity） 药物制剂的每一单位产品都符合有效性、安全性的规定要求。即药物制剂的每一片、一支注射剂、一包冲剂、一瓶糖浆具有相同的品质。由于人们在服用药品时是按每单位剂量服用的，若每单位药物含量不均一，就可能造成患者用量不足或用量过大而中毒，甚至导致死亡。所以，均一性是在制剂过程中形成的药物制剂的固有特性。

三、药品的特殊性

药品作为一种商品，具有普通商品的一般属性，在研制、生产、经营和使用的过程中，基本经济规律起着主导作用。同时，药品又是一种特殊商品，其特殊性表现在以下几个方面。

1. 药品与人的生命密切相关 药品最基本的特征就是与人的生命密切相关。使用药品的目的在于预防、治疗、诊断人的疾病，有目的地调节人的生理机能，是一种挽救生命、保持健康的重要手段，而使用不当则会对人的生命健康带来巨大的危害。药品与人的生命相关的紧密程度远大于其他商品。

2. 药品的专属性 表现在对症治疗。药品是专用于治病救人的，应当在医生的指导下，患什么病，用什么药。不像一般商品那样彼此之间可以互相替代。药品的临床应用与医学紧密结合，相辅相成。处方药品只有通过医师的检查诊断，凭医师处方销售、购买和使用。非处方药必须根据病情，按照药品说明书、标签的说明使用或在药师指导下购买和使用。

3. 药品作用的双重性 表现为一方面它可治病救人，另一方面大多药品都不可避免地有不良反应。因此对药品管理有方，用之得当，可以治病救人，造福人类；若失之管理，使用不当，则可致病，危害人民健康，甚至危及生命。据世界卫生组织（WHO）统计，20世纪90年代由于用药不当造成的死亡人数超过所有传染病所致死亡人数的10倍[①]。所以当我们在宣传某一个药品时，既要介绍该药品的功效，同时也要强调使用中可能产生的不良反应及注意事项。

4. 药品质量的重要性 由于药品与人体健康直接相关，确保药品质量尤为重要。《药品管理法》第三十二条指出："药品必须符合国家药品标准。"国家药品标准是保证药品质量和界定药品合格与否的重要依据，只有符合法定质量标准，才意味着药品的疗效与安全性有了一定的保证。

在要求药品必须符合国家药品标准的同时，药品质量的重要性还反映在我国对药品研制、生产、经营、使用等核心环节的动态化、全过程监管，通过推行《药物非临床研究质量管理规范》（GLP）、《药物临床试验质量管理规范》（GCP）、《药品生产质量管理规范》（GMP）、《药品经营质量管理规范》（GSP）、《中药材生产质量管理规范》（GAP）等质量管理制度，以实行严格的质量监督管理，确保药品质量。

① 唐镜波．我国不合理用药的现状及对策［J］．中华儿科杂志，2002，40（8）：449-450.

5. 药品应用的时限性 人们只有防病治病时才需要用药，但药品生产、经营企业平时就应有适当数量的生产和储备。只能药等病，不能病等药。有时药品虽然需用量少，效期短，宁可到期报废，也要有所储备；有些药品即使无利可图，也必须保证生产供应。另外，药品均有有效期，一旦超过有效期，应当即行报废销毁。

6. 药品消费的被动性 由于药品的使用以挽救生命、保持健康为目的，在大多数情况下，价格对于消费者用药需求的影响与其他商品（如服装、电器）相比小得多。加上在专业知识和信息方面的劣势以及药品价格不透明等原因，使消费者在购买、使用药品（尤其是处方药）时，只能被动地接受执业医师处方的品种并支付相应的价格。

7. 药品的公共性 药品预防和治疗疾病的特性关系到人的生命权和健康权，关系到一个国家的人民健康水平，具有高度的社会福利特征。对基本医疗保险药品目录中的药品进行限价，以提高药物的可及性是世界各国普遍实施的做法。2003 年的《TRIPs 与公共健康多哈宣言》确认了 WTO 成员使用强制许可和平行进口等措施的权利，并通过政治和法律途径增强了发展中国家获得药物的能力。

四、药品的管理

由于药品不同于一般商品的特点，世界各国都对药品实行全方位的严格管理，以保障国民的用药安全、有效，提高药物的可及性，促进医药行业的健康发展。

1. 概念 随着人类文明的进步，科学技术的发展，以及世界各国的药品管理实践，逐渐形成了许多行之有效的药品管理系统。这些系统包括一定社会制度下药品管理工作的组织方式、管理制度和管理方法，包括国家机关、企业和事业单位权限划分，药事组织运行机制和药品质量的药品标准等许多制度。

赵玉兰（2003）认为，药品管理有狭义、广义两种定义。狭义的药品管理指药品行政监督管理，指国家以社会公共利益为目的，对药品、药事行为、药师进行的管理活动的总和，包括法定的药品监督管理机构的行政立法、行政许可、行政监督检查、行政认证、行政处罚、行政强制等行政行为，以及法律、法规授权的组织的相关行政行为。广义的药品管理包括涉及药学事业的各个方面以及药品的研制、生产、经营、使用、审批，甚至价格、广告等，以及人类安全、有效、经济用药不同环节的管理①。

基于本书对“药事”的理解，药品管理也有广义和狭义之分。狭义的药品管理仅指对药品进行行政监督和管理；广义的药品管理则是对药品及与药品有关活动的监管，包括对药品研制、生产、经营、使用等环节的监督管理。

2. 目标 药品管理的主要目标是激励药品的研发创新，保障药品的质量安全，实现药品持续可及。

（1）激励药品的研发创新 技术创新是民族进步的灵魂，是国家兴旺发达的不竭动力。药品的研发创新既是改善和提高人民生活质量、构建社会主义和谐社会的内在迫切要求，也是培育发展健康产业，支撑和引领健康产业发展方式转型升级的重要途径。因此，药品的研发创新是提高生物医药产业竞争力、实现生物医药产业可持续发展的决定性因素，与社会公众健康福利息息相关，是药品管理的重要目标之一。

（2）保障药品的质量安全 药品管理的第二个重要目标是保障药品的质量安全。药品质量安全监管制度的完善，包括药品标准体系的健全、市场准入门槛的科学设定、质量认

---

① 赵玉兰，邵瑞琪．药事管理学［M］．山东大学出版，2003：6.

证体系的推行等一系列内容，必能促进企业提升产品质量，开展以质量和服务为核心的市场竞争，促进生物医药产业的健康发展。与此同时，质量安全的提高还能够提升医药产品中国制造的国际形象，有利于中国企业积极开拓海外市场，进一步促进我国出口贸易的增长。

（3）实现药品的持续可及　“可及性”是卫生政策研究中常用的词汇。药品的可及性代表人人有可承担价格的，能安全、切实地获得适当、高质量以及文化上可接受的药品，并方便地获得合理使用药品相关信息的机会。对药品可及性追求的实质是对健康公平的追求，即所有社会成员均有机会获得尽可能高的健康水平。保障药品可及性是提高公众健康水平并实现全民健康的重要保证，亦是制定并实施《药品管理法》的重要目标。

知识链接

可及性（accessibility）是一个复杂的概念，有多种定义。文献研究发现，Aday L. A. 和 Andersen R. M. 1974 年的“a framework for the study of access to medical are”与 Roy Penchansky 和 William Thomas 1981 年的“*the concept of access*：*Definition and Relationship to Consumer Satisfaction*”为公认的对可及性研究比较系统的经典文章。

目前，卫生健康服务的可及性主要是指居民离最近卫生组织的距离和去最近卫生组织所需的时间（步行或乘车）。但是随着卫生健康服务可及性理论的发展，上述所指的可及性（地理可及性）仅仅是指可及性的狭义概念。从广义上讲，卫生健康服务可及性可以从以下几方面来定义：①地理可及性（可及性，accessibility），从空间角度来判断居民获得卫生服务的能力；②经济可及性（可支付力，affordability），从居民经济状况和卫生服务利用的角度来判断居民承受医疗服务费用的能力；③技术可及性（可用性，availability），从医疗服务提供方角度来考察提供卫生资源和技术满足居民医疗服务需求的能力。

3. 特点　首先，药品管理作为一种公共管理，具有公共管理的一些特征。

（1）以保证“公众利益”，增进社会公众福利为首要目标。

（2）管理的主体为公共部门，主要是政府机构，包括追求公共利益的公共企业和非政府组织。

（3）以国家法律为依据，以国家强制力为后盾。

（4）管理范围广，涉及研究、生产、经营、使用等一系列单位和环节，且具有不确定性，需要协同不同部门之间的关系。

4. 特殊性　与其他商品的管理相比，药品管理具有一定的特殊性，主要体现在以下几个方面。

（1）管理控制的严格性　“质量可控”是药品安全、有效的重要保障。除了对药品本身质量严格的控制要求外，还需要从药品的研制、生产到使用的各个环节予以全方位的管制。

（2）药品管理的技术性　药品管理过程中，涉及大量根据药物及其有关物质的理化性质，针对药品研制、生产、使用等各个环节，为衡量和保证药品质量达到一定要求而制定的一系列的技术规定。

（3）价格调控的特殊性　药品是有关国计民生重要而又特殊的商品，与普通商品相比，大部分药品的价格缺乏弹性，如果任由其价格随市场调节，不进行调控，对公众的健康权会造成极为不利的影响。为了保护公众利益，提高药物可及性，需要对其价格进行适当的控制。

（4）使用管理的严格性　对药品使用的严格管理是药品安全使用的重要保障。这是由于绝大多数药品，特别是处方药，需要在专业人员的指导下进行使用。

扫码“学一学”

第二节　我国药品监督管理机构

【术语】国家药品监督管理局（National Medical Products Administration，NMPA）、药品审评中心（Center for Drug Evaluation，CDE）、药品标准（drug standard）

药事管理体制是指在一定社会制度下药事工作的组织方式、管理制度和管理方法，是国家权力机关关于药事组织机构设置、职能配置及运行方式等方面的制度，属于宏观范畴的药事组织工作①。根据《药品管理法》第八条：“国务院药品监督管理部门主管全国药品监督管理工作。国务院有关部门在各自的职责范围内负责与药品有关的监督管理工作。国务院药品监督管理部门配合国务院有关部门，执行国家药品行业发展规划和产业政策。省、自治区、直辖市人民政府药品监督管理部门负责本行政区域内的药品监督管理工作。设区的市级、县级人民政府承担药品监督管理职责的部门（以下简称药品监督管理部门）负责本行政区域内的药品监督管理工作。县级以上地方人民政府有关部门在各自职责范围内负责与药品有关的监督管理工作。”

《药品管理法》第九条和第十条对县级以上地方人民政府与药品监督管理相关的职能进行了规定：“县级以上地方人民政府对本行政区域内的药品监督管理工作负责，统一领导、组织、协调本行政区域内的药品监督管理工作以及药品安全突发事件应对工作，建立健全药品监督管理工作机制和信息共享机制。县级以上人民政府应当将药品安全工作纳入本级国民经济和社会发展规划，将药品安全工作经费列入本级政府预算，加强药品监督管理能力建设，为药品安全工作提供保障。”

一、我国药品监督管理体制的演变

中华人民共和国成立以来，我国药品监督管理随着社会发展与改革和政府职能的转化，经历了从行政命令为主到市场监督管理为主的巨大转变。大体可以分为五个阶段。

1. 药品计划管理体制形成阶段（1949—1956年）　1949年中央人民政府成立时，设立了卫生部和地方政府的卫生行政部门。1950年中央卫生部医政局设置药政处，1953年改为药政司，各省级卫生行政部门设药政处，地市卫生行政部门设药政科或在医政科中配置药政管理干部。各级药政机构负责药品质量监督管理。卫生部科教司主管药学教育和科技。1952年，在轻工业部设立医药工业管理局，1956年化学工业部改名为医药局，主管全国西药生产管理，并在地方政府中建立相应机构。1952年商业部设立中国医药公司，管理并经营西药和医疗器械。1955年商业部设置中药材公司，管理并经营中药材、中药饮片和中成

① 杨世民. 药事管理学［M］. 中国医药科技出版社，2002：8.

药。地方政府的商业部门中亦相应设立医药公司、中药材公司。

1950 年，卫生部接管原设置在上海的药品、食品检验局，建立卫生部药品检验所，并新设生物制品检定所。至 1954 年，各省级卫生厅局均已设立省级药检所。至 1956 年，部分地市、少数县卫生局建立了药品检验所，全国药品检验机构系统已基本形成。

1955 年，经国务院决定，成立了中药管理委员会，由 10 个部门组成。1956 年，成立医药工作委员会，由卫生部、商业部、化学工业部、对外经济贸易部、国家经济委员会组成。中药管理委员会和医药工作委员会均由卫生部任主任委员，办公室均设在卫生部药政司。

2. 药品监督管理体制的频繁调整阶段（1957—1983 年）　1957 年，卫生部药政司改为卫生部药政局，各省级卫生行政部门设药政处。1958 年，商业部的中国医药公司改为行政管理公司，更名为医药贸易局，设置在各地的公司均放权归商业局领导。1957 年，商业部的中国药材公司改变体制，由卫生部领导；1963 年改为卫生部、商业部共同领导，商业部统一经营。卫生部药品检验所与生物制品检定所于 1961 年合并，成立卫生部药品生物制品检定所。1979 年，经国务院批准成立国家医药管理总局，由卫生部代管。原属于商业部、化学工业部、卫生部的药材公司、医药公司、医药工业公司、医疗器械公司均划归国家医药管理总局统一领导和管理。1982 年，国家医药管理总局划归国家经济委员会领导，改名为国家医药管理局，并在各省、市建立了医药管理局或医药总公司，主管药品和医疗器械的生产和经营，形成了药品生产、经营行业管理系统。

3. 药品监督管理体制的法制化探索阶段（1984—1998 年）　1984 年的《药品管理法》以法律形式确立了我国药品监督管理体制，明确了各级卫生行政部门药品监督权限，明确了审定开办药品生产、经营企业和生产新药、新品种的权限，及卫生行政部门和医药生产、经营主管部门的权限划分。《药品管理法》的颁布实施，确立了我国药品管理体制，从法律方面保证了药品生产、经营中贯彻“质量第一”方针的监督机制的运行。1985 年，全国深入开展经济体制、科技体制、教育体制改革。国家医药管理局对药品生产经营的管理体制和方式随之发生了较大变化。1988 年成立国家中医药管理局，中药的生产经营管理职责划归中医药管理局。

4. 药品监督管理体制高效运作的探索阶段（1998—2008 年）　1998 年政府机构改革中，按照精简、统一、效能的原则，国务院决定将原国家医药管理局行使的药品生产流通监管职能，卫生部行使的药政管理和药检职能，国家中医药管理局行使的中药生产流通监督管理职能，集中交由新组建的国家药品监督管理局行使。此后，党中央、国务院又作出了改革药品监督管理体制，对省以下药品监督管理部门实施垂直管理的重要决定。2001 年 2 月 28 日，《药品管理法》经第九届全国人民代表大会常务委员会第二十次会议修订通过，自 2001 年 12 月 1 日起施行。加上一系列配套法规的相继出台，使我国的药品监督管理体制改革有法可依。2003 年 3 月第十届全国人民代表大会上，通过在国家药品监督管理局的基础上组建国家食品药品监督管理局的改革方案，同年 4 月 16 日，国家食品药品监督管理局正式更名挂牌。

5. 药品监督管理体制深化改革探索（2008 年后）　2008 年 3 月 11 日，第十一届全国人民代表大会第一次会议通过了新一轮国务院机构改革方案。新的方案对药品监管体制做进一步调整，具体包括：①国家食品药品监督管理局保留对药品研制、生产、经营、使用等的监管职责；②将国家食品药品监督管理局改由卫生部管理，明确卫生部承担食品安全综合协调、组织查处食品安全重大事故的责任；③由卫生部负责组织制定食品安全标准、药品法典，建立国家基本药物制度；④将食品卫生许可和餐饮消费环节监管的职责交由国家食品药品监督管理局负责。这次调整使卫生部成为医、药、疾控、食品安全、农村医保等领域的总统领。

2013 年，根据第十二届全国人民代表大会第一次会议批准的《国务院机构改革和职能转变方案》和《国务院关于机构设置的通知》（国发〔2013〕14 号），设立国家食品药品监督管理总局，为国务院直属机构。2013 年 11 月《中共中央关于全面深化改革若干重大问题的决定》提出，完善统一权威的食品药品安全监管机构，建立最严格的覆盖全过程的监管制度。各省（区、市）参照中央政府机构改革和设置要求，结合各地实际，先后对省以下食品药品监督管理部门的职责和管理体制进行了调整。国家食品药品监督管理总局的组建，整合了食安办、药监、质检、工商等部门的相应职责，意图实现对食品和药品的生产、流通、消费环节的无缝监管。

2018 年，根据第十三届全国人民代表大会第一次会议批准的《国务院机构改革方案的决定》，组建国家市场监督管理总局。将国家工商行政管理总局的职责，国家质量监督检验检疫总局的职责，国家食品药品监督管理总局的职责，国家发展和改革委员会的价格监督检查与反垄断执法职责，商务部的经营者集中反垄断执法以及国务院反垄断委员会办公室等职责整合，组建国家市场监督管理总局，作为国务院直属机构。不再保留国家工商行政管理总局、国家质量监督检验检疫总局、国家食品药品监督管理总局。

考虑到药品监管的特殊性，单独组建国家药品监督管理局，由国家市场监督管理总局管理，主要职责是负责药品、化妆品、医疗器械的注册并实施监督管理。市场监管实行分级管理，药品监管机构只设到省一级，药品经营销售等行为的监管，由市县市场监管部门统一承担。

二、我国现行药品监督管理体制

我国目前药品监督管理的主要法定主管机构为各级药品监督管理部门，分为国家级、省级、地市级和区县级四级。

根据 2000 年 6 月国务院批准的原国家药品监督管理局的《药品监督管理体制改革方案》，药品监督管理行政体制实行省以下垂直管理（图 2-1），这种体制一直延续到 2008 年。所不同的是 2003 年，国家药品监督管理局更名为国家食品药品监督管理局，但对食品仅承担组织协调和重大案件查处职责。省、自治区、直辖市药品监督管理部门是省人民政府的工作部门，履行法定的药品监督管理职能。地级市根据工作需要，设置药品监督管理局，为省药品监督管理局的直属机构；直辖市及较大城市所设的区，根据工作需要，可设药品监督管理分局，为上一级药品监督管理机构的派出机构。药品监督管理任务重的县，根据工作需要设置药品监督管理分局，并加挂药品检验机构牌子，为上一级药品监督管理机构的派出机构。省药品监督管理局设置药品检验机构，市药品检验机构根据工作需要设置。药品检验机构为同级药品监督管理机构的直属事业单位。

当时实施这种监管体制的目的是为突出药品监管的独立性，改变“多头管药”的状况，加强对药品质量安全的监管。但是不可否认，这种体制设置并非完美无缺，实践中确也出现了一系列问题。鉴于此，2008 年新一轮政府机构改革，取消国家食品药品监督管理局作为国务院直属机构的地位，确定了由卫生部管理的体制，目的是为了理顺食品药品管理体制。

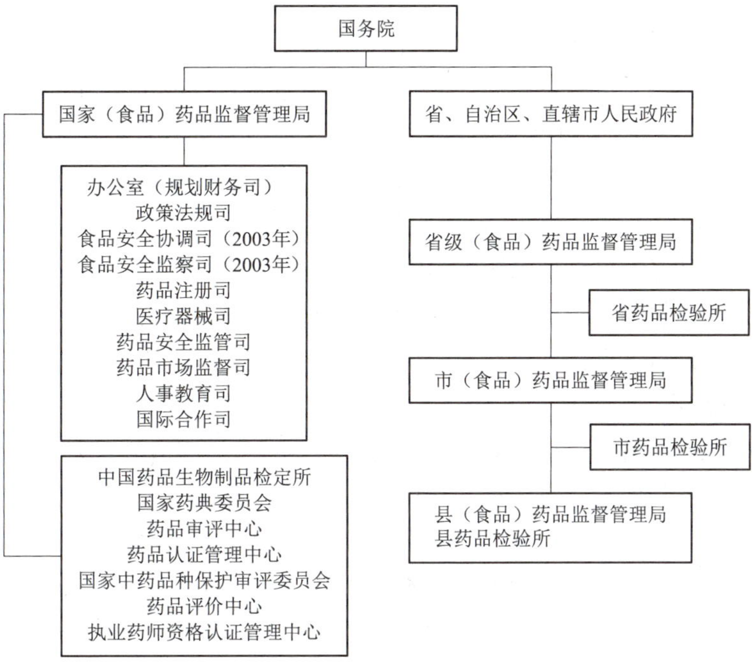

图 2-1　2008 年机构改革之前药品监督管理主管机构体系示意图

对于地方药监系统，2008 年 11 月 10 日，国务院办公厅下发了《关于调整省级以下食品药品监督管理体制有关问题的通知》，要求将之前食品药品监督管理机构省级以下垂直管理改为由地方政府分级管理，业务上接受上级主管部门和同级卫生部门的指导与监督；各省级食品药品监督管理机构作为省政府的工作机构，由同级卫生部门管理（图 2-2）。

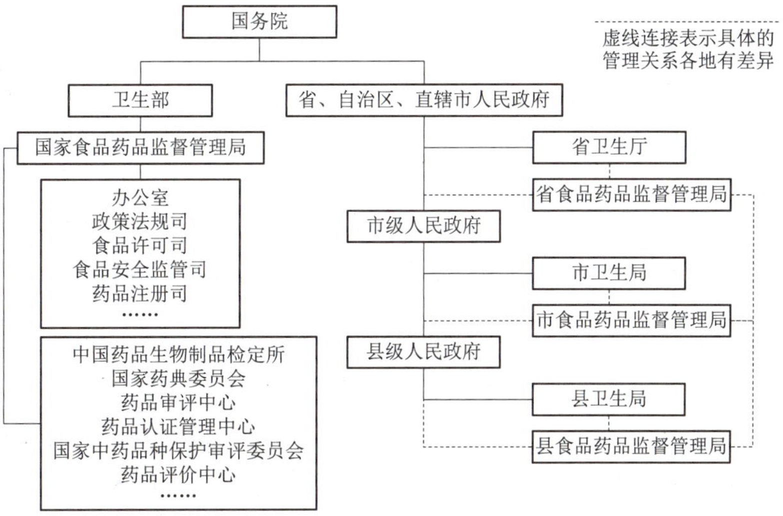

图 2-2　2008 年机构改革后药品监督管理机构体系示意图

按照中央改革的大方向，各地药监局应该并入当地卫生厅（局），并且取消垂直管理。但由于各地药品监管工作的实际情况、经济发展水平等方面存在诸多差异，药监机构改革模式也不尽相同。大多数地区取消了药监系统省级以下垂直管理，有的保持药监部门独立存在，也有的归属于卫生行政部门甚至合署办公；同时也有部分地区药监系统仍然保留垂直管理体制。

2013年再一轮国务院政府机构改革，按照改革方案，同年5月，作为国务院直属机构的国家食品药品监督管理总局组建完毕，包括职能、机构设置、人员调整全部完成；到2013年底，29个省、自治区、直辖市食品药品监督管理局也已改革、调整到位，食品药品监管四合一架构已完全建立。即由原来的国务院食品安全办公室、国家工商行政管理总局分管的食品监管部门、国家质量监督检验检疫总局分管的食品监管部门，以及原有国家食品药品监督管理局这四个部门组建统一的国家食品药品监督管理总局。

针对地方食品药品监督管理系统，2013年4月，国务院发布“国务院关于地方改革完善食品药品监督管理体制的指导意见”（国发〔2013〕18号），指导意见中明确地方各级政府要切实履行对本地区食品药品安全负总责的要求，在省级政府的统一组织领导下，切实抓好本地区的食品药品监管体制改革。为了减少监管环节，保证上下协调联动，防范系统性食品药品安全风险，省、市、县级政府原则上参照国务院整合食品药品监督管理职能和机构的模式，结合本地实际，将原食品安全办、原食品药品监管部门、工商行政管理部门、质量技术监督部门的食品安全监管和药品管理职能进行整合，组建食品药品监督管理机构，对食品药品实行集中统一监管，同时承担本级政府食品安全委员会的具体工作。地方各级食品药品监督管理机构领导班子由同级地方党委管理，主要负责人的任免须事先征求上级业务主管部门的意见，业务上接受上级主管部门的指导（图2-3）。

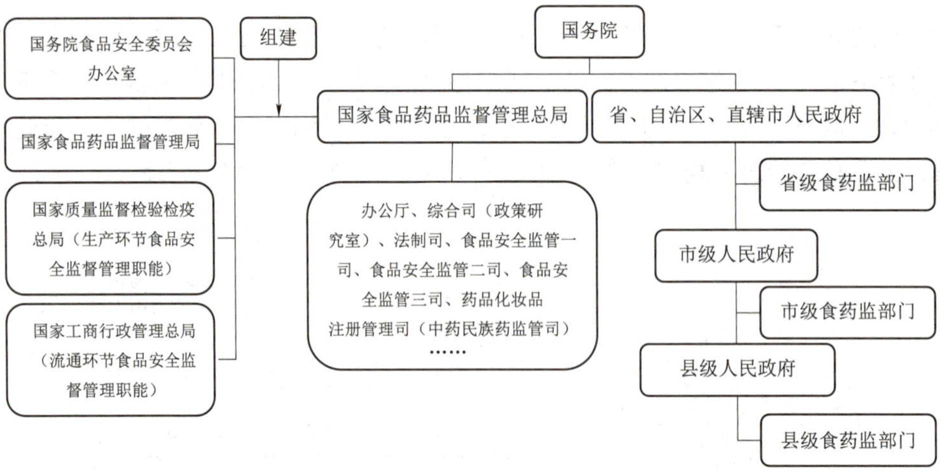

图2-3　2013年机构改革后药品监督管理机构体系示意图

2018年新一轮机构改革后，与之前的药品监管体制相比，从机构设置、管理权限、监管主体、执法队伍等方面都发生了变化。机构改革前，我国药品监管体制是国家、省、市、县四级政府下设药品监管部门，负责行政审批、监督检查、行政处罚、技术审评认证等药品监管工作。改革以后，国家单独组建国家药品监督管理局，由国家市场监督管理总局管理。市场监管实行分级管理，药品监管机构只设到省一级，药品经营销售等行为的监管，由县市监管部门统一承担。省级药品监督管理部门负责药械生产环节的许可、检查和处罚，以及药品批发许可、零售连锁总部许可、互联网销售第三方平台备案及检查和处罚。市县两级市场监督管理部门负责药品零售、医疗器械经营的许可、检查和处罚，以及化妆品的经营和药品、医疗器械使用环节质量的检查和处罚（图2-4）。

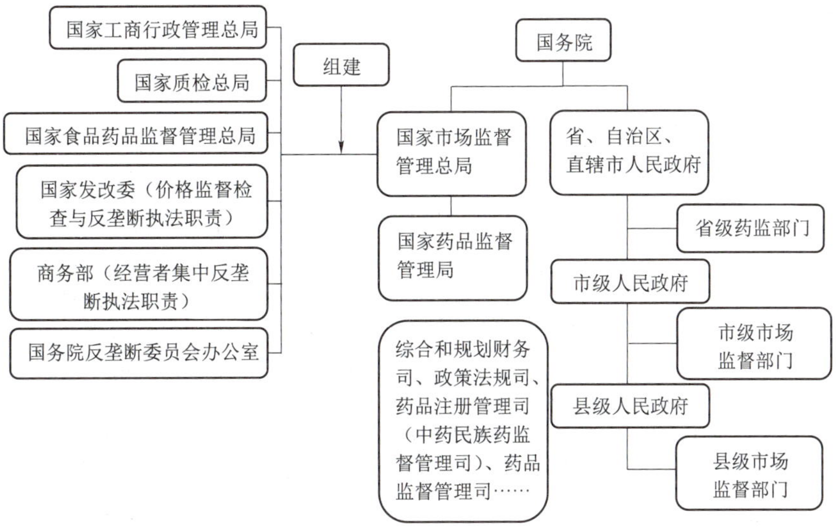

图 2-4　2018 年机构改革后药品监督管理机构体系示意图

三、药品监督管理主管机构

1. 国家药品监督管理局

（1）国家药品监督管理局的职责　2018 年机构改革之后，原“国家食品药品监督管理总局”（CFDA）变更为“国家药品监督管理局”（NMPA）。

国家药品监督管理局主要职责如下。

1）负责药品（含中药、民族药，下同）、医疗器械和化妆品安全监督管理。拟订监督管理政策规划，组织起草法律法规草案，拟订部门规章，并监督实施。研究拟订鼓励药品、医疗器械和化妆品新技术新产品的管理与服务政策。

2）负责药品、医疗器械和化妆品标准管理。组织制定、公布国家药典等药品、医疗器械标准，组织拟订化妆品标准，组织制定分类管理制度，并监督实施。参与制定国家基本药物目录，配合实施国家基本药物制度。

3）负责药品、医疗器械和化妆品注册管理。制定注册管理制度，严格上市审评审批，完善审评审批服务便利化措施，并组织实施。

4）负责药品、医疗器械和化妆品质量管理。制定研制质量管理规范并监督实施。制定生产质量管理规范并依职责监督实施。制定经营、使用质量管理规范并指导实施。

5）负责药品、医疗器械和化妆品上市后风险管理。组织开展药品不良反应、医疗器械不良事件和化妆品不良反应的监测、评价和处置工作。依法承担药品、医疗器械和化妆品安全应急管理工作。

6）负责执业药师资格准入管理。制定执业药师资格准入制度，指导监督执业药师注册工作。

7）负责组织指导药品、医疗器械和化妆品监督检查。制定检查制度，依法查处药品、医疗器械和化妆品注册环节的违法行为，依职责组织指导查处生产环节的违法行为。

8）负责药品、医疗器械和化妆品监督管理领域对外交流与合作，参与相关国际监管规则和标准的制定。

9）负责指导省、自治区、直辖市药品监督管理部门工作。

10）完成党中央、国务院交办的其他任务。

（2）国家药品监督管理局的内设机构　国家药品监督管理局设11个内设机构：综合和规划财务司、政策法规司、药品监督管理司、医疗器械注册管理司、医疗器械监督管理司、化妆品监督管理司、科技和国际合作司（港澳台办公室）、人事司、机关党委、离退休干部局，各内设机构的具体职责见表2-1。

表2-1　NMPA内设机构及其主要职责

职能机构	主要职责
综合和规划财务司	负责机关日常运转，承担信息、安全、档案、保密、信访、政务公开、统计、信息化、新闻宣传等工作；对重要政务事项开展督查督办；组织开展应急管理和舆情监测工作；拟订并组织实施发展规划和专项建设规划，推动监督管理体系和信息化建设；承担机关和直属单位预决算、财务、国有资产管理及内部审计工作；组织起草综合性文稿和重要会议文件
政策法规司	研究药品、医疗器械和化妆品监督管理重大政策；组织起草法律法规及部门规章草案；承担规范性文件的合法性审查工作；承担执法监督、行政复议、行政应诉、重大案件法制审核工作；承担行政执法与刑事司法衔接管理工作；承担普法宣传和涉及世界贸易组织的相关工作；承担全面深化改革的有关协调工作；承担疫苗质量管理体系QMS办公室日常工作
药品注册管理司（中药民族药监督管理司）	组织拟订并监督实施国家药典等药品标准、技术指导原则，拟订并实施药品注册管理制度；监督实施药物非临床研究和临床试验质量管理规范、中药饮片炮制规范，实施中药品种保护制度；承担组织实施分类管理制度、检查研制现场、查处相关违法行为工作；参与制定国家基本药物目录，配合实施国家基本药物制度
药品监督管理司	组织拟订并依职责监督实施药品生产质量管理规范，组织拟订并指导实施经营、使用质量管理规范；承担组织指导生产现场检查、组织查处重大违法行为；组织质量抽查检验，定期发布质量公告；组织开展药品不良反应监测并依法处置；承担放射性药品、麻醉药品、毒性药品及精神药品、药品类易制毒化学品监督管理工作；指导督促生物制品批签发管理工作
医疗器械注册管理司	组织拟订并监督实施医疗器械标准、分类规则、命名规则和编码规则；拟订并实施医疗器械注册管理制度；承担相关医疗器械注册、临床试验审批工作；拟订并监督实施医疗器械临床试验质量管理规范、技术指导原则；承担组织检查研制现场、查处违法行为工作
医疗器械监督管理司	组织拟订并依职责监督实施医疗器械生产质量管理规范，组织拟订并指导实施医疗器械经营、使用质量管理规范；承担组织指导生产现场检查、组织查处重大违法行为工作；组织质量抽查检验，定期发布质量公告；组织开展不良事件监测并依法处置
化妆品监督管理司	组织实施化妆品注册备案工作；拟订并组织实施化妆品注册备案和新原料分类管理制度；组织拟订并监督实施化妆品标准、分类规则、技术指导原则；承担拟订化妆品检查制度、检查研制现场、依职责组织指导生产现场检查、查处重大违法行为工作；组织质量抽查检验，定期发布质量公告；组织开展不良反应监测并依法处置
科技和国际合作司（港澳台办公室）	组织研究实施药品、医疗器械和化妆品审评、检查、检验的科学工具和方法；研究拟订鼓励新技术新产品的管理与服务政策；拟订并监督实施实验室建设标准和管理规范、检验检测机构资质认定条件和检验规范；组织实施重大科技项目；组织开展国际交流与合作，以及与港澳台地区的交流与合作；协调参与国际监管规则和标准的制定
人事司	承担机关和直属单位的干部人事、机构编制、劳动工资和教育工作，拟订人事管理及干部监督制度并组织实施；统筹管理机关和直属单位机构编制，统筹管理工资、津贴补贴及直属单位绩效工资等；指导相关人才队伍建设工作，统筹管理干部培训，加强人才队伍建设；承担执业药师资格管理工作，负责执业药师资格准入管理，制定执业药师资格准入制度，指导监督执业药师注册工作
机关党委	负责推进机关和在京直属单位党的政治建设、思想建设、组织建设、作风建设、纪律建设，把制度建设贯穿其中；对党员进行教育、管理、监督和服务；承担党风廉政建设和反腐败工作；指导直属机关群团组织开展工作，推进精神文明建设；承担局党组巡视工作，负责内部巡视的组织实施和中央巡视的协调配合
离退休干部局	负责机关离退休干部服务管理工作；负责机关离退休干部党的建设，承担机关离退休党员干部教育管理监督工作；负责落实机关离退休干部政治、生活待遇，组织开展文化活动；承担机关离退休经费管理工作；指导直属单位离退休干部工作

（3）国家药品监督管理局的直属技术机构　包括制定药品标准的机构、药品检测机构、药品安全风险评估机构、药品安全信用评估机构以及药品安全信息的收集、分析、披露等机构。各机构相互配合，共同实现对药品安全的监管。

1）国家药典委员会　成立于1950年，是法定的国家药品标准工作专业管理机构。

国家药典委员会的主要职责：①组织编制、修订和编译《中华人民共和国药典》（以下简称《中国药典》）及配套标准；②组织制定修订国家药品标准，参与拟订有关药品标准管理制度和工作机制；③组织《中国药典》收载品种的医学和药学遴选工作，负责药品通用名称命名；④组织评估《中国药典》和国家药品标准执行情况；⑤开展药品标准发展战略、管理政策和技术法规研究，承担药品标准信息化建设工作；⑥开展药品标准国际（地区）协调和技术交流，参与国际（地区）间药品标准适用性认证合作工作；⑦组织开展《中国药典》和国家药品标准宣传培训与技术咨询，负责《中国药品标准》等刊物编辑出版工作；⑧负责药典委员会各专业委员会的组织协调及服务保障工作；⑨承办国家局交办的其他事项。

2）国家药品监督管理局药品审评中心　国家药品监督管理局药品注册技术审评机构，负责对药品注册申请进行技术审评，为药品注册管理的科学化、规范化提供技术支撑。其主要职责：①负责药物临床试验、药品上市许可申请的受理和技术审评；②负责仿制药质量和疗效一致性评价的技术审评；③承担再生医学与组织工程等新兴医疗产品涉及药品的技术审评；④参与拟订药品注册管理相关法律法规和规范性文件，组织拟订药品审评规范和技术指导原则并组织实施；⑤协调药品审评相关检查、检验等工作；⑥开展药品审评相关理论、技术、发展趋势及法律问题研究；⑦组织开展相关业务咨询服务及学术交流，开展药品审评相关的国际（地区）交流与合作；⑧承担国家局国际人用药品注册技术协调会议（ICH）相关技术工作；⑨承办国家局交办的其他事项。

2010年，国家局对药品审评中心主要职责和内设机构进行了调整，强化了制定我国药品技术审评规范并组织实施的职能，明确了对省级药品审评部门进行质量监督和技术指导的职能，新增了为基层药品监管机构提供技术信息支撑以及为公众用药安全有效提供技术信息服务的职能。2015年，人员编制增至190人，设立首席科学家岗位。全力推进解决药品审评积压，深化药品审评体制改革，启动三年审评质量管理体系建设工作。2016年，启动大规模人才招聘工作，基本消除药品审评积压。化学药和疫苗临床试验申请、中药各类注册申请已实现按时限审评，积极推进适应证团队、项目管理、优先审评、专家咨询委员会、沟通交流、信息公开等审评制度建设，初步建立了以临床疗效为核心，规范指导在前、沟通交流在中、审评决策在后的审评管理体系。2017年，内设机构及其职责任务进行了调整，增设合规处、临床试验管理处、数据管理处、党委办公室（纪检监察室）。2018年，更名为国家药品监督管理局药品审评中心。新的组织架构将建立良好的审评工作机制及管理制度，强化学科间的横向联系与制约，建立审评纠错、学术监督和质量评价机制，建立职业化、专业化的审评职务体系，以落实好“三制一化”的各项要求，切实履行好保障公众用药安全有效的职责。

3）国家药品监督管理局食品药品审核查验中心　国家药品监督管理局所属公益二类事业单位（保留正局级），内设十个职能部门，分别为办公室、信息管理处、检查一处、检查二处、检查三处、检查四处、检查五处、检查六处、人事处（党委办公室）、财务处，是专门从事药品认证管理工作的机构。

食品药品审核查验中心的主要职责：①组织制定修订药品、医疗器械、化妆品检查制度规范和技术文件；②承担药物临床试验、非临床研究机构资格认定（认证）和研制现场检查，承担药品注册现场检查，承担药品生产环节的有因检查，承担药品境外检查；③承担医疗器械临床试验监督抽查和生产环节的有因检查，承担医疗器械境外检查；④承担化妆品研制、生产环节的有因检查，承担化妆品境外检查；⑤承担国家级检查员考核、使用等管理工作；⑥开展检查理论、技术和发展趋势研究、学术交流及技术咨询；⑦承担药品、医疗器械、化妆品检查的国际（地区）交流与合作；⑧承担市场监管总局委托的食品检查工作；⑨承办国家局交办的其他事项。

4）国家药品监督管理局药品评价中心（国家药品不良反应监测中心） 国家药品监督管理局的直属事业单位。经中央机构编制委员会办公室批准，2006年6月起，药品评价中心加挂“国家药品不良反应监测中心”牌子。药品评价中心（国家药品不良反应监测中心）的主要职责：①组织制定修订药品不良反应、医疗器械不良事件、化妆品不良反应监测与上市后安全性评价以及药物滥用监测的技术标准和规范；②组织开展药品不良反应、医疗器械不良事件、化妆品不良反应、药物滥用监测工作；③开展药品、医疗器械、化妆品的上市后安全性评价工作；④指导地方相关监测与上市后安全性评价工作，组织开展相关监测与上市后安全性评价的方法研究、技术咨询和国际（地区）交流合作；⑤参与拟订、调整国家基本药物目录；⑥参与拟订、调整非处方药目录；⑦承办国家局交办的其他事项。

5）国家药品监督管理局行政事项受理服务和投诉举报中心 主要职责：①负责药品、医疗器械、化妆品行政事项的受理服务和审批结果相关文书的制作、送达工作；②受理和转办药品、医疗器械、化妆品涉嫌违法违规行为的投诉举报；③负责药品、医疗器械、化妆品行政事项受理和投诉举报相关信息的汇总、分析、报送工作；④负责药品、医疗器械、化妆品重大投诉举报办理工作的组织协调、跟踪督办，监督办理结果反馈；⑤参与拟订药品、医疗器械、化妆品行政事项和投诉举报相关法规、规范性文件和规章制度；⑥负责投诉举报新型、共性问题的筛查和分析，提出相关安全监管建议，承担国家局执法办案、整治行动的投诉举报案源信息报送工作；⑦承担国家局行政事项受理服务大厅的运行管理工作。参与国家局行政事项受理、审批网络系统的运行管理。承担国家局行政事项收费工作；⑧参与药品、医疗器械审评审批制度改革以及国家局“互联网+政务服务”平台建设、受理服务工作；⑨指导协调省级药品监管行政事项受理服务及投诉举报工作；⑩开展与药品、医疗器械、化妆品行政事项受理及投诉举报工作有关的国际（地区）交流与合作；⑪承办国家局交办的其他事项。

药品投诉举报机构主要通过12331电话、网络、信件、走访4个渠道，受理药品、化妆品、医疗器械3类产品在研制、生产、经营、使用4个环节违法行为的投诉举报；全面履行受理、转办、跟踪、协调、汇总、分析、处理、反馈8项职能任务。12331投诉举报电话作为接收公众投诉举报的主渠道，目前在国家药品监督管理局和各省（自治区、直辖市）药品监管部门已全部开通。

6）国家药品监督管理局执业药师资格认证中心 主要职责：①开展执业药师资格准入制度及执业药师队伍发展战略研究，参与拟订完善执业药师资格准入标准并组织实施；②承担执业药师资格考试相关工作，组织开展执业药师资格考试命审题工作，编写考试大纲和考试指南，负责执业药师资格考试命审题专家库、考试题库的建设和管理；③组织制订执业药师认证注册工作标准和规范并监督实施，承担执业药师认证注册管理工作；④组织制订执业药师认证注册与继续教育衔接标准，拟订执业药师执业标准和业务规范，协助开展执业药师配套使用政策研究和相关执业监督工作；⑤承担全国执业药师管理信息系统的建设、管理和维护工作，收集报告相关信息；⑥指导地方执业药师资格认证相关工作；⑦开展执业药师资格认证国际（地区）交流与合作；⑧协助实施执业药师能力与学历提升工程；⑨承办国家局交办的其他事项。

2. 省级（各省、直辖市、自治区）药品监督管理局 2018年机构改革以后，药品监督管理机构只设到省一级，省级药品监督管理局是省级市场监督管理局的部门管理机构，负责贯彻落实中央关于药品监督管理工作的方针政策和省委的决策部署，在履行职责过程中坚持和加强党对药品监督管理工作的集中统一领导。

省级药品监督管理局主要职责如下（以江苏省为例）。

（1）负责药品（含中药、民族药，下同）、医疗器械和化妆品安全监督管理；组织实施相关法律法规，拟订监督管理政策规划，组织起草相关地方性法规、规章草案，并监督实施；研究拟订鼓励药品、医疗器械和化妆品新技术新产品的管理和服务政策。

（2）负责药品、医疗器械和化妆品标准的监督实施；监督实施国家药典等药品、医疗器械、化妆品标准和分类管理制度；依法制定地方中药材标准、中药饮片炮制规范并监督实施，配合实施基本药物制度。

（3）负责药品、医疗器械和化妆品相关许可和注册管理；负责药品、医疗器械和化妆品生产环节的许可、医疗机构制剂配制许可，以及药品批发许可、零售连锁总部许可、互联网药品和医疗器械信息服务资格审批、互联网销售第三方平台备案；依法负责医疗机构制剂、医疗器械注册、化妆品备案。

（4）负责药品、医疗器械和化妆品质量管理；监督实施生产质量管理规范，依职责监督实施研制、经营质量管理规范，指导实施使用质量管理规范。

（5）负责药品、医疗器械和化妆品上市后风险管理；组织开展药品不良反应、医疗器械不良事件和化妆品不良反应的监测、评价和处置工作；依法承担药品、医疗器械和化妆品安全应急管理工作。

（6）实施执业药师资格准入制度，负责执业药师注册管理工作。

（7）负责组织开展药品、医疗器械和化妆品生产环节以及药品批发、零售连锁总部、互联网销售第三方平台监督检查，依法查处违法行为。

（8）负责药品、医疗器械和化妆品监督管理领域对外交流与合作。

（9）负责管理省药品监督管理局派出机构。

（10）完成省委、省政府和省市场监督管理局交办的其他任务。

各省药品监督管理局在具体的机构设置方面可能会有一些的差别，但主要职能处（室）是基本相同的，大致包括：办公室、政策法规处、行政审批处、药品生产监管处、药品流通监管处、医疗器械监管处、化妆品监管处、稽查局、人事教育处（对外交流与合作处）等。

3. 地市级药品监督管理部门 自2018年机构改革以来，地市级药品监督管理部门相应进行机构设置改革与职能调整。对工商部门、质量技术监督管理部门与食品药品监督管理部门的监管职能进行合并，成立市场监督管理局。

（1）以南京市为例，南京市市场监督管理局负责贯彻落实中央关于市场监督管理工作的方针政策和省委、市委的决策部署，在履行职责过程中坚持和加强党对市场监督管理工作的集中统一领导。主要职责如下。

1）负责市场综合监督管理；贯彻执行国家有关市场监督管理的方针政策和法律法规，起草市场监督管理有关地方性法规、规章草案，制定全市市场监督管理规范性文件；组织实施质量强市战略、食品安全战略、标准化战略和知识产权战略，拟订并组织实施有关规划，规范和维护市场秩序，营造诚实守信、公平竞争的市场环境。

2）负责市场主体统一登记注册；组织指导各类企业、农民专业合作社和从事经营活动的单位、个体工商户以及外国（地区）企业常驻代表机构等市场主体的登记注册工作；依法公示和共享有关信息，加强信用监管，推动市场主体信用体系建设。

3）负责组织和指导市场监管综合执法工作；推进市场监管综合执法队伍建设，实行统一的市场监管；组织查处重大违法案件；规范市场监管行政执法行为。

4）负责反垄断执法调查工作；统筹推进竞争政策实施，组织实施公平竞争审查制度；依委托开展垄断协议、滥用市场支配地位和滥用行政权力排除限制竞争等反垄断执法调查工作，配合做好经营者集中行为审查相关工作。

5）负责监督管理市场秩序；依法监督管理市场交易、网络商品交易及有关服务的行为；组织指导查处价格收费违法违规、不正当竞争、违法直销、传销、侵犯商标专利知识产权和制售假冒伪劣行为；指导广告业发展，监督管理广告活动；指导查处无照生产经营和相关无证生产经营行为。

6）负责宏观质量管理；拟订实施质量发展的制度措施；组织实施国家、省、市质量奖励制度，推进品牌发展战略；会同有关部门组织实施重大工程设备质量监理制度，组织重大质量事故调查；组织实施缺陷产品召回制度，监督管理产品防伪工作。

7）负责产品质量安全监督管理；负责统一组织全市生产、流通领域产品质量监督抽查工作，组织协调产品质量安全风险监控工作；组织实施质量分级、质量安全追溯制度；指导工业产品生产许可管理；负责纤维质量监督工作。

8）负责特种设备安全监督管理；综合管理特种设备安全监察、监督，组织锅炉环境保护标准的执行情况监督检查，按规定权限组织特种设备事故调查。

9）负责食品安全监督管理综合协调；拟订推进实施食品安全战略的重大政策措施，统筹协调全市食品安全重点工作，推动建立食品安全跨区域跨部门协调联动机制；建立健全食品安全重要信息直报制度；承担市食品安全委员会办公室的日常工作。

10）负责食品安全监督管理；负责监督管理生产、流通、消费环节的食品安全，建立并组织实施覆盖食品生产、流通、消费全过程的监督检查制度和隐患排查治理机制，防范区域性、系统性食品安全风险；推动建立食品生产经营者主体责任落实机制，健全食品安全追溯体系；组织开展食品安全监督抽检、风险监测、核查处置和风险预警、风险交流工作；负责食品安全应急体系建设，组织指导食品安全事件应急处置工作；组织实施和监督管理食品生产经营企业许可、特殊食品备案工作。

11）负责统一管理计量工作；贯彻实施国家计量制度，推行法定计量单位，管理计量器具及量值传递和比对工作，负责规范、监督商品量和市场计量行为。

12）负责统一管理标准化工作；组织制定并实施标准化战略和规划，负责地方标准的立项、编号、发布，组织实施标准以及对标准制定、实施进行监督；推动参与国际标准化活动。

13）负责统一管理检验检测工作；拟订并组织实施检验检测工作规划，推进检验检测机构改革，完善检验检测体系；规范检验检测市场，指导协调检验检测行业发展。

14）负责统一管理认证认可工作；组织实施国家统一的认证认可和合格评定监督管理制度，制定并组织实施认证认可工作规划，指导和监督检查全市产品认证、体系认证、服务认证工作，促进认证行业发展。

15）负责统筹协调知识产权工作。贯彻落实国家、省知识产权战略，制定并实施本市知识产权战略；拟订并组织实施知识产权发展规划、重大政策措施；牵头负责知识产权创造、保护和运用工作；组织指导知识产权行政执法工作；负责知识产权公共服务体系建设及涉外知识产权事宜。

16）负责药品、医疗器械和化妆品的质量管理；组织实施药品零售、医疗器械经营的行政许可、检查和处罚，以及化妆品经营和药品、医疗器械使用环节质量的行政检查和处罚；建立全市药品不良反应、医疗器械不良事件、化妆品不良反应和药物滥用监测体系，组织开展相关监测和处置工作；办理进口药品通关备案、医疗器械网络销售备案和出口备案；配合实施基本药物制度；实施执业药师资格准入制度，负责执业药师注册有关工作。

17）负责市场监督管理系统科技和信息化建设、应急和新闻宣传工作；按规定承担技术性贸易措施有关工作。

18）完成市委、市政府交办的其他任务。

（2）各地市级一级市场监督管理部门中与药品、医疗器械和化妆品相关的主要职责如下。

1）负责药品、医疗器械和化妆品完全监督管理，监督实施质量管理规范；监督实施国家和地方药品、医疗器械和化妆品的标准、技术规范和分类管理制度；组织实施国家鼓励药品、医疗器械、化妆品新技术新产品管理和服务政策；组织实施中药品通关备案；组织实施执业药师资格准入制度；指导监督执业药师注册工作；推进专业化、职业化检查员队伍建设；指导药品、医疗器械行业生产经营企业做好生态环境保护和污染防治工作。

2）组织实施药品、医疗器械和化妆品上市后风险管理；组织开展药品、医疗器械和化妆品不良反应（事件）的监测、评价和处置工作；组织开展药品、医疗器械和化妆品质量抽查检验，监督实施产品召回制度；依法承担药品、医疗器械和化妆品安全应急管理工作；推进全市药品、医疗器械和化妆品安全信用体系和技术支撑体系建设，指导监督检验检测、审评和监测机构业务工作；配合有关部门督促药品、医疗器械、化妆品行业生产经营单位做好安全生产工作。

3）完成市委、市政府交办的其他任务。

部分省份设置派出机构，派出机构是省级药品监督管理局的直属机构，主要职责包括承担辖区内省药监局指定的药品、医疗器械和化妆品生产环节，以及药品批发、零售连锁总部、互联网销售的三方平台监督检查工作。以江苏省为例，江苏省在全国首创设置省药监局检查分局，在全省设置了13个检查分局。从监管体制看，组建检查分局是织牢药品安全监管网的关键一环；从监管对象看，组建检查分局是把好药品安全源头的关键一招；从监管效能看，组建检查分局是提升药品监管能力的关键一步。

4. 区县级药品监督管理部门　与地市级药品监督管理机构改革类似，区县对工商部门、质量技术监督管理部门与食品药品监督管理部门的监管职能进行合并，成立区县市场监督管理局，承担区县一级药品监督管理的工作。

（1）以南京市江宁区市场监督管理局为例，其职能如下。

1）拟订并组织实施市场监督管理事业发展规划和技术机构建设规划；组织推进质量发展

工作；组织实施商标战略和名牌战略；指导广告业发展；参与制定商品交易市场发展规划。

2）负责涉及工商行政管理、质量技术监督、食品药品监督管理的各类行政审批和行政许可并监督管理。

3）承担药品、医疗器械行政监督和技术监督的责任；承担保健食品、化妆品卫生监督管理的责任；监督药品、医疗器械生产、流通、使用及医疗机构制剂生产的质量管理规范实施；监督实施国家药品、医疗器械标准，组织监测药品不良反应、医疗器械不良事件和药物滥用；监督实施处方药和非处方药分类管理制度；配合有关部门实施国家基本药物制度；监督食品、药品、医疗器械、保健食品、化妆品从业人员职业资格准入制度实施。

4）监督管理药品、医疗器械质量安全；监督管理放射性药品、麻醉药品、毒性药品、精神药品；承担药品、医疗器械、保健食品质量监督、化妆品卫生监督的抽检工作；收集和上报药品、医疗器械质量安全信息；监测保健食品、药品和医疗器械广告；依法处置药品、医疗器械、保健食品和化妆品的安全突发事件，组织查处相关违法行为。

5）组织对辖区内市场主体经营活动的监督检查，负责对不正当竞争、侵犯知识产权、制售假冒伪劣商品、非法传销、违反登记法律法规案件的查处；监督管理辖区内网络交易行为；规范直销行为，加强对直销活动的监管。

6）监督管理各类消费品市场、生产资料市场；参与监督管理文化、期货、典当、拍卖市场以及金融、劳动力、房地产、技术、信息、建筑等各类生产要素市场；参与市场规划和市场培育，组织各类市场登记和统计工作；组织管理经纪人、经纪机构。

7）综合管理和指导辖区内质量工作，并做好质量监督工作；组织制定提高辖区内质量水平的发展规划和政策措施；参与重大产品质量事故的调查；对实行生产许可证制度产品进行质量监督；负责产品防伪的监督管理工作；推荐辖区内名牌产品、政府质量奖企业；拟定上报辖区内产品质量监督检查计划，组织对产品质量实施监督检查并按规定处理。

8）统一管理辖区内标准化和计量工作；依法组织和监督标准的贯彻实施；推进采用国际标准、国外先进标准；管理企业标准备案；推行法定计量单位，监督管理辖区内的计量器具；协助实施监督量值传递和计量器具强制检定工作；规范市场计量行为，组织计量仲裁检定；组织实施对商品量的监督；指导企业计量工作。

（2）各区县一级市场监督级管理部门与药品、医疗器械和化妆品监督管理相关的主要职责如下。

1）宣传贯彻执行国家和省、市有关药品管理的法律、法规、规章和方针、政策。

2）依法查处生产、流通及经营服务活动中涉及药品、医疗器械、化妆品的违法行为。

3）承担药品的专项整治及重大专项执法任务，协调跨地区重大案件的查处工作。

4）承担药品法律、法规、规章规定的其他执法查处职能。

5）承办市场监管局交办的其他事项。

四、药品技术监督机构

由于药品管理的技术性特征，药品行政管理组织的技术监督职责必须依赖技术机构的配合才能得以实现。各级药品检验部门作为我国药品行政监管的重要技术支撑，在加强药品质量监督检验、保证公众的用药安全方面，有着不可替代的作用。

1. 中国食品药品检定研究院（国家食品药品监督管理总局医疗器械标准管理中心） 前身系中国药品生物制品检定所，最初是由原中央人民政府卫生部药物食品检验所和生物制品检定所于1961年合并成立的卫生部药品生物制品检定所，1986年更名为中国药品生物制品检定所，对外使用“中国药品检验总所”的名称，2010年9月26日，经中编办批准，更名为中国食品药品检定研究院，是国家药品监督管理局的直属事业单位，是国家检验药品、生物制品质量的法定机构。

中国食品药品检定研究院的主要职责：①承担食品、药品、医疗器械、化妆品及有关药用辅料、包装材料与容器（以下统称为食品药品）的检验检测工作，组织开展药品、医疗器械、化妆品抽验和质量分析工作，负责相关复验、技术仲裁，组织开展进口药品注册检验以及上市后有关数据收集分析等工作；②承担药品、医疗器械、化妆品质量标准、技术规范、技术要求、检验检测方法的制修订以及技术复核工作，组织开展检验检测新技术新方法新标准研究，承担相关产品严重不良反应、严重不良事件原因的实验研究工作；③负责医疗器械标准管理相关工作；④承担生物制品批签发相关工作；⑤承担化妆品安全技术评价工作；⑥组织开展有关国家标准物质的规划、计划、研究、制备、标定、分发和管理工作；⑦负责生产用菌毒种、细胞株的检定工作，承担医用标准菌毒种、细胞株的收集、鉴定、保存、分发和管理工作；⑧承担实验动物饲育、保种、供应和实验动物及相关产品的质量检测工作；⑨承担食品药品检验检测机构实验室间比对以及能力验证、考核与评价等技术工作；⑩负责研究生教育培养工作，组织开展对食品药品相关单位质量检验检测工作的培训和技术指导；⑪开展食品药品检验检测国际（地区）交流与合作；⑫完成国家局交办的其他事项。

2. 省级药品检验所（省级药品检验研究院） 承担药品抽查检验、注册检验、进口检验、强制检验、复检、委托检验（含技术服务检验）和部分医疗器械检验，是省级药品监督管理局的直属事业单位，其主要职责：①承担药品、生物制品、保健食品、化妆品、药品包装材料、洁净区（室）、药用辅料、医疗器械等质量检验（抽验、委托检验、进出口检验）与技术仲裁检验；②新药及新医院制剂的技术复核工作；③参与各类标准的起草与修订；④检验用对照品、标准品的协作标定及分发工作；⑤检验方法及产品质量的科学研究工作；⑥本市各类检验人员的业务指导和培训；⑦完成上级主管部门交办的监督任务。

3. 地市级药品检验所和区县级药品检验所 主要职责：①依法承担本辖区的药品检验和技术仲裁工作；②提供本辖区药品质量公报所需的技术数据和质量分析报告；③承担药品标准拟定、修订和药品新产品、医院制剂的技术复核工作；④开展药品检验、药品质量等有关方面的科研工作；⑤指导本辖区内药品检验所及药品产、供、用单位质量检验机构的业务技术工作，协助解决技术疑难问题，培训有关的技术和管理人员；⑥综合上报和反馈药品质量信息；⑦承担医疗器械、洁净室（区）性能的检测工作以及食品（保健品）、化妆品的检验工作，执行上级主管部门交办的有关任务。

五、药品监督管理其他相关部门

除前文所述的药品监督管理行政组织外，根据我国现行法律规定的各部门职能划分，还有以下行政机关对药品研制、生产、经营、使用等环节的监督管理承担相应的职责，见表2-2。

表 2-2 除药监局外的其他部门对药品监管的职责

行政机构	相应职责
国家卫生健康委员会	拟订国民健康政策；协调推进深化医药卫生体制改革；组织制定国家基本药物制度；监督管理公共卫生、医疗服务和卫生应急；负责计划生育管理和服务工作；拟订应对人口老龄化、医养结合政策措施等
中医药管理部门	中医药行业管理；中医药科研、教育管理
国家医疗保障局	拟订医疗保险、生育保险、医疗救助等医疗保障制度的政策、规划、标准并组织实施；监督管理相关医疗保障基金；完善国家异地就医管理和费用结算平台；组织制定和调整药品、医疗服务价格和收费标准；制定药品和医用耗材的招标采购政策并监督实施；监督管理纳入医保支出范围内的医疗服务行为和医疗费用等
公安部门	参与特殊药品的管理；涉药犯罪行为的刑事侦查
科学技术部门	药物科研的管理；参与药物非临床研究的管理
国防科技工业部门 环境保护部门	放射性药品的行政管理
海关	药品出入境的监督管理；征收关税和其他税费；稽查走私

扫码“学一学”

第三节 药品质量标准体系

【术语】 药品标准（drug standard）、中国药典（Pharmacopoeia of the People's Republic of China）、局颁标准（ministerial standard）

一、药品标准概述

药品标准（drug standard）是国家对药品质量规格及检验方法所作的技术规定，是药品生产、供应、使用、检验和管理部门共同遵循的法定依据①。

由国家制定并颁布的药品标准为国家药品标准，是国家为保证人体用药安全有效制定的法定质量标准要求。国家药品标准完善与否，直接影响上市药品质量控制水平的高低。依据《中华人民共和国标准化法》，国家药品标准属于“保障人体健康、人身财产安全”的强制性标准。同时，《药品管理法》也明确规定：“药品必须符合国家药品标准”“经国务院药品监督管理部门核准的药品质量标准高于国家标准的，按照经核准的药品质量标准执行。没有国家药品标准的，应当符合经核准的药品质量标准”“国务院药品监督管理部门颁布的《中华人民共和国药典》和药品标准为国家药品标准”。不能达到国家药品标准或在没有国家药品标准的情况下不能符合核准的药品质量标准要求的药品，意味着其质量不符合国家对其安全性、有效性和质量可控性的要求，即被视为不符合法定要求的药品，因而不得作为药品在市场上销售或使用。因此，药品标准是药品研发、生产、供应、使用、检验和管理过程中共同遵循的法定依据，《药品管理法》和《标准化法》赋予其很高的法律强制力。

我国药品标准管理主要经历了三次重要变化。第一次是国务院于 1978 年 7 月 30 日批

① 党丽娟．药事管理学［M］．华南理工大学出版社，2003：8.

准颁发了《药政管理条例（试行）》，将药品质量标准分为国家标准（《中国药典》）、卫生部标准（卫生部颁发的药品标准）、地方标准（各省、市、自治区卫生局审批的药品标准）三类。第二次是1984年的《药品管理法》将药品标准分为国家药品标准或省、自治区、直辖市药品标准。第三次是2001年修订的《药品管理法》，规定药品必须符合国家标准，在将地方拥有的仿制药品审批权收归国家的同时，开展了“地标升国标”工作，将原地方药品标准经审查符合国家标准要求的，经过批准后上升为国家标准，解决了不同地区生产的相同名称药品存在不同标准或相同药品不同名称的问题。考虑到各地中药习用差异和医疗机构制剂的特殊性，《药品管理法》还保留着中药饮片和医疗机构制剂标准的地方标准。

此外，为确保本企业生产的药品质量稳定均一并达到国家药品标准的要求，制药企业往往会在国家药品标准的基础上制定更为严格的企业内控标准。

二、国家药品标准类型

1.《中华人民共和国药典》（Pharmacopoeia of the People's Republic of China，ChP） 简称《中国药典》，由国家药典委员会编纂，国务院药品监督管理部门颁布，其收载的品种一般是医疗必需、临床常用、疗效肯定、质量好、不良反应小，优先推广并有标准规定能控制或检定质量的品种。《中国药典》包括凡例、正文及附录，是药品研制、生产、经营、使用和监督管理等均应遵循的法定依据。所有国家药品标准应当符合中国药典凡例及附录的相关要求。

我国第一部药典于1952年底完成，即《中国药典》1953年版。该版药典只有一部，收载了531种药品，包括化学药、植物药、动物药与抗生素、生物制品等，没有中成药和中药材。其次是《中国药典》1963年版、1977年版，其中1977年版是历版药典一部收载品种数量较多的，收载了中药材、中药材提取物、植物油及单味药材及成方制剂1152个。

1985年版《中国药典》颁布以后，国家药典委员会每隔5年发行一版药典，并陆续发行了《中国药典》1990、1995、2000年版。这四版药典均分为二部：一部收载中药材、植物油、中成药等；二部收载化学药品、抗生素、生化药、放射性药、生物制品等。每版药典实施期间还根据执行情况发行药典增补本，截止目前已有7册增补本。另外还出版了《中国药典》1990、1995年的英文版。

2005年版《中国药典》与前几版药典相比，内容有较大变动，分为一部、二部和三部，共收载品种3214种①。一部收载药材及饮片、植物油脂和提取物、成方制剂和单味制剂等；二部收载化学药品、抗生素、生化药品、放射性药品及药用辅料等；三部收载生物制品，首次将《中国药品生物制品》并入药典，包括疫苗、抗毒素及抗血清、血液制品、重组DNA制品、体内诊断制品等。2005年完成了《中国药典》2005年版英文版。

2010年版《中国药典》同样分一部、二部和三部，收载品种总计4567种，其中新增1386种。一部收载药材和饮片、植物油脂和提取物、成方制剂和单味制剂等，品种共计2165种，其中新增1019种（包括439个饮片标准）、修订634种；二部收载化学药品、抗生素、生化药品、放射性药品以及药用辅料等，品种共计2271种，其中新增330种、修订1500种；三部收载生物制品，品种共计131种，其中新增37种、修订94种。2010年版

① 宋华琳. 中国药品标准法律制度的发展与改革［J］. 中国医药技术经济与管理，2008，9：78-83.

《中国药典》收载的附录亦有变化，其中一部新增14个、修订47个；二部新增15个、修订69个；三部新增18个、修订39个。一、二、三部共同采用的附录分别在各部中予以收载，并尽可能做到统一协调、求同存异。

2015年版《中国药典》，经第十届药典委员会执委会全体会议审议通过，国家食品药品监督管理总局正式予以发布（2015年第67号），自2015年12月1日起实施。2015版《药典》共分四部：一部为中药，收载618个药材和47个饮片、1493个制剂；二部为化学药，收载2603个品种；三部为生物制品，收载预防类生物制品48个、治疗类生物制品78个、体内诊断类生物制品4个、体外诊断类生物制品7个；四部收载通则317个，收载辅料品种270个。

2020年版《中国药典》由一部、二部、三部、四部构成，收载品种总计5929个。一部收载药材和饮片、植物油脂和提取物、成方制剂和单味制剂等，品种共计2713种；二部收载化学药品、抗生素、生化药品以及放射性药品等，品种共计2722种；三部收载生物制品153种；四部收载通则总计359个，包括制剂通则、检验方法、指导原则、标准物质和试液试药相关通则；药用辅料341种。

2. 部颁与局颁标准 国务院卫生行政管理部门或药品监督管理部门颁布的药品标准简称部颁或局颁标准，是指在《中国药典》的基础上，对当时还不适宜收载于《中国药典》或新《中国药典》未出版前的优良产品制定颁发的药品标准。

卫生部于1963年颁布了第一部《中华人民共和国卫生部药品标准》，收载了《中国药典》1963年版中未收载的西药174种，其中制剂97种。1972年颁布了抗生素的《中华人民共和国卫生部抗菌素标准》，共收载抗生素药品及制剂102种。第一批医用12种同位素的《部颁药品标准》公布于1975年。随后，为适应药品生产实际需要，卫生部不断地对药品标准进行修订完善，将地方标准中质量稳定、疗效确切的品种收入药典或部颁标准。自1989年起，陆续颁布了《卫生部药品标准》化学药品及制剂第一册、抗生素药品第一册、生化药品第一册及《卫生部药品标准》（二部）第一册至六册，《卫生部药品标准》新药转正标准第一册至第十五册。《卫生部药品标准》中药材第一册，《卫生部药品标准》中药成方制剂第一册至第二十册，《卫生部药品标准》维吾尔药、藏药、蒙药分册。

1998年，国家药品监督管理局成立后，进一步加强了对新药试行标准转正的管理力度，将已转正的药品标准进行整理并出版发行。截至目前，已颁布了《国家药品标准》新药转正标准第十六册至第四十五册。

为了适应2001年修订的《药品管理法》的要求，国家药品监督管理部门加大了对地方药品标准的整顿力度，颁布了《国家中成药标准汇编》，中成药地方标准上升为国家标准共13册（含索引1本），《国家药品标准》化学药品地方标准上升为国家标准共16册，大幅度实现了国家药品标准的统一。

3. 新药注册标准① 国家药品监督管理部门批准给新药申请人特定药品的标准，生产该药品的生产企业必须执行该注册标准。对于创新药物而言，由于尚无国家标准，因此，其注册标准即为国家批准的必须执行的标准。当创新药物专利期满被仿制后，建立统一的质量要求即国家标准将势在必行。由于国家药品标准的制定实行就高不就低的原则，故为此制定的国家标准就有可能高于某些企业既有的注册标准。因此，凡低于国家标准的企业

① 对于新药注册标准是否属于国家药品标准，目前学术界尚有争议。笔者认为，新药注册标准属法定标准，毋容置疑，但不具备国家药品标准的特征。

注册标准应当重新修订、提升并重新上报。

三、药品标准的主要内容

1. 中药

（1）中药材　药品名称，包括中文名（通用名）、汉语拼音、拉丁名；药材来源；性状；鉴别；炮制；检查；含量测定；性味与归经；功能主治；用法用量；储藏。

（2）中成药　药品名称，包括中文名（通用名）、汉语拼音、英文名；处方；制法；性状；检查；含量测定；功能主治；用法用量；规格；储藏。

2. 化学药品

（1）化学原料药　药品名称，包括中文名（通用名）、汉语拼音、英文名（INN）；化学名称；结构式、分子式、分子量；性状；鉴别；检查；含量测定；类别；规格；制剂。

（2）化学药品制剂　药品名称，包括中文名（通用名）、汉语拼音、英文名（INN）；化学名称；性状；鉴别；检查；含量测定；类别；规格；制剂。

3. 生物制品　品名（中文通用名）；定义；组成及用途；基本要求；制造；检定（原液、半成品、成品）；保存运输及有效期；使用说明（仅预防类含此用途）。

案例讨论

某企业未执行正确的药品标准遭处罚

【案情简介】2008 年 5 月，某地方食品药品监督管理局针对某药品生产企业参麦注射液说明书中［用法用量］项内容标示为“静脉滴注，一次 10ml~60ml”进行行政处罚，主要依据为：2004 年 3 月 18 日国家食品药品监督管理局已将部颁中药成方制剂第十八册收载的参麦注射液药品标准（WS3-B-3428-98）中［用法用量］项内容修订为“静脉滴注，一次 20~100ml”，并规定标准修订内容的实施日期为 2004 年 5 月 18 日。生产企业在 2004 年 5 月 18 日以后生产该品种未执行修订后的标准（WS3-B-3428-98-2004）中［用法用量］项内容。

据悉，参麦注射液国家药品标准颁布之后，原国家食品药品监督管理局对标准中有关内容进行过两次修订：第一次为 1998 年 12 月以药典会业务发文［药典业发〔1998〕第 104 号］的方式同意该标准起草单位所属的浙江省卫生厅药政管理局提出修改标准的请示，将标准中［功能主治］项内容予以修订；第二次为 2004 年 3 月 18 日国家食品药品监督管理局以《国家药品标准（修订）颁布件》的形式颁发，同意修订［用法用量］项内容，将“静脉滴注，一次 10~60ml”修订为“静脉滴注，一次 20~100ml”。

该地方药监局依照《药品管理法》（2001 年修订）第四十九条第一款和第三款第（六）项的规定，将此按劣药论处。依据《药品管理法》（2001 年修订）第七十五条、《中华人民共和国药品管理法实施条例》第六十八条和《中华人民共和国行政处罚法》第二十七条第一款第（四）项的规定，给予行政处罚。

该企业对此表示异议，认为其在 2004 年 8 月之前一直按照部颁中药成方制剂第十八册收载的参麦注射液药品标准（WS3-B-3428-98）生产参麦注射液。其后，该企业提出申请增加药品规格的补充申请，经药品审评部门技术审评，原国家食品药品监督管理局在 2004

年8月26日和2005年2月3日，分别为该企业颁发参麦注射液试行标准，在该标准中［用法用量］项内容仍为参麦注射液国家药品标准修订前的内容“静脉滴注，一次10～60ml”。企业认为根据《药品注册管理办法》第一百三十六条规定，该企业必须执行国家局颁发给其的参麦注射液试行标准。

【焦点问题】 多个药品标准冲突的适用问题。

【案例分析】 在本案中，地方药监局认为药品必须符合国家药品标准，该企业产品的标示内容不符合修订后国家药品标准的规定，依法按劣药查处并作出行政处罚决定；被处罚企业接到行政处罚决定书后，认为该药品的标示内容依据颁发给该企业的药品注册标准中有关内容所写，执行国家食品药品监督管理局批准给企业特定药品的标准，因此不应被处罚。分析该案件处理过程，地方药监局以国家标准作为处罚依据，并无不当；被处罚企业执行国家局批准的注册标准，也没有过错。

发生上述案件的原因，很大程度上是由于我国药品标准管理薄弱，药品标准修订的发布程序欠规范造成的，同时制药企业自身对药品标准的意识淡薄，未能追踪最新的药品标准也是造成此次案件发生的原因。

背景知识

部分发达国家的药事监管机构

一、美国食品药品管理局（Food and Drug Administration，FDA）

FDA是美国管理食品、药品及化妆品等的主要行政监管部门，是美国人类保健服务部（Human and Health Service，HHS）的下属机构。同时，它也是美国《联邦食品、药品和化妆品法案》（Food，Drug and Cosmetic Act，FDCA）等重要药政法规的主要执法机构。

1. FDA的组织机构 FDA的总部设在华盛顿特区的马里兰州罗克韦尔市，总部负责监督和执行国会通过的各项有关法律，下设九大分支机构。

（1）局长办公室（Office of Commissioner，OC） FDA局长办公室负责整个FDA事务的管理，包括制定政策、法规、计划、行政管理、外联、风险管理等职能。局长是FDA的最高领导，由美国总统在参议院批准下委任。局长办公室下设行政法官办公室、首席法律顾问办公室、外部事务办公室、立法办公室等①。

（2）监管事务办公室（Office of Regulatory Affairs） 监管事务办公室是地区活动的领导办公室，从宏观上对FDA按照地域划分的五大区进行管理，评估、协调监管政策与执法目标的一致性，向局长提供建议。

（3）生物制品评价与研究中心（Center for Biologics Evaluation and Research，CBER） FDA的生物制品评价与研究中心，负责评审疫苗、血浆和血液制品等。生物制品评价与研究中心通过确保生物制品的安全性、有效性和需要者的可获得性，来保护和提高公众健康水平。生物制品评价与研究中心还通过提供信息以促进生物制品的安全和合理使用。

（4）药品审评与研究中心（Center for Drug Evaluation and Research，CDER） 负责评审

① 曹立亚，郭林．美国药品安全监管历程与监测体系［M］．北京：中国医药科技出版社，2006.

药品的上市申请，包括临床研究申请（IND）、新药申请（NDA）、非处方药申请（OTC）、仿制药申请（ANDA）、植物药和生物药品申请等；审查处方药和非处方药的标签和说明书；建立药品生产的标准规范。CDER 通过保证上市药品的安全性和有效性，以及药品的内在质量、功效与说明书、标签相符来促进和保护公众健康。CDER 是 FDA 七大中心中最大的，2009 年度的工作人员为 2889 名，几乎占 FDA 总人数的 30%，同时，CDER 财政预算也相对较多。

（5）国家毒理学研究中心（National Center for Toxicological Research，NCTR）　专门从事 FDA 监管的产品的毒性研究。国家毒理学研究中心是 FDA 的国际性公认的研究中心，在 FDA 监管中发挥着极其重要的作用。

（6）医疗器械与辐射产品中心（Center for Devices and Radiological Health，CDRH）　负责评审医疗器械和辐射性产品，主要任务包括：审批新医疗器械的上市审请、建立生产制造和产品性能标准、追踪医疗器械的故障和严重不良反应。

（7）食品安全和应用营养中心（Center for Food Safety and Applied Nutrition，CFSAN）　负责管理本国和进口食品（新鲜肉禽除外）、饮料、食品补充剂和化妆品等。

（8）兽药中心（Center for Veterinary Medicine，CVM）　负责评审兽药和人用食物家禽用药。

（9）烟草制品中心（Center for Tobacco Products，CTP）　该中心是 FDA 于 2009 年 8 月设置的，旨在规范烟草产品的生产、销售以及上市，并对公众开展烟草危害的相关教育，保护美国人民免受烟草相关疾病的困扰并减少因吸烟而间接导致的死亡。

上述九大分支机构负责执行 FDA 的各项具体法令和规定，例如审批新药、监督和抽查产品以及从事相应的科学研究。各分支还同时负责对进入美国市场的产品进行法律、法规的解释和指导①。

2. FDA 的职责　FDA 作为美国联邦政府最重要的机构之一，肩负着重大的使命。其职责包括：保证食品的安全、有益于身体健康、卫生；保证人用药品、兽药、生物制品、医疗器械的安全、有效；保证化妆品的安全；保证能产生辐射的电子产品的安全；管辖范围内的所有产品都应诚实、准确、全面地标识；所有这些产品符合法律及 FDA 规章的要求；任何不符合法律及 FDA 规章的情形应能被识别并纠正；任何不安全、不合法的产品应从市场上撤回。

二、欧洲药品局（European Medicines Agency，EMA）

EMA 是欧盟管理人用药品、兽药等健康产品的主要机构，它是应部长委员会条例（EEC）No. 2309/93 而成立的，1993 年 10 月 29 日欧盟政府首脑决定把其办公地址选在英国伦敦。EMA 成立的主要目的是通过对药品的上市审评和监管来保护公众身体健康，协调欧盟的药品评估工作，对欧盟各成员国用于药品审评、监管以及药物警戒等的资源进行合理整合，减少不必要的浪费。

1. EMA 的组织机构　EMA 内部不仅有对药品进行审批的行政机构，而且还设有各种委员会（Committee）对药品审批提供技术支持。其中最为重要的是人用药品委员会（Committee for Medicinal Products for Human Use，CHMP），其主要职责是对涉及人用药品方面的问题向当局提建议。

---

① 陈永法. 国际药事法规［M］. 北京：中国医药科技出版社，2011.

2. EMA 的职责

（1）通过评价和监管人用药品和兽药来保障和提高公众和动物的健康。

（2）严格而又科学地对欧盟内的药品上市申请进行审评，在集中体系下，企业需提交单一的上市申请给 EMA。

（3）EMA 对下列药品通过集中体系进行认证，所有的生物技术药品或其他高科技药品；所有治疗艾滋病、糖尿病、癌症以及神经退行性疾病的药物；指定的罕见病药；一些能够促使动物生长和提高出生率的有增强功效的兽药。如果生产的产品不在上述范围之内，企业可以向 EMA 提交一份要求通过集中体系来认证的申请，但是必须证明该制药产品有显著疗效，或有科学技术上的革新，或在其他任何方面对公众或动物有益。

（4）通过药物警戒来监测药品的安全，如果药品不良反应报告显示某种上市后药品的收益和风险的平衡发生了变化，EMA 将采取适当的措施来保证公众的安全。

（5）鼓励药品的研发和创新，为制药企业研制新药提供科学的建议和帮助，并发布一系列有关药品安全、有效和质量可控性测验要求的指南。比如 EMA 于 2005 年成立了专门的办公室为中小型企业提供帮助。

（6）经常发布真实而又详细的药品信息以及它的使用方法和情况，并且和患者、医护专业人员以及股东进行交流和对话。

（7）为欧洲的药品上市审评和监督提供良好的管理规范，并且和欧盟各成员国以及欧盟委员会一起致力于国际各个国家和地区间法规的协调工作，积极和欧洲药典会、WHO、ICH 等组织进行合作。

三、日本医药食品安全局（Pharmaceutical and Food Safety Bureau，PFSB）

日本医药食品安全局是厚生劳动省的下属机构，它在日本的药品监管中起着很大的作用，其职责如下。

1. 保障药品、医疗保健的安全 该局采取措施是为了保证药品、类药品、食品、化妆品和医疗器械的有效和安全，同时也承担保障医疗机构的安全、抵制麻醉品和兴奋剂的使用和处理血液制品的业务。因此，PFSB 能够处理并解决各种直接与人民生活和健康相关的问题。

2. 为人民的生命健康负责 药品和医疗器械的发展使国民健康和卫生条件显著改善。过去几年尖端科技的飞速发展也使得越来越多的有效药品被制造出来；另一方面，导致严重不良反应药品的数量也增多了。在这种情况下，药品的安全性对人民切身利益的影响显得日益重要。

PFSB 致力于通过广泛的努力保护人民生命健康，这些努力包括：进行临床试验、为药品注册从事技术检查、开展售后追踪调查使得药品安全、有效等。

3. 快速提供有效的药品

（1）对于临床检查和药品研发的最后阶段，该局在 1998 年制定了完全的“实行新药临床实验”标准，目的是为了满足科学的和凭处方出售的要求。同时，该局也为顺利进行临床检查作出了努力：建立一个欢迎受试者积极参加临床试验的体系和改进医疗机构管理临床检查的体系。目的是为了推动在日本已经停滞不前的临床试验。

（2）至于注册的技术检查体系方面，专门从事这种检查的药物和医疗器械检查中心成立于 1997 年 7 月。该中心检查员的数量在一个“三年计划”中翻一倍，这样可以从根本上加强中心的工作能力。该中心完成检查任务的速度并不亚于西方发达国家。

（3）另外，该局还努力通过 ICH（人用药物注册技术要求国际协调会议）来保证药品国际规范的协调，目的是为了能快速地向国民提供优质的药品。

4. 提供安全的血液制品　血液制品作为宝贵的药品对于医疗来说是非常重要的。因此，为确保国内血液制品的安全供应，PFSB 采取了各种不同的措施来促进血液制品在医疗机构中有效与合适使用。

5. 努力构建一个没有药品滥用的社会　在过去几年里，日本药品滥用（主要是兴奋剂滥用）事件的数量（特别是在青少年中）增长很快，导致了许多严重的社会问题。面对这样的情况，厚生劳动省采取了各种措施以杜绝药品滥用现象，其中有一项是 1998 年 5 月就已筹划的"防止药品滥用的五年战略"。类似的措施还包括强化法律法规控制、发展公众教育、实施防止重复滥用药品措施和加强国际合作等。

本章小结

本章介绍了药品及药品管理的概况，包括药品的法律定义、特征以及药品管理的概念及特点；阐述了我国药品监督管理部门的体系框架，重点介绍了国家药品监督管理局的职责与组织机构，并对我国药品标准进行阐述，使读者对药品概念及我国药品监督管理体系有较为全面的认识。

课堂讨论

1. 药品与食品在法律上有哪些区别？
2. 通过对我国《药品管理法》中药品定义的学习，你有什么观点、意见或完善建议？
3. 如何看待 2018 年政府机构改革中国家药品监管体制的调整？
4. 如何看待国家药品技术审评中心（CDE）的作用？如何更好地提升 CDE 的审评效率？
5. 如何完善我国药品标准管理存在的问题？

课外思考

1. 药品的定义。
2. 药品管理的含义。
3. 我国药品监督管理体制近几次改革的理性思考。
4. 除国家药品监督管理局外，国务院其他部门的药品监管职责。
5. 国家药品标准的构成。

第三章　药品注册法律制度

学习目标

本章主要涉及药品注册制度基本情况、新药研发和注册、仿制药申报与审批、进口药品注册、药品补充申请的申报与审批、再注册和药品注册过程中的专利问题等内容。通过本章的学习，使读者对我国药品注册法律制度有较为系统和全面的了解。

1. 了解　进口药品及其注册；药品补充申请的定义及类型。
2. 熟悉　新药研发过程；药品注册相关概念；药品专利纠纷早期解决机制及专利例外制度。
3. 掌握　新药及其注册的定义、分类；仿制药及进口药品的注册流程。
4. 重点掌握　新药注册审批程序及对再注册要求。

导入案例

反应停事件

1956年发生了震惊世界的“反应停”事件。这是一次源于前西德、波及全世界的20世纪最大药物灾难：一种曾用于妊娠反应的药物——Thalidomide（又称反应停、沙利度胺、肽咪哌啶酮）导致了成千上万例畸胎。这种畸胎由于臂和腿的长骨发育短小，看上去手和脚直接连接在躯体上，尤如鱼鳍，形似海豹肢体，被称为“海豹胎”。这种畸形婴儿同时并有心脏和胃肠道的畸形，死亡率达50%以上。

经查明，造成畸形婴儿的原因是孕妇服用未经严格临床试验的反应停所致。

这次灾难波及世界各地，受害者超过15 000人，日本迟至1963年才停止使用反应停，也导致了1000例畸形婴儿的产生。

美国是少数几个未受其影响的发达国家之一。当时美国FDA官员在审查此药时发现该药缺乏美国药品监督管理法律法规所要求的足够的临床试验资料，如长期毒性试验报告，因而未批准其进口。这场灾难虽没有波及美国，但在美国社会激起了公众对药品监督和药品法规的普遍重视，促使美国国会于1962年对原《食品、药品和化妆品法案》（1938年）进行了一次重大修改，更加严格地执行药品的注册审批流程。历史证明，规范药品注册管理制度，强化药品安全性要求，从制度上保证申报资料和样品的真实性、科学性、规范性，严把药品上市关，对保证药品质量、保障用药安全具有极其重大的意义。

20世纪以来国际和国内发生的众多药害事件促使人们认识到控制药品市场准入与上市许可，即药品注册管理的重要性。药品注册管理是控制药品市场准入的前置性管理制度，是对药品上市的事前管理，是世界各国通用的管理模式之一。尽管各国由于社会经济制度不同而采用不同的药品注册管理模式，但是其管理的出发点与核心是一致的，即采用规范的法定程序控制药品的市场准入，从而保障药品的安全性、有效性和质量可控性。

扫码“学一学”

第一节　药品注册概述

【术语】药品注册管理办法（provisions for drug registration）、药品注册（drug registration）、药品注册申请人（applicant for drug registration）

一、药品注册制度的历史沿革

药品注册工作是保障药品质量的源头，也是药品监管工作的中心环节。不断改进药品注册管理制度是不断提高药品质量监管水平的重要保证。我国的药品注册制度从初建到初步形成，再到逐步完善，大致经历了三个阶段，分别为初始阶段、形成阶段和完善阶段。

1. 初始阶段：中华人民共和国成立后到 20 世纪 70 年代　1963 年 10 月，由卫生部、化工部、商业部颁发了《有关药品新产品管理暂行办法》，首次以规章的形式提出对药品实施审批制度。

1978 年国务院颁布了《药政管理条例（试行）》，其中规定，凡属我国创新的重大品种及国内未生产过的放射性药品、麻醉药品、中药人工合成品、避孕药品均由卫生部审批，其他新药由所在地省、自治区、直辖市卫生厅（局）审批，未经批准的药品不得安排生产。

1979 年，卫生部根据《药政管理条例（试行）》中有关新药的规定，组织制定了《新药管理办法》，对新药的定义、分类、审批的有关资料及临床手续等均作出了详细规定。为了严格新药管理，《新药管理办法》规定，凡是新药，一律由卫生部审批。

2. 形成阶段：20 世纪 70 年代到 90 年代　1984 年 9 月 20 日，第六届全国人民代表大会常务委员会第七次会议审议通过了《中华人民共和国药品管理法》，使得我国的药品注册管理制度第一次以法律的形式固定下来。

此后，《新药审批办法》（1985 年）、《新生物制品审批办法》（1985 年）、《新药保护和技术转让规定》（1987 年）、《药品管理法实施办法》（1989 年）、《仿制药品审批办法》（1990 年）、《进口药品管理办法》（1990 年）等一系列与药品注册相关的法规、规章相继出台，使得我国的药品注册管理制度日趋完善。

为了确保药品审评制度的实施，卫生部于 1986 年专门成立了从事药品审评工作的药品审评办公室，该办公室 1995 年又发展为独立的药品审评中心，从机构上保障了药品注册管理制度的有效实施。

3. 完善阶段：20 世纪 90 年代至今　1998 年，国家药品监督管理局成立后，全面梳理了有关药品注册的法规、规章。1999 年对《新药审批办法》《新生物制品审批办法》《仿制药品审批办法》《新药保护和技术转让规定》《进口药品管理办法》等规章重新进行了修订。

2001 年 2 月 28 日，第九届全国人民代表大会常务委员会第二十次会议修订通过了《中华人民共和国药品管理法》；2002 年国务院颁布了《中华人民共和国药品管理法实施条例》。

为适应新修订的《药品管理法》及《实施条例》中关于药品注册管理的规定，2002 年原国家药品监督管理局出台了《药品注册管理办法》（试行），构筑了我国药品注册管理的基本法律框架。《药品注册管理办法》（试行）实施后，《新药审批办法》《新生物制品审批办法》《仿制药品审批办法》《新药保护和技术转让规定》《进口药品管理办法》同时废止。

2003 年，为了进一步规范药品进口管理，国家食品药品监督管理局、中华人民共和国海关总署联合审议通过了《药品进口管理办法》，自 2004 年 1 月 1 日起实施。

2004 年 7 月 1 日，我国正式施行《行政许可法》后，《药品注册管理办法》（试行）已不能完全与之相适应。2005 年国家食品药品监督管理局对《药品注册管理办法》（试行）进行了修订。2007 年，国家食品药品监督管理局进一步修订，完善了《药品注册管理办法》，并于 2007 年 10 月 1 日起实施。现行的《药品注册管理办法》更能适应对药品注册工作的规范化、科学化、法制化的管理要求。

2005 年 11 月 18 日，经国家食品药品监督管理局局务会审议通过了《国家食品药品监督管理局药品特别审批程序》，以使突发公共卫生事件应急所需防治药品尽快获得批准，更好地保障公众身体健康与生命安全。

2009 年 1 月 7 日，国家食品药品监督管理局组织制定了《新药注册特殊审批管理规定》，以鼓励研究创制新药，有效控制风险。

2009 年 8 月 19 日，为规范药品技术转让注册行为，保证药品的安全、有效和质量可控，促进新药研发成果转化和生产技术合理流动，鼓励产业结构调整和产品结构优化，根据《药品注册管理办法》的有关规定，国家食品药品监督管理局发布了《药品技术转让注册管理规定》，对新药的技术转让和药品生产技术的转让的相关要求作出了详细的规定。

2013 年始，为了适应药品监管面临的新形势，更好地规范与引导药品注册行为，国家相关部门陆续启动相关法规文件的修订、规章制度的细化等工作，标志着我国药品注册管理法制化建设日趋走向成熟和完善。

2015 年 1 月 30 日，为指导和规范国际多中心药物临床试验，国家食品药品监督管理总局发布《国际多中心药物临床试验指南（试行）》。5 月 27 日，国家食品药品监督管理总局制定并发布了《药品、医疗器械产品注册收费标准》《药品注册收费实施细则（试行）》，大幅提高药品注册收费标准。8 月 18 日，国务院发布《关于改革药品医疗器械审评审批制度的意见》（国发〔2015〕44 号），就“提高药品审批标准、推进仿制药质量一致性评价、开展药品上市许可持有人制度试点”等具体改革意见作出部署，并指出将加快《药品管理法》《药品管理法实施条例》和《药品注册管理办法》等法律法规的修订。

2017 年 10 月 8 日，国务院办公厅发布了《关于深化审评审批制度改革鼓励药品医疗器械创新的意见》（厅字〔2017〕42 号），进一步就“改革临床试验管理、加快上市审评审批”等提出具体改革意见。11 月 30 日，国家食品药品监督管理总局发布了《药品注册受理审查指南（试行）》。

2019 年 8 月 26 日，十三届全国人大常委会第十二次会议表决通过了新修订的《中华人民共和国药品管理法》，并于 2019 年 12 月 1 日起施行，这次修订是自 2001 年以来的系统“大修”，立足于人民健康需求和新时代药品监管要求，进行了新药、仿制药定义的修订，确立了药品上市许可持有人制度、鼓励研发创新。

2020 年 1 月 15 日，国家市场监督管理总局 2020 年第 1 次局务会议审议通过《药品注册管理办法》，并于 2020 年 7 月 1 日起施行。本次修订是自 2007 年以来的系统性“大修”，旨在贯彻实施新修订《药品管理法》和《疫苗管理法》，落实药品审评审批制度改革要求，建立科学、严格的药品监督管理制度，加强药品注册管理，保证药品的安全、有效和质量可控。

我国药品注册制度的历史沿革见表 3-1。[①]

表 3-1　药品注册主要法律立法进程概况

药品注册历史沿革	年　份	制定的有关法律
初始阶段	1963 年	《有关药品新产品管理暂行办法》【废止】
	1978 年	《药政管理条例（试行）》【废止】
	1979 年	《新药管理办法》【废止】
形成阶段	1984 年	《中华人民共和国药品管理法》（主席令第 18 号）【已修订】
	1985 年	《新药审批办法》（卫生部）【废止】
		《新生物制品审批办法》（卫生部）【废止】
	1987 年	《新药保护和技术转让规定》（卫生部）【废止】
	1989 年	《中华人民共和国药品管理法实施办法》（卫生部第 1 号）【废止】
	1990 年	《仿制药品审批办法》【废止】
		《进口药品管理办法》（卫生部第 6 号）【废止】
完善阶段	1999 年	《新药审批办法》（局令第 2 号）【废止】
		《新药保护和技术转让规定》（局令第 4 号）【废止】
		《新生物制品审批办法》（局令第 3 号）【废止】
		《仿制药品审批办法》（局令第 5 号）【废止】
		《进口药品管理办法》（局令第 6 号）【废止】
	2001 年	《中华人民共和国药品管理法》（主席令第 45 号）【已修订】
	2002 年	《中华人民共和国药品管理法实施条例》（国务院令第 360 号）【已修订】
		《药品注册管理办法》（试行）（局令第 35 号）【废止】
	2003 年	《药品进口管理办法》（局令第 4 号）【现行】
	2005 年	《药品注册管理办法》（局令第 17 号）【失效】
		《国家食品药品监督管理局药品特别审批程序》（局令第 21 号）【现行】
		《医疗机构制剂注册管理办法》（试行）（局令第 20 号）【现行】
	2007 年	《药品注册管理办法》（局令第 28 号）【现行】
	2009 年	《新药注册特殊审批管理规定》【现行】
		《药品技术转让注册管理规定》【现行】
	2013 年 2015 年	《中华人民共和国药品管理法》（主席令第 45 号）两次修正
	2015 年	《国际多中心药物临床试验指南（试行）》（局令 2015 年第 2 号）
		《药品、医疗器械产品注册收费标准》《药品注册收费实施细则（试行）》（局令 2015 年第 53 号）
		《关于改革药品医疗器械审评审批制度的意见》（国发〔2015〕44 号）
	2016 年	《中华人民共和国药品管理实施条例》（国务院令第 666 号）【现行】

① 田侃．中国药事法［M］．南京：东南大学出版社，2004.

续表

药品注册历史沿革	年 份	制定的有关法律
完善阶段	2017 年	《关于深化审评审批制度改革鼓励药品医疗器械创新的意见》（厅字〔2017〕42 号）
		《关于调整药品注册受理工作的公告》（局令 2017 年第 134 号）
		《药品注册受理审查指南（试行）》（局令 2017 年第 194 号）
		《关于调整进口药品注册管理有关事项的决定》（局令第 35 号）
	2018 年	《关于调整药物临床试验审评审批程序的公告》（局令第 50 号）
	2019 年	《中华人民共和国药品管理法》（主席令第 45 号）【现行】
	2020 年	《药品注册管理办法》（国家市场监督管理总局令第 27 号）

二、药品注册的概念

1. 定义 《药品注册管理办法》第三条规定：“药品注册是指药品注册申请人依照法定程序和相关要求提出药物临床试验、药品上市许可、再注册等申请以及补充申请，药品监督管理部门基于法律法规和现有科学认知进行安全性、有效性和质量可控性等审查，决定是否同意其申请的活动。”

2019 年新修订的《药品管理法》第二十五条规定：“在审查药品的安全性、有效性和质量可控性的基础上，还需对申请人的质量管理、风险防控和责任赔偿等能力进行审查。”

对于药品注册申请人，根据 2019 年修订版《药品管理法》第三十条的规定：“药品注册申请人可为企业或者药品研制机构等，取得药品注册证书后即为药品上市许可持有人。”

2. 特征 药品注册是体现国家权力、维护公众利益的一种行政许可行为，即指基于当事人的申请，行政主体通过对其申请的审查而决定是否准许或者认可当事人所申请的活动或资格的行政行为。药品注册的表现形式为发放《临床试验通知书》《药品注册批件》《进口产品注册证》（医药产品注册证）等批件、许可证。

3. 基本原则 我国在药品注册管理上遵照 WTO 非歧视性原则、市场开放原则、公平贸易原则和权力义务平衡原则，逐步与国际市场接轨。同时，《药品注册管理办法》第七条规定：“药品注册管理遵循公开、公平、公正原则，以临床价值为导向，鼓励研究和创制新药，积极推动仿制药发展。国家药品监督管理局持续推进审评审批制度改革，优化审评审批程序，提高审评审批效率，建立以审评为主导，检验、核查、监测与评价等为支撑的药品注册管理体系。”

药品注册申请分类是药品注册审批机构根据对申报药物的产品特性、创新程度和审评管理需要而确定的。

三、药品注册申请的分类

《药品注册管理办法》第四条规定：“药品注册按照中药、化学药和生物制品等进行分类注册管理。”

1. 中药注册申请 中药是指在我国中医药理论指导下使用的药用物质及其制剂。按照中药创新药、中药改良型新药、古代经典名方中药复方制剂、同名同方药等进行分类。

2. 化学药注册申请 按照化学药创新药、化学药改良型新药、仿制药等进行分类。

3. 生物制品注册申请 按照生物制品创新药、生物制品改良型新药、已上市生物制品

（含生物类似药）等进行分类。

2020 年 6 月 29 日和 2020 年 9 月 27 日，国家药监局分别发布了《化学药品注册分类及申报资料要求》《生物制品注册分类及申报资料要求》和《中药注册分类及申报资料要求》，对化学药品、生物制品和中药注册分类及申报资料具体事项予以规定，具体见表 3-2。

表 3-2　药品注册分类

中药	1. 中药创新药。指处方未在国家药品标准、药品注册标准及国家中医药主管部门发布的《古代经典名方目录》中收载，具有临床价值，且未在境外上市的中药新处方制剂。一般包含以下情形： 1.1　中药复方制剂，系指由多味饮片、提取物等在中医药理论指导下组方而成的制剂 1.2　从单一植物、动物、矿物等物质中提取得到的提取物及其制剂 1.3　新药材及其制剂，即未被国家药品标准、药品注册标准以及省、自治区、直辖市药材标准收载的药材及其制剂，以及具有上述标准药材的原动、植物新的药用部位及其制剂 2. 中药改良型新药。指改变已上市中药的给药途径、剂型，且具有临床应用优势和特点，或增加功能主治等的制剂。一般包含以下情形： 2.1　改变已上市中药给药途径的制剂，即不同给药途径或不同吸收部位之间相互改变的制剂 2.2　改变已上市中药剂型的制剂，即在给药途径不变的情况下改变剂型的制剂 2.3　中药增加功能主治 2.4　已上市中药生产工艺或辅料等改变引起药用物质基础或药物吸收、利用明显改变的 3. 古代经典名方中药复方制剂。古代经典名方是指符合《中华人民共和国中医药法》规定的，至今仍广泛应用、疗效确切、具有明显特色与优势的古代中医典籍所记载的方剂。古代经典名方中药复方制剂是指来源于古代经典名方的中药复方制剂。包含以下情形： 3.1　按古代经典名方目录管理的中药复方制剂 3.2　其他来源于古代经典名方的中药复方制剂。包括未按古代经典名方目录管理的古代经典名方中药复方制剂和基于古代经典名方加减化裁的中药复方制剂 4. 同名同方药。指通用名称、处方、剂型、功能主治、用法及日用饮片量与已上市中药相同，且在安全性、有效性、质量可控性方面不低于该已上市中药的制剂 天然药物是指在现代医药理论指导下使用的天然药用物质及其制剂。天然药物参照中药注册分类 其他情形，主要指境外已上市境内未上市的中药、天然药物制剂
化学药	1 类：境内外均未上市的创新药。指含有新的结构明确的、具有药理作用的化合物，且具有临床价值的药品 2 类：境内外均未上市的改良型新药。指在已知活性成分的基础上，对其结构、剂型、处方工艺、给药途径、适应证等进行优化，且具有明显临床优势的药品 2.1　含有用拆分或者合成等方法制得的已知活性成分的光学异构体，或者对已知活性成分成酯，或者对已知活性成分成盐（包括含有氢键或配位键的盐），或者改变已知盐类活性成分的酸根、碱基或金属元素，或者形成其他非共价键衍生物（如络合物、螯合物或包合物），且具有明显临床优势的药品 2.2　含有已知活性成分的新剂型（包括新的给药系统）、新处方工艺、新给药途径，且具有明显临床优势的药品 2.3　含有已知活性成分的新复方制剂，且具有明显临床优势 2.4　含有已知活性成分的新适应证的药品 3 类：境内申请人仿制境外上市但境内未上市原研药品的药品。该类药品应与参比制剂的质量和疗效一致 4 类：境内申请人仿制已在境内上市原研药品的药品。该类药品应与参比制剂的质量和疗效一致 5 类：境外上市的药品申请在境内上市 5.1　境外上市的原研药品和改良型药品申请在境内上市。改良型药品应具有明显临床优势 5.2　境外上市的仿制药申请在境内上市
生物制品（治疗用）	1 类：创新型生物制品。指境内外均未上市的治疗用生物制品 2 类：改良型生物制品。指对境内或境外已上市制品进行改良，使新产品的安全性、有效性、质量可控性有改进，且具有明显优势的治疗用生物制品 2.1　在已上市制品基础上，对其剂型、给药途径等进行优化，且具有明显临床优势的生物制品 2.2　增加境内外均未获批的新适应证和/或改变用药人群 2.3　已有同类制品上市的生物制品组成新的复方制品 2.4　在已上市制品基础上，具有重大技术改进的生物制品，如重组技术替代生物组织提取技术；较已上市制品改变氨基酸位点或表达系统、宿主细胞后具有明显临床优势等

续表

生物制品（治疗用）	3类：境内或境外已上市生物制品 3.1 境外生产的境外已上市、境内未上市的生物制品申报上市 3.2 境外已上市、境内未上市的生物制品申报在境内生产上市 3.3 生物类似药 3.4 其他生物制品
生物制品（预防用）	1类：创新型疫苗。指境内外均未上市的疫苗 1.1 无有效预防手段疾病的疫苗 1.2 在已上市疫苗基础上开发的新抗原形式，如新基因重组疫苗、新核酸疫苗、已上市多糖疫苗基础上制备的新的结合疫苗等 1.3 含新佐剂或新佐剂系统的疫苗 1.4 含新抗原或新抗原形式的多联/多价疫苗 2类：改良型疫苗。指对境内或境外已上市疫苗产品进行改良，使新产品的安全性、有效性、质量可控性有改进，且具有明显优势的疫苗，包括： 2.1 在境内或境外已上市产品基础上改变抗原谱或型别，且具有明显临床优势的疫苗 2.2 具有重大技术改进的疫苗，包括对疫苗菌毒种/细胞基质/生产工艺/剂型等的改进（如更换为其他表达体系或细胞基质的疫苗；更换菌毒株或对已上市菌毒株进行改造；对已上市细胞基质或目的基因进行改造；非纯化疫苗改进为纯化疫苗；全细胞疫苗改进为组分疫苗等） 2.3 已有同类产品上市的疫苗组成的新的多联/多价疫苗 2.4 改变给药途径，且具有明显临床优势的疫苗 2.5 改变免疫剂量或免疫程序，且新免疫剂量或免疫程序具有明显临床优势的疫苗 2.6 改变适用人群的疫苗 3类：境内或境外已上市的疫苗 3.1 境外生产的境外已上市、境内未上市的疫苗申报上市 3.2 境外已上市、境内未上市的疫苗申报在境内生产上市 3.3 境内已上市疫苗

境外生产药品的注册申请，按照药品的细化分类和相应的申报资料要求执行。与境内生产的药品相比，境外生产的药品在申请人资格、药品质量、注册审批和检验机构等方面都具有本身的特殊性。

申请人和代理人资格法定：申请人应当为能够承担相应法律责任的企业或者药品研制机构等。境外申请人应当指定中国境内的企业法人办理相关药品注册事项。

质量原则上应符合国际和进口国双重标准：使用境外研究资料和数据支持药品注册的，其来源、研究机构或者实验室条件、质量体系要求及其他管理条件等应当符合国际人用药品注册技术要求协调会通行原则，并符合我国药品注册管理的相关要求。

注册审批与检验机构法定：国家药品监督管理局药品审评中心负责境外生产药品再注册申请等的审评。中检院组织口岸药品检验机构负责境外生产药品的药品注册检验。

四、药品注册管理机构

《药品注册管理办法》明确了国家和省级药品监督管理部门的权力和责任。药品注册的各管理机构相互协调，共同承担我国药品注册审批的重任。

根据2013年机构改革对于原国家食品监督管理总局机构职能的调整，将药品再注册以及不改变药品内在质量的补充申请行政许可职能下放省级药品监督管理部门。

2017年11月13日，国家食品药品监督管理总局发布的《关于调整药品注册受理工作的公告》中规定，将原来由NMPA审评审批、备案的注册申请调整为均由NMPA集中受理，调整范围包括新药临床试验申请、新药生产（含新药证书）申请、仿制药申请，NMPA审批的补充申请等。

2018年9月10日，根据党的十九届三中全会审议通过的《中共中央关于深化党和国家机构改革的决定》《深化党和国家机构改革方案》和第十三届全国人民代表大会第一次会议批准的《国务院机构改革方案》，制定《国家药品监督管理局职能配置、内设机构和人员编制规定》，对国家药品监督管理局及内设机构的职能配置进一步予以完善明晰。

药品注册相关的审批机构及其主要职责详见表3-3①。

表3-3　我国药品注册相关的审批机构及其主要职责

药品注册审批机构		主要职责
国家药品监督管理局	药品注册管理司（中药民族药监督管理司）	拟订药品、药用辅料的国家标准和研究指导原则； 拟订并实施药品注册管理制度； 药品、直接接触药品的包装材料和容器、药用辅料的注册工作； 拟订并监督实施GLP、GCP； 药品注册现场核查、药品进口管理
	中国食品药品检定研究院（国家药品监督管理局医疗器械标准管理中心，中国药品检验总所）	药品审批和质量监督检查所需的检验和复验工作； 标定和管理国家药品标准品、对照品； 对有关直接接触药品的包装材料和容器、药用辅料的药用要求与标准进行实验室复核并提出复核意见； 承担药品、生物制品、医疗器械注册检验； 对有关药品、生物制品注册标准进行实验室复核
	国家药典委员会	组织制定和修订国家药品标准以及直接接触药品的包装材料和容器、药用辅料的药用要求与标准； 药品试行标准转为正式标准的技术审核
	药品审评中心	为药品注册提供技术支持； 对药品注册申请进行技术审评； 参与拟订药品注册相关的法律法规和规范性文件； 组织拟订药品审评规范和技术指导原则，并组织实施
	食品药品审核查验中心	参与制定、修订GLP、GCP及其相应的实施办法； GCP、GLP的现场检查等相关工作； 药品注册申请研制情况及条件的现场考察，检验用样品的抽取
省级药品监督管理局	药品注册处	药品注册申请研制情况及条件的现场考察，检验用样品的抽取； 药品补充申请中部分变更事项的受理和审核； 国产药品再注册申请受理和审核
	省级食品药品监督检验研究院	受省级药监局委托进行药品的检验； 受国务院药品监督管理部门委托进行药品的检验

第二节　新药研发和注册

【术语】

新药（new drug）、新化学实体（new chemical entity，NCE）、新药注册（new drug registration）

扫码“学一学”

① 根据国家药品监督管理局网站内容整理。

一、新药定义

新药是指未在中国境内外上市销售的药品。根据物质基础的原创性和新颖性，将新药分为创新药和改良型新药。

二、新药研发过程

新药研发过程包括临床前研究、临床研究和上市后监测三部分，如图 3-1 所示。

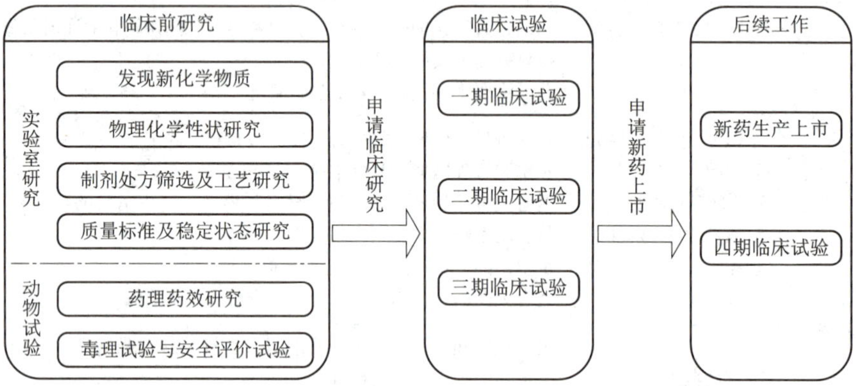

图 3-1　新药研发的主要阶段

1. 临床前研究　包括药学和药理毒理研究，其目的是了解一个新化合物的药效、毒性及其作为一个药物所需的各种理化性质方面是否达到要求，以确定其是否具备进入临床试验的条件。

（1）药学研究　研究内容主要包括：原料药生产工艺研究；制剂处方及工艺研究；原料药化学结构确证或者组份研究；原料药、制剂的质量研究及药品标准研究，并提供标准品或者对照品；原料药、辅料的来源及质量标准研究；药物稳定状态研究；直接接触药品的包装材料和容器的选择及质量标准研究。

（2）药理毒理研究　也就是新药临床前安全性评价，即通过实验系统进行的各种毒性试验，包括单次给药的毒性试验、反复给药的毒性试验、生殖毒性试验、遗传毒性试验、致癌试验、局部毒性试验、免疫原性试验、依赖性试验、毒代动力学试验及与评价药物安全性有关的其他试验。

新药临床前安全性评价，通过提供新药对人体健康危害程度的科学依据，降低临床试验研究安全性方面的风险。毒理试验所获得的资料则是设计临床人用剂量、预测临床可能出现的不良反应及其检测手段的主要依据。因此，新药毒理学和安全性试验研究应当按照《药物非临床研究质量管理规范》（GLP）的要求进行。

2. 临床研究　包括临床试验和生物等效性试验，是在完成临床前研究的基础上，经过国务院药品监督管理部门批准，按照 GCP 的要求，对药物作用于人体的安全性、有效性的研究。在这一过程中，不仅需要确保研究结果具有科学意义和可信度，并且要求保护受试者安全及符合道德①。

例如，Vytorin（维妥力）是 MK 和 XL 两家美国著名的医药公司于 2004 年共同研发的

① 王瑞莲．新药临床研究实用手册：设计、执行和分析［M］．北京：化学工业出版社，2003.

复合型降血脂新药。2006 年，两家公司就已完成了代号为 Enhance 的临床研究①，对象为 720 名遗传性高血脂患者，且均有患心脏病高风险。FDA 网站载文间接提到 Zetia 试验发现少部分患者肝功能受损，而已公布的 Zetia 研究数据多在 12 周之内，时间太短不足以测定药物是否具有肝毒性。据了解，Enhance 研究至少有 1 年试验周期的数据未对外公布。对此，纽约州总检察长已传唤 MK 和 XL 两家公司，美国国会和 FDA 也分别对药商何以迟迟不公布临床研究结果的做法予以彻查。

新药临床试验分为Ⅰ、Ⅱ、Ⅲ、Ⅳ期。具体的实验目的，方法和受试人数见表 3-4。

表 3-4　新药临床实验分期

临床试验	实验目的	实验方法	受试人数
Ⅰ期	初步的临床药理学及人体安全性评价试验。观察人体对于新药的耐受程度和药代动力学，为制定给药方案提供依据	开放、基线对照、随机和盲法	20~30 例
Ⅱ期	治疗作用初步评价阶段。初步评价药物对目标适应证患者的治疗作用和安全性，为Ⅲ期临床试验研究设计和给药剂量的方案确定提供依据	采用多种形式，包括随机盲法对照临床试验	试验组和对照组的例数都不得低于 100 例
Ⅲ期	治疗作用确证阶段。进一步验证药物对目标适应证患者的治疗作用和安全性，评价利益与风险关系，最终为药物注册申请获得批准提供充分的依据	具有足够样本量的随机盲法对照	试验组例数一般不低于 300 例，对照组与治疗组的比例不低于 1∶3，具体例数应符合统计学要求
Ⅳ期	新药上市后由申请人自主进行的应用研究阶段。考察在广泛使用条件下的药物的疗效和不良反应；评价在普通或者特殊人群中使用的利益与风险关系，改进给药剂量等	一般可不设对照组，应在多家医院进行	2000 例

3. 生产和上市后研究　由于实验时间及受试人数的限制，完成临床研究并不意味着药品使用的绝对安全。药品上市前的安全性和疗效数据非常有限，所以批准上市扩大临床使用范围后，其安全性尚存在着不确定性。据不完全统计，近 100 年国际上发生的重大药害事件有 40 多次，如醋酸砣中毒事件的死亡人数超过 1 万人，“反应停”引起的海豹肢畸胎更是震惊世界。我国有 1000 多万听力残疾人，60%~80% 与药物不良反应有关②，这些触目惊心的数据足以说明上市药品还存在很大风险。

基于以上事实，对批准生产和上市的药品，进一步进行疗效确认和不良反应的后续研究是必要而且关键的，这些研究主要包括工艺开发和质量控制研究、生物利用度研究，生产上市的新药研究和上市后的临床试验Ⅳ期研究。

《药品管理法》第三十条规定：“药品上市许可持有人，即取得药品注册证书的企业或者药品研制机构等，对药品的非临床研究、临床试验、生产经营、上市后研究、不良反应监测及报告与处理等承担责任。”第七十七条规定：“药品上市许可持有人应当制定药品上市后风险管理计划，主动开展药品上市后研究，对药品的安全性、有效性和质量可控性进行进一步确证，加强对已上市药品的持续管理。”《药品注册管理办法》第七十六条规定：“持有人应当主动开展药品上市后研究，对药品的安全性、有效性和质量可控性进行进一步

---

① Vytorin（Zetia 依替米贝+Zocor 辛伐他汀）所含的 Zetia 并不能增强辛伐他汀的作用的研究。

② 孙新等. 药品上市后安全性监测的现状与展望［J］. 中国新药杂志. 2001，10（6）：401-404.

确证，加强对已上市药品的持续管理。”

三、新药注册的申报与审批

新药注册申报与审批，分为临床研究申报审批、新药证书审批和生产上市申报审批。《药品注册管理办法》在新药的申报与审批程序上强调了公开、公平、公正的原则；在质量标准上强调可控性和可操作性；药品审批与推行 GLP、GCP、GMP 结合起来，以逐步与国际接轨。

1. 新药申报与审批流程

（1）临床试验申请　新药临床试验申请主要包括以下几个环节。

1）沟通交流会（pre-IND meeting）　申请人在提出新药首次药物临床试验申请之前，应向药审中心提出沟通交流会议申请，并在确保受试者安全的基础上，确定临床试验申请资料的完整性、实施临床试验的可行性。

对于技术指南明确、药物临床试验有成熟研究经验，申请人能够保障申报资料质量的，或国际同步研发的国际多中心临床试验申请，在监管体系完善的国家和地区已经获准实施临床试验的，申请人可不经沟通交流直接提出临床试验申请。

2）形式审查　药品审评中心在收到申报资料后 5 日内完成形式审查。符合要求或按照规定补正后符合要求的，发出受理通知书。受理通知书应载明：自受理缴费之日起 60 日内，未收到药品审评中心否定或质疑意见的，申请人可以按照提交的方案开展临床试验。

3）批准临床试验　药品审评中心依据技术审评意见，以国务院药品监督管理部门名义审批并作出决定，对符合规定的发给《临床试验通知书》。此外，若申请人自受理缴费之日起 60 日内，未收到药品审评中心否定或质疑意见的，视为同意开展临床试验。

（2）上市申请

1）申报资料　药品注册申请人在完成支持药品上市注册的药学、药理毒理学和药物临床试验等研究，确定质量标准，完成商业规模生产工艺验证，并做好接受药品注册核查检验的准备后，提出药品上市许可申请，按照申报资料要求提交相关研究资料。

药品制剂申请人在提出药品注册申请时，可直接选用已登记的化学原料药、辅料及直接接触药品的包装材料和容器；选用未登记的化学原料药、辅料及直接接触药品的包装材料和容器的，相关研究资料应当随药品制剂注册申请一并申报。

2）形式审查　药品审评中心经对申报资料进行形式审查，符合要求的，予以受理。药品审评中心在审评药品制剂注册申请时，对药品制剂选用的化学原料药、辅料及直接接触药品的包装材料和容器进行关联审评。需补充资料的，按照补充资料程序要求药品制剂申请人或者化学原料药、辅料及直接接触药品的包装材料和容器登记企业补充资料。

3）初步审查　药品注册申请受理后，药品审评中心应当在受理后 40 日内进行初步审查。药品审评中心应当组织药学、医学和其他技术人员，按要求对已受理的药品上市许可申请进行审评。

4）现产核查和报送相关资料及报告　药品审评中心根据申报注册的品种、工艺、设施、既往接受核查情况等因素，基于风险决定是否启动药品注册生产现场核查。对于创新药、改良型新药以及生物制品等，药品审评中心应当进行药品注册生产现场核查和上市前药品生产质量管理规范检查。对于化学原料药、辅料及直接接触药品的包装材料和容器，药品审评中心可以基于风险提出企业进行延伸检查。

需要药品注册生产现场核查的，通知药品核查中心组织核查，提供核查所需的相关材料，同时告知申请人以及申请人或者生产企业所在地省、自治区、直辖市药品监督管理部门。药品核查中心原则上应当在审评时限届满40日前完成核查工作，并将核查情况、核查结果等相关材料反馈至药品审评中心。需要上市前药品生产质量管理规范检查的，由药品核查中心协调相关省、自治区、直辖市药品监督管理部门与药品注册生产现场核查同步实施。上市前药品生产质量管理规范检查的管理要求，按照药品生产监督管理办法的有关规定执行。

申请人应当在规定时限内接受核查。

5）批准上市　药品审评中心以国家药品监督管理部门名义，对于综合审评结论通过的，批准药品上市，发给药品注册证书。综合审评结论不通过的，作出不予批准决定。药品注册证书载明药品批准文号、持有人、生产企业等信息。非处方药的药品注册证书还应当注明非处方药类别。

化学原料药、辅料及直接接触药品的包装材料和容器关联审评通过的或者单独审评审批通过的，药品审评中心在化学原料药、辅料及直接接触药品的包装材料和容器登记平台更新登记状态标识，向社会公示相关信息。其中，化学原料药同时发给化学原料药批准通知书及核准后的生产工艺、质量 标准和标签，化学原料药批准通知书中载明登记号；不予批准的，发给化学原料药不予批准通知书。未通过关联审评审批的，化学原料药、辅料及直接接触药品的包装材料和容器产品的登记状态维持不变，相关药品制剂申请不予批准。

2. 药品加快上市注册程序　结合我国发展和公众用药实际，参考国际经验，《药品注册管理办法》增设药品加快上市注册程序一章，设立突破性治疗药物、附条件批准、优先审评审批、特别审批四个加快通道，并明确每个通道的纳入范围、程序、支持政策等要求，切实推进了我国创新药物的研究与开发，保障药品的可获得性。

（1）突破性治疗药物程序　2020年7月9日，国家药品监督管理局印发《突破性治疗药物审评工作程序（试行）》，对突破性治疗药物程序的适用范围、适用条件、工作程序等均予以明确规定。

1）适用范围　药物临床试验期间，用于防治严重危及生命或者严重影响生存质量的疾病且尚无有效防治手段或者与现有治疗手段相比有足够证据表明具有明显临床优势的创新药或者改良型新药等，申请人可以在Ⅰ、Ⅱ期临床试验阶段，通常不晚于Ⅲ期临床试验开展前申请适用突破性治疗药物程序。

2）适用条件　药物临床试验期间，申请适用突破性治疗药物程序的，应当同时满足以下条件。

①用于防治严重危及生命或者严重影响生存质量的疾病。严重危及生命是指病情严重、不可治愈或者发展不可逆，显著缩短生命或者导致患者死亡的情形；严重影响生存质量是指病情发展严重影响日常生理功能，如果得不到有效治疗将会导致残疾、重要生理和社会功能缺失等情形。

②对于尚无有效防治手段的，该药物可以提供有效防治手段；或者与现有治疗手段相比，该药物具有明显临床优势，即单用或者与一种或者多种其他药物联用，在一个或者多个具有临床意义的终点上有显著改善。

3）工作程序

①申请。药物临床试验期间，申请人在提出适用突破性治疗药物程序前，应当充分评估该药物的适用范围和适用条件，可以通过国家药品监督管理局药品审评中心网站向国家药品监督管理局药品审评中心提出突破性治疗药物程序的申请，说明品种信息及纳入的理由。如同一药物开展了多个适应证（或者功能主治）的药物临床试验，申请人应当按不同适应证分别提交相应的突破性治疗药物程序申请。

②审核。药品审评中心根据该品种拟定的适应证（或者功能主治），对申请人提交的突破性治疗药物程序申请进行审核。药品审评中心应当在接到申请后45日内将审核结果反馈申请人。因品种特性，确需延长审核时限的，延长的时限不超过原审核时限的二分之一，经药品审评中心负责人批准后，由项目管理人员告知申请人延期时限及原因。

③公示纳入。药品审评中心对拟纳入突破性治疗药物程序的品种具体信息和理由予以公示，包括药物名称、申请人、拟定适应证（或者功能主治）、申请日期、拟纳入理由等。公示5日内无异议的即纳入突破性治疗药物程序；对公示品种提出异议的，应当在5日内向药品审评中心提交书面意见并说明理由；药品审评中心在15日内另行组织论证后作出决定并通知各相关方。在纳入突破性治疗药物程序前，申请人可以提出撤回申请，并书面说明理由。

④临床试验研制指导。药品审评中心对纳入突破性治疗药物程序的药物优先配置资源进行沟通交流，加强指导并促进药物研发。申请人做好准备工作后提出与药品审评中心进行沟通交流的申请。

⑤终止程序。对纳入突破性治疗药物程序的药物临床试验，申请人发现不再符合纳入条件时，应当及时向药品审评中心提出终止程序。药品审评中心发现不再符合纳入条件的，应当告知申请人，申请人可以在10日内向药品审评中心提交书面说明，由药品审评中心组织论证，在30日内作出决定后通知申请人。对于申请人未在10日内向审评中心提交书面说明的，或者经论证作出决定不符合纳入条件的，药品审评中心应当及时终止该品种的突破性治疗药物程序。

发现以下任一情形，药品审评中心将终止突破性治疗药物程序：新的临床试验数据不再显示比现有治疗手段具有明显临床优势；因相关重大安全性问题等原因，药物临床试验已终止的；其他应当终止程序的情形。

（2）附条件批准程序　2020年7月9日，国家药品监督管理局印发《药品附条件批准上市申请审评审批工作程序（试行）》，对药品附条件批准上市申请审评审批的适用范围、工作程序等均予以明确规定。

1）适用条件　符合药品附条件批准上市技术指导原则中规定的附条件批准的情形和条件的药品，申请人可以在药物临床试验期间，向国家药品监督管理局药品审评中心提出附条件批准申请。

①公共卫生方面急需的药品由国家卫生健康主管部门等有关部门提出。

②重大突发公共卫生事件急需的疫苗应为按照《突发公共卫生事件应急条例》《国家突发公共卫生事件应急预案》等认定的重大突发公共卫生事件（Ⅱ级）或者特别重大突发公共卫生事件（Ⅰ级）相关疾病的预防用疫苗。

2）工作程序

①早期沟通交流申请（Ⅱ类会议）。鼓励申请人在药物临床试验期间，经充分评估后，

按照相关技术指导原则的要求就附条件批准的临床研究计划、关键临床试验设计及疗效指标选择、其他附条件批准的前提条件、上市后临床试验的设计和实施计划等与药品审评中心进行沟通。

②上市申请前的沟通交流申请（Ⅱ类会议）。拟申请附条件批准上市的，药品上市许可申请递交前，申请人应当就附条件批准上市的条件和上市后继续完成的研究工作等与药品审评中心沟通交流，拟申请优先审评审批的，可一并提出进行沟通交流。已纳入突破性治疗药物程序的，可申请Ⅰ类会议。

③提交附条件批准上市申请。经沟通交流评估确认初步符合附条件批准要求的，申请人可以在提出药品上市许可申请的同时，向药品审评中心提出药品附条件批准上市申请，并按相关技术指导原则要求提交支持性资料。申请优先审评审批的，可一并提出申请。

④审评审批。审评通过，附条件批准药品上市的，发给药品注册证书，并载明附条件批准药品注册证书的有效期、上市后需要继续完成的研究工作及完成时限等相关事项。药品注册证书有效期由国家药品监督管理局药品审评中心在审评中与申请人沟通交流后根据上市后研究工作的完成时限确定。

基于申请人提交的全部申报资料，经技术审评发现不满足附条件批准上市要求的，药品审评中心应当终止该药品附条件批准上市申请审评审批程序，作出附条件批准上市申请不通过的审评结论，并通过药品审评中心网站申请人之窗告知申请人，说明理由。申请人可以在完成相应研究后按正常程序重新申报。申请人对审评结论有异议的，可以按照药品注册审评结论异议解决的有关程序提出。药品注册申请审批结束后，申请人对行政许可决定有异议的，可以依法提起行政复议或者行政诉讼。

⑤上市后要求。附条件批准上市的药品，药品上市许可持有人应当在药品上市后采取相应的风险管理措施，并在规定期限内按照要求完成药物临床试验等相关研究，以补充申请方式申报。

药品上市许可持有人提交的上市后研究证明其获益大于风险，审评通过的，换发有效期为5年的药品注册证书，证书有效期从上市申请批准之日起算。药品上市许可持有人提交的上市后研究不能证明其获益大于风险的，药品审评中心作出不通过的审评结论，由国家药品监督管理局按程序注销其药品注册证书。药品上市许可持有人逾期未按照要求完成研究并提交补充申请的，由国家药品监督管理局按程序注销其药品注册证书。

（3）优先审评审批程序　2020年7月9日，国家药品监督管理局印发《药品上市许可优先审评审批工作程序》，对药品上市许可优先审评审批工作程序的适用范围、适用条件、工作程序等均予以明确规定。

1）适用范围　药品上市许可申请时，以下具有明显临床价值的药品，可以申请适用优先审评审批程序。

①临床急需的短缺药品、防治重大传染病和罕见病等疾病的创新药和改良型新药。

②符合儿童生理特征的儿童用药品新品种、剂型和规格。

③疾病预防、控制急需的疫苗和创新疫苗。

④纳入突破性治疗药物程序的药品。

⑤符合附条件批准的药品。

⑥国家药品监督管理局规定其他优先审评审批的情形。

2）适用条件　申请适用优先审评审批程序的，应同时满足①②。

①符合优先审评审批范围的药品上市许可申请，应具有明显临床价值，参照《突破性治疗药物审评工作程序（试行）》关于临床优势的适用条件。

②符合优先审评审批范围的药品上市许可申请，以下列出的适用范围应满足以下相关条件。

A. 临床急需的短缺药品：应列入国家卫生健康委员会等部门发布的《国家短缺药品清单》，并经国家药品监督管理局组织确定。

对临床急需的短缺药品的仿制药申请，自首家纳入优先审评审批程序之日起，不再接受活性成分和给药途径相同的新申报品种优先审评审批申请。

B. 防治重大传染病和罕见病等疾病的创新药和改良型新药：重大传染病应由国家卫生健康委员会认定，罕见病应列入国家卫生健康委员会等部门联合发布的罕见病目录，且该药物应具有明显临床价值。

C. 符合儿童生理特征的儿童用药品新品种、剂型和规格。

D. 疾病预防、控制急需的疫苗和创新疫苗：疾病预防、控制急需的疫苗具体清单由国家卫生健康委员会和工业和信息化部提出，并经国家药品监督管理局组织确定。

E. 国家药品监督管理局规定其他优先审评审批的情形，另行公布。

3）工作程序

①申报前沟通交流。申请人在提出药品上市许可申请前，应当与药品审评中心进行沟通交流，探讨现有研究数据是否满足药品上市许可审查要求以及是否符合优先审评审批程序纳入条件等，对于初步评估认为符合优先审评审批纳入条件的，应当在会议纪要中予以明确。

②申报与提出申请。经沟通交流确认后，申请人应当在提出药品上市许可申请的同时，通过国家药品监督管理局药品审评中心网站提出优先审评审批申请，并提交相关支持性资料。申请人在药品审评中心网站提交的相关支持性资料应当与申报资料内容一致。

③审核。审评中心应当在接到申请后5日内对提交的优先审评审批申请进行审核，并将审核结果反馈申请人。拟纳入优先审评审批程序的，应当按要求在国家药品监督管理局药品审评中心网站对外公示。对于列入国家药品监督管理局《临床急需境外新药名单》的临床急需境外已上市境内未上市的罕见病药品，国家药品监督管理局药品审评中心受理后直接纳入优先审评审批程序，不再对外公示。

④公示纳入。国家药品监督管理局药品审评中心对拟纳入优先审评审批程序的品种具体信息和理由予以公示，包括药物名称、申请人、拟定适应证（或功能主治）、申请日期、拟纳入理由等。公示5日内无异议的即纳入优先审评审批程序，并通知各相关方；对公示品种提出异议的，应当在5日内向国家药品监督管理局药品审评中心提交书面意见并说明理由；国家药品监督管理局药品审评中心在10日内另行组织论证后作出决定并通知各相关方。

⑤终止程序。对纳入优先审评审批程序的品种，申请人发现不再符合纳入条件时，应当及时向药品审评中心提出终止优先审评审批程序；审评中心发现不再符合纳入条件的，应当告知申请人，申请人可以在10日内向药品审评中心提交书面说明，由药品审评中心组织论证，在30日内作出决定后通知申请人。对于申请人未在10日内向药品审评中心提交书面说明的，或者经论证作出决定不符合纳入条件的，药品审评中心应及时终止该品种的优先审评审批程序。

⑥技术审评。药品审评中心对纳入优先审评审批程序的药品上市许可申请，按注册申请受理时间顺序优先配置资源进行审评。对纳入优先审评审批程序的药品上市许可申请，审评时限为130日，其中临床急需的境外已上市境内未上市的罕见病药品审评时限为70日。药品审评中心在审评中发现需要与申请人进行沟通交流的，可根据具体情况优先安排。

⑦核查、检验和通用名称核准。对纳入优先审评审批程序的药品上市许可申请，需要进行核查、检验和核准通用名称的，食品药品审核查验中心、药品检验机构和国家药典委员会应优先进行核查、检验和核准通用名称。

申请人未在药品注册申请受理前提出药品注册检验的，药品审评中心应当在药品注册申请受理后2日内开具检验通知单，并在受理后25日内进行初步审查，需要药品注册核查的，通知食品药品审核查验中心组织核查，提供核查所需的相关材料，同时告知申请人以及申请人或者生产企业所在地省、自治区、直辖市药品监督管理部门。食品药品审核查验中心和药品检验机构应当在审评时限届满25日前完成核查、检验工作，并将核查情况、核查结果、标准复核意见和检验报告等相关材料反馈至药品审评中心。

对于列入国家药品监督管理局《临床急需境外新药名单》的临床急需境外已上市境内未上市的罕见病药品，申请人未在药品注册申请受理前提出药品注册检验的，药品审评中心应当在受理注册申请后2日内开具检验通知单，并同时通知药品检验机构，药品检验机构应当在审评时限届满15日前完成检验工作，并将标准复核意见和检验报告反馈至药品审评中心。国家药品监督管理局完成上市审批后，可以根据技术审评需要开展药品注册核查。

⑧经沟通交流确认，补充提交技术资料。对纳入优先审评审批程序的药品上市许可申请，在审评过程中，申请人可以通过药品审评中心网站提出补充提交技术资料的沟通交流申请。经沟通交流确认，申请人可以按要求提交相应技术资料，审评时限不延长。申请人未按要求提交的，药品审评中心依据现有审评资料作出审评结论。

⑨综合审评。药品审评中心在收到核查结果、检验结果等相关材料后在审评时限内完成综合审评。

⑩审批。行政审批决定应当在10日内作出。

（4）特别审批程序　在发生突发公共卫生事件的威胁时以及突发公共卫生事件发生后，国家药品监督管理局可以依法决定对突发公共卫生事件应急所需防治药品实行特别审批的程序和要求。2005年11月18日，国家食品药品监督管理局印发《国家食品药品监督管理局药品特别审批程序》（局令第21号），对药品上市许可优先审评审批工作程序的适用范围、工作程序等均予以明确规定。

1）适用范围　存在以下情形时，国家药品监督管理局可以依法决定按照本程序对突发公共卫生事件应急所需防治药品实行特别审批。

①中华人民共和国主席宣布进入紧急状态或者国务院决定省、自治区、直辖市的范围内部分地区进入紧急状态时。

②突发公共卫生事件应急处理程序依法启动时。

③国务院药品储备部门和卫生行政主管部门提出对已有国家标准药品实行特别审批的建议时。

④其他需要实行特别审批的情形。

2）工作程序

①申请前沟通交流：申请人在提交注册申请前，可以先行提出药物可行性评价申请，

并提交综述资料及相关说明。国家药品监督管理局仅对申报药物立项的科学性和可行性进行评议，并在24小时内予以答复。

②提出申请：申请人应当按照药品注册管理的有关规定和要求，向国家药品监督管理局提出注册申请，并提交相关技术资料。

③申请受理：国家药品监督管理局设立特别专家组，对突发公共卫生事件应急所需防治药品注册申请进行评估和审核，并在24小时内做出是否受理的决定，同时通知申请人。

④技术审评和现场核查：注册申请受理后，国家药品监督管理局应在24小时内组织对注册申报资料进行技术审评，在15日内完成首轮技术审评工作。同时通知申请人所在地省、自治区、直辖市药品监督管理部门对药物研制情况及条件进行现场核查，并组织对试制样品进行抽样、检验。省、自治区、直辖市药品监督管理部门应当在5日内将现场核查情况及相关意见上报国家药品监督管理局。

⑤核查、检验：药品检验机构收到省、自治区、直辖市药品监督管理部门抽取的样品后，应当立即组织对样品进行质量标准复核及实验室检验。药品检验机构应当按照申报药品的检验周期完成检验工作。药物质量标准复核及实验室检验完成后，药品检验机构应当在2日内出具复核意见，连同药品检验报告一并报送国家药品监督管理局。

⑥补充提交技术资料：国家药品监督管理局认为需要补充资料的，应当将补充资料内容和时限要求立即告知申请人。

申请人在规定时限内提交补充资料后，国家食品药品监督管理局应当在3日内完成技术审评，或者根据需要在5日内再次组织召开审评会议，并在2日内完成审评报告。

⑦临床试验：突发公共卫生事件应急所需防治药品已有国家标准，国家药品监督管理局依法认为不需要进行药物临床试验的，可以直接按照程序进行审批。

申请人获准进行药物临床试验的，应当严格按照临床试验批准证明文件的相关要求开展临床试验。

⑧药品生产的审批：申请人完成药物临床试验后，应当按照《药品注册管理办法》的有关规定，将相关资料报送国家药品监督管理局。国家药品监督管理局收到申请人提交的资料后，应当在24小时内组织技术审评，同时通知申请人所在地省、自治区、直辖市（食品）药品监督管理部门对药品生产情况及条件进行现场核查，并组织对试制样品进行抽样、检验。省、自治区、直辖市（食品）药品监督管理部门应当在5日内将现场核查情况及相关意见上报国家食品药品监督管理局。

新开办药品生产企业、药品生产企业新建药品生产车间或者新增生产剂型的，可以一并向国家药品监督管理局申请《药品生产质量管理规范》认证。国家药品监督管理局应当在进行药品注册审评的同时，立即开展《药品生产质量管理规范》认证检查。药品检验机构收到省、自治区、直辖市药品监督管理部门抽取的3个生产批号的样品后，应当立即组织安排检验。检验工作结束后，药品检验机构应当在2日内完成检验报告，并报送国家药品监督管理局。

国家药品监督管理局应当按照规定开展技术审评，并于技术审评工作完成后3日内完成行政审查，作出审批决定，并告知申请人。

国家食品药品监督管理局决定发给药品批准证明文件的，应当出具《药品注册批件》，申请人具备药品相应生产条件的，可以同时发给药品批准文号；决定不予批准生产的，应当发给《审批意见通知件》，并说明理由。

第三节　仿制药的申报与审批

扫码“学一学”

【术语】 仿制药（generic drug）、仿制药注册（generic drug registration）、国家药品标准（national drug standards）

一、仿制药注册的定义

1. 仿制药　与原研药品质量和疗效一致的药品，而原研药品指境内外首个获批上市，且具有完整和充分的安全性、有效性数据作为上市依据的药品。仿制药应当与被仿制药具有同样的活性成分、给药途径、剂型、规格和相同的治疗作用。已有多家企业生产的品种应当参照有关技术指导原则选择对仿制药进行对照研究。

2. 国家药品标准　国务院药品监督管理部门颁布的《中国药典》和药品标准，其内容包括质量指标、检验方法及生产工艺等技术要求。

3. 仿制药注册　生产与原研药品质量和疗效一致的药品注册申请；但是已上市生物制品按照新药申请的程序申报。

仿制药因研发费用较低，可以有效降低药品价格，故国家在鼓励药品创新的同时也应当重视仿制药的研究工作。

二、仿制药注册的流程

1. 临床试验　仿制药、按照药品管理的体外诊断试剂以及其他符合条件的情形，经申请人评估，认为无须或者不能开展药物 临床试验，符合豁免药物临床试验条件的，申请人可以直接提出药品上市许可申请。豁免药物临床试验的技术指导原则和有关具体要求，由药品审评中心制定公布。

仿制药应当与参比制剂质量和疗效一致。申请人应当参照相关技术指导原则选择合理的参比制剂。

2. 形式审查　药品审评中心在收到申报资料 5 个工作日内完成形式审查，符合要求或按照规定补正后符合要求的，发出受理通知书。

3. 技术审评　药品审评中心在规定的时间内组织药学、医学及其他技术人员对申报资料进行审评。

4. 现场核查　对于仿制药等，药品审评中心根据是否已获得相应生产范围药品生产许可证且已有同剂型品种上市等情况，基于风险进行药品注册生产现场核查、上市前药品生产质量管理规范检查。

5. 终审　药品审评中心依据技术审评意见、样品生产现场检查报告和样品检验结果，形成综合意见，连同相关资料报送国务院药品监督管理部门，国务院药品监督管理部门依据综合意见，对符合规定的批准进行临床研究或生产。其中临床研究的批准为药品审评中心以国务院药品监督管理部门的名义作出。

对于批准进行临床研究的情况，申请人完成临床试验后，应当向药品审评中心报送临床试验资料。国务院药品监督管理部门依据技术意见，决定是否发给药品批准文号。

三、仿制药注册过程中的若干问题

近年来，因大量专利药到期和欧美等国医疗保障体制的调整，全球仿制药市场容量不断放大。我国仿制药市场份额占上市销售药品的97%，大多为中成药和国外专利药品的仿制产品。在过去的几十年中，我国制药企业已形成一套完整的以仿制为主的科研开发体系，具有较为强大的仿制能力。

仿制药具有研发费用低廉、审批程序简单、价格低于原研药物等特点。同时，仿制药的口服固体制剂注册申请应当进行生物等效性试验，一般为18~24例。需要用工艺和标准控制药品质量的，应当进行临床试验，临床试验的病例数至少为100对。这些都为仿制药的注册提供了便利条件。

1. 申请人的职责

（1）必须持有《药品生产许可证》《药品生产质量管理规范》，并且保证所申请的药品与认证证书上所载明的生产范围一致。

（2）填写《药品注册申请表》，向国务院药品监督管理部门提出申请，并报送有关资料和实样。

（3）需要进行临床研究的，申请人在完成临床研究后，应向国务院药品监督管理部门报送临床研究资料。

2. 我国医药企业的仿制药策略 部分申报单位误认为“研制仿制药就是产品只要符合国家标准”就行，从未对自身产品进行系统的质量研究和考察。实际上，仿制药申报原则是“仿产品”，而不是“仿标准”，也就是说，申报该类药品绝不是对国家标准的简单重复，而是根据自身产品研究的实际情况，必要时对国家标准进行修订和提高，制定适宜的注册标准，以更好地控制产品质量。

同时，受《与贸易有关的知识产权协议》（Agreement on Trade-Related Aspects of Intellectual Property Rights，TRIPs 协议）和行业发展国际趋势的影响，我国制药行业正面临由单纯仿制向模仿性创新的过渡阶段。在仿制药的研发过程中，医药企业不应再仅立足于仿制，而是要做到仿制与创新相结合，在仿制药的基础上自行开发该药后续衍生物的专利技术。在仿制药的研发过程中，应在检索的基础上，认真分析该药专利的专利权利要求书，分析其要求保护药品的专利范围，从而发现尚未涉及的保护盲点，为企业创设新的药品专利。

例如，我国某药业公司在立项研究美国某项到期专利药时，发现美国专利的化合物通式，只公开了其中取代基R为氯和氢的化合物，而没有公开R为溴的化合物，进而从中找到了创新的突破口，开发成功了我国第一个获得专利权的创新结构农药——溴氟菊酯。氯氟菊酯和溴氟菊酯结构式如图3-2所示。

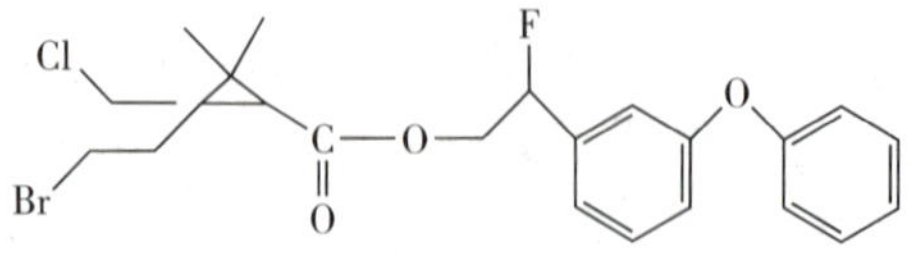

氯氟菊酯

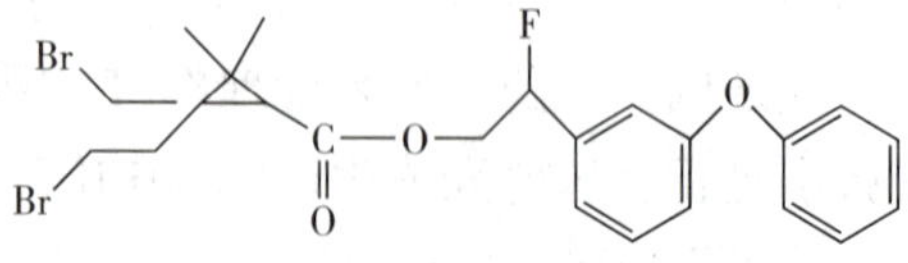

溴氟菊酯

图 3-2 氯氟菊酯和溴氟菊酯结构式

知识拓展

药品注册审评收费

药品注册审评收费是国际通行的一项既有成熟制度。美国、欧盟等均对药品的注册活动进行收费。由于社会工资水平、物价上涨等原因，我国药品注册收费标准已经严重偏低。以2013年审批国产新药的收费标准为例：澳大利亚98万元（人民币），加拿大176万元，美国1207万元，日本185万元，我国只有3.5万元。而这一因素亦成为掣肘我国审评资源不足、药品注册审评速度慢的重要因素之一。

为此，2020年6月30日，根据《药品注册管理办法》（国家市场监督管理总局令 第27号）、《关于重新发布中央管理的食品药品监督管理部门行政事业性收费项目的通知》（财税〔2015〕2号）和《关于印发〈药品、医疗器械产品注册收费标准管理办法〉的通知》（发改价格〔2015〕1006号），国家药品监督管理局印发了《药品注册收费标准》《药品注册收费实施细则》，并于2020年7月1日起施行。

表3-5 药品注册收费标准 （单位：万元）

项目分类		境内生产	境外生产
新药注册费	临床试验	19.20	37.60
	上市许可	43.20	59.39
仿制药注册费	无须临床试验的上市许可	18.36	36.76
	需临床试验的上市许可	31.80	50.20
补充申请注册费	无须技术审评的	0.96	0.96
	需技术审评的	9.96	28.36
药品再注册费（五年一次）		由省级价格、财政部门制定	22.72

《中国上市药品目录集》

1. 出台背景 近年来，我国医药产业迅速发展，但药品审评审批制度中存在的问题也日益突出，例如缺乏类似美国“橙皮书”的创新药物专利信息公示机制，仿制药企业难以获取创新药物相关专利信息，仿制药专利侵权风险提高，不利于鼓励仿制药发展。为此，《关于深化审评审批制度改革鼓励药品医疗器械创新的意见》（厅字〔2017〕42号）中提出要探索建立上市药品目录集，将新批准上市或通过仿制药质量和疗效一致性评价的药品，载入中国上市药品目录集，注明创新药、改良型新药及与原研药品质量和疗效一致的仿制药等属性，以及有效成分、剂型、规格、上市许可持有人、取得的专利权、试验数据保护期等信息。

为贯彻《关于深化审评审批制度改革鼓励药品医疗器械创新的意见》（厅字〔2017〕42号）的要求，2017年12月29日，国家食品药品监督管理总局药品审评中心发布了《中国上市药品目录集》，收录批准上市的创新药、改良型新药、化学药品新注册分类的仿制药以及通过质量和疗效一致性评价药品的具体信息，包括指定仿制药的参比制剂和标准制剂，标示可以替代原研药品的具体仿制药品种等。建立《中国上市药品目录集》能够降低专利侵权风险、明确仿制药标准，加大促进了仿制药的发展。

2. **制度内容** 《中国上市药品目录集》包括前言、使用指南、药品目录、附录和索引五个部分：使用指南主要介绍了目录集的使用说明、收录内容及相关术语的具体含义；药品目录具体列出纳入目录集的品种的基本信息，包括药品名称（中英文）、药品的活性成分（中英文）、商品名（中英文）、剂型、给药途径、规格、参比制剂、标准制剂、治疗等效性评价代码、解剖学治疗学及化学分类系统代码（ATC 代码）、药品批准文号/药品注册证号、上市许可持有人、生产厂商、批准日期、上市销售状态、收录类别等；附录包含专利等信息；索引帮助使用者检索信息。

此外，目录集实行动态管理，及时将新批准上市的药品纳入目录集，将存在安全风险和因安全性、有效性原因撤市的药品从目录集中调出。

扫码“学一学”

第四节 药品补充申请的申报与审批及再注册

【术语】 药品补充申请（supplementary applications）、药品再注册（drug reregister）、药品批准证明文件（drug approval document）

一、药品补充申请的定义及类型

1. **定义** 补充申请，是指新药申请、仿制药申请或者进口药品申请经批准后，改变、增加或者取消原批准事项或者内容的注册申请。

补充申请的申请人应当是药品批准证明文件的持有人或者药品注册的申请人。

据此，药品批准证明文件的持有人或者药品注册的申请人在变更研制新药、生产药品和进口药品已获批准证明文件及其附件中载明事项的，应依法向相关药品监督管理部门提出药品补充申请。

2. **类型** 根据药品补充申请的定义，药品补充申请可分为以下三类。

（1）变更研制新药已获药品批准证明文件及其附件中载明事项。

（2）变更生产的仿制药品已获药品批准证明文件及其附件中载明事项的。

（3）变更进口药品已获药品批准证明文件及其附件中载明事项。

申请人应当参照相关技术指导原则，评估其变更对药品安全性、有效性、质量可控性的影响，并进行相应的技术研究工作。

二、药品补充申请的申报

1. **申请事项及受理机构** 药品补充申请的受理机构有国务院药品监督管理部门和省级药品监督管理局。药品补充申请事项不同，受理的机构是不同的。《药品注册管理办法》附件 4 对药品补充申请事项及其受理机构作出了明确规定，具体如下。

（1）国务院药品监督管理部门审批事项

1）持有新药证书的药品生产企业申请该药品的批准文号，即新药研制单位获得新药证书时不具备该新药生产条件，并且没有转让给其他药品生产企业，在具备相应生产条件以后申请生产该新药必须提出的申请。

2）使用药品商品名称。原国家食品药品监督管理总局《关于进一步规范药品名称管理的通知》中指出，除新的化学结构、新的活性成分的药物，以及持有化合物专利的药品外，其他品种一律不得使用商品名称。当上述药品需要使用商品名称时，必须向国务院药品监督管理部门提出申请。

对商品名称的限制性规定引起了业界热议，讨论不休。

3）增加中药的功能主治、天然药物适应证或者化学药品、生物制品国内已有批准的适应证。

4）变更用法用量或者变更适用人群范围但不改变给药途径。

5）变更药品规格。

6）变更药品处方中已有药用要求的辅料。

7）改变影响药品质量的生产工艺。

8）修改药品注册标准。

9）替代或减去国家药品标准处方中的毒性药材或处于濒危状态的药材，即申请人自行要求进行替代或减去药材的申请，不包括国家规定进行统一替代或减去药材的情形。

10）进口药品、国内生产的注射剂、眼用制剂、气雾剂、粉雾剂、喷雾剂变更直接接触药品的包装材料或者容器；使用新型直接接触药品的包装材料或者容器。

11）申请药品组合包装。原国家食品药品监督管理总局《关于加强药品组合包装管理的通知》中指出，药品组合包装是指两种或者两种以上具有独立的适应证和用法用量的药物制剂组成的包装。申请药品组合包装的，药品生产企业应当按照已在国外上市但未在国内上市销售的复方制剂的资料要求申报，向国务院药品监督管理部门提出药品补充申请。

12）新药的技术转让。

13）修订或增加中药、天然药物说明书中药理毒理、临床试验、药代动力学等项目。根据试验资料或文献资料修订或增加中药、天然药物说明书中药理毒理、临床试验、药代动力学项目，不包括对功能主治、用法用量等项目的增加或修订。

14）改变进口药品注册证的登记项目，如药品名称、制药厂商名称、注册地址、药品有效期、包装规格等。

15）改变进口药品的产地。

16）改变进口药品的国外包装厂。

17）进口药品在中国国内分包装。

18）其他。

（2）省级药品监督管理局批准事项　报国务院药品监督管理部门备案事项。

1）改变国内药品生产企业名称，即国内药品生产企业经批准变更《药品生产许可证》企业名称以后，申请将其已注册药品的生产企业名称作相应变更。

2）国内药品生产企业内部改变药品生产场地，包括原址改建或异地新建。

3）变更直接接触药品的包装材料或者容器（除上述第10项外）。

4）改变国内生产药品的有效期。

5）其他。

（3）国务院药品监督管理部门直接备案的进口药品补充申请事项

1）改变进口药品制剂所用原料药的产地。改变原料药产地，是指改换或增加生产药品制剂所用原料药的生产厂。

2）变更进口药品外观，但不改变药品标准的。

3）根据国家药品标准或者国务院药品监督管理部门的要求修改进口药品说明书。即根据国家药品标准的统一规定和国务院药品监督管理部门的专项要求，对药品说明书的某些项目进行修改，如不良反应、禁忌、注意事项等项目。除有专门规定或要求外，不包括修改适应证或功能主治、用法用量、规格等项目。

4）补充完善进口药品说明书安全性内容。仅可增加不良反应、禁忌、注意事项的范围；不包括对适应证或功能主治、用法用量等项目增加使用范围。

5）按规定变更进口药品包装标签。按照药品管理的有关规定、国家药品标准或经过核准的药品说明书内容，对该药品的包装标签进行相应修改。

6）改变进口药品注册代理机构。

7）其他。

（4）省级药品监督管理部门备案的补充申请事项

1）根据国家药品标准或者国务院药品监督管理部门的要求修改国内生产药品说明书。

2）补充完善国内生产药品说明书安全性内容。

3）按规定变更国内生产药品包装标签。

4）变更国内生产药品的包装规格。

5）改变国内生产药品制剂的原料药产地。

6）变更国内生产药品外观，但不改变药品标准的。

7）其他。

2. 资料项目

（1）药品批准证明文件及其附件的复印件　包括与申请事项有关的本品各种批准文件，如药品注册批件、补充申请批件、商品名批准文件、药品标准颁布件、药品标准修订批件和统一换发药品批准文号的文件、《新药证书》《进口药品注册证》《医药产品注册证》等。附件包括上述批件的附件，如药品标准、说明书、标签样稿及其他附件。

（2）证明性文件　①申请人是药品生产企业的，应当提供《药品生产许可证》及其变更记录页、营业执照、《药品生产质量管理规范》认证证书复印件；申请人不是药品生产企业的，应当提供其机构合法登记证明文件的复印件。由境外制药厂商常驻中国代表机构办理注册事务的，应当提供外国企业常驻中国代表机构登记证复印件。境外制药厂商委托中国药品注册代理机构代理申报的，应当提供委托文书、公证文书及其中文译本，以及中国药品注册代理机构的营业执照复印件。②对于不同申请事项，应当按照“申报资料项目表”要求分别提供有关证明文件。③对于进口药品，应当提交其生产国家或者地区药品管理机构出具的允许药品变更的证明文件、公证文书及其中文译本。其格式应当符合中药、天然药物、化学药品、生物制品申报资料项目中对有关证明性文件的要求。除变更药品规格、改变产地、改变制药厂商和注册地址名称外，生产国家或者地区药品管理机构不能出具有关证明文件的，可以依据当地法律法规的规定作出说明。

（3）修订的药品说明书样稿　并附详细修订说明。

（4）修订的药品标签样稿　并附详细修订说明。

（5）药学研究资料　根据对注册事项的不同要求，分别提供部分或全部药学研究试验资料和必要的原注册申请相关资料，申报资料项目按照《药品注册管理办法》附件 4 中附件 1~3 所列的相应的申报资料项目提供。

（6）药理毒理研究资料　根据对注册事项的不同要求，分别提供部分或全部药理毒理研究的试验资料和必要的国内外文献资料，申报资料项目按照《药品注册管理办法》附件 4 中附件 1~3 所列的相应的申报资料项目提供。

（7）临床试验资料　要求进行临床试验的，应当按照《药品注册管理办法》附件 4 中附件 1~3 所列的相应的申报资料项目要求，在临床试验前后分别提交所需项目资料。不要求进行临床试验的，可提供有关的临床试验文献。

三、药品补充申请的审批流程

1. 国务院药品监督管理部门

（1）国产药品补充申请审批流程　具体流程如图 3-3 所示。

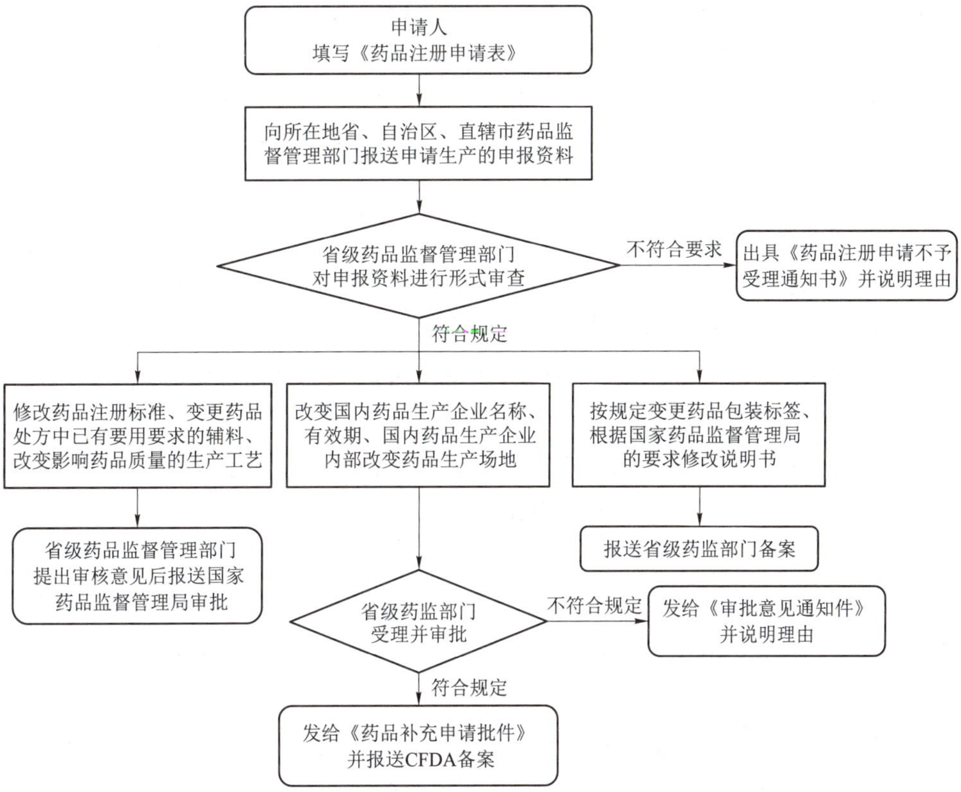

图 3-3　国产药品补充申请申报与审批流程

1）受理　申请人向国务院药品监督管理部门提交申请材料，国务院药品监督管理部门药品审评中心对申请材料进行形式审查，符合要求或按照规定补正后符合要求的，发出受理通知书。

2）现场检查和注册检验　对药品生产技术转让、变更处方和生产工艺可能影响产品质量等的补充申请，由 NMPA 食品药品审核查验中心统一组织全国药品注册检查资源，根据其《药品注册批件》附件或者核定的生产工艺，组织进行生产现场检查，抽取 3 批样品进行检验。药品检验机构在接到注册检验通知和样品后，应当在 30 日内完成检验，出具药品注册检验报告。核查报告和检验报告报送 NMPA。特殊药品和疫苗类制品的注册检验可以在60日内完成。

修改药品注册标准的补充申请，必要时由药品检验机构进行标准复核。需要进行样品检验和药品标准复核的，药品检验机构应当在60日内完成。特殊药品和疫苗类制品的样品检验和药品标准复核可以在90日内完成。

3）技术审评　国务院药品监督管理部门药品审评中心按照有关的技术审评原则，在40日内完成技术审评，对于需要补充资料的，发给补充资料通知，申请人在4个月内补充资料，药品审评中心在不超过13日内完成补充资料的审查。

4）行政许可决定　国务院药品监督管理部门药品审评中心在完成技术审评后20日内完成审批；20日内不能完成审批的，经主管局领导批准，可以延长10日；时限延长超过10日的，必须报国务院批准。经审查，认为符合规定的，药品审评中心以国务院药品监督管理部门名义发给《药品补充申请批件》；认为不符合规定的，发给《审批意见通知件》，并说明理由。

不需要进行技术审评的补充申请，药品审评中心在收到申报资料后20日内完成审批。经审查，认为符合规定的，发给《药品补充申请批件》；认为不符合规定的，药品审评中心以国务院药品监督管理部门名义发给《审批意见通知件》，并说明理由。

5）送达　自行政许可决定之日起10日内，国务院药品监督管理部门行政受理服务中心将行政许可决定送达申请人。

（2）进口药品补充申请审批流程

1）受理　申请人填写《药品补充申请表》，向国务院药品监督管理部门药品审评中心提交申请资料，药品审评中心对申请材料进行形式审查。

2）药品注册检验　药品审评中心受理后，通知中国食品药品检定研究院组织进行注册检验，并在受理之日起30日内完成。

中国食品药品检定研究院组织检验样品、复核标准85日，特殊药品和疫苗类制品115日，其时限与国家局审查、国家局药品审评中心技术审评并行。

3）技术审评　在药品注册检验的同时，药品审评中心根据申报资料进行技术审评。药品审评中心按照有关的技术审评原则，在40日内完成技术审评，对于需要补充资料的，发给补充资料通知，申请人在4个月内补充资料，药品审评中心在不超过13日内完成补充资料的审查。

4）行政许可决定　药品审评中心在完成技术审评后20日内完成审批；20日内不能完成审批的，经主管局领导批准，可以延长10日；时限延长超过10日的，必须报国务院批准。经审查，认为符合规定的，发给《药品补充申请批件》；认为不符合规定的，发给《审批意见通知件》，并说明理由。

不需要进行技术审评的补充申请，药品审评中心在收到申报资料后20日内完成审批。经审查，认为符合规定的，发给《药品补充申请批件》；认为不符合规定的，发给《审批意见通知件》，并说明理由。

5）送达　自行政许可决定作出之日起10日内，国务院药品监督管理部门行政受理服务中心将行政许可决定送达申请人。

2. 省级药品监督管理部门

（1）申请人到省级药品监督管理局受理大厅提交申报资料。

（2）行政许可受理中心签收。

（3）药品注册处对资料进行形式审查，不符合要求的应一次性告知需补正的资料，符合要求的予以受理。要求进行现场考核和抽取样品的，在规定时限内完成现场考核和抽取样品，并通知药品检验所检验样品；不能受理的予以退审，并说明理由。

（4）下达《药品补充申请批件》，需样品检验的，在收到样品检验报告后下达《药品补充申请批件》或《药品补充申请通知件》。

（5）向国务院药品监督管理部门上报备案。

四、药品再注册申请

国务院药品监督管理部门核发的药品批准文号、《进口药品注册证》或者《医药产品注册证》的有效期为5年。有效期届满，需要继续生产或者进口的，申请人应当在有效期届满前6个月申请再注册。国家对药品实施再注册的管理制度，主要是为了对生产企业上市销售的药品质量进行事后监督，是保证药品安全有效的重要监督手段。

1. 定义　再注册申请，是指药品批准证明文件有效期满后申请人拟继续生产或者进口该药品的注册申请。

2. 资料项目

（1）境内生产药品

1）证明性文件包括①药品批准证明文件及药品监督管理部门批准变更的文件；②《药品生产许可证》复印件；③营业执照复印件。

2）5年内生产、销售、抽验情况总结，对产品不合格情况应当作出说明。

3）5年内药品临床使用情况及不良反应情况总结。

4）有下列情形之一的，应当提供相应资料或者说明：①药品批准证明文件或者再注册批准文件中要求继续完成工作的，应当提供工作完成后的总结报告，并附相应资料；②首次申请再注册药品需要进行Ⅳ期临床试验的，应当提供Ⅳ期临床试验总结报告；③首次申请再注册药品有新药监测期的，应当提供监测情况报告。

5）提供药品处方、生产工艺、药品标准。凡药品处方、生产工艺、药品标准与上次注册内容有改变的，应当注明具体改变内容，并提供批准证明文件。

6）生产药品制剂所用原料药的来源。改变原料药来源的，应当提供批准证明文件。

7）药品最小销售单元的现行包装、标签和说明书实样。

（2）境外生产药品

1）证明性文件包括①《进口药品注册证》或者《医药产品注册证》复印件及国务院药品监督管理部门批准有关补充申请批件的复印件；②药品生产国家或者地区药品管理机构出具的允许该药品上市销售及该药品生产企业符合药品生产质量管理规范的证明文件、公证文书及其中文译本；③药品生产国家或者地区药品管理机构允许药品进行变更的证明文件、公证文书及其中文译本；④由境外制药厂商常驻中国代表机构办理注册事务的，应当提供《外国企业常驻中国代表机构登记证》复印件；⑤境外制药厂商委托中国代理机构代理申报的，应当提供委托文书、公证文书及其中文译本，以及中国代理机构的《营业执照》复印件。

2）5年内在中国进口、销售情况的总结报告，对于不合格情况应当作出说明。

3）药品进口销售五年来临床使用及不良反应情况的总结报告。

4）首次申请再注册药品有下列情形之一的，应当提供相应资料或者说明：①需要进行

Ⅳ期临床试验的应当提供Ⅳ期临床试验总结报告；②药品批准证明文件或者再注册批准文件中要求继续完成工作的，应当提供工作总结报告，并附相应资料。

5）提供药品处方、生产工艺、药品标准和检验方法。凡药品处方、生产工艺、药品标准和检验方法与上次注册内容有改变的，应当指出具体改变内容，并提供批准证明文件。

6）生产药品制剂所用原料药的来源。改变原料药来源的，应当提供批准证明文件。

7）在中国市场销售药品最小销售单元的包装、标签和说明书实样。

8）药品生产国家或者地区药品管理机构批准的现行原文说明书及其中文译本。

3. 申报与审批程序　药品再注册分为境内生产的药品再注册与境外生产药品再注册两种情况。

（1）境内生产药品再注册申报与审批程序　持有人填写《药品再注册申请表》并提供有关申报资料。持有人所在地省、自治区、直辖市药品监督管理部门对申报资料进行审查，符合要求出具药品再注册申请受理通知书；不符合要求则出具药品再注册申请不予受理通知书，并说明理由。

药品再注册申请受理后，省、自治区、直辖市药品监督管理部门或者药品审评中心对持有人开展药品上市后评价和不良反应监测情况，按照药品批准证明文件和药品监督管理部门要求开展相关工作情况，以及药品批准证明文件载明信 息变化情况等进行审查，符合规定的，予以再注册，发给药品再注册批准通知书。不符合规定的，不予再注册，并报请国家药品监督管理局注销药品注册证书。

（2）境外生产药品再注册申报与审批程序　境外生产药品的再注册申请由国务院药品监督管理部门受理，在6个月内完成审查，符合规定的予以再注册；不符合规定的，发出不予以再注册的通知，并说明理由。

4. 不予再注册　《药品注册管理法》第八十四条规定，有下列情形之一的，不予再注册：①有效期届满未提出再注册申请的；②药品注册证书有效期内持有人不能履行持续考察药品质量、疗效和不良反应责任的；③未在规定时限内完成药品批准证明文件和药品监督管理 部门要求的研究工作且无合理理由的；④经上市后评价，属于疗效不确切、不良反应大或者因其 他原因危害人体健康的；⑤法律、行政法规规定的其他不予再注册情形。

对不予再注册的药品，药品注册证书有效期届满时予以注销。

扫码“学一学”

第五节　药品注册过程中的专利问题

【术语】药品专利纠纷早期解决机制（Mechanism for early resolution of drug patent disputes）、Bolar 例外（Bolar exception）

药品专利制度是一柄双刃剑，具有衡平专利权人和公众利益的双重性质。一方面，它通过保证专利药品的市场独占地位，从而刺激药品研发商加大新药研发投入，使社会不断获得更安全、更有效的新药。另一方面，药品专利制度抑制了仿制药的研发和生产，从而在客观上提高了药品价格，增加了患者的医疗成本。因此，如何在专利药品和仿制药品、新药研发和药品价格之间达到一个有机平衡，是困扰各国药品专利政策制定者的一个世界性难题。

药品注册过程中的专利保护问题涉及很多方面，本节重点陈述以下两个问题：①药品早期专利纠纷问题，即行政审批部门遇到申请方被控专利侵权应当如何处理？是否应当中止审查，待司法机关作出判决后再继续？②药品专利例外问题，即为了通过行政审批而进行临床试验或申请生产许可、使用他人仍在保护期限内的专利药品，是否会构成专利侵权？

一、药品注册中的专利纠纷问题

1. 药品专利纠纷早期解决机制概述

（1）药品专利纠纷早期解决机制的来源　药品专利纠纷早期解决机制也称药品专利链接制度，起源于美国。1984 年美国通过了《药品价格竞争和专利期补偿法》（Drug Price Competition and Patent Term Restoration Act，Hatch-Waxman 法令）。该法令从根本上调整了美国药物创新的激励机制，规范了专利药制造商和仿制药制造商的权利义务，使仿制药在安全有效的前提下能够快速进入市场。该法规定：制药企业可预先合法研制、申报仿制药。待药品的专利期届满，即可立刻投入市场销售。

（2）药品专利纠纷早期解决机制的定义　药品专利纠纷早期解决机制是指将相关药品上市审批程序与相关药品专利纠纷解决程序相衔接的制度。这包括两层含义：①仿制药上市申请审批与相应的新药专利审核程序的有效衔接；②药品注册部门与专利审批部门职能的有效衔接。

（3）药品专利纠纷早期解决机制的意义　药品专利纠纷早期解决机制平衡了药品的创新与仿制，加快了仿制药的上市，提高了仿制药的使用比例。以美国为例，1984 年以前，仿制药在美国处方药市场中所占的比例约为 19%，而 2017 年占比上升至 89%。由于仿制药价格通常比创新药低 20%～60%，因此这极大地提高了药品可支付性，降低了民众用药负担。

2. 美国药品专利纠纷早期解决机制的主要内容

（1）专利声明制度　仿制药申请人应当向 FDA 提交有关药品专利状态的说明，以防止所申请药品涉嫌专利侵权。

（2）桔皮书制度　被 FDA 批准的药品名单、药品专利情况和独占期等信息通过桔皮书（Approved Drug Products with Therapeutic Equivalence Evaluations/ Orange Book）公布。

（3）仿制药简化申请制度　仿制药的上市申报，无须重复进行 NDA（新药申请）已证明的安全性、有效性研究，只需进行生物等效性研究，以加快低成本仿制药的上市。

（4）数据独占制度　对不同类别的仿制药赋予不同的数据保护和市场独占期保护，以弥补药品因 FDA 审批所占用的时间。

（5）监管审批机构链接制度　加强药品注册审批机构和专利审批机构的沟通，以防所注册药品涉嫌专利侵权；适当延长药品专利期限以弥补药品因注册审批期间而受到的经济损失。

3. 我国药品专利纠纷早期解决机制建设历程　2017 年 10 月，中共中央办公厅、国务院办公厅印发《关于深化审评审批制度改革鼓励药品医疗器械创新的意见》（厅字〔2017〕42 号），要求探索建立药品专利链接制度。2019 年 11 月，中共中央办公厅、国务院办公厅印发《关于强化知识产权保护的意见》，再次提出探索建立药品专利链接制度。

2020 年 10 月 17 日，第十三届全国人民代表大会常务委员会第二十二次会议通过《全国人民代表大会常务委员会关于修改〈中华人民共和国专利法〉的决定》（中华人民共和国主席令第五十五号），要求《中华人民共和国专利法》增加一条，作为第七十六条，即“药品上市审评审批过程中，药品上市许可申请人与有关专利权人或者利害关系人，因申请注册的药品相关的专利权产生纠纷的，相关当事人可以向人民法院起诉，请求就申请注册的药品相关技术方案是否落入他人药品专利权保护范围作出判决。国务院药品监督管理部门在规定的期限内，可以根据人民法院生效裁判作出是否暂停批准相关药品上市的决定。药品上市许可申请人与有关专利权人或者利害关系人也可以就申请注册的药品相关的专利权纠纷，向国务院专利行政部门请求行政裁决。国务院药品监督管理部门会同国务院专利行政部门制定药品上市许可审批与药品上市许可申请阶段专利权纠纷解决的具体衔接办法，报国务院同意后实施。”这标志着我国在法律层面明确建立药品专利纠纷早期解决机制。

2021 年 7 月 4 日，国家药品监督管理局、国家知识产权局发布了根据《中华人民共和国专利法》制定的《药品专利纠纷早期解决机制实施办法（试行）》，旨在为当事人在相关药品上市审评审批环节提供相关专利纠纷解决的机制，保护药品专利权人合法权益，降低仿制药上市后专利侵权风险。主要内容包括：平台建设和信息公开制度、专利权登记制度、仿制药专利声明制度、司法链接和行政链接制度、批准等待期制度、药品审评审批分类处理制度、首仿药市场独占期制度等。

二、药品专利例外制度

1. Bolar 例外原则的产生及其立法目的 Bolar 例外源于美国，是由 Bolar 公司诉 Roche 公司案催生的专利侵权例外规定，也被称为安全港（Safe Harbor）条款。

1983 年，Bolar 公司为能尽早上市 Roche 公司的安眠药盐酸氟西泮仿制品，在该产品专利届满（1984 年 1 月 17 日）前，从国外进口 5kg 原料，进行制剂学、稳定性和生物等效性等向美国 FDA 申请上市许可所需的研究，进而被 Roche 起诉侵犯专利权。

经过二审，联邦巡回法院最终判定 Bolar 公司侵权。但法院同时认识到，如果专利期届满后才开始仿制药相关试验，专利权人实际上将获得超过专利期的排他权。这是《联邦食品、药品和化妆品法案》与《专利法》之间的冲突。

最终，美国国会于 1984 年修改了《专利法》，其中规定：“目的在于仅仅为获得和提交 FDA 要求信息的有关行为不侵犯专利权。”修改后的《专利法》认为，前述 Bolar 公司的行为不侵犯专利权，也即在专利期内进行临床试验等药品注册审批要求的试验研究，不侵犯专利权。

Bolar 例外条款的意义在于它允许仿制药商在专利期未满前提早研制，为仿制药提早上市做好准备。

继美国之后，Bolar 例外在很多国家和地区通过立法或判例被广泛认可。我国《专利法》第三次修订中增加了类似 Bolar 例外的内容，对医药行业发展具有重要影响。

2. 我国专利例外制度的法律规定 2008 年版的《专利法》第六十九条正式确立了 Bolar 例外的法律地位，“为提供行政审批所需要的信息，制造、使用、进口专利药品或者专利医疗器械的，以及专门为其制造、进口专利药品或者专利医疗器械的”的，不视为侵权专利权。

我国专利法增加 Bolar 条款，目的在于鼓励仿制药的生产。我国的药品和医疗器械生产企业从此可以利用该规则，在药品或医疗器械的有效专利保护期限届满之前，进行药品或医疗器械的临床试验和生产许可申请，做好上市前的准备。一旦专利到期，立即推出产品，占领市场。

3. 我国专利例外问题的应用实例　尽管我国的专利例外条款在专利法中得以确认没有多长时间，但是在过去这些年里，我国已经有类似的案例发生，如日本三共公司与北京万生药业公司的“奥美沙坦酯”专利侵权纠纷、美国礼来公司与江苏豪森药业公司的“奥氮平”专利侵权纠纷、英国葛兰素公司与西南合成制药厂的“盐酸恩丹西酮”专利侵权纠纷等。

三、药品专利期限补偿制度

1. 药品专利期限补偿的产生及其立法目的　药品专利期限补偿又称药品专利期限延长，是指专利药品在专利期限届满后，在符合法定条件的情况下，可以再额外获得一定时期的专利保护。

1962 年，美国国会通过《科夫沃-哈里斯修正案》（Kefauver-Harris Amendments），要求对新药上市前进行包括安全性和有效性在内的严格审查。这不仅极大地增加了新药的研发成本，而且大大延后了药品上市时间，新药生产者认为药品审查程序的相关规定大大缩减了专利的实际保护期限，主张对此期限进行弥补，否则巨额的新药研发成本就无法得到收回。

因此，1984 年，美国国会通过了《药品价格竞争与专利期恢复法》，对药品专利期限补偿制度进行了规定。其药品专利保护期延长的具体计算要求如下：①可延长的专利保护期间应等同于专利发证后的法定审查期间（包括临床试验阶段和行政审批阶段），计算方式为临床试验之日起至申请上市许可之日期间的 1/2，加上 FDA 新药上市审批环节所需的时间，其中，应扣除在此期间的由于申请人未尽责所造成的时间延迟；②药品专利补偿期限不可超过 5 年。药品获批上市后享有的最长专利保护期不得超过 14 年，药品专利保护期加上补偿期超过 14 年的，按照 14 年计算；③专利权人必须于新药上市获批后 60 天内申请。

立法者认为，在统一的专利保护期限下，严格的上市审批程序使药品专利的实际有效专利保护期大幅度缩短，形成专利期的前期扭曲。对于仿制药生产企业而言，依据专利权的保护期限来限制仿制药的实验并进而延迟仿制药上市，虽然达到了药品专利权保护期限延长的效果，但形成专利期的后期扭曲。《药品价格竞争与专利期限补偿法案》通过规定专利期限补偿制度来规制专利期的前期扭曲，同时也通过规定药品实验免责制度来规制专利期的后期扭曲：给予新药合理的专利期延长一方面保护了新药开发商的利益，另一方面也为仿制药在专利药品保护期内进行临床试验提供了法律依据；既保持了新药开发的诱因也促进低价仿制药顺利上市。

继美国之后，欧盟、加拿大、日本、澳大利亚、韩国、新加坡等国家和地区也相继建立了药品专利期限补偿制度。

2. 我国药品专利期限补偿的法律规定　《全国人民代表大会常务委员会关于修改〈中华人民共和国专利法〉的决定》（中华人民共和国主席令第五十五号），明确《中华人民共和国专利法》增加关于药品专利期限补偿的规定，具体条款为“为补偿新药上市审评审批占用的时间，对在中国获得上市许可的新药相关发明专利，国务院专利行政部门应专利权人的请求给予专利权期限补偿。补偿期限不超过五年，新药批准上市后总有效专利权期限不超过十四年”。

我国建立药品专利期限补偿制度，目的在于鼓励创新药品研发。现阶段，随着我国医药产业的发展，药企对创新药的研发投入和创新能力逐步提高，而同时新药上市审评审批可能会占用药品相关发明专利期限，这无疑有损创新药企业利益，因此需要相应的制度设计来保障其从事新药研发的积极性。此外，为了促进国外新药能够尽早在我国上市，提高药品可及性，保障公共健康，也有必要立足我国国情，借鉴相关国家和地区经验，建立药品专利期限补偿制度。

案例讨论

威尔曼公司专利纠纷案

【案情简介】 广州威尔曼公司是发明专利ZL971089426“抗β-内酰胺酶抗菌素复合物”的专利权人。2005年7月29日，广州威尔曼公司向W公司发出律师函，认为湖北某公司申报注册生产的“注射用哌拉西林钠舒巴坦钠”“注射用头孢噻肟钠舒巴坦钠”是其ZL971089426发明专利保护药品，据此要求终止申报注册活动。而W公司认为所申报注册生产的复方制剂药品所使用的是一种自由公知技术，没有侵犯被告的发明专利权，故提起上诉请求人民法院依法判令：确认其在中国制造、使用、许诺销售、销售、进口“注射用哌拉西林钠舒巴坦钠”“注射用头孢噻肟钠舒巴坦钠”复方制剂药品不构成对被告ZL971089426发明专利的专利侵权。

【焦点问题】 W公司行为是否构成侵权？

【案例分析】 最终湖南省长沙市中级人民法院认为：广州威尔曼公司系发明专利ZL971089426的专利权人，他人未经其许可不得实施其专利，即不得为生产经营目的制造、使用、许诺销售、销售、进口其专利产品。W公司所提交的证据不足以支持其公知技术抗辩，其在广州威尔曼公司取消授权后，仍许诺销售与广州威尔曼公司专利相同的产品之行为已构成对广州威尔曼公司ZL971089426发明专利权的侵犯，故W公司要求确认其行为不构成对广州威尔曼公司ZL971089426发明专利侵权的诉讼请求，本院不予支持；广州威尔曼公司要求确认W公司的行为构成专利侵权的诉讼请求应予支持。

专利链接制度和专利例外制度已经是国际上的通用做法，我国的专利链接和专利例外制度尚属初级阶段，仍然有很大的发展空间。随着我国制药业的不断发展和立法的不断完善，我国的药品专利保护也会越来越健全。

背景知识

人用药物注册技术要求国际协调理事会

1. ICH成立背景 随着制药工业趋向国际化并寻找新的全球市场，各国药品注册技术要求的不同，使得药品生产企业在国际市场销售药品需要长时间和昂贵的多次重复试验和重复申报，导致新药研究和开发的费用逐年提高，医疗费用也逐年上升。为了降低药价并使新药能早日用于治疗患者，各国政府纷纷将“新药申报技术要求的合理化和一致化问题”

提上议事日程。在这样的背景下，人用药物技术要求国际协调理事会（The International Council for Harmonisation of Technical Requirements for Pharmaceuticals for Human Use，ICH）于 1990 年 4 月由欧盟、美国、日本三方的药品管理部门和生产部门共同发起、成立。

2. ICH 的参加单位　欧盟（European Union，EU）；欧洲制药工业协会联合会（European Federation of Pharmaceutical Industries Associations，EFPIA）；美国食品与药品管理局（US Food and Drug Administration，FDA）；美国药物研究和生产联合会（Pharmaceutical Research and Manufacturers of America，PRMA）；日本厚生劳动省（Ministry of Health，Labor and Welfare，MHLW）；日本制药工业协会（Japan Pharmaceutical Manufacturers Association，JPMA）；ICH 总部设在瑞士日内瓦国际制药工业协会联合会（International Federation of Pharmaceutical Manufacturers Associations，IFPMA），每两年召开一次大会。

3. ICH 的职责　为药品管理部门和生产部门对产品注册技术要求存在的不同看法提供一个建设性的对话场所；在保证安全的前提下，修订的技术要求和研究开发程序，以节省人力、动物和资源；为新药注册的技术规程和要求的解释和应用创造切实可行的途径，使管理部门和生产部门达成共识。

4. ICH 协调的四个类别的专题　①安全性（safety），包括药理、毒理、药代等试验，以“S”表示；②质量（quality），包括稳定性、验证、杂质、规格等，以“Q”表示；③有效性（efficacy），包括临床试验中的设计、研究报告、GCP 等，以“E”表示；④综合学科（multidisciplinary），包括术语、管理通讯等，以“M”表示。以药品有效性议题为例，目前 ICH 已经形成包括 12 个类别 26 个细分主题，包括稳定性试验（ICHQ1）、分析方法验证（ICHQ2）、杂质（ICHQ3）、药典（ICHQ4）、生物技术产品（ICHQ5）、质量标准（ICHQ6）、原料药生产 GMP 指南（ICHQ7）、药品研发（ICHQ8）、质量风险管理（ICHQ9）、药品质量体系（ICHQ10）、原料药开发与制造（ICHQ11）与生命周期管理（ICHQ12）。

ICH 决定采用统一的申请文件格式-通用技术文件（common technical document，CTD），其目的是节约药品审评的时间和资源，规范各个地区的注册申请，并有助于注册机构的评审并加强同申请人之间的交流，更有助于各注册机构之间注册资料的交换。目前，CTD 已经成为药品注册国际公认的文件编写格式，申请人在向 ICH 的 3 个地区（欧洲、美国、日本）主管当局提交申请时，所准备的申请文件要求采用 CTD 固定格式。

由于 ICH 参加国的制药工业产值占世界的 80%，新药研究和开发经费占世界的 90%，并且集中了国际上大批有经验的审评和研发新药的专家，ICH 制定的指导原则被越来越多的国家和企业所采用。

2017 年 6 月，原 CFDA 正式加入 ICH，成为其全球第 8 个监管机构成员，这意味着国际社会对我国药品监管体系和制药产业的认可，同时在药品研发和注册全球化的背景下，加入 ICH 可推动中国药品注册技术要求与国际接轨，有助于提升国内制药产业创新能力和国际竞争力，并且推动国际创新药品早日进入中国市场。

Hatch-Waxman 法案内容

Hatch-Waxman 法案，即《药品价格竞争与专利期补偿法》，正如其名，主要包括两部分内容：药物竞价和专利期补偿。

所谓药物竞价，是指FDA通过Hatch-Waxman法案的实施，在一定程度内鼓励对专利新药的仿制，简化及加快仿制药上市的程序，降低药品的市场价格，同时又给予专利新药公司保护自己产品专利不受侵犯的权利和方式，以使仿制药和专利药公司求得各自的利益和市场的平衡。

Hatch-Waxman法案规定：只要仿制药与专利药具有相同的有效成分、剂型、药效及生物等效性，就只需要进行简略的新药申请（ANDA）即可，而不需要进行临床前研究和临床研究，并允许仿制药公司在专利新药的专利到期前提出ANDA申请，但前提是没有对专利药构成侵权。而专利药的各项专利情况在FDA也是有据可查的，新药公司在提出NDA申请时，会同时提供相关的专利给FDA，在NDA通过认证后，这些专利会列在FDA出版的桔皮书中。因此，仿制药在提出ANDA申请案时，必须对列于桔皮书中、与该仿制药相关的专利提交专利声明，以证明其没有构成侵权。

另一方面，新药从发现、动物实验、临床人体试验，到通过认证上市，所耗费的时间可能长达10年以上。一般而言，与新药有关的专利通常在发现初期就已经申请，但等到新药上市时，专利的保护期可能仅剩数年。为了补偿专利药在研发和上市审批过程中延误的时间，Hatch-Waxman法案允许新药公司可在FDA通过新药认证后的60天内对美国专利商标局（United States Patent and Trademark Office，USPTO）提出专利期延长申请，即通过延长专利保护期限来对专利权人前期投入进行补偿。通过新药申请认证的专利拥有者可获得的专利延长期间，约等于该新药进行人类临床试验时间所需时间一半，加上完成试验后FDA审核其新药申请案的所有时间。但Hatch-Waxman法案规定延长的专利期最多不可超过5年，且该药品的有效市场排他期最长不超过14年，如果该新药产品的专利在通过认证后仍有14年以上的排他期，则不会给予额外的专利延长期。

这项条款保护了专利新药实际可利用的专利期限，使其不用考虑耗费在临床研究和注册申请上的漫长时间，既有充分的时间可以独占市场，又保证了专利新药的研究质量，可说是一举两得。

本章小结

本章介绍了药品注册的法律制度，重点介绍了新药研发和注册、仿制药申报与审批、进口药品注册与管理以及药品注册过程中的专利问题，对于药品补充申请的申报与审批及再注册也进行了系统的介绍。

课堂讨论

1. 阐述实施药品批准文号管理的意义。
2. 阐述新药申报与审批的流程应当注意的问题。
3. 我国目前应如何提升药品研发水平？
4. 我国药企应如何制定仿制药策略？
5. 我国的药品进口注册制度对我国制药行业影响有哪些？
6. 我国的药品补充申请制度与再注册制度对保障药品质量的作用有哪些？
7. 我国《专利法》确立的Bolar例外条款对我国医药企业的影响有哪些？

课外思考

1. 新药由现行的国内新到全球新，即“未曾在中国境内上市销售的药品”调整为“未在中国境内外上市销售的药品”，你认为会对我国医药产业带来什么影响？

2. 药品注册申请的分类。

3. 临床试验的各阶段试验目的、试验方法以及受试者人数要求。

4. 特殊审批的适用情形及其作用。

5. 我国仿制药注册流程及要求。

6. 如何利用药品专利链接制度？

7. 药品研制中药业伦理与道德问题。

第四章 药品生产监督管理法律制度

学习目标

本章主要涉及药品生产监督管理的相关法律制度，包括药品生产企业开办、药品生产许可证管理、我国GMP制度的主要内容。通过本章的学习，使读者较系统地了解我国对药品生产环节的监督和管理。

1. 了解 我国药品生产管理概况；GMP实施的意义。
2. 熟悉 GMP对机构、人员、厂房设施、设备、物料、验证的基本要求。
3. 掌握 药品生产许可证制度；药品生产管理。
4. 重点掌握 药品上市许可持有人、药品生产者法定义务；药品GMP实施与检查。

导入案例

“银杏叶提取物”风波

2015年5月9~11日，国家食品药品监督管理总局在一次飞行检查过程中发现桂林兴达药业有限公司“擅自改变提取工艺生产银杏叶提取物，由稀乙醇提取改为3%盐酸提取；从不具备资质企业违规购进银杏叶提取物，且其提取工艺也为3%盐酸提取”，还将非法银杏叶提取物用于银杏叶片生产并销售。非法银杏叶提取物流入了云南白药、康恩贝、仟源医药、方盛制药等众多制剂生产公司。

本案中，桂林兴达药业有限公司等企业在生产质量管理上存在巨大的问题，严重违反了我国GMP的具体规定。根据《药品管理法》(2001年修订)第十条“药品必须按照国家药品标准和国务院药品监督管理部门批准的生产工艺进行生产。药品生产企业改变影响药品质量的生产工艺的，必须报原批准部门审核批准”以及2010年版GMP第一百六十八条“……工艺规程的制定应当以注册批准的工艺为依据”、第一百六十九条“工艺规程不得任意更改……”等规定，生产企业不得擅自更改已经经过国家批准的药品生产工艺。而本案中桂林兴达业有限公司等企业擅自更改生产工业，且未报有关药品监督管理部门审核批准，最终导致相关产品存在安全隐患。

事后的处理结果：对违法生产销售假药、劣药的银杏叶提取物及制剂企业，分别依据《药品管理法》(2001年修订)第七十三条、第七十四条规定，没收违法生产、销售的产品和违法所得，并处罚款，吊销其《药品生产许可证》；对企业法定代表人、企业负责人、质量负责人、生产负责人及其他有关人员中，负有直接责任的主管人员和其他人员涉嫌犯罪的，依法移送公安机关追究刑事责任。

银杏叶制剂企业生产、销售假药，依据《药品管理法》(2001年修订)第七十三条的规定，没收违法药品和违法所得，并处违法生产、销售药品货值金额二倍以上五倍以下的罚款，撤销银杏叶药品批准证明文件；使用自行制备的掺杂掺假的提取物，或者明知掺杂掺假的提取物仍然购买或者使用的，或者明知其按市场公允成本和价格无法生产出合格提取物仍然购买或者使用的，且具有拒绝、逃避监督检查或者伪造记录、伪造留样、销毁或者隐匿有关证据材料等从重情节的，吊销《药品生产许可证》；对企业法定代表人、企业负责人、质量负责人、生产负责人及其他有关人员中，负有直接责任的主管人员和其他人员涉嫌犯罪的，依法移送公安机关追究刑事责任。

银杏叶制剂企业生产、销售劣药，依据《药品管理法》（2001年修订）第七十四条的规定，没收违法药品和违法所得，并处违法生产、销售药品货值金额一倍以上三倍以下的罚款；具有拒绝、逃避监督检查，或者伪造记录、伪造留样、销毁或者隐匿有关证据材料等从重情节的，撤销银杏叶药品批准证明文件。

适用现行《药品管理法》，属于违反第四十四条“药品应当按照国家药品标准和经药品监督管理部门核准的生产工艺进行生产。生产、检验记录应当完整准确，不得编造”的规定。事后处理应该按照违法生产销售假药、劣药的银杏叶提取物及其制剂企业，分别根据第一百一十六条、第一百一十七条规定进行处罚。如若定性为生产假药的企业，应没收违法生产、销售的药品和违法所得，责令停产停业整顿，吊销药品批准证明文件，并处违法生产、销售的药品货值金额十五倍以上三十倍以下的罚款；货值金额不足十万元的，按十万元计算；情节严重的，吊销药品生产许可证、药品经营许可证或者医疗机构制剂许可证，十年内不受理其相应申请；药品上市许可持有人为境外企业的，十年内禁止其药品进口。如若定性为生产劣药的企业，应没收违法生产、销售的药品和违法所得，并处违法生产、销售的药品货值金额十倍以上二十倍以下的罚款；违法生产、批发的药品货值金额不足十万元的，按十万元计算，违法零售的药品货值金额不足一万元的，按一万元计算；情节严重的，责令停产停业整顿直至吊销药品批准证明文件、药品生产许可证、药品经营许可证或者医疗机构制剂许可证。

药品作为人们用以防治疾病、康复保健的特殊商品，其质量好坏直接关系人们的健康和生命，因此受到社会的多方关注，国家也因此制定了一系列的法律、法规，从研发、生产、销售到使用的每一环节进行监管，保证药品的质量。而药品生产质量管理监督体系则确保只有经批准的药品生产企业才能生产药品并保证药品生产的全过程都处于可控状态。我国通过《药品管理法》及其实施条例、《药品生产监督管理办法》《药品生产质量管理规范》（GMP）等一系列法律、法规和规章确定了药品生产许可证制度，保证药品质量的安全、有效和质量可控，从而保障人民用药安全。

扫码“学一学”

第一节　药品生产监督管理

【术语】

药品生产许可证（drug manufacturing license）、委托生产（commissioning manufacture）

随着改革的深入与经济的不断发展，我国制药业保持着持续、快速的增长，但是相对制药强国，我国制药企业多、散、小，品种缺乏创新，整体技术水平不高，市场竞争机制尚不健全，还需要国家相关部门的监督管理。而随着《行政许可法》的实施，国务院药品监督管理部门对相关法规进行了重新审定并发现：国家药品监督管理局于 2002 年 12 月 11 日发布并于 2003 年 2 月 1 日实施的《药品生产监督管理办法（试行）》在实施过程中，有些规定不尽合理，明显滞后于相关监督管理部门行政执法的需要。因此，2004 年 2 月，国家食品药品监督管理局开始对《药品生产监督管理办法（试行）》进行修订，并于 2004 年 8 月 5 日发布并实施、2017 年修正《药品生产监督管理办法》。2019 年新版《药品管理法》出台之后，根据科学监管的理念，国家药品监督管理部门对《药品生产监督管理办法》进行了修订。于 2020 年 1 月 15 日经国家市场监督管理总局审议通过，自 2020 年 7 月 1 日起施行。药品生产监督管理是指药品监督管理部门依法对药品生产条件和生产过程进行审查、许可、监督检查等的管理活动。

一、开办药品生产企业的申请和审批

我国《药品管理法》第四十一条规定："从事药品生产活动，应当经企业所在地省、自治区、直辖市人民政府药品监督管理部门批准，取得《药品生产许可证》。无《药品生产许可证》的，不得生产药品。"因此要开办药品生产企业，必须获得药品生产许可证。

1. 申请

（1）必备条件　根据《药品管理法》第四十二条，开办药品生产企业，必须具备以下条件。

1）具有依法经过资格认定的药学技术人员、工程技术人员及相应的技术工人。

2）具有与其药品生产相适应的厂房、设施和卫生环境。

3）具有能对所生产药品进行质量管理和质量检验的机构、人员以及必要的仪器设备。

4）具有保证药品质量的规章制度，并符合国务院药品监督管理部门依据本法制定的药品生产质量管理规范要求。

药品监督管理部门在审核批准开办药品企业的申请时，除上述必须具备的条件外，还需注意符合国家制定的行业发展规划和产业政策，防止重复建设。

5）根据《药品生产监督管理办法》第六条规定，从事药品生产，应当符合以下条件。

①有依法经过资格认定的药学技术人员、工程技术人员及相应的技术工人，法定代表人、企业负责人、生产管理负责人（以下称生产负责人）、质量管理负责人（以下称质量负责人）、质量受权人及其他相关人员符合《药品管理法》《疫苗管理法》规定的条件。

②有与药品生产相适应的厂房、设施、设备和卫生环境。

③有能对所生产药品进行质量管理和质量检验的机构、人员。

④有能对所生产药品进行质量管理和质量检验的必要的仪器设备。

⑤有保证药品质量的规章制度，并符合药品生产质量管理规范要求。

6）从事疫苗生产活动的应当具备以下条件。

①具备适度规模和足够的产能储备。

②具有保证生物安全的制度和设施、设备。

③符合疾病预防、控制需要。

（2）提交材料　从事制剂、原料药、中药饮片生产活动，申请人应当按照《药品生产监督管理办法》和国家药品监督管理局规定的申报资料要求，向所在地省、自治区、直辖市药品监督管理部门提出申请。

委托他人生产制剂的药品上市许可持有人，应当具备《药品生产监督管理办法》第六条第一款第一项、第三项、第五项规定的条件，并与符合条件的药品生产企业签订委托协议和质量协议，将相关协议和实际生产场地申请资料合并提交至药品上市许可持有人所在地省、自治区、直辖市药品监督管理部门，按照本办法规定申请办理药品生产许可证。

申请人应当对其申请材料全部内容的真实性负责，具体资料见表4-1。

表4-1　开办药品生产企业需提交的申请资料

分类	序号	提交申请材料内容
药品上市许可持有人自行生产的情形	1	药品生产许可证申请表
	2	基本情况，包括企业名称、生产线、拟生产品种、剂型、工艺及生产能力（含储备产能）
	3	企业的场地、周边环境、基础设施、设备等条件说明以及投资规模等情况说明
	4	营业执照（申请人不需要提交，监管部门自行查询）
	5	组织机构图（注明各部门的职责及相互关系、部门负责人）
	6	法定代表人、企业负责人、生产负责人、质量负责人、质量受权人及部门负责人简历、学历、职称证书和身份证（护照）复印件；依法经过资格认定的药学及相关专业技术人员、工程技术人员、技术工人登记表，并标明所在部门及岗位；高级、中级、初级技术人员的比例情况表
	7	周边环境图、总平面布置图、仓储平面布置图、质量检验场所平面布置图
	8	生产工艺布局平面图（包括更衣室、盥洗间、人流和物流通道、气闸等，并标明人、物流向和空气洁净度等级），空气净化系统的送风、回风、排风平面布置图，工艺设备平面布置图
	9	拟生产的范围、剂型、品种、质量标准及依据
	10	拟生产剂型及品种的工艺流程图，并注明主要质量控制点与项目、拟共线生产情况
	11	空气净化系统、制水系统、主要设备确认或验证概况；生产、检验用仪器、仪表、衡器校验情况
	12	主要生产设备及检验仪器目录
	13	生产管理、质量管理主要文件目录
	14	药品出厂、上市放行规程
	15	申请材料全部内容真实性承诺书
	16	凡申请企业申报材料时，申请人不是法定代表人或负责人本人，企业应当提交《授权委托书》
	17	按申请材料顺序制作目录
药品上市许可持有人委托他人生产的情形	1	药品生产许可证申请表
	2	基本情况，包括企业名称、拟生产品种、剂型、工艺及生产能力（含储备产能）
	3	营业执照（申请人不需要提交，监管部门自行查询）
	4	组织机构图（注明各部门的职责及相互关系、部门负责人）
	5	法定代表人、企业负责人、生产负责人、质量负责人、质量受权人及部门负责人简历、学历、职称证书和身份证（护照）复印件；依法经过资格认定的药学及相关专业技术人员登记表，并标明所在部门及岗位；高级、中级、初级技术人员的比例情况表
	6	拟委托生产的范围、剂型、品种、质量标准及依据
	7	拟委托生产剂型及品种的工艺流程图，并注明主要质量控制点与项目、受托方共线生产情况
	8	生产管理、质量管理主要文件目录
	9	药品上市放行规程

续表

分类	序号	提交申请材料内容
药品上市许可持有人委托他人生产的情形	10	委托协议和质量协议
	11	持有人确认受托方具有受托生产条件、技术水平和质量管理能力的评估报告
	12	受托方相关材料：受托方药品生产许可证正副本复印件；受托方药品生产企业的场地、周边环境、基础设施、设备等情况说明；受托方周边环境图、总平面布置图、仓储平面布置图、质量检验场所平面布置图；受托方生产工艺布局平面图（包括更衣室、盥洗间、人流和物流通道、气闸等，并标明人、物流向和空气洁净度等级），空气净化系统的送风、回风、排风平面布置图，工艺设备平面布置图；受托方空气净化系统、制水系统、主要设备确认或验证概况；生产、检验仪器、仪表、衡器校验情况；受托方主要生产设备及检验仪器目录；受托方药品出厂放行规程；受托方所在地省级药品监管部门出具的通过药品 GMP 符合性检查告知书以及同意受托生产的意见
	13	申请材料全部内容真实性承诺书
	14	凡申请企业申报材料时，申请人不是法定代表人或负责人本人，企业应当提交《授权委托书》
	15	按申请材料顺序制作目录
药品生产企业接受委托生产的情形	1	药品生产许可证申请表
	2	基本情况，包括企业名称、拟生产品种、剂型、工艺及生产能力（含储备产能）
	3	企业的场地、周边环境、基础设施、设备等条件说明以及投资规模等情况说明
	4	营业执照（申请人不需要提交，监管部门自行查询）
	5	组织机构图（注明各部门的职责及相互关系、部门负责人）
	6	法定代表人、企业负责人、生产负责人、质量负责人、质量受权人及部门负责人简历、学历、职称证书和身份证（护照）复印件；依法经过资格认定的药学及相关专业技术人员、工程技术人员、技术工人登记表，并标明所在部门及岗位；高级、中级、初级技术人员的比例情况表
	7	周边环境图、总平面布置图、仓储平面布置图、质量检．验场所平面布置图
	8	生产工艺布局平面图（包括更衣室、盥洗间、人流和物流通道、气闸等，并标明人、物流向和空气洁净度等级），空气净化系统的送风、回风、排风平面布置图，工艺设备平面布置图
	9	拟接受委托生产的范围、剂型、品种、质量标准及依据
	10	拟接受委托生产剂型及品种的工艺流程图，并注明主要质量控制点与项目、拟共线生产情况
	11	空气净化系统、制水系统、主要设备确认或验证概况；生产、检验仪器、仪表、衡器校验情况
	12	主要生产设备及检验仪器目录
	13	生产管理、质量管理主要文件目录
	14	药品出厂放行规程
	15	委托协议和质量协议
	16	申请材料全部内容真实性承诺书
	17	凡申请企业申报材料时，申请人不是法定代表人或负责人本人，企业应当提交《授权委托书》
	18	按申请材料顺序制作目录

续表

分类	序号	提交申请材料内容
原料药生产企业的情形	1	药品生产许可证申请表
	2	基本情况，包括企业名称、拟生产品种、工艺及生产能力（含储备产能）
	3	企业的场地、周边环境、基础设施、设备等条件说明以及投资规模等情况说明
	4	营业执照（申请人不需要提交，监管部门自行查询）
	5	组织机构图（注明各部门的职责及相互关系、部门负责人）
	6	法定代表人、企业负责人、生产负责人、质量负责人、质量受权人及部门负责人简历、学历、职称证书和身份证（护照）复印件；依法经过资格认定的药学及相关专业技术人员、工程技术人员、技术工人登记表，并标明所在部门及岗位；高级、中级、初级技术人员的比例情况表
	7	周边环境图、总平面布置图、仓储平面布置图、质量检验场所平面布置图
	8	生产工艺布局平面图（包括更衣室、盥洗间、人流和物流通道、气闸等，并标明人、物流向和空气洁净度等级、合成及精干包区），空气净化系统的送风、回风、排风平面布置图，工艺设备平面布置图
	9	拟生产的品种、质量标准及依据
	10	拟生产品种的工艺流程图，并注明主要质量控制点与项目、拟共线生产情况
	11	空气净化系统、制水系统、主要设备确认或验证概况；生产、检验仪器、仪表、衡器校验情况
	12	主要生产设备及检验仪器目录
	13	生产管理、质量管理主要文件目录
	14	药品出厂放行规程
	15	申请材料全部内容真实性承诺书
	16	凡申请企业申报材料时，申请人不是法定代表人或负责人本人，企业应当提交《授权委托书》
	17	按申请材料顺序制作目录

2. 审批 省级药品监督管理部门收到申请后，应当根据不同情况分别作出处理，并应在自收到申请之日起30个工作日内，作出决定。具体流程见图4-1。

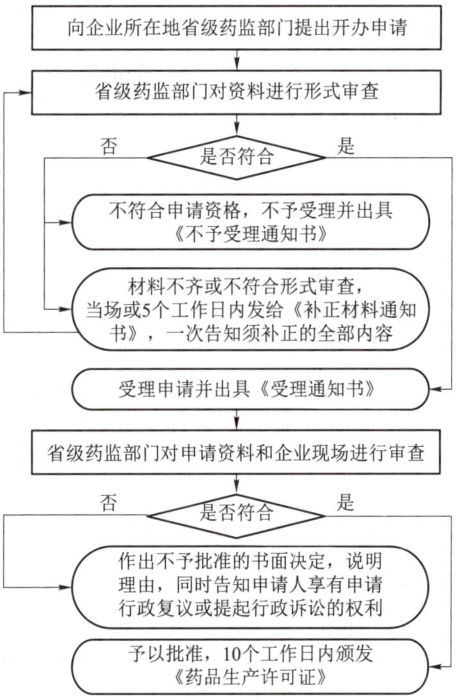

图4-1 开办药品生产审批流程

3. 其他要求 根据《药品管理法》第四十三条规定：“从事药品生产活动，应当遵守药品生产质量管理规范，建立健全药品生产质量管理体系，保证药品生产全过程持续符合法定要求。”

二、《药品生产许可证》的管理

《药品管理法》第四十一条规定了我国对药品生产企业实行药品生产许可证制度。由于药品的特殊商品的性质，药品生产许可制度可以为药品监督管理部门把好监督管理的第一关，从源头保证药品质量。

《药品生产许可证》分为正本和副本，有效期为5年。药品生产许可证样式由国家药品监督管理局统一制定。药品生产许可证电子证书与纸质证书具有同等法律效力。

《药品生产许可证》载明的项目有许可证编号、分类码、企业名称、统一社会信用代码、住所（经营场所）、法定代表人、企业负责人、生产负责人、质量负责人、质量受权人、生产地址和生产范围、发证机关、发证日期、有效期限等。其中，企业名称、统一社会信用代码、住所（经营场所）、法定代表人等项目应当与市场监督管理部门核发的营业执照中载明的相关内容一致。

1. 变更管理 《药品生产许可证》的变更分为许可事项变更和登记事项变更。《药品生产许可证》变更后，原发证机关应当在药品生产许可证副本上记录变更的内容和时间，并按照变更后的内容重新核发药品生产许可证正本，收回原药品生产许可证正本，变更后的药品生产许可证终止期限不变。

（1）许可事项变更　生产地址和生产范围的变更。

变更药品生产许可证许可事项的，向原发证机关提出药品生产许可证变更申请。未经批准，不得擅自变更许可事项。

原发证机关应当自收到企业变更申请之日起十五日内作出是否准予变更的决定。不予变更的，应当书面说明理由，并告知申请人享有依法申请行政复议或者提起行政诉讼的权利。

变更生产地址或者生产范围，药品生产企业应当按照本办法第六条的规定及相关变更技术要求，提交涉及变更内容的有关材料，并报经所在地省、自治区、直辖市药品监督管理部门审查决定。

原址或者异地新建、改建、扩建车间或者生产线的，应当符合相关规定和技术要求，提交涉及变更内容的有关材料，并报经所在地省、自治区、直辖市药品监督管理部门进行药品生产质量管理规范符合性检查，检查结果应当通知企业。检查结果符合规定，产品符合放行要求的可以上市销售。有关变更情况，应当在药品生产许可证副本中载明。

上述变更事项涉及药品注册证书及其附件载明内容的，由省、自治区、直辖市药品监督管理部门批准后，报国家药品监督管理局药品审评中心更新药品注册证书及其附件相关内容。

（2）登记事项变更　企业名称、住所（经营场所）、法定代表人、企业负责人、生产负责人、质量负责人、质量受权人的变更。

变更药品生产许可证登记事项的，应当在市场监督管理部门核准变更或者企业完成变更后30日内，向原发证机关申请药品生产许可证变更登记。原发证机关应当自收到企业变更申请之日起10日内办理变更手续。

2. 其他管理

（1）《药品生产许可证》的换发　《药品生产许可证》有效期届满，需要继续生产药品的，药品生产企业应当在有效期届满前 6 个月，向原发证机关申请换发《药品生产许可证》。

原发证机关结合企业遵守法律法规、GMP 和质量体系运行情况，按照《药品生产监督管理办法》关于药品生产企业开办的程序和要求进行审查，在《药品生产许可证》有效期届满前作出是否准予其换证的决定；符合规定准予换证的，收回原证，换发新证。

（2）《药品生产许可证》的补发　《药品生产许可证》遗失的，药品生产企业应当立即向原发证机关申请补发，并在原发证机关指定的媒体上登载遗失声明；原发证机关在企业登载遗失声明之日起满 1 个月后，按照原核准事项在 10 个工作日内补发《药品生产许可证》。

（3）《药品生产许可证》的缴销　药品生产企业终止生产药品或者关闭的，由原发证机关缴销《药品生产许可证》，并通知市场监督管理部门。

三、药品生产管理

1. 原则要求　药品上市许可持有人应当持续开展药品风险获益评估和控制，制定上市后药品风险管理计划，主动开展上市后研究，对药品的安全性、有效性和质量可控性进行进一步确证，加强对已上市药品的持续管理。

从事药品生产活动，应当遵守药品生产质量管理规范，按照国家药品标准、经药品监督管理部门核准的药品注册标准和生产工艺进行生产，按照规定提交并持续更新场地管理文件，对质量体系运行过程进行风险评估和持续改进，保证药品生产全过程持续符合法定要求。生产、检验等记录应当完整准确，不得编造和篡改。

药品上市许可持有人应当建立药物警戒体系，按照国家药品监督管理局制定的药物警戒质量管理规范开展药物警戒工作。药品上市许可持有人、药品生产企业应当经常考察本单位的药品质量、疗效和不良反应。发现疑似不良反应的，应当及时按照要求报告。

药品上市许可持有人应当建立年度报告制度，按照国家药品监督管理局规定每年向省、自治区、直辖市药品监督管理部门报告药品生产销售、上市后研究、风险管理等情况。

疫苗上市许可持有人应当按照规定向国家药品监督管理局进行年度报告。

2. 质量管理基本要求　从事药品生产活动，应当遵守药品生产质量管理规范，建立健全药品生产质量管理体系，涵盖影响药品质量的所有因素，保证药品生产全过程持续符合法定要求。

药品上市许可持有人应当建立药品质量保证体系，配备专门人员独立负责药品质量管理，对受托药品生产企业、药品经营企业的质量管理体系进行定期审核，监督其持续具备质量保证和控制能力。

（1）药品上市许可持有人的法定代表人、主要负责人应当对药品质量全面负责，履行以下职责。

1）配备专门质量负责人独立负责药品质量管理。

2）配备专门质量受权人独立履行药品上市放行责任。

3）监督质量管理体系正常运行。

4）对药品生产企业、供应商等相关方与药品生产相关的活动定期开展质量体系审核，保证持续合规。

5）按照变更技术要求，履行变更管理责任。

6）对委托经营企业进行质量评估，与使用单位等进行信息沟通。

7）配合药品监督管理部门对药品上市许可持有人及相关方的延伸检查。

8）发生与药品质量有关的重大安全事件，应当及时报告并按持有人制定的风险管理计划开展风险处置，确保风险得到及时控制。

9）其他法律法规规定的责任。

（2）药品生产企业的法定代表人、主要负责人应当对本企业的药品生产活动全面负责，履行以下职责。

1）配备专门质量负责人独立负责药品质量管理，监督质量管理规范执行，确保适当的生产过程控制和质量控制，保证药品符合国家药品标准和药品注册标准。

2）配备专门质量受权人履行药品出厂放行责任。

3）监督质量管理体系正常运行，保证药品生产过程控制、质量控制以及记录和数据真实性。

4）发生与药品质量有关的重大安全事件，应当及时报告并按企业制定的风险管理计划开展风险处置，确保风险得到及时控制。

5）其他法律法规规定的责任。

药品上市许可持有人、药品生产企业应当每年对直接接触药品的工作人员进行健康检查并建立健康档案，避免患有传染病或者其他可能污染药品疾病的人员从事直接接触药品的生产活动。

药品上市许可持有人、药品生产企业在药品生产中，应当开展风险评估、控制、验证、沟通、审核等质量管理活动，对已识别的风险及时采取有效的风险控制措施，以保证产品质量。

从事药品生产活动，应当对使用的原料药、辅料、直接接触药品的包装材料和容器等相关物料供应商或者生产企业进行审核，保证购进、使用符合法规要求。生产药品所需的原料、辅料，应当符合药用要求以及相应的生产质量管理规范的有关要求。直接接触药品的包装材料和容器，应当符合药用要求，符合保障人体健康、安全的标准。

经批准或者通过关联审评审批的原料药、辅料、直接接触药品的包装材料和容器的生产企业，应当遵守国家药品监督管理局制定的质量管理规范以及关联审评审批有关要求，确保质量保证体系持续合规，接受药品上市许可持有人的质量审核，接受药品监督管理部门的监督检查或者延伸检查。

药品生产企业应当确定需进行的确认与验证，按照确认与验证计划实施。定期对设施、设备、生产工艺及清洁方法进行评估，确认其持续保持验证状态。

药品生产企业应当采取防止污染、交叉污染、混淆和差错的控制措施，定期检查评估控制措施的适用性和有效性，以确保药品达到规定的国家药品标准和药品注册标准，并符合药品生产质量管理规范要求。药品上市许可持有人和药品生产企业不得在药品生产厂房生产对药品质量有不利影响的其他产品。

药品包装操作应当采取降低混淆和差错风险的措施，药品包装应当确保有效期内的药品储存运输过程中不受污染。药品说明书和标签中的表述应当科学、规范、准确，文字应当清晰易辨，不得以粘贴、剪切、涂改等方式进行修改或者补充。

药品生产企业应当建立药品出厂放行规程，明确出厂放行的标准、条件，并对药品质量检验结果、关键生产记录和偏差控制情况进行审核，对药品进行质量检验。符合标准、条件的，经质量受权人签字后方可出厂放行。药品上市许可持有人应当建立药品上市放行规程，对药品生产企业出厂放行的药品检验结果和放行文件进行审核，经质量受权人签字后方可上市放行。中药饮片符合国家药品标准或者省、自治区、直辖市药品监督管理部门制定的炮制规范的，方可出厂、销售。

药品上市许可持有人、药品生产企业应当每年进行自检，监控药品生产质量管理规范的实施情况，评估企业是否符合相关法规要求，并提出必要的纠正和预防措施。药品上市许可持有人、药品生产企业应当每年对所生产的药品按照品种进行产品质量回顾分析、记录，以确认工艺稳定可靠，以及原料、辅料、成品现行质量标准的适用性。

3. 工艺变更　药品上市许可持有人应当按照药品生产质量管理规范的要求对生产工艺变更进行管理和控制，并根据核准的生产工艺制定工艺规程。生产工艺变更应当开展研究，并依法取得批准、备案或者进行报告，接受药品监督管理部门的监督检查。

4. 委托生产　药品上市许可持有人委托符合条件的药品生产企业生产药品的，应当对受托方的质量保证能力和风险管理能力进行评估，根据国家药品监督管理局制定的药品委托生产质量协议指南要求，与其签订质量协议以及委托协议，监督受托方履行有关协议约定的义务。受托方不得将接受委托生产的药品再次委托第三方生产。

经批准或者通过关联审评审批的原料药应当自行生产，不得再行委托他人生产。

疫苗上市许可持有人原则上不允许委托生产，超出疫苗生产能力确需委托生产的，应当经国家药品监督管理局批准。

5. 生产活动涉及境外的　药品上市许可持有人为境外企业的，应当指定一家在中国境内的企业法人，履行《药品管理法》与《药品生产监督管理办法》规定的药品上市许可持有人的义务，并负责协调配合境外检查工作。

药品上市许可持有人的生产场地在境外的，应当按照《药品管理法》与《药品生产监督管理办法》规定组织生产，配合境外检查工作。

6. 其他相关规定　列入国家实施停产报告的短缺药品清单的药品，药品上市许可持有人停止生产的，应当在计划停产实施 6 个月前向所在地省、自治区、直辖市药品监督管理部门报告；发生非预期停产的，在 3 日内报告所在地省、自治区、直辖市药品监督管理部门。必要时，向国家药品监督管理局报告。

四、药品生产监督检查和法律责任

1. 属地管理原则　省、自治区、直辖市药品监督管理部门负责对本行政区域内药品上市许可持有人，制剂、化学原料药、中药饮片生产企业的监督管理。省、自治区、直辖市药品监督管理部门应当对原料、辅料、直接接触药品的包装材料和容器等供应商、生产企业开展日常监督检查，必要时开展延伸检查。

药品上市许可持有人和受托生产企业不在同一省、自治区、直辖市的，由药品上市许可持有人所在地省、自治区、直辖市药品监督管理部门负责对药品上市许可持有人的监督管理，受托生产企业所在地省、自治区、直辖市药品监督管理部门负责对受托生产企业的监督管理。省、自治区、直辖市药品监督管理部门应当加强监督检查信息互相通报，及时将监督检查信息更新到药品安全信用档案中，可以根据通报情况和药品安全信用档案中监管信息更新情况开展调查，对药品上市许可持有人或者受托生产企业依法作出行政处理，必要时可以开展联合检查。

2. 符合性检查 省、自治区、直辖市药品监督管理部门根据监管需要，对持有药品生产许可证的药品上市许可申请人及其受托生产企业，按以下要求进行上市前的药品生产质量管理规范符合性检查。

（1）未通过与生产该药品的生产条件相适应的药品生产质量管理规范符合性检查的品种，应当进行上市前的药品生产质量管理规范符合性检查。其中，拟生产药品需要进行药品注册现场核查的，国家药品监督管理局药品审评中心通知核查中心，告知相关省、自治区、直辖市药品监督管理部门和申请人。核查中心协调相关省、自治区、直辖市药品监督管理部门，同步开展药品注册现场核查和上市前的药品生产质量管理规范符合性检查。

（2）拟生产药品不需要进行药品注册现场核查的，国家药品监督管理局药品审评中心告知生产场地所在地省、自治区、直辖市药品监督管理部门和申请人，相关省、自治区、直辖市药品监督管理部门自行开展上市前的药品生产质量管理规范符合性检查。

（3）已通过与生产该药品的生产条件相适应的药品生产质量管理规范符合性检查的品种，相关省、自治区、直辖市药品监督管理部门根据风险管理原则决定是否开展上市前的药品生产质量管理规范符合性检查。

开展上市前的药品生产质量管理规范符合性检查的，在检查结束后，应当将检查情况、检查结果等形成书面报告，作为对药品上市监管的重要依据。

通过相应上市前的药品生产质量管理规范符合性检查的商业规模批次，在取得药品注册证书后，符合产品放行要求的可以上市销售。药品上市许可持有人应当重点加强上述批次药品的生产销售、风险管理等措施。

3. 检查分类 药品生产监督检查的主要包括以下内容。

（1）药品上市许可持有人、药品生产企业执行有关法律、法规及实施药品生产质量管理规范、药物警戒质量管理规范以及有关技术规范等情况。

（2）药品生产活动是否与药品品种档案载明的相关内容一致。

（3）疫苗储存、运输管理规范执行情况。

（4）药品委托生产质量协议及委托协议。

（5）风险管理计划实施情况。

（6）变更管理情况。

监督检查包括许可检查、常规检查、有因检查和其他检查。

4. 检查频率 省、自治区、直辖市药品监督管理部门应当坚持风险管理、全程管控原则，根据风险研判情况，制定年度检查计划并开展监督检查。年度检查计划至少包括检查范围、内容、方式、重点、要求、时限、承担检查的机构等。

省、自治区、直辖市药品监督管理部门应当根据药品品种、剂型、管制类别等特点，结合国家药品安全总体情况、药品安全风险警示信息、重大药品安全事件及其调查处理信息等，以及既往检查、检验、不良反应监测、投诉举报等情况确定检查频次。

（1）对麻醉药品、第一类精神药品、药品类易制毒化学品生产企业每季度检查不少于一次。

（2）对疫苗、血液制品、放射性药品、医疗用毒性药品、无菌药品等高风险药品生产企业，每年不少于一次药品生产质量管理规范符合性检查。

（3）对上述产品之外的药品生产企业，每年抽取一定比例开展监督检查，但应当在三年内对本行政区域内企业全部进行检查。

（4）对原料、辅料、直接接触药品的包装材料和容器等供应商、生产企业每年抽取一定比例开展监督检查，5 年内对本行政区域内企业全部进行检查。

省、自治区、直辖市药品监督管理部门可以结合本行政区域内药品生产监管工作实际情况，调整检查频次。对有不良信用记录的药品上市许可持有人、药品生产企业，应当增加监督检查频次，并可以按照国家规定实施联合惩戒。

5. 持有人配合检查义务　监督检查时，药品上市许可持有人和药品生产企业应当根据检查需要说明情况、提供有关材料。

（1）药品生产场地管理文件以及变更材料。

（2）药品生产企业接受监督检查及整改落实情况。

（3）药品质量不合格的处理情况。

（4）药物警戒机构、人员、制度制定情况以及疑似药品不良反应监测、识别、评估、控制情况。

（5）实施附条件批准的品种，开展上市后研究的材料。

（6）需要审查的其他必要材料。

6. 检查结论与后续措施　现场检查结束后，应当对现场检查情况进行分析汇总，并客观、公平、公正地对检查中发现的缺陷进行风险评定并作出现场检查结论。派出单位负责对现场检查结论进行综合研判。

国家药品监督管理局和省、自治区、直辖市药品监督管理部门通过监督检查发现药品生产管理或者疫苗储存、运输管理存在缺陷，有证据证明可能存在安全隐患的，应当依法采取相应措施。

（1）基本符合药品生产质量管理规范要求，需要整改的，应当发出告诫信并依据风险相应采取告诫、约谈、限期整改等措施。

（2）药品存在质量问题或者其他安全隐患的，药品监督管理部门根据监督检查情况，应当发出告诫信，并依据风险相应采取暂停生产、销售、使用、进口等控制措施。

药品存在质量问题或者其他安全隐患的，药品上市许可持有人应当依法召回药品而未召回的，省、自治区、直辖市药品监督管理部门应当责令其召回。

风险消除后，采取控制措施的药品监督管理部门应当解除控制措施。

开展药品生产监督检查过程中，发现存在药品质量安全风险的，应当及时向派出单位报告。药品监督管理部门经研判属于重大药品质量安全风险的，应当及时向上一级药品监督管理部门和同级地方人民政府报告。

开展药品生产监督检查过程中，发现存在涉嫌违反药品法律、法规、规章的行为，应当及时采取现场控制措施，按照规定做好证据收集工作。药品监督管理部门应当按照职责和权限依法查处，涉嫌犯罪的移送公安机关处理。

7. 安全信用档案管理　省、自治区、直辖市药品监督管理部门应当依法将本行政区域内药品上市许可持有人和药品生产企业的监管信息归入到药品安全信用档案管理，并保持相关数据的动态更新。监管信息包括药品生产许可、日常监督检查结果、违法行为查处、药品质量抽查检验、不良行为记录和投诉举报等内容。

8. 法律责任

（1）药品生产企业的法律责任

1）有下列情形之一的：①药品上市许可持有人和药品生产企业变更生产地址、生产范围应当经批准而未经批准的；②药品生产许可证超过有效期限仍进行生产的；责令关闭，没收违法生产、销售的药品和违法所得，并处违法生产、销售的药品（包括已售出和未售出的药品，下同）货值金额十五倍以上三十倍以下的罚款；货值金额不足十万元的，按十万元计算。

2）药品上市许可持有人和药品生产企业未按照药品生产质量管理规范的要求生产，有下列情形之一，属于《药品管理法》第一百二十六条规定的情节严重情形的，依法予以处罚：①未配备专门质量负责人独立负责药品质量管理、监督质量管理规范执行；②药品上市许可持有人未配备专门质量受权人履行药品上市放行责任；③药品生产企业未配备专门质量受权人履行药品出厂放行责任；④质量管理体系不能正常运行，药品生产过程控制、质量控制的记录和数据不真实；⑤对已识别的风险未及时采取有效的风险控制措施，无法保证产品质量；⑥其他严重违反药品生产质量管理规范的情形。

3）辅料、直接接触药品的包装材料和容器的生产企业及供应商未遵守国家药品监督管理局制定的质量管理规范等相关要求，不能确保质量保证体系持续合规的，由所在地省、自治区、直辖市药品监督管理部门责令限期改正，给予警告；逾期不改正的，处十万元以上五十万元以下的罚款；情节严重的，处五十万元以上二百万元以下的罚款，责令停产停业整顿直至吊销药品批准证明文件、药品生产许可证、药品经营许可证等，药物非临床安全性评价研究机构、药物临床试验机构等五年内不得开展药物非临床安全性评价研究、药物临床试验，对法定代表人、主要负责人、直接负责的主管人员和其他责任人员，没收违法行为发生期间自本单位所获收入，并处所获收入百分之十以上百分之五十以下的罚款，十年直至终身禁止从事药品生产经营等活动。

4）药品上市许可持有人和药品生产企业有下列情形之一的，由所在地省、自治区、直辖市药品监督管理部门处一万元以上三万元以下的罚款：①企业名称、住所（经营场所）、法定代表人未按规定办理登记事项变更；②未按照规定每年对直接接触药品的工作人员进行健康检查并建立健康档案；③未按照规定对列入国家实施停产报告的短缺药品清单的药品进行停产报告。

（2）药品监督管理部门的法律责任　药品监督管理部门有下列行为之一的，对直接负责的主管人员和其他直接责任人员给予记过或者记大过处分；情节较重的，给予降级或者撤职处分；情节严重的，给予开除处分：①瞒报、谎报、缓报、漏报药品安全事件；②对发现的药品安全违法行为未及时查处；③未及时发现药品安全系统性风险，或者未及时消除监督管理区域内药品安全隐患，造成严重影响；④其他不履行药品监督管理职责，造成严重不良影响或者重大损失。

知识拓展

国家药监局综合司关于启用新版《药品生产许可证》等许可证书的通知
（药监综药管〔2019〕72号）

各省、自治区、直辖市药品监督管理局，新疆生产建设兵团市场监督管理局：

根据《中华人民共和国药品管理法》和《中华人民共和国药品管理法实施条例》及有关药品上市后监管的法规规定，国家药品监督管理部门统一制定《药品生产许可证》

等许可证书样式。为规范药品行政许可证明文件样式和换发工作，现将有关事宜通知如下：

一、国家药品监督管理局统一制定新版《药品生产许可证》《医疗机构制剂许可证》《药品经营许可证》《放射性药品生产许可证》《放射性药品经营许可证》《放射性药品使用许可证》《互联网药品信息服务资格证书》（包括正、副本）等7种许可证书样式（见附件1）。新版证书的正、副本上须注明日常监管机构和监督举报电话，落实监管责任，接受社会监督。

二、新版许可证书样式自2019年9月1日起启用，各省（区、市）药品监督管理局应按照新版许可证书样式向新申领单位核发相关证书。

发放、使用电子证书的地区，电子证书样式应当与新版纸质证书样式保持一致。

三、各省（区、市）药品监督管理局要高度重视此次新版许可证的换发工作，结合实际周密部署，确保换证工作平稳有序。要明示办理标准、程序要求，按照时限办理，严格审查把关。不符合要求的，不予换证。

四、为便于统一管理，对2019年尚未到期的许可证书，由各省（区、市）药品监督管理局组织在2020年12月底前为其更换新版许可证，有效期与原证一致。

五、在换证工作中如有问题和建议，请及时与国家药监局药品监督管理司联系。

国家药监局综合司

2019年7月25日

扫码“学一学”

第二节 药品生产质量管理规范

【术语】 质量保证（Quality Assurance）、质量控制（Quality Control）、验证（Validation）、记录（Record）

一、GMP概述

《药品生产质量管理规范》原名为“Good Practice in the Manufacturing and Quality Control of Drugs”，简称“Good Manufacturing Practice”，即GMP。药品生产质量管理规范是质量管理体系的一部分，是药品生产管理和质量控制的基本要求，旨在最大限度地降低药品生产过程中污染、交叉污染以及混淆、差错等风险，确保持续稳定地生产出符合预定用途和注册要求的药品。

1. GMP的发展历史 GMP是人类社会科学技术进步和管理科学发展的必然产物，它是适应保证药品生产质量管理的需要而产生的。GMP起源于国外，它是由重大的药物灾难作为催生剂而诞生的。

（1）国际GMP发展历程 人类的进步总是以伴随着一系列重大的代价，GMP是世界医药实践史上经验教训的总结。1940年12月，美国Winthrop（温斯洛普）药厂出现了一起严重的药物事故，这家药厂生产出来的磺胺药片在市场上竟然导致了300余人的死亡。经过美国 FDA 检查发现，回收的药片中夹杂有大量的苯巴比妥，含量已超过苯巴比妥有效剂量的 1~2 倍。深入调查后发现，由于两种药品的压片工序设置在同一车间，两组压片机相隔很近，有时候甚至交叉互用，所以造成污染。

20 世纪 50 年代后期原联邦德国格仑南苏制药厂生产了一种声称治疗妊娠反应的镇静药 Thalidomide（又称反应停、沙利度胺、肽咪哌啶酮）。该药具有较高的致畸胎作用。该药出售后的 6 年间，先后在原联邦德国、澳大利亚、加拿大、日本以及拉丁美洲、非洲的共几十个国家，发现畸形胎儿 12 000 余例。患儿无肢、短肢、肢间有蹼、心脏畸形等先天性异常，呈海豹肢畸形，给社会造成很大的负担。美国 FDA 由于其没有足够的临床试验资料而拒绝将其引入国内，从而避免了“反应停”在美国产生巨大的危害。这促使了其药品管理有关法律法规的修订，并于 1962 年颁布了《Kefauver-Harris 法案》，这个法案：①要求制药企业不仅要证明药品是有效的，而且要证明药品是安全的；②确定药品广告申请制度；③要求制药企业要向 FDA 报告药品的不良反应；④要求制药企业实施 GMP 制度。

按照修正案的要求，美国国会于 1963 年颁布了世界上第一部 GMP，是由美国坦普尔大学 6 名教授编写制定的，经 FDA 官员多次讨论修改，经过几年实施，确实收到实效。1967 年世界卫生组织（WHO）在出版的《国际药典》（1967 年版）附录中进行了收载，1969 年第 22 届世界卫生大会 WHO 建议各成员国的药品生产采用 GMP 制度，以确保药品质量和参加“国际贸易药品质量签证体制”（Certificate-ion Scheme On the Quality Of Pharmaceutical Products Moving in International Commerce，简称签证体制）。这标志着 GMP 的理论和实践开始从一国走向世界。在此后的 30 多年内，世界很多国家、地区为了维护消费者利益、提高本国药品在国际市场的竞争力，根据药品生产和质量管理的特殊要求，以及本国的国情，纷纷制定 GMP，从而使其成为世界各国对药品生产全过程监督管理普遍采用的法定技术规范。

GMP 的基本原则要点也得到了确定，即保证生产药品符合法定质量标准，保证药品质量的均一性；防止生产中药品的混批、混杂、污染和交叉污染等。同时，确立了 GMP 的指导思想是“一切药品的质量都是在生产中形成的，而不是单纯检验出来的”。

（2）我国 GMP 发展历程　具体见表 4-2。

表 4-2　我国 GMP 发展历程

时　间	机　构	事　项
1982 年	中国医药工业公司	制定《药品生产管理规范（试行稿）》
1985 年	国家医药管理局	修订并颁发《药品生产管理规范》
	中国医药工业公司	编写《药品生产管理规范实施指南》
1988 年	卫生部	颁布我国第一版《药品生产质量管理规范》
1991 年	国家医药管理局	成立推行 GMP、GSP 委员会
1992 年	卫生部	颁布《药品生产质量管理规范》（1992 年版）
	中国医药工业公司	修订《药品生产质量管理规范实施指南》（1992 年版）
1993 年	国家医药管理局	实施 GMP 的八年规划（1993 年~2000 年）
1995~1997 年	国家医药管理局	制定《粉针剂实施〈药品生产质量管理规范〉指南》《大容量注射液实施〈药品生产质量管理规范〉指南》《原料药实施〈药品生产质量管理规范〉指南》《片剂、硬胶囊剂、颗粒剂实施〈药品生产质量管理规范〉指南》和检查细则等指导文件，并开展粉针剂和大容量注射液剂型的 GMP 达标验收工作

续表

时　间	机　构	事　项
1998 年	卫生部	颁布《药品生产质量管理规范》（1998 年版）
1999 年	国家药品监督管理局	颁布《药品 GMP 认证管理办法》
	国家药品监督管理局	发布《药品生产质量管理规范》（1998 年修订）附录
2001 年	中国化学制药工业协会	颁布《药品生产质量管理规范实施指南》（2001 年版）
2010 年	卫生部	颁布《药品生产质量管理规范》（2010 年版）

2. 实施 GMP 的重要意义　GMP 为制药企业提供一套药品生产和质量管理所遵循的基本原则和方法，促进企业强化质量管理，有助于企业管理现代化，采用新技术、新设备，提高产品质量和经济效益，是企业和产品增强竞争力的重要保证。

WHO 对制定和实行 GMP 制度的意义做过以下阐述：“在药品生产中，为了保证使用者得到优质药品，实行全面质量管理极为重要。在生产为抢救生命或为恢复或保持健康所需的药品时，不允许出现不按准则而随意行事的操作方式。要想对药品生产制定必要的准则，使药品质量符合规定的要求，这无疑是不容易的。恪守这些规范的准则，加上从生产周期开始到终了的各种质最检验，将显著的有助于生产成批均匀一致的优质产品。”

同时，由于 GMP 是防止药品在生产中发生差错、混杂和污染，确保药品质量的有效手段，现已成为国际医药贸易对药品生产质量的重要要求，成为国际通用的药品生产及质最管理所必须遵循的原则，是医药产品进入国际市场的先决条件。这对我国制药企业打开国际市场具有总要的意义。

3. GMP 的重要意义

（1）原则性　GMP 条款仅指明了质量或质量管理所要达到的目标，而没有列出如何达到这些目标的解决办法。达到 GMP 要求的方法和手段是多样化的，企业有自主性、选择性，不同的药品生产企业可根据自身产品或产品工艺特点等情况选择最适宜的方法或途径来满足 GMP 标准。比如，无菌药品的灭菌处理必须达到“无菌”，也就是药品的染菌率不得高于 10^{-6}。但是，达到“无菌”的处理方式有很多，比如干热灭菌、湿热灭菌、辐射灭菌、过滤灭菌等，企业可以根据自身产品和产品工艺要求进行选择，只要能满足 GMP 要求，就是适宜的方法。

（2）基础性　GMP 是保证药品生产质量的最低标准。换言之，对于药品生产与质量管理而言，GMP 是最基础的标准，不是最高、最好的标准。任何一国或地区在确定本国或地区的 GMP 的水平时，都会把 GMP 本身所要求的水平与本国或地区制药行业实际生产力水平相匹配。比如，GMP 规定针剂灌封工序要求空气洁净程度为 B 级，如果本行业药品生产企业都很难达到这个标准，GMP 也不会做这样的规定。但是，如果一旦规定 B 级为标准，如果有的企业为了确保质量，提高洁净度到 A 级，这完全符合标准，当然这也是企业自身的决定或自身的事务，但如果企业降低到 C 级，则违反了 GMP 的规定。

（3）一致性　各个国家、组织或地区的 GMP 有一个最重要的特征，就是在结构与内容的布局上基本一致。比如，各类药品 GMP 都是从药品生产与质量管理所涉及的硬件，如厂房设施、仪器设备、物料与产品等；所涉及的软件，如制度与程序、规程与记录等，人员，如人员的学历、经验与资历等；现场，如生产管理、质量管理、验证管理等进行规定的，都基本分为人员与组织、厂房与设施、仪器与设备、物料与产品、文件管理、验证管理、生产管理、质量管理等主要章节。各类药品 GMP 都是强调对这些元素或过程实施全面、全过程、全员的质量管理，防止污染和差错的发生，保证生产出优质药品。

（4）多样性　尽管各类 GMP 在结构、基本原则或基本内容上一致或基本相同。但同样的标准要求，在所要求的细节方面，有时呈现多样性，有时这样的多样性还会有很大差别。比如，药品生产过程中要涉及许多供应或输出系统，如各类水的制备供给系统、物料传送系统、电气系统等，生产中需要的管道也很多。各国 GMP 中都对生产车间的管道铺设提出了一定要求，这主要是为了防止污染，保持室内洁净。但是，有的国家的 GMP 就要求生产车间中不能有明管存在，各种管道一律暗藏。也有不少国家，例如瑞典 GMP 中规定，只要能便于清洁并具有严格的卫生制度，管道不一定要全部暗藏。管道是否要暗设，对于药品生产企业来说，从厂房设计、管道走向设计以及随之展开的工艺布局，情况可以说是大相径庭。所以可以说，在各国的 GMP 条款中也表现出了一定差异和各自特色。

（5）时效性　药品 GMP 条款是具有时效性的，因为 GMP 条款只能根据该国、该地区现有一般药品生产水平来制订，随着医药科技和经济贸易的发展，GMP 条款需要定期或不定期补充、修订。这和制订药品标准类似，对目前有法定效力或约束力或有效性的 GMP，称为现行 GMP，新版 GMP 颁布后，前版的 GMP 即废止。

（6）地域性　所谓地域性，就是一般而言，一个国家（地区）在一个特定的时期，有一个版本的 GMP，只有通过这个版本的 GMP 认证，药品质量才能得到这个国家（地区）有关政府部门的认可，才能在这个国家（地区）进行销售使用。但是，有的国家却可以通行多个不同版本的 GMP，比如有的国家既认可本国的 GMP，也认可 WHO 的 GMP、美国的 cGMP、欧盟的 GMP 等。

二、我国 GMP 的主要内容

GMP 总体内容包括机构与人员、厂房和设施、设备与仪器、卫生与洁净管理、文件与记录管理、物料与产品控制、生产管理、质量管理、发运和召回管理等方面内容，涉及药品生产与质量的各个方面，强调通过对生产全过程的质量管理来保证生产出优质药品。

从质量管理的角度，GMP 可以分为质量控制系统和质量保证系统两大方面：一方面是对原辅料、中间品、产品的系统质量控制，这就被称为质量控制系统；另一方面是对影响药品质量的，生产过程中易产生差错和污染等问题进行系统的严格管理，以保证药品质量，这方面被称为质量保证系统。

从硬件和软件系统的角度，GMP 可分为硬件系统和软件系统。硬件系统主要包括对人员、厂房、设施、设备等的目标要求。软件系统主要包括组织机构、生产技术、洁净技术、各类程序制度、文件记录、教育培训等方面的内容。

我国现行的 GMP（2010 年修订）共十四章三百一十三条，较为完整、详细地阐述了对所有药品生产的基本要求，主要包括总则、质量管理、机构与人员、厂房与设施、设备、物料与产品、确认与验证、文件管理、生产管理、质量控制与质量保证、委托生产与委托检验、产品发运与召回、自检和附则。除正文之外，GMP 还有附录，分为总则、无菌药品、原料药、生物制品、血液制品、中药制剂，是对 GMP 中原则性规定的补充规定。目前，药监部门还正在陆续出台了有关细胞治疗等产品的征求意见稿，正在进一步完善我国 GMP 相关规定和制度。

1. 质量管理　企业应当建立符合药品质量管理要求的质量目标，将药品注册的有关安全、有效和质量可控的所有要求，系统地贯彻到药品生产、控制及产品放行、贮存、发运的全过程中，确保所生产的药品符合预定用途和注册要求。企业高层管理人员应当确保实现既定的质量目标，不同层次的人员以及供应商、经销商应当共同参与并承担各自的责任。此外，企业应当配备足够的、符合要求的人员、厂房、设施和设备，为实现质量目标提供必要的条件。

（1）质量保证　质量管理体系的一部分，企业必须建立质量保证系统，同时建立完整的文件体系，以保证系统有效运行。

1）质量保证系统的内容　①药品的设计与研发体现本规范的要求；②生产管理和质量控制活动符合本规范的要求；③管理职责明确；④采购和使用的原辅料和包装材料正确无误；⑤中间产品得到有效控制；⑥确认、验证的实施；⑦严格按照规程进行生产、检查、检验和复核；⑧每批产品经质量受权人批准后方可放行；⑨在贮存、发运和随后的各种操作过程中有保证药品质量的适当措施；⑩按照自检操作规程，定期检查评估质量保证系统的有效性和适用性。

2）药品生产质量管理的基本要求　①制定生产工艺，系统地回顾并证明其可持续稳定地生产出符合要求的产品；②生产工艺及其重大变更均经过验证；③配备所需的资源，至少包括：具有适当的资质并经培训合格的人员；足够的厂房和空间；适用的设备和维修保障；正确的原辅料、包装材料和标签；经批准的工艺规程和操作规程；适当的贮运条件；④应当使用准确、易懂的语言制定操作规程；⑤操作人员经过培训，能够按照操作规程正确操作；⑥生产全过程应当有记录，偏差均经过调查并记录；⑦批记录和发运记录应当能够追溯批产品的完整历史，并妥善保存、便于查阅；⑧降低药品发运过程中的质量风险；⑨建立药品召回系统，确保能够召回任何一批已发运销售的产品；⑩调查导致药品投诉和质量缺陷的原因，并采取措施，防止类似质量缺陷再次发生。

（2）质量控制　包括相应的组织机构、文件系统以及取样、检验等，确保物料或产品在放行前完成必要的检验，确认其质量符合要求。

质量控制的基本要求如下。

1）应当配备适当的设施、设备、仪器和经过培训的人员，有效、可靠地完成所有质量控制的相关活动。

2）应当有批准的操作规程，用于原辅料、包装材料、中间产品、待包装产品和成品的取样、检查、检验以及产品的稳定性考察，必要时进行环境监测，以确保符合本规范的要求。

3）由经授权的人员按照规定的方法对原辅料、包装材料、中间产品、待包装产品和成品取样。

4）检验方法应当经过验证或确认。

5）取样、检查、检验应当有记录，偏差应当经过调查并记录。

6）物料、中间产品、待包装产品和成品必须按照质量标准进行检查和检验，并有记录。

7）物料和最终包装的成品应当有足够的留样，以备必要的检查或检验；除最终包装容器过大的成品外，成品的留样包装应当与最终包装相同。

（3）质量风险管理　在整个产品生命周期中采用前瞻或回顾的方式，对质量风险进行评估、控制、沟通、审核的系统过程。应当根据科学知识及经验对质量风险进行评估，以保证产品质量。质量风险管理过程所采用的方法、措施、形式及形成的文件应当与存在风险的级别相适应。

2. 机构和人员　机构是药品生产和质量管理的组织保证，人员则是药品生产和质量管理的执行主体。GMP 要求药品生产企业在机构设置中要遵循因事设岗、因岗配人的原则，使全部质量活动落实到岗位、人员。各部门既要有明确的分工，又要相互协作、相互制约。

GMP 第十六至十九条规定，药品生产企业应当建立与药品生产相适应的管理机构，并有组织机构图。各级机构和人员职责应明确，质量管理部门应当是独立的，其人员不得将职责委托给其他部门的人员，企业应当配备足够数量并具有适当资质（含学历、培训和实践经验）的管理和操作人员。

（1）机构　药品生产企业的内部机构设置一般为：质量管理部门、生产管理部门、工程部门、物流部门、研究开发部门、销售部门、财务部门和人事部门，尤其应注意将生产和质量保证部门分开设置，以保证质量部门的权威性。

（2）人员　药品生产和推行 GMP 的首要条件，是 GMP 中最关键、最根本的因素之一。GMP 不仅要求各级机构和人员职责明确，并配备一定数量的与药品生产相适应的具有专业知识、生产经验及组织能力的管理人员和技术人员，也对人员的培训作出了全面的要求，强调培训工作的针对性、有效性、持续性。

1）关键人员　GMP 对企业负责人、生产管理负责人、质量管理负责人、质量授权人资质的具体要求见表 4-3。

表 4-3　对人员资质要求

要　求	人　员			
	企业负责人	生产管理负责人	质量管理负责人	质量受权人
学历	—	至少具有药学或相关专业本科学历（中级专业技术职称或执业药师资格）	至少具有药学或相关专业本科学历（中级专业技术职称或执业药师资格）	至少具有药学或相关专业本科学历（中级专业技术职称或执业药师资格）
实践经验	—	具有至少 3 年从事药品生产和质量管理的实践经验，其中至少有 1 年的药品生产管理经验，接受过与生产产品相关的专业知识培训	具有至少 5 年从事药品生产和质量管理的实践经验，其中至少有 1 年的药品质量管理经验，接受过与生产产品相关的专业知识培训	具有至少 5 年从事药品生产和质量管理的实践经验，从事过药品生产过程控制和质量检验工作 质量受权人应当具有必要的专业理论知识，并经过与产品放行有关的培训

2）培训　企业应当指定部门或专人负责培训管理工作，应当有经生产管理负责人或质量管理负责人审核或批准的培训方案或计划，培训记录应当予以保存。与药品生产、质量有关的所有人员都应当经过培训，培训的内容应当与岗位的要求相适应。除进行本规范理论和实践的培训外，还应当有相关法规、相应岗位的职责、技能的培训，并定期评估培训的实际效果。高风险操作区（如：高活性、高毒性、传染性、高致敏性物料的生产区）的工作人员应当接受专门的培训。

3）卫生　所有人员都应当接受卫生要求的培训，企业应当建立人员卫生操作规程，最大限度地降低人员对药品生产造成污染的风险。人员卫生操作规程应当包括与健康、卫生习惯及人员着装相关的内容。生产区和质量控制区的人员应当正确理解相关的人员卫生操作规程。企业应当采取措施确保人员卫生操作规程的执行。企业应当对人员健康进行管理，并建立健康档案。直接接触药品的生产人员上岗前应当接受健康检查，以后每年至少进行一次健康检查。企业应当采取适当措施，避免体表有伤口、患有传染病或其他可能污染药品疾病的人员从事直接接触药品的生产。参观人员和未经培训的人员不得进入生产区和质量控制区，特殊情况确需进入的，应当事先对个人卫生、更衣等事项进行指导。

任何进入生产区的人员均应当按照规定更衣。工作服的选材、式样及穿戴方式应当与所从事的工作和空气洁净度级别要求相适应。进入洁净生产区的人员不得化妆和佩带饰物。生产区、仓储区应当禁止吸烟和饮食，禁止存放食品、饮料、香烟和个人用药品等非生产用物品。操作人员应当避免裸手直接接触药品、与药品直接接触的包装材料和设备表面。

3. 厂房与设施　厂房的选址、设计、布局、建造、改造和维护必须符合药品生产要求，应当能够最大限度地避免污染、交叉污染、混淆和差错，便于清洁、操作和维护。企业应当有整洁的生产环境；厂区的地面、路面及运输等不应当对药品的生产造成污染；生产、行政、生活和辅助区的总体布局应当合理，不得互相妨碍；厂区和厂房内的人、物流走向应当合理。

企业应当对厂房进行适当维护，并确保维修活动不影响药品的质量。企业应当按照详细的书面操作规程对厂房进行清洁或必要的消毒。厂房应当有适当的照明、温度、湿度和通风，确保生产和贮存的产品质量以及相关设备性能不会直接或间接地受到影响。厂房、设施的设计和安装应当能够有效防止昆虫或其他动物进入。应当采取必要的措施，避免所使用的灭鼠药、杀虫剂、烟熏剂等对设备、物料、产品造成污染。生产、贮存和质量控制区不应当作为非本区工作人员的直接通道。应当保存厂房、公用设施、固定管道建造或改造后的竣工图纸。

（1）生产区　为降低污染和交叉污染的风险，厂房、生产设施和设备应当根据所生产药品的特性、工艺流程及相应洁净度级别要求合理设计、布局和使用，并符合下列要求。

1）应当综合考虑药品的特性、工艺和预定用途等因素，确定厂房、生产设施和设备多产品共用的可行性，并有相应评估报告。

2）生产特殊性质的药品，如高致敏性药品（如青霉素类）或生物制品（如卡介苗或其他用活性微生物制备而成的药品），必须采用专用和独立的厂房、生产设施和设备。青霉素类药品产尘量大的操作区域应当保持相对负压，排至室外的废气应当经过净化处理并符合要求，排风口应当远离其他空气净化系统的进风口。

3）生产β-内酰胺结构类药品、性激素类避孕药品必须使用专用设施（如独立的空气净化系统）和设备，并与其他药品生产区严格分开。

4）生产某些激素类、细胞毒性类、高活性化学药品应当使用专用设施（如独立的空气净化系统）和设备；特殊情况下，如采取特别防护措施并经过必要的验证，上述药品制剂则可通过阶段性生产方式共用同一生产设施和设备。

5）用于上述第2）、3）、4）项的空气净化系统，其排风应当经过净化处理。

6）药品生产厂房不得用于生产对药品质量有不利影响的非药用产品。

生产区和贮存区应当有足够的空间，确保有序地存放设备、物料、中间产品、待包装产品和成品，避免不同产品或物料的混淆、交叉污染，避免生产或质量控制操作发生遗漏或差错。应当根据药品品种、生产操作要求及外部环境状况等配置空调净化系统，使生产区有效通风，并有温度、湿度控制和空气净化过滤，保证药品的生产环境符合要求。洁净区与非洁净区之间、不同级别洁净区之间的压差应当不低于10Pa。必要时，相同洁净度级别的不同功能区域（操作间）之间也应当保持适当的压差梯度。口服液体和固体制剂、腔道用药（含直肠用药）、表皮外用药品等非无菌制剂生产的暴露工序区域及其直接接触药品的包装材料最终处理的暴露工序区域，应当参照“无菌药品”附录中D级洁净区的要求设置，企业可根据产品的标准和特性对该区域采取适当的微生物监控措施。

洁净区的内表面（墙壁、地面、天棚）应当平整光滑、无裂缝、接口严密、无颗粒物脱落，避免积尘，便于有效清洁，必要时应当进行消毒。各种管道、照明设施、风口和其他公用设施的设计和安装应当避免出现不易清洁的部位，应当尽可能在生产区外部对其进行维护。排水设施应当大小适宜，并安装防止倒灌的装置。应当尽可能避免明沟排水；不可避免时，明沟宜浅，以方便清洁和消毒。制剂的原辅料称量通常应当在专门设计的称量室内进行。产尘操作间（如干燥物料或产品的取样、称量、混合、包装等操作间）应当保持相对负压或采取专门的措施，防止粉尘扩散、避免交叉污染并便于清洁。用于药品包装的厂房或区域应当合理设计和布局，以避免混淆或交叉污染。如同一区域内有数条包装线，应当有隔离措施。生产区应当有适度的照明，目视操作区域的照明应当满足操作要求。生产区内可设中间控制区域，但中间控制操作不得给药品带来质量风险。

我国生产洁净室的空气洁净度按照GMP附录的规定分为四个等级，见表4-4。

表4-4 洁净室（区）空气洁净度级别表

洁净度级别	尘粒最大允许数/m^3（动态）（静态要求更高）		微生物最大允许数	
	≥0.5μm	≥5.0μm	浮游菌/（cfu/m^3）	沉降菌/（φ90mm）/（cfu/4h）
A级	3520	20	<1	<1
B级	352 000	2900	10	5
C级	3 520 000	29 000	100	50
D级	不做规定	不做规定	200	100

（2）仓储区　应当有足够的空间，确保有序存放待验、合格、不合格、退货或召回的原辅料、包装材料、中间产品、待包装产品和成品等各类物料和产品。仓储区的设计和建造应当确保良好的仓储条件，并有通风和照明设施。仓储区应当能够满足物料或产品的贮存条件（如温湿度、避光）和安全贮存的要求，并进行检查和监控。高活性的物料或产品以及印刷包装材料应当贮存于安全的区域。

接收、发放和发运区域应当能够保护物料、产品免受外界天气（如雨、雪）的影响。接收区的布局和设施应当能够确保到货物料在进入仓储区前可对外包装进行必要的清洁。如采用单独的隔离区域贮存待验物料，待验区应当有醒目的标识，且只限于经批准的人员出入。不合格、退货或召回的物料或产品应当隔离存放。如果采用其他方法替代物理隔离，则该方法应当具有同等的安全性。通常企业应当有单独的物料取样区。取样区的空气洁净度级别应当与生产要求一致。如在其他区域或采用其他方式取样，应当能够防止污染或交叉污染。

（3）质量控制区　质量控制实验室通常应当与生产区分开。生物检定、微生物和放射性同位素的实验室还应当彼此分开。实验室的设计应当确保其适用于预定的用途，并能够避免混淆和交叉污染，应当有足够的区域用于样品处置、留样和稳定性考察样品的存放以及记录的保存。必要时，应当设置专门的仪器室，使灵敏度高的仪器免受静电、震动、潮湿或其他外界因素的干扰。处理生物样品或放射性样品等特殊物品的实验室应当符合国家的有关要求。实验动物房应当与其他区域严格分开，其设计、建造应当符合国家有关规定，并设有独立的空气处理设施以及动物的专用通道。

（4）辅助区　休息室的设置不应当对生产区、仓储区和质量控制区造成不良影响。更衣室和盥洗室应当方便人员进出，并与使用人数相适应。盥洗室不得与生产区和仓储区直接相通。维修间应当尽可能远离生产区。存放在洁净区内的维修用备件和工具，应当放置在专门的房间或工具柜中。

4. 设备　生产进行的必备条件，为了防止污染和交叉污染，GMP 对于设备的设计、选型、使用等都是从这个要求出发，从而使其与厂房设施等一同构建药品质量保证的硬件体系。

（1）设备的设计、选型与安装　设备的设计、选型、安装、改造和维护必须符合预定用途，应当尽可能降低产生污染、交叉污染、混淆和差错的风险，便于操作、清洁、维护，以及必要时进行的消毒或灭菌。生产设备不得对药品质量产生任何不利影响。与药品直接接触的生产设备表面应当平整、光洁、易清洗或消毒、耐腐蚀，不得与药品发生化学反应、吸附药品或向药品中释放物质。应当配备有适当量程和精度的衡器、量具、仪器和仪表。生产用模具的采购、验收、保管、维护、发放及报废应当制定相应操作规程，设专人专柜保管，并有相应记录。设备所用的润滑剂、冷却剂等不得对药品或容器造成污染，应当尽可能使用食用级或级别相当的润滑剂。

（2）设备的维修与保养　应当建立设备使用、清洁、维护和维修的操作规程，并保存相应的操作记录。设备的维护和维修不得影响产品质量。应当制定设备的预防性维护计划和操作规程，设备的维护和维修应当有相应的记录。经改造或重大维修的设备应当进行再确认，符合要求后方可用于生产。

（3）设备的使用与清洁　主要生产和检验设备都应当有明确的操作规程，并在确认的参数范围内使用，应当有详细的使用日志。应当按照详细规定的操作规程清洁生产设备。如生产设备清洁的操作规程应当规定具体而完整的清洁方法、清洁用设备或工具、清洁剂的名称和配制方法、去除前一批次标识的方法等，已清洁的生产设备应当在清洁、干燥的条件下存放。生产设备应当有明显的状态标识，标明设备编号和内容物（如名称、规格、批号）；没有内容物的应当标明清洁状态。不合格的设备如有可能应当搬出生产和质量控制区，未搬出前，应当有醒目的状态标识。主要固定管道应当标明内容物名称和流向。

（4）校准　应当按照操作规程和校准计划定期对生产和检验用衡器、量具、仪表、记录和控制设备以及仪器进行校准和检查，并保存相关记录。校准记录应当标明所用计量标准器具的名称、编号、校准有效期和计量合格证明编号，确保记录的可追溯性。衡器、量具、仪表、用于记录和控制的设备以及仪器应当有明显的标识，标明其校准有效期。在生产、包装、仓储过程中使用自动或电子设备的，应当按照操作规程定期进行校准和检查，确保其操作功能正常。校准和检查应当有相应的记录。

（5）制药用水　应当适合其用途，并符合《中国药典》的质量标准及相关要求。水处理设备及其输送系统的设计、安装、运行和维护应当确保制药用水达到设定的质量标准。管道的设计和安装应当避免死角、盲管。纯化水、注射用水的制备、贮存和分配应当能够防止微生物的滋生。纯化水可采用循环，注射用水可采用 70℃以上保温循环。企业应当对制药用水及原水的水质进行定期监测，并有相应的记录。同时企业应当按照操作规程对纯化水、注射用水管道进行清洗消毒，并有相关记录。发现制药用水微生物污染达到警戒限度、纠偏限度时应当按照操作规程处理。

5. 物料和产品 药品生产所用的原辅料、与药品直接接触的包装材料应当符合相应的质量标准。药品上直接印字所用油墨应当符合食用标准要求。进口原辅料应当符合国家相关的进口管理规定。应当建立物料和产品的操作规程，按照操作规程或工艺规程执行，并有记录，确保物料和产品的正确接收、贮存、发放、使用和发运，防止污染、交叉污染、混淆和差错。

物料供应商的确定及变更应当进行质量评估，并经质量管理部门批准后方可采购。物料和产品的运输应当能够满足其保证质量的要求，对运输有特殊要求的，其运输条件应当予以确认。

原辅料、与药品直接接触的包装材料和印刷包装材料的接收应当有操作规程，所有到货物料均应当检查，以确保与订单一致，并确认供应商已经质量管理部门批准。物料的外包装应当有标签，并注明规定的信息。必要时，还应当进行清洁，发现外包装损坏或其他可能影响物料质量的问题，应当向质量管理部门报告并进行调查和记录。每次接收均应当有记录。

物料接收和成品生产后应当及时按照待验管理，直至放行。物料和产品应当根据其性质有序分批贮存和周转，发放及发运应当符合先进先出和近效期先出的原则。使用计算机化仓储管理的，应当有相应的操作规程，防止因系统故障、停机等特殊情况而造成物料和产品的混淆和差错。使用完全计算机化仓储管理系统进行识别的，物料、产品等相关信息可不必以书面可读的方式标出。

（1）原辅料 应当制定相应的操作规程，采取核对或检验等适当措施，确认每一包装内的原辅料正确无误。一次接收数个批次的物料，应当按批取样、检验、放行。仓储区内的原辅料应当有适当的标识，并至少标明下述内容：指定的物料名称和企业内部的物料代码；企业接收时设定的批号；物料质量状态（如待验、合格、不合格、已取样）；有效期或复验期。

只有经质量管理部门批准放行并在有效期或复验期内的原辅料方可使用。原辅料应当按照有效期或复验期贮存。贮存期内，如发现对质量有不良影响的特殊情况，应当进行复验。应当由指定人员按照操作规程进行配料，核对物料后，精确称量或计量，并做好标识。配制的每一物料及其重量或体积应当由他人独立进行复核，并有复核记录。用于同一批药品生产的所有配料应当集中存放，并作好标识。

（2）中间产品和待包装产品 应当在适当的条件下贮存。中间产品和待包装产品应当有明确的标识，并至少标明下述内容：产品名称和企业内部的产品代码；产品批号；数量或重量（如毛重、净重等）；生产工序（必要时）；产品质量状态（必要时，如待验、合格、不合格、已取样）。

（3）包装材料 与药品直接接触的包装材料和印刷包装材料的管理和控制要求与原辅料相同。包装材料应当由专人按照操作规程发放，并采取措施避免混淆和差错，确保用于药品生产的包装材料正确无误。应当建立印刷包装材料设计、审核、批准的操作规程，确保印刷包装材料印制的内容与药品监督管理部门核准的一致，并建立专门的文档，保存经签名批准的印刷包装材料原版实样。印刷包装材料的版本变更时，应当采取措施，确保产品所用印刷包装材料的版本正确无误。宜收回作废的旧版印刷模版并予以销毁。

切割式标签或其他散装印刷包装材料应当分别置于密闭容器内储运，以防混淆。印刷包装材料应当由专人保管，并按照操作规程和需求量发放。每批或每次发放的与药品直接接触的包装材料或印刷包装材料，均应当有识别标志，标明所用产品的名称和批号。过期或废弃的印刷包装材料应当予以销毁并记录。

（4）成品　放行前应当待验贮存，成品的贮存条件应当符合药品注册批准的要求。

（5）特殊管理的物料和产品　麻醉药品、精神药品、医疗用毒性药品（包括药材）、放射性药品、药品类易制毒化学品及易燃、易爆和其他危险品的验收、贮存、管理应当执行国家有关的规定。

（6）其他　不合格的物料、中间产品、待包装产品和成品的每个包装容器上均应当有清晰醒目的标志，并在隔离区内妥善保存。不合格的物料、中间产品、待包装产品和成品的处理应当经质量管理负责人批准，并有记录。

产品回收需经预先批准，并对相关的质量风险进行充分评估，根据评估结论决定是否回收。回收应当按照预定的操作规程进行，并有相应记录。回收处理后的产品应当按照回收处理中最早批次产品的生产日期确定有效期。

制剂产品不得进行重新加工。不合格的制剂中间产品、待包装产品和成品一般不得进行返工。只有不影响产品质量、符合相应质量标准，且根据预定、经批准的操作规程以及对相关风险充分评估后，才允许返工处理。返工应当有相应记录。对返工或重新加工或回收合并后生产的成品，质量管理部门应当考虑需要进行额外相关项目的检验和稳定性考察。

企业应当建立药品退货的操作规程，并有相应的记录，内容至少应当包括：产品名称、批号、规格、数量、退货单位及地址、退货原因及日期、最终处理意见。同一产品同一批号不同渠道的退货应当分别记录、存放和处理。只有经检查、检验和调查，有证据证明退货质量未受影响，且经质量管理部门根据操作规程评价后，方可考虑将退货重新包装、重新发运销售。对退货进行回收处理的，回收后的产品应当符合预定的质量标准如出现不合格的情况，每个包装容器上均应当有清晰醒目的标志，并在隔离区内妥善保存。退货处理的过程和结果应当有相应记录。

6. 确认和验证　确认或验证的范围和程度应当经过风险评估来确定。企业的厂房、设施、设备和检验仪器应当经过确认，应当采用经过验证的生产工艺、操作规程和检验方法进行生产、操作和检验，并保持持续的验证状态。应当建立确认与验证的文件和记录，并能以文件和记录证明达到预定的目标。

采用新的生产处方或生产工艺前，应当验证其常规生产的适用性。生产工艺在使用规定的原辅料和设备条件下，应当能够始终生产出符合预定用途和注册要求的产品。当影响产品质量的主要因素，如原辅料、与药品直接接触的包装材料、生产设备、生产环境（或厂房）、生产工艺、检验方法等发生变更时，应当进行确认或验证。必要时，还应当经药品监督管理部门批准。清洁方法应当经过验证，证实其清洁的效果，以有效防止污染和交叉污染。清洁验证应当综合考虑设备使用情况、所使用的清洁剂和消毒剂、取样方法和位置等因素。

确认和验证不是一次性的行为。首次确认或验证后，应当根据产品质量回顾分析情况进行再确认或再验证。关键的生产工艺和操作规程应当定期进行再验证，确保其能够达到预期结果。企业应当制订验证总计划，以文件形式说明确认与验证工作的关键信息。验证总计划或其他相关文件中应当作出规定，确保厂房、设施、设备、检验仪器、生产工艺、操作规程和检验方法等能够保持持续稳定。应当根据确认或验证的对象制定确认或验证方案，并经审核、批准。确认或验证方案应当明确职责。

（1）验证的方式及其应用范围　验证作为控制系统活动达到预期目的的有效方法，包括前验证、回顾性验证、同步验证和再验证等一系列活动。

1）前验证（prospective validation）　在新产品、新处方、新工艺、新设备正式投入生产使用前，必须针对其是否达到设定的要求而进行的验证。

2）回顾性验证（retrospective validation）　以积累的生产、检验和其他有关历史资料为依据，回顾、分析工艺的全过程，证实其控制条件的有效性，通常用于非无菌产品生产工艺的验证。

3）同步验证（concurrent validation）　生产过程中，在某项工艺运行的同时进行的验证，以证明该工艺达到预期要求。该验证适用于对所验证的产品工艺有一定的经验，其检验方法、取样、监控措施等较成熟，可用于非无菌产品生产工艺的验证。

4）再验证（revalidation）　又称复验证，是指当经过前验证的工艺、设施设备等在使用一定周期后，所进行的验证；或者当影响产品质量的主要因素，如工艺参数、质量控制方法等发生改变（变更）或经过重大维修维护后，所进行的验证；或者在对药品生产过程中，进行风险分析，在趋势分析中发现有系统性偏差所要进行的验证。

5）变更验证　当影响产品质量的主要因素，如原辅料、与药品直接接触的包装材料、生产设备、生产环境（或厂房）、生产工艺、检验方法等发生变更时，应当进行确认或验证。必要时，还应当经药品监督管理部门批准。

（2）验证的基本内容　药品生产的主要验证包括：厂房与设施的验证、设备验证、产品工艺验证、生产过程验证（工艺验证）、产品验证、清洁验证以及计算机系统的验证等各个方面。

（3）验证的基本程序　验证前根据验证对象提出验证项目、制定验证方案，并组织实施。验证工作完成后应写出验证报告，由验证工作负责人审核、批准。验证过程中的数据和分析内容应以文件形式归档保存。

7. 文件管理　文件是指一切涉及药品生产与管理的标准和记录。文件包括质量标准、生产处方和工艺规程、管理和操作规程、记录、报告等。文件管理指文件的设计、制定、审核、批准、分发、培训、执行、归档和变更等一系列管理活动。

（1）文件的范围　文件是质量保证系统的基本要素。企业必须有内容正确的书面质量标准、生产处方和工艺规程、操作规程以及记录等文件。企业应当建立文件管理的操作规程，系统地设计、制定、审核、批准和发放文件。与本规范有关的文件应当经质量管理部门的审核。文件的内容应当与药品生产许可、药品注册等相关要求一致，并有助于追溯每批产品的历史情况。

（2）质量标准　物料和成品应当有经批准的现行质量标准；必要时，中间产品或待包装产品也应当有质量标准。外购或外销的中间产品和待包装产品应当有质量标准；如果中间产品的检验结果用于成品的质量评价，则应当制定与成品质量标准相对应的中间产品质量标准。特别注意，物料的质量标准必须有复验期。

（3）工艺规程　每种药品的每个生产批量均应当有经企业批准的工艺规程，不同药品规格的每种包装形式均应当有各自的包装操作要求。工艺规程的制定应当以注册批准的工艺为依据。工艺规程不得任意更改。如需更改，应当按照相关的操作规程修订、审核、批准。制剂的工艺规程的内容至少应当包括详细的生产处方、生产操作要求以及包装操作要求。

（4）批包装记录　每批产品或每批中部分产品的包装，都应当有批包装记录，以便追溯该批产品包装操作以及与质量有关的情况。批包装记录应当依据工艺规程中与包装相关的内容制定。记录的设计应当注意避免填写差错。批包装记录的每一页均应当标注所包装产品的名称、规格、包装形式和批号。批包装记录应当有待包装产品的批号、数量以及成品的批号和计划数量。原版空白的批包装记录的审核、批准、复制和发放的要求与原版空白的批生产记录相同。在包装过程中，进行每项操作时应当及时记录，操作结束后，应当由包装操作人员确认并签注姓名和日期。

（5）操作规程和记录　操作规程的内容应当包括：题目、编号、版本号、颁发部门、生效日期、分发部门以及制定人、审核人、批准人的签名并注明日期，标题、正文及变更历史。厂房、设备、物料、文件和记录应当有编号（或代码），并制定编制编号（或代码）的操作规程，确保编号（或代码）的唯一性。确认和验证、厂房和设备的维护、清洁和消毒、变更控制、药品召回等活动应当有相应的操作规程，其过程和结果应当有记录。

（6）文件的管理　文件的起草、修订、审核、批准、替换或撤销、复制、保管和销毁等应当按照操作规程管理，并有相应的文件分发、撤销、复制、销毁记录。文件的起草、修订、审核、批准均应当由适当的人员签名并注明日期。文件应当标明题目、种类、目的以及文件编号和版本号。文字应当确切、清晰、易懂，不能模棱两可。文件应当分类存放、条理分明，便于查阅。

原版文件复制时，不得产生任何差错；复制的文件应当清晰可辨。文件应当定期审核、修订；文件修订后，应当按照规定管理，防止旧版文件的误用。分发、使用的文件应当为批准的现行文本，已撤销的或旧版文件除留档备查外，不得在工作现场出现。

与本规范有关的每项活动均应当有记录，以保证产品生产、质量控制和质量保证等活动可以追溯。记录应当及时填写，内容真实，字迹清晰、易读，不易擦除。应当尽可能采用生产和检验设备自动打印的记录、图谱和曲线图等，并标明产品或样品的名称、批号和记录设备的信息，操作人应当签注姓名和日期。记录填写的任何更改都应当签注姓名和日期，并使原有信息仍清晰可辨，必要时，应当说明更改的理由。记录如需重新誊写，则原有记录不得销毁，应当作为重新誊写记录的附件保存。每批药品应当有批记录，批记录应当由质量管理部门负责管理，至少保存至药品有效期后一年。

质量标准、工艺规程、操作规程、稳定性考察、确认、验证、变更等其他重要文件应当长期保存。如使用电子数据处理系统、照相技术或其他可靠方式记录数据资料，应当有所用系统的操作规程；记录的准确性应当经过核对。使用电子数据处理系统的，只有经授权的人员方可输入或更改数据，更改和删除情况应当有记录；应当使用密码或其他方式来控制系统的登录；关键数据输入后，应当由他人独立进行复核。用电子方法保存的批记录，应当采用磁带、缩微胶卷、纸质副本或其他方法进行备份，以确保记录的安全，且数据资料在保存期内便于查阅。

8. 生产管理　所有药品的生产和包装均应当按照批准的工艺规程和操作规程进行操作并有相关记录，以确保药品达到规定的质量标准，并符合药品生产许可和注册批准的要求。应当建立划分产品生产批次的操作规程，生产批次的划分应当能够确保同一批次产品质量和特性的均一性。应当建立编制药品批号和确定生产日期的操作规程。每批药品均应当编制唯一的批号。

每批产品应当检查产量和物料平衡，确保物料平衡符合设定的限度。如有差异，必须查明原因，确认无潜在质量风险后，方可按照正常产品处理。在生产的每一阶段，应当保护产品和物料免受微生物和其他污染。在干燥物料或产品，尤其是高活性、高毒性或高致敏性物料或产品的生产过程中，应当采取特殊措施，防止粉尘的产生和扩散。

生产期间使用的所有物料、中间产品或待包装产品的容器及主要设备、必要的操作室应当贴签标识或以其他方式标明生产中的产品或物料名称、规格和批号，如有必要，还应当标明生产工序。容器、设备或设施所用标识应当清晰明了，标识的格式应当经企业相关部门批准。除在标识上使用文字说明外，还可采用不同的颜色区分被标识物的状态（如待验、合格、不合格或已清洁等）。

企业应当检查产品从一个区域输送至另一个区域的管道和其他设备连接，确保连接正确无误。每次生产结束后应当进行清场，确保设备和工作场所没有遗留与本次生产有关的物料、产品和文件。下次生产开始前，应当对前次清场情况进行确认。应当尽可能避免出现任何偏离工艺规程或操作规程的偏差。一旦出现偏差，应当按照偏差处理操作规程执行。生产厂房应当仅限于经批准的人员出入。

（1）防止生产过程中的污染和交叉污染　生产过程中应当尽可能采取措施，防止污染和交叉污染，如：在分隔的区域内生产不同品种的药品；采用阶段性生产方式；设置必要的气锁间和排风；空气洁净度级别不同的区域应当有压差控制；应当降低未经处理或未经充分处理的空气再次进入生产区导致污染的风险；在易产生交叉污染的生产区内，操作人员应当穿戴该区域专用的防护服；采用经过验证或已知有效的清洁和去污染操作规程进行设备清洁；必要时，应当对与物料直接接触的设备表面的残留物进行检测；采用密闭系统生产；干燥设备的进风应当有空气过滤器，排风应当有防止空气倒流装置；液体制剂的配制、过滤、灌封、灭菌等工序应当在规定时间内完成；软膏剂、乳膏剂、凝胶剂等半固体制剂以及栓剂的中间产品应当规定贮存期和贮存条件等。

应当定期检查防止污染和交叉污染的措施并评估其适用性和有效性。

（2）生产操作　生产开始前应当进行检查，确保设备和工作场所没有上批遗留的产品、文件或与本批产品生产无关的物料，设备处于已清洁及待用状态。检查结果应当有记录。

生产操作前，还应当核对物料或中间产品的名称、代码、批号和标识，确保生产所用物料或中间产品正确且符合要求。应当进行中间控制和必要的环境监测，并予以记录。每批药品的每一生产阶段完成后必须由生产操作人员清场，并填写清场记录。清场记录内容包括：操作间编号、产品名称、批号、生产工序、清场日期、检查项目及结果、清场负责人及复核人签名。清场记录应当纳入批生产记录。

（3）包装操作　应当规定降低污染和交叉污染、混淆或差错风险的措施。包装开始前应当进行检查，确保工作场所、包装生产线、印刷机及其他设备已处于清洁或待用状态，无上批遗留的产品、文件或与本批产品包装无关的物料。检查结果应当有记录。包装操作前，还应当检查所领用的包装材料正确无误，核对待包装产品和所用包装材料的名称、规格、数量、质量状态，且与工艺规程相符。每一包装操作场所或包装生产线，应当有标识标明包装中的产品名称、规格、批号和批量的生产状态。有数条包装线同时进行包装时，应当采取隔离或其他有效防止污染、交叉污染或混淆的措施。待用分装容器在分装前应当保持清洁，避免容器中有玻璃碎屑、金属颗粒等污染物。

产品分装、封口后应当及时贴签。未能及时贴签时，应当按照相关的操作规程操作，避免发生混淆或贴错标签等差错。单独打印或包装过程中在线打印的信息（如产品批号或有效期）均应当进行检查，确保其正确无误，并予以记录。如手工打印，应当增加检查频次。使用切割式标签或在包装线以外单独打印标签，应当采取专门措施，防止混淆。应当对电子读码机、标签计数器或其他类似装置的功能进行检查，确保其准确运行。检查应当有记录。包装材料上印刷或模压的内容应当清晰，不易褪色和擦除。

因包装过程产生异常情况而需要重新包装产品的，必须经专门检查、调查并由指定人员批准。重新包装应当有详细记录。

9. 质量保证和质量控制

（1）质量控制实验室管理　质量控制实验室的人员、设施、设备应当与产品性质和生产规模相适应。企业通常不得进行委托检验，确需委托检验的，应当按照第十一章中委托检验部分的规定，委托外部实验室进行检验的，应当在检验报告中予以说明。

质量控制负责人应当具有足够的管理实验室的资质和经验，可以管理同一企业的一个或多个实验室。质量控制实验室的检验人员至少应当具有相关专业中专或高中以上学历，并经过与所从事的检验操作相关的实践培训且通过考核。

质量控制实验室应当配备《中国药典》、标准图谱等必要的工具书，以及标准品或对照品等相关的标准物质。质量控制实验室的文件应当符合第八章的原则外，还应有下列详细文件：质量标准；取样操作规程和记录；检验操作规程和记录（包括检验记录或实验室工作记事簿）；检验报告或证书；必要的环境监测操作规程、记录和报告；必要的检验方法验证报告和记录；仪器校准和设备使用、清洁、维护的操作规程及记录。

质量控制实验室应当建立检验结果超标调查的操作规程。任何检验结果超标都必须按照操作规程进行完整的调查，并有相应的记录。企业应该至少确定详细的留样、试剂、试液、培养基和检定菌的管理、标准品或对照品的管理的要求。用于产品稳定性考察的样品不属于留样。

（2）物料和产品放行　企业应当分别建立物料和产品批准放行的操作规程，明确批准放行的标准、职责，并有相应的记录。

物料的放行应当至少符合以下要求：物料的质量评价内容应当至少包括生产商的检验报告、物料包装完整性和密封性的检查情况和检验结果；物料的质量评价应当有明确的结论，如批准放行、不合格或其他决定；物料应当由指定人员签名批准放行。

产品的放行应当至少符合以下要求：在批准放行前，应当对每批药品进行质量评价，保证药品及其生产应当符合注册和本规范要求，并确认主要生产工艺和检验方法经过验证；已完成所有必需的检查、检验，并综合考虑实际生产条件和生产记录；所有必需的生产和质量控制均已完成并经相关主管人员签名等内容；药品的质量评价应当有明确的结论，如批准放行、不合格或其他决定；每批药品均应当由质量受权人签名批准放行；疫苗类制品、血液制品、用于血源筛查的体外诊断试剂，以及国家药品监督管理局规定的其他生物制品放行前还应当取得批签发合格证明。

（3）持续稳定性考察　主要针对市售包装药品，但也需兼顾待包装产品。持续稳定性考察的目的是在有效期内监控已上市药品的质量，以发现药品与生产相关的稳定性问题（如杂质含量或溶出度特性的变化），并确定药品能够在标示的贮存条件下，符合质量标准的各项要求。持续稳定性考察应当有考察方案，结果应当有报告。用于持续稳定性考察的设备（尤其是稳定性试验设备或设施）应当按照确认和验证等相关要求进行确认和维护。持续稳定性考察的时间应当涵盖药品有效期。

企业应注意考察批次数和检验频次应当能够获得足够的数据，以供趋势分析。通常情况下，每种规格、每种内包装形式的药品，至少每年应当考察一个批次，除非当年没有生产。某些情况下，持续稳定性考察中应当额外增加批次数，如重大变更或生产和包装有重大偏差的药品应当列入稳定性考察。此外，重新加工、返工或回收的批次，也应当考虑列入考察，除非已经过验证和稳定性考察。关键人员，尤其是质量受权人，应当了解持续稳定性考察的结果。当持续稳定性考察不在待包装产品和成品的生产企业进行时，则相关各方之间应当有书面协议，且均应当保存持续稳定性考察的结果以供药品监督管理部门审查。对不符合质量标准的结果或重要的异常趋势进行调查，必要时应当实施召回，调查结果以及采取的措施应当报告当地药品监督管理部门。应当根据所获得的全部数据资料，包括考察的阶段性结论，撰写总结报告并保存。应当定期审核总结报告。

（4）变更控制　企业应当建立变更控制系统，对所有影响产品质量的变更进行评估和管理。

需要经药品监督管理部门批准的变更应当在得到批准后方可实施。企业应当建立操作规程，规定原辅料、包装材料、质量标准、检验方法、操作规程、厂房、设施、设备、仪器、生产工艺和计算机软件变更的申请、评估、审核、批准和实施。质量管理部门应当指定专人负责变更控制。变更都应当评估其对产品质量的潜在影响。企业可以根据变更的性质、范围、对产品质量潜在影响的程度将变更分类（如主要、次要变更）。判断变更所需的验证、额外的检验以及稳定性考察应当有科学依据。与产品质量有关的变更由申请部门提出后，应当经评估、制订实施计划并明确实施职责，最终由质量管理部门审核批准。

变更实施应当有相应的完整记录。改变原辅料、与药品直接接触的包装材料、生产工艺、主要生产设备以及其他影响药品质量的主要因素时，还应当对变更实施后最初至少三个批次的药品质量进行评估。如果变更可能影响药品的有效期，则质量评估还应当包括对变更实施后生产的药品进行稳定性考察。变更实施时，应当确保与变更相关的文件均已修订。质量管理部门应当保存所有变更的文件和记录。

（5）偏差处理　各部门负责人应当确保所有人员正确执行生产工艺、质量标准、检验方法和操作规程，防止偏差的产生。企业应当建立偏差处理的操作规程，规定偏差的报告、记录、调查、处理以及所采取的纠正措施，并有相应的记录。任何偏差都应当评估其对产品质量的潜在影响。企业可以根据偏差的性质、范围、对产品质量潜在影响的程度将偏差分类（如重大、次要偏差），对重大偏差的评估还应当考虑是否需要对产品进行额外的检验以及对产品有效期的影响，必要时，应当对涉及重大偏差的产品进行稳定性考察。重大偏差应当由质量管理部门会同其他部门进行彻底调查，并有调查报告。偏差调查报告应当由质量管理部门的指定人员审核并签字。

（6）纠正和预防措施　企业应当建立纠正措施和预防措施系统，对投诉、召回、偏差、自检或外部检查结果、工艺性能和质量监测趋势等进行调查并采取纠正和预防措施。调查的深度和形式应当与风险的级别相适应。纠正措施和预防措施系统应当能够增进对产品和工艺的理解，改进产品和工艺。企业应当建立实施纠正和预防措施的操作规程，内容至少包括：对投诉、召回、偏差、自检或外部检查结果、工艺性能和质量监测趋势以及其他来源的质量数据进行分析，确定已有和潜在的质量问题等。必要时，应当采用适当的统计学方法。实施纠正和预防措施应当有文件记录，并由质量管理部门保存。

（7）供应商的评估和批准　质量管理部门应当对所有生产用物料的供应商进行质量评估，会同有关部门对主要物料供应商（尤其是生产商）的质量体系进行现场质量审计，并对质量评估不符合要求的供应商行使否决权。主要物料的确定应当综合考虑企业所生产的药品质量风险、物料用量以及物料对药品质量的影响程度等因素。应当建立物料供应商评估和批准的操作规程，明确供应商的资质、选择的原则、质量评估方式、评估标准、物料供应商批准的程序。如质量评估需采用现场质量审计方式的，还应当明确审计内容、周期、审计人员的组成及资质。需采用样品小批量试生产的，还应当明确生产批量、生产工艺、产品质量标准、稳定性考察方案。企业应当对每家物料供应商建立质量档案，档案内容应当包括供应商的资质证明文件、质量协议、质量标准、样品检验数据和报告、供应商的检验报告、现场质量审计报告、产品稳定性考察报告、定期的质量回顾分析报告等。

（8）产品质量回顾分析　企业应当按照操作规程，每年对所有生产的药品按品种进行产品质量回顾分析，以确认工艺稳定可靠，以及原辅料、成品现行质量标准的适用性，及时发现不良趋势，确定产品及工艺改进的方向。应当考虑以往回顾分析的历史数据，还应当对产品质量回顾分析的有效性进行自检。当有合理的科学依据时，可按照产品的剂型分类进行质量回顾，如固体制剂、液体制剂和无菌制剂等，回顾分析应当有报告。

应当对回顾分析的结果进行评估，提出是否需要采取纠正和预防措施或进行再确认或再验证的评估意见及理由，并及时、有效地完成整改。药品委托生产时，委托方和受托方之间应当有书面的技术协议，规定产品质量回顾分析中各方的责任，确保产品质量回顾分析按时进行并符合要求。

（9）投诉与不良反应报告　企业应当建立药品不良反应报告和监测管理制度，设立专门机构并配备专职人员负责管理。应当主动收集药品不良反应，对不良反应应当详细记录、评价、调查和处理，及时采取措施控制可能存在的风险，并按照要求向药品监督管理部门报告。应当建立操作规程，规定投诉登记、评价、调查和处理的程序，并规定因可能的产品缺陷发生投诉时所采取的措施，包括考虑是否有必要从市场召回药品。所有投诉都应当登记与审核，与产品质量缺陷有关的投诉，应当详细记录投诉的各个细节，并进行调查。发现或怀疑某批药品存在缺陷，应当考虑检查其他批次的药品，查明其是否受到影响。投诉调查和处理应当有记录，并注明所查相关批次产品的信息。应当定期回顾分析投诉记录，以便发现需要警觉、重复出现以及可能需要从市场召回药品的问题，并采取相应措施。企业出现生产失误、药品变质或其他重大质量问题，应当及时采取相应措施，必要时还应当向当地药品监督管理部门报告。

10. 委托生产与委托检验　为确保委托生产产品的质量和委托检验的准确性和可靠性，委托方和受托方必须签订书面合同，明确规定各方责任、委托生产或委托检验的内容及相关的技术事项。委托生产或委托检验的所有活动，包括在技术或其他方面拟采取的任何变更，均应当符合药品生产许可和注册的有关要求。

（1）委托方　应当对受托方进行评估，对受托方的条件、技术水平、质量管理情况进行现场考核，确认其具有完成受托工作的能力，并能保证符合本规范的要求。委托方应当向受托方提供所有必要的资料，以使受托方能够按照药品注册和其他法定要求正确实施所委托的操作。

委托方应当使受托方充分了解与产品或操作相关的各种问题，包括产品或操作对受托方的环境、厂房、设备、人员及其他物料或产品可能造成的危害。委托方应当对受托生产或检验的全过程进行监督。委托方应当确保物料和产品符合相应的质量标准。

（2）受托方　必须具备足够的厂房、设备、知识和经验以及人员，满足委托方所委托的生产或检验工作的要求。受托方应当确保所收到委托方提供的物料、中间产品和待包装产品适用于预定用途。受托方不得从事对委托生产或检验的产品质量有不利影响的活动。

（3）合同　委托方与受托方之间签订的合同应当详细规定各自的产品生产和控制职责，其中的技术性条款应当由具有制药技术、检验专业知识和熟悉本规范的主管人员拟订。委托生产及检验的各项工作必须符合药品生产许可和药品注册的有关要求并经双方同意。合同应当详细规定质量受权人批准放行每批药品的程序，确保每批产品都已按照药品注册的要求完成生产和检验。合同应当规定何方负责物料的采购、检验、放行、生产和质量控制（包括中间控制），还应当规定何方负责取样和检验。在委托检验的情况下，合同应当规定受托方是否在委托方的厂房内取样。

合同应当规定由受托方保存的生产、检验和发运记录及样品，委托方应当能够随时调阅或检查；出现投诉、怀疑产品有质量缺陷或召回时，委托方应当能够方便地查阅所有与评价产品质量相关的记录。合同应当明确规定委托方可以对受托方进行检查或现场质量审计。委托检验合同应当明确受托方有义务接受药品监督管理部门检查。

11. 药品发放与召回　企业应当建立产品召回系统，必要时可迅速、有效地从市场召回任何一批存在安全隐患的产品。因质量原因退货和召回的产品，均应当按照规定监督销毁，有证据证明退货产品质量未受影响的除外。

（1）发运　每批产品均应当有发运记录。根据发运记录，应当能够追查每批产品的销售情况，必要时应当能够及时全部追回，发运记录内容应当包括：产品名称、规格、批号、数量、收货单位和地址、联系方式、发货日期、运输方式等。药品发运的零头包装只限两个批号为一个合箱，合箱外应当标明全部批号，并建立合箱记录。发运记录应当至少保存至药品有效期后一年。

（2）召回　企业应当制定召回操作规程，确保召回工作的有效性。召回工作应当有指定专人负责组织协调，并配备足够数量的人员。产品召回负责人应当独立于销售和市场部门；如产品召回负责人不是质量受权人，则应当向质量受权人通报召回处理情况。因产品存在安全隐患决定从市场召回的，应当立即向当地药品监督管理部门报告。已召回的产品应当有标识，并单独、妥善贮存，等待最终处理决定。召回的进展过程应当有记录，并有最终报告。产品发运数量、已召回数量以及数量平衡情况应当在报告中予以说明。企业应当定期对产品召回系统的有效性进行评估。

12. 自检　质量管理部门应当定期组织对企业进行自检，监控本规范的实施情况，评估企业是否符合本规范要求，并提出必要的纠正和预防措施。

自检应当有计划，对机构与人员、厂房与设施、设备、物料与产品、确认与验证、文件管理、生产管理、质量控制与质量保证、委托生产与委托检验、产品发运与召回等项目定期进行检查。自检应当由企业指定人员进行独立、系统、全面的自检，也可由外部人员或专家进行独立的质量审计。自检应当有记录。自检完成后应当有自检报告，内容至少包括自检过程中观察到的所有情况、评价的结论以及提出纠正和预防措施的建议。自检情况应当报告企业高层管理人员。

案例讨论

违规生产劣药案

【案情简介】2019年12月20日，某省药品监督管理部门对其监管辖区内药品企业进行飞行检查时发现，该公司生产的头孢拉定包装上的批号为19年12月20日，而其药品生产记录为19年12月1日。经调查该公司将积压在仓库中未销售的头孢拉定批号更改，以延长其销售期限。后又发现该企业生产头孢拉定的压片机还生产阿司匹林。经检验，其生产的头孢拉定符合《中国药典》相关标准。

【焦点问题】本案中该企业违反我国药品管理的什么规定，应当如何处罚？

【案件分析】2010年版GMP第四十六条第三款规定："生产β-内酰胺结构类药品、性激素类避孕药品必须使用专用设施（如独立的空气净化系统）和设备，并与其他药品生产区严格分开。"本案中头孢拉定与阿司匹林共用一台压片机，易造成交叉污染，违反了上述规定。按照第一百二十六条"除本法另有规定的情形外，药品上市许可持有人、药品生产企业、药品经营企业、药物非临床安全性评价研究机构、药物临床试验机构等未遵守药品生产质量管理规范、药品经营质量管理规范、药物非临床研究质量管理规范、药物临床试验质量管理规范等的，责令限期改正，给予警告；逾期不改正的，处十万元以上五十万元以下的罚款；情节严重的，处五十万元以上二百万元以下的罚款，责令停产停业整顿直至吊销药品批准证明文件、药品生产许可证、药品经营许可证等，药物非临床安全性评价研究机构、药物临床试验机构等五年内不得开展药物非临床安全性评价研究、药物临床试验，对法定代表人、主要负责人、直接负责的主管人员和其他责任人员，没收违法行为发生期间自本单位所获收入，并处所获收入百分之十以上百分之五十以下的罚款，十年直至终身禁止从事药品生产经营等活动"的规定给予处罚。

另外，企业擅自更改药品生产批号，依据现行《药品管理法》第九十八条第三款第三项界定为劣药。根据现行《药品管理法》第一百一十七条"生产、销售劣药的，没收违法生产、销售的药品和违法所得，并处违法生产、销售的药品货值金额十倍以上二十倍以下的罚款；违法生产、批发的药品货值金额不足十万元的，按十万元计算，违法零售的药品货值金额不足一万元的，按一万元计算；情节严重的，责令停产停业整顿直至吊销药品批准证明文件、药品生产许可证、药品经营许可证或者医疗机构制剂许可证"的规定给予处罚。

综上，该企业具有违反GMP和《药品管理法》的两个违法行为，执法部门应分别按照《药品管理法》第一百一十七条、第一百二十六条对其进行处罚。

背景知识

GMP与PIC/S

国际药品认证合作组织（Pharmaceutical Inspection Co-operation Scheme，PIC/S）是药品生产认证领域权威的国际组织，其目标是通过建立统一的药品GMP标准，通过加强各国药品监管机构之间的交流、培训各国检查员队伍，促进各国药品监管机构GMP认证标准化和认证流程的一致性。

我国国家药品监督管理总局于2021年9月正式向PIC/S提交预申请认证，并开始着手对国内GMP相关法规、指南文件进行修改。这对促进国内制药企业提升药品生产质量、监管机构尽快实现国际检查互认具有重要意义。

1. PIC/S 的使命与目标 PIC/S 的使命是在医药产品领域领导并协调 GMP 标准和质量体系的国际开发、实施和维护。主要通过制定和推广统一的 GMP 标准和指导文件；培训各国监管机构（特别是 GMP 检查员）；评估（和重新评估）GMP 检查；促进各国监管机构和国际组织的合作和联网来实现。

为达到这一使命，PIC/S 采取了以下措施：①制定 GMP 领域的通用标准，建立国际协调的 GMP 质量管理体系；②建立一个国际检查员网络，交流 GMP 检查方面的信息和经验，同时进行检察员的培训；③促进国家监管部门、区域和国际组织之间的合作，交流 GMP 方面的信息和经验，以促进全球的协同性。

2. PIC/S 的成员国与相关合作方 目前，共计有来自 50 个不同国家的 54 个监管部门加入了 PIC/S（其中 4 个国家有两个不同的人用药品和兽药产品主管部门，即英国、意大利、捷克共和国、法国）。当然，PIC/S 和众多国际组织也有合作。目前签订协议的有以下 4 个组织：欧洲药品管理局（EMA）、欧洲药品质量局（EDQM）、联合国国际儿童应急基金（儿童基金会 UNICEF）；世界卫生组织（WHO）。合作协议通常涵盖以下内容：①培训 GMDP 领域的检查员。②参加彼此的会议（所有合作伙伴组织都定期参加 PIC/S 委员会会议）。③信息交流。

3. PIC/S 与检查互认 检查互认协议（Mutual Recognition Agreements，MRAs）建立在两个国家相互信任彼此检查结果的基础上，在医药领域表现为两个国家对彼此人用或兽用药物 GMP 检查过程和结果的相互认可。这种协议通过相互认可减少对彼此境内各药厂生产场所的重复检查促进了药品的国际贸易，使得 GMP 在国际范围内高度一致。

2018 年 4 月，PIC/S 委员会通过了《GMP 检查互认指南》，于 2018 年 6 月 1 日生效。在此指南中对签订互认协议的前提、目的、范围、过程（包括现场合规评估、影响因素和注意事项、监测和审查等）等内容进行了详细规定，各国如需签订互认协议可参考此指南中的内容。

PIC/S 对成员资格的审查和其搭建其的交流平台大大提升了其参与机构签订互认协议的可能性。

本章小结

本章介绍了药品生产许可制度和 GMP 制度，并详细地介绍了开办药品生产企业及我国 GMP 的主要内容，使读者对我国药品生产监督管理法律制度形成较为全面的了解。

课堂讨论

1. 我国对药品生产许可管理的要求有哪些？
2. 药品监督检查频次的影响因素有哪些？
3. GMP 实施质量管理的主要思想是什么？
4. 阐述药品生产持续质量改进的意义。

课外思考

1. 开办药品生产企业的条件和审批程序。
2. 质量受权人制度。
3. 委托生产加工的发展趋势。
4. 在 GMP 实施中，如何促进和保证企业员工高度自律？

第五章　药品经营监督管理法律制度

学习目标

本章主要涉及我国对药品经营环节监督管理、包括药品经营企业的开办与申请、药品经营质量管理规范及其检查、药品经营者的法定义务等内容。通过本章的学习，使读者对我国药品经营管理的法律法规制度有较为系统全面的认识和了解。

1. 了解　我国药品经营管理概况；药品流通现状；实施GSP的意义。
2. 熟悉　GSP对药品批发和零售企业质量管理的规定；我国对药品流通过程的监管以及互联网药品经营监督管理。
3. 掌握　药品经营应当具备的条件、药品经营许可证管理。
4. 重点掌握　药品经营者的法定义务。

导入案例

7.20全国制售假药案

2011年7月20日，浙江金华市义乌出租车管理站在例行检查中，发现乘客李某携带大量的回收处方药盒、说明书和防伪标签。经调查，发现这是一个涉及浙江、北京、上海、广东等地的制售假药犯罪团伙。浙江杭州以李某及其家人为主的药品包装材料回收团伙、以安徽利辛籍人员汪某等为主的不法分子，在上海、杭州、广州一带物色当地及周边地区三甲医院的保洁人员，向他们收购各种使用过的处方药包装盒、说明书、瓶子、包装箱等。药品包装材料大多流向北京、黑龙江、上海等地，这些地区的假药商在购买包装材料后，通过改批号、换包装、灌装低档原料药、注水勾兑等方法生产假药。此后，利用报纸、杂志、网络等刊登广告，诱骗患者直接邮购假药。其中，利用互联网兜售假药情况突出，通过竞价排名、论坛、广告等形式在一些网站、网页上发布假药信息。一系列制售假药的行为使得大批假药流向偏远地区的基层医院，甚至北京、上海等地区的三甲医院。

2011年11月17日，在公安部统一部署指挥下，联合药监部门对此类案件进行了重点打击，7·20系列特大制售假药案件集群战役在全国29个省区市170余个城市全面打响。据公安部统计，各地警方共破获此类案件1287起，抓获犯罪嫌疑人1776人，打掉制售假药犯罪团伙350个，缴获假药3.08亿余片，商标标识、药盒、防伪标识等包材4.26亿余件，按照正品价值估算超过20亿元。

据专家介绍，此次案件中的假药已形成一条完整的产供销链。本案涉案人员共有4层，处于底层的多为医院清洁工或护工，主要负责在医院回收完好的药盒；第二层是负责到每家医院收购药盒的中间人；第三层是中间人的上线，也就是药盒的批发商；第四层是假药商。所制造的假药流入偏远地区的基层医院和三甲医院。假药进入正规医院主要靠的是

“走票”形式，即不具有药品经营资质的“药商”委托具有合法药品经营权限的药品经营企业开具销售发票，再通过医药公司和药品销售员的操作，使不能合法销售的“药品”得以在市场上流通，最终通过医院的“验收发票”环节，进入了正规医院。

案例思考（1）

1. 本案中的“药商”存在哪些违法行为？
2. 假药商未获得合法资质销售药品，违反了哪条法律规定？应如何处罚？
3. 本案中缴获的“药品”如何界定？对“生产、销售假药”的行为应当如何处理？
4. 本案中，在药品流通环节中出现的“走票”行为应如何处理？
5. 本案中涉及利用互联网兜售药品，违反了哪些法律规定？

药品是关系到人们生命健康的特殊商品，药品的经营具有一般商品经营的共性，但也存在许多特殊之处。药品经营企业一般包括药品批发企业、药品零售企业，其经营条件、经营行为对药品质量以及人们用药的安全有效性等都会产生重要影响。因此，为了保证药品经营质量，国家对药品经营活动诸多环节如药品经营许可、药品流通渠道、药品经营过程的质量保证等都作出了严格的规范。

扫码“学一学”

第一节　药品经营管理概述

【术语】药品批发企业（drug wholesaler）、药品零售企业（drug retailer）、药品经营许可证制度（drug distributed certification system）

药品经营是指药品从生产者转移到消费者的全过程，专门从事药品经营活动的经济主体，通过购进、销售、调拨、储运等方式，将药品生产企业生产出来的药品供应给医疗机构或消费者，完成药品从生产领域向消费领域的转移。专门从事药品经营活动的经济主体即为药品经营企业。

一、药品经营企业的开办

1. 药品经营许可证制度概述　《药品管理法》第五十一条和《药品管理法实施条例》第十二条从总体上规定了我国实行药品经营许可证制度，国务院药品监督管理部门于2004年2月4日颁布的《药品经营许可证管理办法》（局令第6号）对该制度进行了落实。

《药品管理法》第五十一条规定：“从事药品批发活动，应当经所在地省、自治区、直辖市人民政府药品监督管理部门批准，取得药品经营许可证；从事药品零售活动，应当经所在地县级以上地方人民政府药品监督管理部门批准，取得药品经营许可证。无药品经营许可证的，不得经营药品。”《药品管理法实施条例》第十二条对开办药品零售企业的许可权限作出了进一步解释，规定有权限受理零售企业开办申请的为“拟办企业所在地设区的市级药品监督管理机构或者省、自治区、直辖市人民政府药品监督管理部门直接设置的县级药品监督管理机构”。

2. 药品经营企业的开办条件

（1）《药品管理法》的相关规定

《药品管理法》第五十二条规定，从事药品经营活动应当具备以下条件：①有依法经过资格认定的药师或者其他药学技术人员；②有与所经营药品相适应的营业场所、设备、仓储设施和卫生环境；③有与所经营药品相适应的质量管理机构或者人员；④有保证所经营药品质量的规章制度，并符合国务院药品监督管理部门依据本法制定的药品经营质量管理规范要求。

这是开办药品经营企业必须具备的最基本条件，也是非常原则、笼统的条件，包括人员条件，营业场所、设备、仓储设施、卫生环境条件，质量管理条件和规章制度条件四个方面，而实际操作性有赖于法规和规章予以提升。

2019 年修订的《药品管理法》将符合国务院药品监督管理部门依据本法制定的药品经营质量管理规范要求作为从事药品经营活动应当具备的条件，并在第五十三条中规定“从事药品经营活动，应当遵守药品经营质量管理规范，建立健全药品经营质量管理体系，保证药品经营全过程持续符合法定要求。”为我国取消 GSP 认证，改“GSP 认证”为“GSP 检查”奠定了法律基础。

（2）《药品经营许可证管理办法》的相关规定　见表 5-1。

表 5-1　开办药品批发企业和零售企业的主要条件

条　件	开办药品批发企业	开办药品零售企业
总体要求	符合省、自治区、直辖市药品批发企业合理布局的要求	符合当地常住人口数量、地域、交通状况和实际需要的要求，符合方便群众购药的原则
软件条件	具有保证所经营药品质量的规章制度	具有保证所经营药品质量的规章制度
人员	企业、企业法定代表人、企业负责人、质量管理负责人无《药品管理法》第一百一十八条、第一百二十三条规定的情形； 具有与经营规模相适应的一定数量的执业药师，质量管理负责人具有大学以上学历，且必须是执业药师	企业、企业法定代表人、企业负责人、质量管理负责人无《药品管理法》第一百一十八条、第一百二十三条规定的情形； 具有依法经过资格认定的药学技术人员
场所和设施、设备	具有能够保证药品储存质量要求的、与其经营品种和规模相适应的常温库、阴凉库、冷库； 具有独立的计算机管理信息系统，能覆盖企业内药品的购进、储存、销售以及经营和质量控制的全过程	具有与所经营药品相适应的营业场所、设备、仓储设施以及卫生环境； 在超市等其他商业企业内设立零售药店的，必须具有独立的区域
其他	符合《药品经营质量管理规范》对药品经营各环节及软、硬件的要求	具有能够配备满足当地消费者所需药品的能力，并能保证 24 小时供应

3. 药品经营企业的开办程序

（1）药品批发企业　《药品管理法实施条例》第十一条规定：“开办药品批发企业，申办人应当向拟办企业所在地省、自治区、直辖市药品监督管理部门提出申请。省级药品监督管理部门应当自收到申请之日起 30 个工作日内，依据国务院药品监督管理部门规定的设置标准作出是否同意筹建的决定。申办人完成拟办企业筹建后，向原审批部门申请验收。原审批部门自收到申请之日起 30 个工作日内，依据《药品管理法》第五十二条规定的开办条件组织验收；符合条件的，发给《药品经营许可证》。”

该条款规定药品批发企业在取得《药品经营许可证》前应当先向省级药品监督管理局申请筹建，尽管该程序有利于降低企业的投资风险，但也在一定程度上增加了申请者的负担、耗费有限的行政审批资源。2019 年 4 月 23 日修正的《行政许可法》（主席令第 7 号）第十六条第四款规定："法规、规章对实施上位法设定的行政许可作出的具体规定，不得增设行政许可。"由于《药品管理法》中未规定关于"筹建"的内容，因此如果将"筹建"作为一项前置性行政程序，《药品管理法实施条例》就与作为上位法的《行政许可法》相违背。在药品行政实践中，多数省份已取消"筹建"程序，也有省份依然保留该程序，但仅将其作为行政指导手段，不作出是否同意"筹建"的文件批示。

（2）药品零售企业 《药品管理法实施条例》第十二条规定："开办药品零售企业，申办人应当向拟办企业所在地设区的市级药品监督管理机构或者省、自治区、直辖市药品监督管理部门直接设置的县级药品监督管理机构提出申请。受理申请的药品监督管理机构应当自收到申请之日起 30 个工作日内，依据国务院药品监督管理部门的规定，结合当地常住人口数量、地域、交通状况和实际需要进行审查，作出是否同意筹建的决定。申办人完成筹建后，向原审批机构申请验收。原审批机构自收到申请之日起 15 个工作日内，依据开办条件组织验收；符合条件的，发给《药品经营许可证》。"

与药品批发企业不同的是，依照修订前的《药品管理法》第十四条第三款和《实施条例》第十二条的相关规定，药品零售企业的开办还涉及"合理布局"问题，在实践中，"筹建"程序的保留有违反《行政许可法》之嫌，因此不少省份通过加强行政指导来帮助药品零售企业降低投资风险。这一问题在 2019 年修订的《药品管理法》中得到了根本性解决，新修订的《药品管理法》第五十一条第三款规定："药品监督管理部门实施药品经营许可，除依据本法第五十二条规定的条件外，还应当遵循方便群众购药的原则。"取消了原先关于"合理布局"的规定。

2015 年前，《药品管理法》中，不管是开办药品批发企业还是零售企业，在开办程序上必须先取得《药品经营许可证》，再按照规定到工商行政管理部门办理《营业执照》，这种"先证后照"的形式造成了药品经营许可与工商登记注册互为前置许可条件的逻辑难题。在 2015 年对《药品管理法》进行修正的过程中，我国改变原先"先证后照"的规定，解除证照捆绑，解决了一般经营和特殊经营资格倒置问题。

导入案例——案例思考（2）

我国对药品经营实施许可证制度，经营企业必须首先获得《药品经营许可证》方可从事药品经营活动。导入案例中的"药商"在未获得合法药品经营资质情况下兜售所谓的"药品"，违反现行 2019 年修订的《药品管理法》第五十一条第一款的规定："从事药品批发活动，应当经所在地省、自治区、直辖市人民政府药品监督管理部门批准，取得药品经营许可证；从事药品零售活动，应当经所在地县级以上地方人民政府药品监督管理部门批准，取得药品经营许可证。无药品经营许可证的，不得经营药品。"本案中，"药商"的"无证经营行为"，应当按照《药品管理法》第一百一十五条予以处罚："未取得药品生产许可证、药品经营许可证或者医疗机构制剂许可证生产、销售药品的，责令关闭，没收违法生产、销售的药品和违法所得，并处违法生产、销售的药品（包括已售出的和未售出的药品）货值金额十五倍以上三十倍以下的罚款；货值金额不足十万元的，按十万元计算。"

4.《药品经营许可证》的管理

（1）管理机构

1）国家药品监督管理局主管全国药品经营许可的监督管理工作。

2）省级药品监督管理部门负责本辖区内药品批发企业《药品经营许可证》发证、换证、变更和日常监督管理工作，并指导和监督下级药品监督管理机构开展《药品经营许可证》的监督管理工作。

3）设区的市级药品监督管理机构或省级药品监督管理部门直接设置的县级药品监督管理机构负责本辖区内药品零售企业《药品经营许可证》发证、换证、变更和日常监督管理等工作。

（2）变更与换发

1）变更　《药品经营许可证管理办法》第十三条规定："《药品经营许可证》变更分为许可事项变更和登记事项变更。许可事项变更是指经营方式、经营范围、注册地址、仓库地址（包括增减仓库）、企业法定代表人或负责人以及质量负责人的变更。登记事项变更是指上述事项以外的其他事项的变更。"

第十四条规定："药品经营企业变更《药品经营许可证》许可事项的，应当在原许可事项发生变更30日前，向原发证机关申请《药品经营许可证》变更登记。未经批准，不得变更许可事项。原发证机关应当自收到企业变更申请和变更申请资料之日起15个工作日内作出准予变更或不予变更的决定。"

第十七条规定："药品经营企业变更《药品经营许可证》的登记事项的，应在工商行政管理部门核准变更后30日内，向原发证机关申请《药品经营许可证》变更登记。原发证机关应当自收到企业变更申请和变更申请资料之日起15个工作日内为其办理变更手续。"

2）换发　《药品经营许可证管理办法》第十九条规定："《药品经营许可证》有效期为5年。有效期届满，需要继续经营药品的，持证企业应在有效期届满前6个月内，向原发证机关申请换发《药品经营许可证》。原发证机关按本办法规定的申办条件进行审查，符合条件的，收回原证，换发新证。不符合条件的，可限期3个月进行整改，整改后仍不符合条件的，注销原《药品经营许可证》。"

（3）注销　《药品经营许可证管理办法》第二十六条规定，有下列情形之一的，《药品经营许可证》由原发证机关注销：①《药品经营许可证》有效期届满未换证的；②药品经营企业终止经营药品或者关闭的；③《药品经营许可证》被依法撤消、撤回、吊销、收回、缴销或者宣布无效的；④不可抗力导致《药品经营许可证》的许可事项无法实施的；⑤法律、法规规定的应当注销行政许可的其他情形。

二、药品经营企业的经营方式和经营范围

1. 经营方式　有药品批发和药品零售两种。经营方式不同，对其质量管理的要求也有很大的区别。《药品管理法》《药品管理法实施条例》以及GSP等都对药品批发企业和零售企业规定了不同的要求。

（1）药品批发企业　将购进的药品销售给药品生产企业、药品经营企业、医疗机构的药品经营企业。也就是说，药品批发企业只能将药品销售给有资质的单位，如具有《药品生产许可证》的生产企业、具有《药品经营许可证》的经营企业以及具有《医疗机构执业许可证》的医疗机构，而不能将药品直接销售给消费者和没有合法资质的其他单位。

（2）药品零售企业　零售药店，是指将购进的药品直接销售给消费者的药品经营企业，包括零售单体药店和连锁药店。

《药品流通监督管理办法》（局令第 26 号）第十七条规定：“未经药品监督管理部门审核同意，药品经营企业不得改变经营方式。”药品批发企业和零售企业的共同目标都是为了加快药品价值和使用价值的实现，两者的不同之处在于，批发企业是将药品从生产领域带入流通领域，主要面向以转售为目的的药品零售企业和医疗机构，其规模大、品种多；而零售企业的销售对象是最终消费者，其规模小、面广、数量少，由于直接面对消费者，应当提供相应的药学服务。

2. 经营范围　药品经营企业经营范围可以分为以下四大类。

（1）麻醉药品、精神药品、医疗用毒性药品。

（2）生物制品。

（3）中药材、中药饮片、中成药。

（4）化学原料药及其制剂、抗生素原料药及其制剂、生化药品。

药品经营企业只能按照《药品经营许可证》上核定的经营范围从事药品经营活动，不能超越经营范围。医疗用毒性药品、麻醉药品、精神药品、放射性药品和预防性生物制品的核定按照国家特殊药品管理和预防性生物制品管理的有关规定执行。

三、药品经营监督管理

《药品管理法》第五章对药品经营活动进行了规定，具体内容包括禁止无证经营，禁止销售假劣药，必须建立进货检查验收制度、药品保管制度，销售药品必须符合法定要求等。

1. 禁止无证经营　《药品管理法》第五十一条规定：“无《药品经营许可证》的，不得经营药品。《药品经营许可证》是取得药品经营资格的法定凭证。未经依法批准并取得《药品经营许可证》而从事药品经营活动的，属于违法行为，将依照《药品管理法》第一百一十五条的规定予以相应处罚：未取得药品生产许可证、药品经营许可证或者医疗机构制剂许可证生产、销售药品的，责令关闭，没收违法生产、销售的药品和违法所得，并处违法生产、销售的药品（包括已售出的和未售出的药品）货值金额十五倍以上三十倍以下的罚款；货值金额不足十万元的，按十万元计算。”

2. 禁止销售假、劣药　《药品管理法》第九十八条规定：“禁止生产、销售假劣药。药品是一种特殊商品，其生产、销售与人民的身体健康和生命安全有着直接的利害关系。生产、销售假劣药的行为直接危害着用药者的生命安全，必须予以禁止和严惩。”

第一百一十六条规定：“生产、销售假药的，没收违法生产、销售的药品和违法所得，责令停产停业整顿、吊销药品批准证明文件，并处违法生产、销售药品货值金额十五倍以上三十倍以下的罚款；货值金额不足十万元的，按十万元计算；情节严重的，吊销药品生产许可证、药品经营许可证或者医疗机构制剂许可证，十年内不受理其相应申请；药品上市许可持有人为境外企业的，十年内禁止其药品进口。”

第一百一十七条规定：“生产、销售劣药的，没收违法生产、销售的药品和违法所得，并处违法生产、销售的药品货值金额十倍以上二十倍以下的罚款；违法生产、批发的药品货值金额不足十万元的，按十万元计算，违法零售的药品货值金额不足一万元的，按一万元计算；情节严重的，责令停产停业整顿直至吊销药品批准证明文件、药品生产许可证、药品经营许可证或者医疗机构制剂许可证。

生产、销售的中药饮片不符合药品标准，尚不影响安全性、有效性的，责令限期改正，给予警告；可以处十万元以上五十万元以下的罚款。”

3. 建立并执行进货检查验收制度和药品保管制度 《药品管理法》第五十六条规定：“药品经营企业购进药品，应当建立并执行进货检查验收制度，验明药品合格证明和其他标识；不符合规定要求的，不得购进和销售。”

第五十九条规定：“药品经营企业应当制定和执行药品保管制度，采取必要的冷藏、防冻、防潮、防虫、防鼠等措施，保证药品质量；药品入库和出库必须执行检查制度。”

进货检查验收制度是指药品经营企业依照法律法规的规定，以及同药品生产企业或者其他供货商之间订立的购销合同的约定，对购进药品的质量状况进行检查，经检查确认符合要求后方可予以购进的进货质量保证制度。药品经营企业对所购进的药品进行检查验收，发现药品存在质量问题时，可以提出异议，经进一步证实所购进药品不符合质量要求的，应当拒绝进货。

简而言之，经营企业在购进药品时应当严格遵循“入库验收、在库养护、出库复核”的原则。药品入库后，药品经营企业应针对不同药品的保管特点，采取必要的冷藏、防冻、防潮、防虫、防鼠等措施，保证药品质量。例如，采取必要的措施保证药品经营保管场所及周边环境的卫生状况符合要求，防止药品被污染；按照规定配备必要的设备、设施以保证仓库的温度、湿度等符合所储存药品的要求等。

关于进货检查验收制度和药品保管制度的内容，GSP 中作出了更为详尽的规定。

4. 建立真实、完整的购销记录 《药品管理法》第五十七条规定：“药品经营企业购销药品，应当有真实完整的购销记录。购销记录必须注明药品的通用名称、剂型、规格、批号、有效期、上市许可持有人、生产厂商、购（销）货单位、购（销）货数量、购销价格、购（销）货日期及国务院药品监督管理部门规定的其他内容。”

建立药品经营企业购销记录的意义是保持药品的可追溯性，一旦发生药害事故时，通过购销记录能够第一时间掌握到药品的流向，从而及时采取处理措施，以控制事态的发展。同时，购销记录也有利于药品监督管理部门加强对药品经营活动的日常监督管理。药品经营企业违反本条规定的，执法部门将责令改正，给予警告；情节严重的，吊销其《药品经营许可证》。

5. 销售药品必须符合法定要求 《药品管理法》第五十八条规定：“药品经营企业零售药品必须准确无误，并正确说明用法、用量和注意事项；调配处方必须经过核对，对处方所列药品不得擅自更改或者代用。对有配伍禁忌或者超剂量的处方，应当拒绝调配；必要时，经处方医师更正或者重新签字，方可调配。药品经营企业销售中药材，应当标明产地。”

（1）药品经营企业销售药品必须准确无误 对购药者持处方购药的，药品经营企业必须完全按照处方载明的药品名称、数量销售；购药者购买非处方药的，药品经营企业的销售人员应当做好用药咨询和指导，应熟悉所售药品的性能、规格，向购药者正确说明药品的用法、用量及禁忌等注意事项，不得对药品做虚假的宣传、进行误导性的陈述。

（2）调配处方必须经过核对 对处方所列药品不得擅自更改或者代用。对有配伍禁忌或者超剂量的处方，应当拒绝调配；必要时，经处方医师更正或者重新签字，方可调配。“对有配伍禁忌和超剂量的处方拒绝调配”曾一度被视为药师拥有的权利，而忽略了该规定的强制性。其实从法律上来分析，它是义务性规范、羁束型法律规范，“拒绝调配”是药师的责任和义务，药师应当实施“拒绝调配”行为，如果没有拒绝而调配了有“瑕疵”的处方，药师的行为就违法了，用药的安全也就难以保障。

（3）销售中药材必须标明产地　这是由于中药材易受大气、水质、土壤以及地域、海拔高度等影响，种植方式和产地的不同会导致药材的组分和药用效果有所差别。因此药品经营企业在销售中药材时必须标明产地，有的还需标明野生或人工种植（养殖），以确保消费者的知情权①。

案例讨论

无证经营假药案

【案情简介】2012年8月15日，上海市食品药品监督管理局崇明分局联合公安部门进行现场检查时，发现安徽籍李某正在该处从事药品经营活动。现场查获美国金伟哥（美国艾加莉生物工程研究所生产，3800mg×8粒/盒）等产品259盒，上述产品外包装及（或）说明书中有暗示或明示宣传疗效等内容，未标示药品批准文号，现场快检结果西地那非阳性。李某现场无法提供上述产品被批准的相关证明材料及《药品经营许可证》等经营药品的合法证照。执法人员认定这些产品为假药，现场查获假药259盒，货值1690元。由于只有当事人陈述而无其他证据证实其违法所得，故按无违法所得处理，货值以现场查获的1690元为准。

本案中，李某《药品经营许可证》经营假药的行为，违反了《药品管理法》（2001年修订）第十四条第一款和第四十八条第一款、第三款第（二）项的规定，依据《药品管理法》第七十二条和第七十三条的规定，对其违法行为依法予以取缔，并对其作出如下行政处罚：没收尚未销售的美国金伟哥等假药259盒；处以销售的假药货值金额三倍的罚款5070元。

【焦点问题】①本案中假药的认定依据是什么？②本案以经营假药案，还是以无证经营假药案立案？

【案例分析】关于焦点①，本案中，李某经营的美国金伟哥（美国艾加莉生物工程研究所生产，3800mg×8粒/盒）虽属于性保健品，但上述产品外包装及（或）说明书中有暗示或明示宣传疗效等内容，且无药品批准文号，符合《药品管理法》（2001年修订）第四十八条第三款第（二）项情形“依照本法必须批准而未经批准生产、进口，或者依照本法必须检验而未经检验即销售的”，可以按假药论处。若法定药品检验机构出具含有“西地那非”药品成分的检验报告，则认定为假药的证据更为确凿。

关于焦点②，根据《药品管理法》（2001年修订）第十四条的规定：“无《药品经营许可证》的，不得经营药品。”本案李某经营的产品属于药品范畴，被认定为假药，同时违反了《药品管理法》（2001年修订）第十四条第一款、第四十八条第一款规定。实践中，对这类案件的处理有不同的观点。有人认为无证经营和经营假药的行为中应当选择较重的法条处罚，对当事人以销售假药行为予以从重处罚（无证经营作为从重处罚情节）；也有人认为这两个行为应当合并处罚，对无证经营行为与销售假药行为的罚款部分，按照“择一

① 卞耀武．中华人民共和国药品管理法释义［M］．北京：法律出版社，2001.

重罚”的原则进行吸收，从中选择罚款数额较大的进行处罚；还有人认为无证经营与销售假药侵犯的是不同的客体，即前者触犯的是药品市场管理秩序，后二者触犯的是药品管理制度和人们的身体健康，对触犯不同客体的违法行为应采取不同的处理方式。对无证经营药品行为、销售假药行为分别适用《药品管理法》（2001 年修订）第七十二条、第七十三条的规定进行处罚，对这两种行为的罚款部分参照刑法中“数罪并罚”的原则来确定，然后再量罚合并。笔者主张为“无证经营”案件，经营“假药”的行为作为从重处罚的依据。

适用现行《药品管理法》的分析和处罚：本案中，违法行为符合现行 2019 年修订的《药品管理法》第九十八条第四款“禁止未取得药品批准证明文件生产、进口药品”的情形，属于违反禁止性规定。同时，该行为违反了《药品管理法》第五十一条的规定“无药品经营许可证的，不得经营药品”。笔者主张该案件为“无证经营”案件，违反禁止性规定的行为可以作为从重处罚的依据。

扫码“学一学”

第二节　药品经营质量管理规范

【术语】 GSP（good supply practice）、质量管理（quality control）

药品经营过程的质量管理，是药品生产质量管理的延伸，其目的是保持药品的安全性、有效性和稳定性，防止假劣药及其他不合格药品进入流通领域，同时更好地满足人们用药的可及性。《药品经营质量管理规范》（GSP）正是为保证药品在流通全过程中始终符合质量标准而制定的，针对药品计划采购、购进验收、储存、销售及售后服务等环节的管理制度，其核心是通过严格的质量管理制度来约束企业的行为，对药品流通全过程进行质量控制。现行 GSP 于 2016 年 7 月 13 日经国家食品药品监督管理总局发布，自发布之日起施行。

一、GSP 的主要内容

现行 GSP 正文共 4 章 184 条。其基本框架内容如下。

第一章“总则”：共 4 条。主要阐明了 GSP 制定的依据、目的、适用客体范围、经营活动的诚信原则。

第二章“药品批发的质量管理”：分为 14 节，共 115 条。主要内容包括药品批发企业的质量管理体系、组织机构与质量管理职责、人员与培训、质量管理体系文件、设施与设备、校准与验证、计算机系统、采购、收货与验收、储存与养护、销售、出库、运输与配送、售后管理。

第三章“药品零售的质量管理”：分为 8 节，共 58 条。主要内容包括药品零售企业的质量管理与职责、人员管理、文件、设施与设备、采购与验收、陈列与储存、销售管理、售后管理。

第四章“附则”：共 7 条。主要是阐述了规范中使用的用语含义、规范的解释权以及实施时间。

根据监管要求，原国家食品药品监督管理总局针对企业信息化管理、药品储运温湿度自动监测、药品验收管理、药品冷链物流管理、零售连锁管理等具体要求，发布了《冷藏、冷冻药品的储存与运输管理》《药品经营企业计算机系统》《温湿度自动监测》《药品收货与验收》与《验证管理》等五个GSP附录，作为正文的附加条款，与正文条款具有同等效力。

二、药品批发的质量管理

1. 质量管理体系、组织机构与质量管理职责 药品批发企业的质量管理体系在药品经营环节起着举足轻重的作用。质量管理体系应与该批发企业的经营范围和规模相适应，质量管理体系要素包括组织机构、人员、设施设备、质量管理体系文件及相应的计算机系统等。

企业负责人是药品质量的主要责任人，全面负责企业日常管理；企业质量负责人应当由高层管理人员担任，全面负责药品质量管理工作；质量管理部门的职责不得由其他部门及人员履行。在日常质量管理中，企业应当全员参与质量管理。各部门、岗位人员应当正确理解并履行职责，承担相应质量责任。

2. 人员与培训 企业从事药品经营质量管理工作的人员，应符合有关法律法规所规定的资格要求，不得有相关法律法规禁止从业的情形。企业应当按照培训管理制度制订年度培训计划并开展培训，使相关人员能正确理解并履行职责，并做好记录并建立档案。培训内容应当与职责和工作内容相关，包括相关法律法规、药品专业知识及技能、质量管理制度、职责及岗位操作规程等的岗前培训和继续培训。

3. 质量管理体系文件 企业制定质量管理体系文件应当符合企业实际，文件包括质量管理制度、部门及岗位职责、操作规程、档案、报告、记录和凭证等，计算机数据应真实、完整、准确、有效、安全和可追溯，按日备份。书面记录及凭证及时填写，并字迹清晰，不得随意涂改，不得撕毁，记录更改的，更改人员应注明更改理由、日期并签名，保持原有信息清晰可辩。

4. 设施设备 企业应当具有与其药品经营范围、经营规模相适应的经营场所和库房。库房的选址、设计、布局、建造、改造和维护应当符合药品储存的要求，防止药品的污染、交叉污染、混淆和差错。药品储存作业区、辅助作业区应当与办公区和生活区分开一定距离或者有隔离措施。企业的库房应当按照要求配备相应设施设备，经营冷藏、冷冻药品的企业还应当配备特殊设施设备，以确保冷链药品的经营符合规定。

5. 计算机系统 企业建立符合经营全过程管理及质量控制要求的计算机系统，实现药品的质量可追溯，满足药品电子监管的实施条件，配置电子监管码信息采集设备，具备在入库、出库过程中扫描、采集、上传药品电子监管码的功能，实现药品监管部门对药品进销存、温湿度数据的实施远程监控。

6. 经营各环节的质量管理

（1）采购 企业采购药品应确定供货单位的合法资格、所购入药品的合法性，核实供货单位销售人员的合法资格，并与供货单位签订质量保证协议。

（2）收货与验收 企业应按照规定的程序和要求对到货药品逐批进行收货、验收，防止不合格药品入库。

（3）储存与保养 按包装标示的温度要求储存药品，包装上没有标示具体温度的，按照《中国药典》规定的贮藏要求进行储存。

（4）销售、出库与售后　企业应将药品销售给合法的购货单位，并对购货单位的证明文件、采购人员及提货人员的身份证明进行核实，保证药品销售流向真实、合法。企业应当按照质量管理制度的要求，制定投诉管理操作规程，内容包括投诉渠道及方式、档案记录、调查与评估、处理措施、反馈和事后跟踪等。

三、药品零售的质量管理

1. 质量管理与职责、人员管理　企业应当具有与其经营范围和规模相适应的经营条件，包括组织机构、人员、设施设备、质量管理文件，并按照规定设置计算机系统。

企业应当设置质量管理部门或者配备质量管理人员。其中，企业负责人是药品质量的主要责任人，负责企业日常管理，企业法定代表人或者企业负责人应当具备执业药师资格；企业应当按照国家有关规定配备执业药师，负责处方审核，指导合理用药；其他各类人员应符合有关法律法规所规定的资格要求。

企业应当按照培训管理制度制订年度培训计划并开展培训，企业各岗位人员应当接受相关法律法规及药品专业知识与技能的岗前培训和继续培训，使相关人员能正确理解并履行职责。培训工作应当做好记录并建立档案。

2. 文件　企业应当制定符合企业实际的质量管理文件，包括质量管理制度、岗位职责、操作规程、档案、记录和凭证等，并对质量管理文件定期审核、及时修订。

3. 设施与设备　企业的营业场所应当与其药品经营范围、经营规模相适应，并与药品储存、办公、生活辅助及其他区域分开。

营业场所应当具有相应设施或者采取其他有效措施，避免药品受室外环境的影响，并做到宽敞、明亮、整洁、卫生，还应当具有相应的营业设备。设置库房的企业，设施设备也应当符合国家规定的要求。

4. 经营各环节的质量管理

（1）采购与验收　药品到货时，收货人员应当按采购记录，对照供货单位的随货同行单（票）核实药品实物，做到票、账、货相符。企业应当按规定的程序和要求对到货药品逐批进行验收，并做好验收记录。验收合格的药品应当及时入库或者上架，实施电子监管的药品。

（2）陈列与储存　企业应当对营业场所温度进行监测和调控，以使营业场所的温度符合常温要求；应当定期进行卫生检查，保持环境整洁；存放、陈列药品的设备应当保持清洁卫生，不得放置与销售活动无关的物品，并采取防虫、防鼠等措施，防止污染药品。药品的陈列应当符合相关要求，应定期对陈列、存放的药品进行检查。

（3）销售管理　药品零售企业应当做好企业及人员的资质公示工作，在营业场所的显著位置悬挂药品经营许可证、营业执照、执业药师注册证等。营业人员应当佩戴照片、姓名、岗位等内容的工作牌，执业药师和药学技术人员的工作牌还应当标明执业资格或者药学专业技术职称，在岗执业的执业药师应当挂牌明示。

四、GSP 附录

现行 GSP 共有五个附录。

附录 1 “冷藏、冷冻药品的储存与运输管理”：对冷藏、冷冻药品在收货、验收、储存、养护、出库、运输等环节的设施设备、技术方法和操作要求提出具体规定，以确保冷藏、冷冻药品储存运输环境符合药品质量管理要求。

附录 2 “药品经营企业计算机系统”：对药品经营企业建立与经营范围和经营规模相适应的计算机系统提出具体要求，以实现对药品经营各环节和质量管理全过程的实时控制。

附录 3 “温湿度自动监测”：对药品储运温湿度自动监测系统的监测功能、数据安全管理、风险预警与应急、系统安装与操作等进行具体规定，防范药品储存运输过程中可能发生的风险。

附录 4 “药品收货与验收”：对药品到货检查、票据查验、验收抽样、验收入库、验收记录等提出具体规定，确保药品质量安全。

附录 5 “验证管理”：对制订验证计划、形成验证控制文件、确定验证项目、设置验证测点与验证实施要求等提出具体规定，确保相关设施、设备及检测系统能够符合规定的设计标准和要求，并能安全、有效地正常运行和使用。

扫码“学一学”

第三节　药品流通过程的监督管理

【术语】药品流通监督管理（drug distribution supervision and administration）、互联网药品经营监督管理（Internet drug sales administration）

药品流通，包括药品生产企业的销售、药品经营企业的经营全过程、医疗机构的采购等。为加强药品流通领域的监督管理，规范药品流通秩序，国家采取了很多措施，对药品生产企业销售、药品经营、药品采购等环节实施监督管理，并取得了一定的成效。但随着市场经济的不断发展，药品流通环节出现了不少新情况和新问题。2008 年“刺五加注射液事件”、2012 年“问题胶囊事件”、2018 年“长春长生疫苗事件”等不良事件频繁发生，暴露出我国药品生产和流通秩序存在的突出问题，也暴露出药品监管工作中的漏洞。因此，为进一步加强药品监督管理，规范药品流通秩序，国家食品药品监督管理局于 2007 年 1 月 31 日修订并出台了《药品流通监督管理办法》（局令第 26 号），从药品供应链的各个环节对药品流通渠道进行整体管理并强化监督管理力度。同时，随着网络技术的不断发展以及互联网的不断普及，互联网商品服务蓬勃发展。但由于药品的特殊性，通过互联网进行药品信息服务或交易买卖存在着很大的风险和很多不可控的因素，因此互联网药品经营更须严格规范。

本节将主要介绍《药品管理法》和《药品流通监督管理办法》对药品流通过程的管理规定以及互联网药品经营监督管理的有关内容。

一、《药品流通监督管理办法》对药品流通过程的规定

正如本章第一节所述，《药品管理法》对药品经营企业购销活动进行了诸多规定，如：禁止无证经营，药品经营企业必须建立并执行进货检查验收制度、必须有真实完整的购销记录、必须制定和执行药品保管制度、销售药品必须符合法定要求等。除此之外，《药品流通监督管理办法》（2007 年）对药品生产、经营企业的购销活动作出了更加详细的规定。

1. 对药品生产、经营企业的禁止性规定

（1）药品生产企业只能销售本企业生产的药品，不得销售本企业受委托生产的或者他人生产的药品。

（2）药品生产、经营企业不得在经药品监督管理部门核准的地址以外的场所储存或者现货销售药品。

（3）药品生产、经营企业知道或者应当知道他人从事无证生产、经营药品行为的，不得为其提供药品。

（4）药品生产、经营企业不得为他人以本企业的名义经营药品提供场所，或者资质证明文件，或者票据等便利条件。

（5）药品生产、经营企业不得以展示会、博览会、交易会、订货会、产品宣传会等方式现货销售药品。

（6）药品经营企业不得购进和销售医疗机构配制的制剂。

（7）药品生产、经营企业不得以搭售、买药品赠药品、买商品赠药品等方式向公众赠送处方药或者甲类非处方药。

（8）药品生产、经营企业不得采用邮售、互联网交易等方式直接向公众销售处方药。

2. 对药品生产、经营企业的义务性规定

（1）药品生产企业、药品批发企业销售药品时，应当提供加盖本企业原印章的《药品生产许可证》或《药品经营许可证》和营业执照的复印件等资料。

（2）药品生产企业、经营企业销售药品时，应当开具标明药品名称、生产厂商、批号、数量、价格等内容的销售凭证。

（3）药品生产、经营企业采购药品时，应索取、查验、留存供货企业有关证件、资料等。

（4）药品说明书要求低温、冷藏储存的药品，药品生产、经营企业应当按照有关规定，使用低温、冷藏设施设备运输和储存。

3. 对药品生产、经营企业销售人员的规定

（1）药品生产、经营企业对应对其销售人员或设立的办事机构以本企业名义从事的药品购销行为承担法律责任。

（2）药品生产、经营企业应当对其购销人员进行药品相关的法律、法规和专业知识培训，建立培训档案，培训档案中应当记录培训时间、地点、内容及接受培训的人员。

（3）药品生产、经营企业应当加强对药品销售人员的管理，并对其销售行为作出具体规定。

（4）药品生产、经营企业销售人员在销售药品时应当提供：加盖本企业原印章的《药品生产许可证》或《药品经营许可证》和营业执照的复印件、加盖本企业原印章的所销售药品的批准证明文件复印件以及销售进口药品的相关证明文件。此外，还应当提供加盖企业原印章的授权书复印件。授权书原件应当载明授权销售的品种、地域、期限，注明销售人员的身份证号码，并加盖本企业原印章和企业法定代表人印章（或者签名）。销售人员应当出示授权书原件及本人身份证原件，供药品采购方核实。

医疗机构购进、储存药品也属于药品流通过程中的一个环节，因此，《药品流通监督管理办法》对医疗机构购进、储存药品的活动也进行了一定的规定。相关内容将会在本书第六章医疗机构药剂管理法律制度中详细阐述。

知识拓展

医药代表

1. 职业描述 医药代表是负责相关药品知识推广工作的人员。医药代表职业可以描述为在其负责区域内科学推广公司产品，向医务工作者及时传递相关药学专业知识，建立起公司（产品）在客户心中的良好形象。有些医药代表负责医院，客户为医生；有些负责药店，客户为经销商。

2. 岗位职责与作用 我国现实情况下，医药代表在医生或药店、患者之间进行科学、专业的医药信息传递，对自己介绍的产品信息负责，他们中大多还要担负产品的销售任务，追求销售业绩。其职责如下：①制订并实施推销计划或推广活动，在辖区内进行公司产品的推广，以按时完成销售任务；②合理分配销售费用；③拜访医护人员或药店经理等，维护既有客户的同时开拓潜在客户；④充分掌握产品信息、把握市场动态，及时反映竞争对手及市场的情况并提出合理建议；⑤维护、树立和提升公司良好形象；⑥积极参加产品知识、销售技巧的培训等。

3. 职业素质与要求 医药代表不仅要具有良好的口才和交际能力，更应该具有扎实的专业知识，能对药品的研发情况、药理作用、临床效果、同类比较状况、市场发展及相关政策法规方针等有充分的理解和自己的想法。最重要的，应当具有良好的职业道德并有意识地培养良好的职业操守。

医药代表应当具有的专业知识包括：药学专业知识（药理学、药剂学、药物化学、生物化学等）和医学基础知识（临床医学基础、解剖学、生理学、病理学、病原微生物学与免疫学等）。在营销方面，医药代表应熟悉市场行情、了解客户需求、了解企业和产品并善于应用市场营销组合策略等。在基本能力方面，医药代表应具备市场调研能力、判读与决策能力、社会交往能力等。在心理素质上，应当乐观向上、易于相处，诚实守信、道德高尚、开拓创新、敢于挑战。

导入案例——案例思考（3）

案例中“药商”依靠“走票”的形式，将假药大量出售到市场上。其中，为假药商提供票据合法药品经营企业的行为违反了《药品流通监督管理办法》第十四条的规定：“药品生产、经营企业不得为他人以本企业的名义经营药品提供场所，或者资质证明文件，或者票据等便利条件。”应当依据现行2019年修订的《药品管理法》第一百二十二条的规定予以处罚：“伪造、变造、出租、出借、非法买卖许可证或者药品批准证明文件的，没收违法所得，并处违法所得一倍以上五倍以下的罚款；情节严重的，并处违法所得五倍以上十五倍以下的罚款，吊销药品生产许可证、药品经营许可证、医疗机构制剂许可证或者药品批准证明文件，对法定代表人、主要负责人、直接负责的主管人员和其他责任人员，处二万元以上二十万元以下的罚款，十年内禁止从事药品生产经营活动，并可以由公安机关处五日以上十五日以下的拘留；违法所得不足十万元的，按十万元计算。”

二、互联网药品交易服务的监督管理

1. 我国互联网药品经营的监管历程　20 世纪 90 年代药品电子商务在我国还处在萌芽阶段，药品监督管理部门就采取了谨慎态度，既不允许任何药品生产和经营企业在互联网上进行药品交易（B2B），也不允许企业对消费者网上售药（B2C）。

随着现代电子信息网络技术的发展，国家药品监督管理部门开始逐步允许 B2B 商业模式。2001 年初，国家药品监督管理局发布《互联网药品信息服务管理暂行规定》（局令第 26 号），允许通过互联网向上网用户提供药品信息服务。2004 年 7 月 8 日，国家食品药品监督管理局发布了《互联网药品信息服务管理办法》（局令第 9 号），明确地把网上药品零售排除在企业可开展的业务之外。根据 2017 年 11 月 7 日国家食品药品监督管理总局局务会议《关于修改部分规章的决定》，国家食品药品监督管理总局于 2017 年 11 月 21 日发布最新版的《互联网药品信息服务管理办法》。

2005 年 10 月 8 日，国家食品药品监督管理局正式公布《互联网药品交易服务审批暂行规定》（国食药监市〔2005〕480 号），允许开展三类互联网药品交易服务活动：第一类是为药品生产企业、药品经营企业和医疗机构之间的互联网药品交易提供的服务，即第三方交易平台服务；第二类是药品生产企业、药品批发企业通过自身网站与本企业成员之外的其他企业进行的互联网药品交易，即 B2B 模式；第三类为向个人消费者提供的互联网药品交易服务，即 B2C 模式。

2019 年修订的《药品管理法》对网络销售药品进行了规定，并明确“疫苗、血液制品、麻醉药品、精神药品、医疗用毒性药品、放射性药品、药品类易制毒化学品等国家实行特殊管理的药品不得在网络上销售”。相关条款中并未将互联网销售处方药纳入禁止范畴。新修订的《药品管理法》第六十一条规定：“药品上市许可持有人、药品经营企业通过网络销售药品，应当遵守本法药品经营的有关规定。具体管理办法由国务院药品监督管理部门会同国务院卫生健康主管部门等部门制定。疫苗、血液制品、麻醉药品、精神药品、医疗用毒性药品、放射性药品、药品类易制毒化学品等国家实行特殊管理的药品不得在网络上销售。”

在此基础上新修订的《药品管理法》明确了药品网络交易第三方平台管理的相关规定。新修订的《药品管理法》第六十二条规定：“药品网络交易第三方平台提供者应当按照国务院药品监督管理部门的规定，向所在地省、自治区、直辖市人民政府药品监督管理部门备案。第三方平台提供者应当依法对申请进入平台经营的药品上市许可持有人、药品经营企业的资质等进行审核，保证其符合法定要求，并对发生在平台的药品经营行为进行管理。第三方平台提供者发现进入平台经营的药品上市许可持有人、药品经营企业有违反本法规定行为的，应当及时制止并立即报告所在地县级人民政府药品监督管理部门；发现严重违法行为的，应当立即停止提供网络交易平台服务。”

2022 年 7 月 15 日，国家市场监督管理总局审议通过《药品网络销售监督管理办法》（国家市场监督管理总局令第 58 号），共 6 章 42 条，对药品网络销售管理、第三方平台责任履行、监督检查措施及法律责任作出了规定，于 2022 年 12 月 1 日起施行。

药品网络销售监督管理办法

知识拓展

电子商务简介

1. 定义　电子商务是指借助计算机技术、网络技术（互联网、企业内部网和增值网等）和远程通信技术，使交易双方在互不谋面的情况下即可以电子交易方式进行各种商业和贸易活动，实现商务过程的电子化、数字化和网络化。

2. 功能与作用 电子商务打破了传统商业的时空限制，它可以提供网上交易和管理等全过程的服务，是目前最先进的交易方式。电子商务具有广告宣传、咨询洽谈、网上定购、网上支付、电子账户、服务传递、意见征询、交易管理等各项功能。对普通消费者来说，电子商务的存在让消费者能够在网上进行购物和支付，通过及时有效的比较，获得更好的价格和质量，大大提高了采购效率、降低了采购成本，为日常生活带来巨大便利。对企业而言，电子商务在企业内部的管理思想、方式、方法、手段、组织管理、人才管理等方面都产生了变革型影响，使企业在上述各方面实现突破、得到升级。同时，在与消费者交易方面也提高了交易过程的效率、降低了交易成本。

3. 基本模式 电子商务模式可以从多个角度建立不同的分类框架，下面介绍几种最为常见的基本模式。

（1）企业与企业之间的电子商务（Business to Business，B2B） 以企业为主体，在企业之间进行的电子商务活动。这种模式是电子商务中应用最多和最受企业重视的形式。B2B主要针对企业内部以及企业与上下游厂商之间的资讯整合，通过互联网或其他网络寻找交易的最佳合作伙伴，完成从交易磋商、订购到结算的全部交易行为。

（2）企业与消费者之间的电子商务（Business to Consumer，B2C） 企业直接将产品或服务推上网络，通过网络销售产品或服务给个人消费者，这也是消费者利用网络直接参与经济活动的形式，相当于零售业的电子化。

（3）消费者与消费者之间的电子商务（Consumer to Consumer，C2C） 个人通过互联网相互之间进行信息交换。C2C商务平台是通过为买卖双方提供一个在线交易平台，使卖方可以主动提供商品上网拍卖，而买方可以自行选择商品进行竞价。

（4）企业、消费者与政府之间的电子商务 这种模式包括Business to Government（B2G）和Consumer to Government（C2G），覆盖了企业、个人与政府的各种事务、商务和政务。

（5）O2O（Online To Offline） 线上网店线下消费。商家通过免费开网店将商家信息、商品信息等展现给消费者，消费者在线上进行筛选服务并支付，线下进行消费验证和消费体验。这样既能极大地满足消费者个性化的需求，也节省了消费者因在线支付而没有去消费的费用。商家通过网店信息传播得更快、更远、更广，可以瞬间聚集强大的消费能力。该模式的主要特点是商家和消费者都通过O2O电子商务满足了双方的需要。

2. 互联网药品交易服务主体的资格 《互联网药品交易服务审批暂行规定》中明确，根据互联网药品交易服务类型的不同，提供互联网药品交易服务的主体分别应当具备一定的条件，具体见表5-2。

表5-2 提供互联网药品交易服务的主体应具备的条件

共性	提供互联网药品交易服务的网站已获得从事互联网药品信息服务的资格； 具有健全的网络与交易安全保障措施以及完整的管理制度； 具有完整保存交易记录的能力、设施和设备； 具备网上咨询、网上查询、生成定单、电子合同等基本交易服务功能； 具有保证上网交易资料和信息的合法性、真实性的完善的管理制度、设备与技术措施

续表

第一类	依法设立的企业法人； 拥有与开展业务相适应的场所、设施、设备，并具备自我管理和维护的能力； 具有保证网络正常运营和日常维护的计算机专业技术人员，具有健全的企业内部管理机构和技术保障机构； 具有药学或者相关专业本科学历，熟悉药品、医疗器械相关法规的专职专业人员组成的审核部门负责网上交易的审查工作
第二类	具有与开展业务相适应的场所、设施、设备，并具备自我管理和维护的能力
第三类	依法设立的药品连锁零售企业； 对上网交易的品种有完整的管理制度与措施； 具有与上网交易的品种相适应的药品配送系统； 具有执业药师负责网上实时咨询，并有保存完整咨询内容的设施、设备及相关管理制度； 从事医疗器械交易服务，应当配备拥有医疗器械相关专业学历、熟悉医疗器械相关法规的专职专业人员

3. 互联网药品交易服务的申请和审批

（1）申请　申请从事互联网药品交易服务的企业，应当填写国务院药品监督管理部门统一制发的《从事互联网药品交易服务申请表》，向所在地省级药品监督管理部门提出申请，并提交拟提供互联网药品交易服务的网站获准从事互联网药品信息服务的许可证复印件、保证交易用户，以及交易药品合法、真实、安全的管理措施、规定的专业技术人员的身份证明、学历证明复印件及简历等材料。

（2）审批　省级药品监督管理部门收到申请材料后，在5日内对申请材料进行形式审查。决定予以受理的，发给受理通知书；决定不予受理的，应当书面通知申请人并说明理由。

省级药品监督管理部门受理为药品生产企业、药品经营企业和医疗机构提供互联网药品交易服务的申请后，应当在10个工作日内向国家药品监督管理局报送相关申请材料。国家药品监督管理局对申请材料进行审核，并在20个工作日内作出同意或不同意进行现场验收的决定，并书面通知申请人，同时抄送受理申请的省级药品监督管理部门。国家药品监督管理局同意进行现场验收的，应当在20个工作日内对申请人按验收标准组织进行现场验收。验收合格的，在10个工作日内向申请人核发并送达互联网药品交易服务机构资格证书（图5-1）。

省级药品监督管理部门按照有关规定对通过自身网站与本企业成员之外的其他企业进行互联网药品交易服务的药品生产企业、药品批发企业和向个人消费者提供互联网药品交易服务的申请人提交的材料进行审批，并在20个工作日内作出同意或者不同意进行现场验收的决定。同意进行现场验收的，应当在20个工作日内组织对申请人进行现场验收。经验收合格的，省级药品监督管理部门应当在10个工作日内向申请人核发并送达同意其从事互联网药品交易服务的互联网药品交易服务机构资格证书（图5-2）。

互联网药品交易服务机构资格证书由国务院药品监督管理部门统一印制，有效期五年。有效期届满，需要继续提供互联网药品交易服务的，企业应当在有效期届满前6个月内向原发证机关申请换发互联网药品交易服务机构资格证书。

4. 互联网药品交易服务的监督管理　在依法获得互联网药品交易服务机构资格证书后，申请人应当按照《互联网信息服务管理办法》的规定，依法取得相应的电信业务经营许可证，或者履行相应的备案手续。

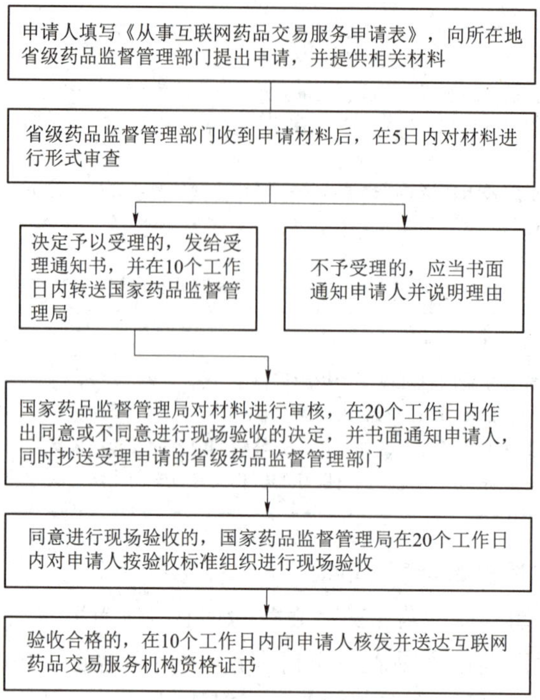

图 5-1　第一类互联网药品交易服务的审批流程

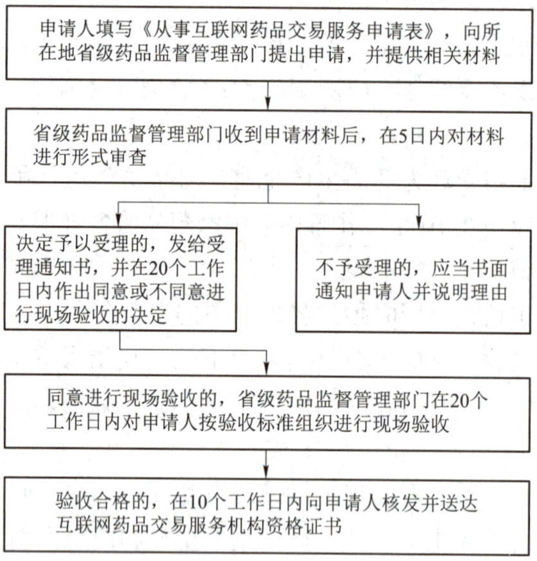

图 5-2　第二类、第三类互联网药品交易服务的审批流程

提供互联网药品交易服务的企业必须在其网站首页显著位置标明互联网药品交易服务机构资格证书号码。必须严格审核参与互联网药品交易的药品生产企业、药品经营企业、医疗机构从事药品交易的资格及其交易药品的合法性。对首次上网交易的药品生产企业、药品经营企业、医疗机构以及药品，提供互联网药品交易服务的企业必须索取、审核交易各方的资格证明文件和药品批准证明文件并进行备案。

通过自身网站与本企业成员之外的其他企业进行互联网药品交易的药品生产企业和药品批发企业只能交易本企业生产或者本企业经营的药品，不得利用自身网站提供其他互联网药品交易服务。向个人消费者提供互联网药品交易服务的企业只能在网上销售本企业经营的非处方药，不得向其他企业或者医疗机构销售药品。

在互联网上进行药品交易的药品生产企业、药品经营企业和医疗机构必须通过经药品监督管理部门和电信业务主管部门审核同意的互联网药品交易服务企业进行交易。参与互联网药品交易的医疗机构只能购买药品，不得上网销售药品。此外，还应明确药品生产、经营企业、医疗机构不得采用邮售、互联网交易等方式直接向公众销售处方药。

案例讨论

淘宝（天猫）医药馆被叫停事件

【案情简介】2011 年 6 月 20 日，淘宝商城推出“医药馆”，上海复美大药房、北京金象大药房、杭州九洲大药房、江西开心人大药房、云南白药大药房等 5 家医药公司进驻淘宝商城。但运营 18 天后，医药馆便被浙江省药监局约谈整改，认定淘宝商城仅获得《互联网药品信息服务资格证书》，并没有药品交易资格证。淘宝商城则表示，其只是为具有互联网交易资质的合作商家展示药品信息和提供相关技术支持，并未介入具体交易环节，不属于违反规定。

2012 年春节期间，经过系统调整后，淘宝商城（2012 年 1 月改名“天猫”）再次上线药品交易，打造“天猫医药馆”。包括深圳海王星辰大药房、上海复美大药房、北京金象大药房、杭州九州医药公司等在内的 10 余家医药企业进驻。天猫已经取得《互联网药品信息服务资格证》，进驻天猫医药馆的药商必须有官方网站，且同时取得《互联网药品信息服务资格证》与《互联网药品交易服务资格证》。消费者在购药时，通过浏览天猫上提供的药品信息展示，选定药品后，将跳转到相应医药商的官方网站上完成交易。但在 2 月 9 日，天猫医药馆再度暂停服务。

【焦点问题】天猫医药馆能否开展互联网药品交易活动？

【案例分析】根据《互联网药品交易服务审批暂行规定》对互联网药品交易服务的分类，天猫医药馆应当属于第三方交易平台，但第三方交易平台的客户只能是医药企业和医疗机构，禁止第三方平台向个人消费者提供互联网药品交易服务。且第九条规定，向个人消费者提供互联网药品交易的企业应当是药品连锁零售企业。因此，天猫医药馆只是凭借其《互联网药品信息服务资格证》向消费者提供“药品信息服务”，药品交易过程仍需要到医药商的官网上完成。同时，只能是具有《互联网药品信息服务资格证》和《互联网药品交易服务资格证》的药品连锁零售企业才可以入驻天猫医药馆提供相关药品信息。

值得指出的是，2014 年 5 月 28 日，国家食品药品监督管理总局就《互联网食品药品经营监督管理办法（征求意见稿）》向社会公开征求意见。征求意见稿中提出允许互联网药品经营者凭处方销售处方药，且第三方交易平台既可以自身从事互联网药品经营，也可以为双方或多方提供交易服务。据此，天猫医药馆将可以在自身平台上开展网络药品交易。然而迄今为止，该办法尚未正式出台，并没有法律效力，本案分析意在探索未来互联网药品交易改革的趋势。

背景知识

我国 GSP 发展简介

1. GSP（GDP）的内涵与起源发展 从实质意义上讲，GSP 是通过控制药品在流通环节中所有可能发生质量问题的因素，从而防止质量事故发生的一整套管理程序。GSP 在药品经营活动中发挥着极其重要的作用。1980 年，国际药品联合会在西班牙马德里召开的全体大会上呼吁各成员国实施 GSP。国际上，与 GSP 类似的概念是“Good Distribution Practice，GDP”，即“良好流通规范”。近年来，WHO 也不断向各国推荐 GDP 标准，即《药品良好流通管理规范》，这对在世界范围内推行流通环节的质量管理起到了积极的促进作用。

世界上许多国家都对药品流通环节进行规范管理，英国是世界上最早实施 GDP 的国家之一。英国的 GDP 是由英国药品批发商协会（MCA）1977 年颁布的，该规范涵盖了从生产到消费的全过程。欧盟在继承英国 GDP 基础上，于 1993 年颁布了第一版 GDP，涉及的内容主要有人员、文件、场所和设备、交付消费者、退货等。2005 年，WHO 在欧盟 GDP 基础上制定了《药品良好流通管理规范》，随后征求各国意见。WHO 推荐的 GDP 综合考虑了药品生产、流通、使用整个供应链的管理，主要目的是通过建立覆盖整个医药供应链的完善的质量管理体系，保证药品的质量稳定性、可追溯性。2009 年版 WHO 的 GDP 中规定，GDP 是通过对销售过程各个环节实施有效控制以保障药品质量，并提供一种手段来确保销售体系免遭假冒药品、非经批准药品、非法进口药品、不达标药品和掺假药品、贴错标签药品等侵害的质量保证规范。

2. 我国 GSP 的实施历程 我国从 20 世纪 80 年代开始推行 GSP。当时有关部门在对国外 GSP 或 GDP，尤其是日本的《医药品供应管理规范》（JGSP）进行了认真研究后，将我国几十年医药商业质量工作的经验与国外 GSP 或 GDP 融合提炼，形成了具有中国特色的 GSP。1984 年 6 月，中国医药总公司组织制定了《医药商品质量管理规范（试行）》，由原国家医药管理局发文在全国医药商业范围内试行。我国第一部 GSP 的发布实施，引起了医药商业企业的广泛重视，许多企业将 GSP 逐步纳入企业发展的轨道，使之成为企业经营管理的重要组成部分。经历几年的试行后，1991 年中国医药商业协会对 1984 年版 GSP 进行了修订，1992 年由国家医药管理局正式发布实施，使 GSP 开始成为政府实行医药行业管理的部门规章。20 世纪 90 年代后期，我国大部分省区都开始了以“合格”或“达标”为特征的 GSP 推行工作，并取得了可喜的效果。到 1998 年止，全国共有 20 多个省（市、区）近 400 家药品经营企业达到了 GSP 合格标准，160 家药品经营企业被授予了 GSP 达标企业的称号。1998 年，国家药品监督管理局成立后，总结了十几年来 GSP 实施经验，在 1992 年版 GSP 的基础上重新修订了《药品经营质量管理规范》，并于 2000 年 4 月 30 日以局令第 20 号颁布，于 2000 年 7 月 1 日起正式施行。该版 GSP 对药品批发企业和零售企业进行了区分对待，内容更加具体、科学、丰富、实用。作为我国药品经营质量管理工作的基本准则，这部规章在总结以往质量管理法规对药品经营企业要求内容的基础上，从机构与人员、硬件、软件等方面对药品经营企业的质量管理工作进行了具体规定。2000 年版 GSP 颁布实施后，药品 GSP 认证工作也开始稳步推进，经历了从 2001 年的 GSP 认证试点阶段、2002 年的正式受理认证阶段到 2003 年的各省（区、市）负责组织本辖区内药品经营企业实施 GSP

认证三个阶段。国家食品药品监督管理局2004年1月发布了《2004年GSP认证工作意见》的通知，规定了药品经营企业通过GSP认证的最后期限：2004年6月30日前，地、市级以上城市的药品批发企业、药品零售连锁企业和大中型药品零售企业要完成GSP认证工作；2004年12月31日前，上述要求以外的药品批发企业、药品零售连锁企业和县及县以上城市的药品零售企业要全部完成GSP认证工作。对逾期难以完成GSP改造、不能通过GSP认证的药品经营企业，依法给予限期整改或者停业整顿的处理，最终仍不符合要求的，要依法取消其经营资格。通过GSP认证工作，淘汰了一批落后的药品经营企业，使药品经营的市场秩序更加规范和完善。

至此，药品经营企业通过GSP认证在我国为强制性要求。经2013年卫生部修订、2015年和2016年国家食品药品监督管理总局再次修订颁布了《药品经营质量管理规范》。

3. 国际GDP与我国GSP的对比　国际上的GDP与我国GSP虽然都是为了确保药品的质量，但在管理侧重点上存在差异，主要体现在以下几方面。

（1）从结构主线上看，GDP以整条供应链的制造、供应、销售、使用各环节为主线，对上述各环节中涉及的药品流通都作出了质量管理的相应规范，药品供应链各方都有责任保证药品质量；而我国GSP只针对药品批发和零售企业的购进、储存、销售等经营环节的质量管理加以规范，仅规定药品经营企业是药品经营质量的第一责任人，范围相对较为狭窄。

（2）从具体规定上看，①文件管理方面：GDP完善且执行严格，强调过程控制，GSP偏重质量管理文件，强调制度忽略过程控制，较为狭窄。②采购方面：GDP包括了进口药品的规定，强调产品放行，GSP关注资质审核，采取逐批验收。③贮存方面：GDP严控运输工具和运输条件，GSP则基本无此方面规定。④售后方面：GDP对药品退回、召回及投诉处理程序都有严格规定，GSP仅详细规定药品退回，其他笼统规定，操作性有待提升。

4. 我国现行版GSP的创新点　经过十几年的发展，我国2000年版GSP历经了多次修订，现行版为2016年7月13日国家食品药品监督管理总局颁布的《药品经营质量管理规范》。该版GSP借鉴国外药品流通管理的先进经验，引入供应链管理理念，增加计算机信息化管理、仓储温湿度自动检测、药品冷链管理等新的管理要求，同时引入质量风险管理、体系内审、验证等理念和管理方法，体现了当今医药流通行业发展的最新管理水准，紧跟国际药品流通规范的最新理念，紧密围绕国家监管政策发展的要求，进行了较大程度的创新，主要表现在以下方面。

（1）实现供应链的全程管理　覆盖到生产、流通环节中所有涉及销售、储存以及运输的活动，实现全过程有效控制。

（2）借鉴国际先进理念　包括适用范围、质量管理体系建立、质量风险防范、质量体系内审、药品冷链管理、企业信息化管理、温湿度自动监测、物流技术与应用、运输过程管理等。

（3）建立质量风险防范机制　在流通管理的购进、销售、储存、运输等各环节强化建立有效的质量事故预防管理机制。

（4）建立质量管理体系　要求企业在组织机构、管理文件、人员配置、硬件建设、流程执行以及风险防范等方面建立系统的质量管理机制。

（5）注重全面和全员质量管理　提出企业业务经营与管理各环节、企业各岗位人员全员参与质量管理的要求。

（6）突出药品质量安全控制　将企业质量管理目标上升到确保人民群众用药的安全有效，承担起保证药品经营安全可靠的职责。

（7）加强冷链管理　提高对冷链药品储运设施设备的要求，规定了冷链药品运输、收货等环节的交接程序，以及温度监测、跟踪和查验要求，实现全过程、全链条的冷链质量管理目标。

（8）储运温湿度自动化监控　药品储运环节全面实现温湿度自动监测、记录、跟踪、报警管理。

（9）规范票据管理　要求药品购销必须开具发票，出库运输药品必须有随货同行单并在收货环节查验，物流活动要做到票、账、货相符等。

（10）顺应信息技术发展　全面推行计算机信息化管理，结合国家实施的药品电子监管码管理，实现药品质量控制的自动化和药品质量追溯有效化。

（11）强化第三方医药物流的管理　要求委托方考察承运方运输能力和质量保证条件，签订明确质量责任委托协议，并要求通过记录实现运输过程的质量追踪以提高风险控制能力。

（12）适应行业新模式发展　随着药品流通模式的多样化发展，新版 GSP 既能适应当前出现的电子商务、第三方物流、专业化物流等流通股形式，也能适应今后可能出现的其他流通业态模式。

药品电子商务简介

药品电子商务，是指药品生产者、经营者或使用者通过信息网络系统以电子数据信息交换的方式进行并完成各种商务活动和相关的服务活动。通过互联网进行药品信息的发布和获取、医药行业信息的传播、在线药品批发和零售业务、互联网药品广告和招商、医疗机构网上集中招标采购、网上药品零售等行为，均属于药品电子商务的内容。

1. 药品电子商务的模式　一般分为以下几种模式：①企业对企业（B2B）模式；②企业对消费者（B2C）模式；③企业、消费者对政府机构（B2G、C2G）模式；④消费者对消费者（C2C）模式；⑤线上对线下（O2O）模式。从国外的情况来看，早期世界药品电子商务的主流是 B2B 模式，占到整个药品电子商务交易额的 85%左右。

2. 我国药品电子商务的监管历程　我国自 20 世纪 90 年代初开始出现药品电子商务活动。但由于受到技术方面的限制，网络技术缺乏监控，功能尚未完备，加之国内药品流通秩序还有待于规范，易被不法分子利用互联网来进行不法经营，因此，我国药品监督管理部门对药品电子商务一直采取谨慎的态度。2000 年初，国家药品监督管理局发布的《处方药与非处方药流通管理暂行规定》（国药管市〔1999〕454 号）中明确规定，暂时不允许任何药品生产和经营企业在互联网上进行药品交易，也不允许企业对消费者网上售药。也就是说，既不允许开展 B2B 模式，也不允许 B2C 模式的药品电子商务。

2000 年 2 月，国务院颁发了《关于城镇医药卫生体制改革的指导意见》（国办发〔2000〕16 号）文件，要求“在药品购销活动中，要积极利用现代电子信息网络技术，提高效率，降低药品流通费用”。由此，国家药品监督管理局开始慢慢放松政策限制，在 2000 年 6 月出台了《药品电子商务试点监督管理办法》（国药管办〔2000〕258 号），规定具有合法证照的药品生产、经营企业在与电子商务试点网站签订协议后，可以从事 B2B 形式的药品交易；合法资格的医疗机构经与电子商务试点网站签订协议后，也可以从事网上药品采购；但是 B2C 形式的网上药品交易仍被禁止。

2001 年初，国家药品监督管理局发布《互联网药品信息服务管理暂行规定》（局令第 26 号），允许通过互联网向上网用户提供药品（包括医疗器械、卫生材料、医药包装材料）信息的服务活动，并把药品信息互联网网站分成了经营性和非经营性两类，实行申报审批制度。2004 年 7 月 8 日，在修订《互联网药品信息服务管理暂行规定》的基础上，国家食品药品监督管理局发布了《互联网药品信息服务管理办法》（局令第 9 号），又明确地把网上药品零售排除在企业可开展的业务之外。

为全面贯彻《国务院办公厅关于加快电子商务发展的若干意见》（国办发〔2005〕2 号），同时规范互联网药品购销行为，2005 年 10 月 8 日，国家食品药品监督管理局正式公布《互联网药品交易服务审批暂行规定》（国食药监市〔2005〕480 号），进一步拓展了药品电子商务的内容，允许开展三类互联网药品交易服务活动，并对各类交易服务活动监督管理提出具体要求，为推动并保证药品电子商务的有效开展提供了必要的法律保障。

3. 我国药品电子商务监管的新进展　为了适应药品电子商务近年来的新发展，2014 年 5 月 28 日，CFDA 下发了《互联网食品药品经营监督管理办法（征求意见稿）》，向社会公开征求意见，这也预示着国内相关部门希望进一步对互联网药品经营加强监督管理。

与 2005 年《互联网药品交易服务审批暂行规定》相比，新规在互联网药品经营主体资格及审批流程、第三方交易平台服务、处方药网售、第三方物流配送等方面进行了政策松绑。其亮点主要体现在以下方面。

（1）药品电商的准入门槛降低　①B2C 医药电商准入条件放宽、审批流程简化：取消 B2C 企业“必须是依法设立的药品连锁零售企业”的要求，放宽至所有医药零售企业（包括连锁零售、单体药店）；除取得常规行政许可（药品经营许可证+互联网增值电信业务经营许可证）之外，无须再通过申请、审核、现场验收、核发等程序取得原规定的互联网药品交易服务机构资格证书（相当于由省局审批的原 C 证被取消。②第三方药品交易平台资质放开、审批权限下放：取消第三方交易平台“不得参与药品生产、经营”的规定，第三方交易平台的经营主体放宽至包括医药企业在内的任意企业法人，客户对象从原规定的医药企业和医疗机构进一步拓宽至个人消费者；除了取得互联网增值电信业务经营许可证之外，仍需要通过申请、审查、颁发等程序取得互联网药品交易服务资格证书（相当于原 A 证），但审批权限从国家局下放到省局。

（2）允许网售处方药　取消原规定中“向个人消费者提供互联网药品交易服务的企业只能在网上销售本企业经营的非处方药”，提出互联网药品经营者可以凭处方销售处方药。

（3）增加执业药师配备的要求　为了确保网售处方药的安全性，规定互联网药品经营者“销售处方药、甲类非处方药的，建立执业药师在线药事服务制度，由执业药师负责处方的审核及监督调配，指导合理用药”。并且对从事互联网药品交易服务的第三方交易平台经营者也要求配备执业药师。

（4）可委托第三方物流配送企业储存和运输　取消要求 B2C 企业必须“具有与上网交易的品种相适应的药品配送系统”，规定可以委托物流配送企业储存和运输，即网上药店售药既可以自己配送也可以借助专业第三方物流。

此次《征求意见稿》发布之后，各方围绕“处方药网售”“网上售药门槛”等争议点展开了讨论，但不可否认的是新规体现了互联网药品经营监管思路的创新，若正式出台有望总体上为医药电子商务的发展创造良好的政策环境。与此同时，新规将会使得互联网药品经营监管难度增大，各方共同努力确保药品安全才是药品监管的第一要务。

2019 年修订的《药品管理法》对网络销售药品进行了规定，并明确“疫苗、血液制品、麻醉药品、精神药品、医疗用毒性药品、放射性药品、药品类易制毒化学品等国家实行特殊管理的药品不得在网络上销售”。相关条款中并未将互联网销售处方药纳入禁止范畴。新修订的《药品管理法》第六十一条规定药品上市许可持有人、药品经营企业通过网络销售药品，应当遵守本法药品经营的有关规定。具体管理办法由国务院药品监督管理部门会同国务院卫生健康主管部门等部门制定。疫苗、血液制品、麻醉药品、精神药品、医疗用毒性药品、放射性药品、药品类易制毒化学品等国家实行特殊管理的药品不得在网络上销售。

在此基础上新修订的《药品管理法》明确了药品网络交易第三方平台管理的相关规定。

新修订的《药品管理法》第六十二条规定：“药品网络交易第三方平台提供者应当按照国务院药品监督管理部门的规定，向所在地省、自治区、直辖市人民政府药品监督管理部门备案。

第三方平台提供者应当依法对申请进入平台经营的药品上市许可持有人、药品经营企业的资质等进行审核，保证其符合法定要求，并对发生在平台的药品经营行为进行管理。第三方平台提供者发现进入平台经营的药品上市许可持有人、药品经营企业有违反本法规定行为的，应当及时制止并立即报告所在地县级人民政府药品监督管理部门；发现严重违法行为的，应当立即停止提供网络交易平台服务。”

药品零售连锁简介

1. 连锁经营模式概述 连锁经营是现代零售企业发展采取的一种经营组织形式，占据了零售业的主导地位。国际连锁商店协会最早将其定义为“一个资本直接经营 11 家以上零售式饮食店铺的企业形态”。与零售业的其他经营组织形式相比，连锁经营的优势主要体现在以下方面。

（1）规模优势 连锁企业的相对大规模经营使其市场地位牢固、议价能力强、企业形象统一，整个系统标准化、制度化优势明显，总体上提升了企业竞争力。

（2）效益优势 企业经营管理集中化有利于降低运营成本，物流配送的统一性有利于加强内部控制，同时，门店的分散化有利于降低商业投资风险。

（3）市场适应优势 连锁经营解决了大批量销售与消费者分散需求之间的矛盾，将众多单个资本迅速集中起来，具有较强的市场扩张力。连锁经营的统一采购、统一配送、统一宣传降低了进货成本、仓储费用、广告费用，较好的适应了市场发展需求。

我国在 1997 年 3 月颁布的《连锁店经营管理规范意见》（内贸政体法字〔1997〕第 24 号）给出了连锁经营的定义：连锁店指经营同类商品，使用统一商号的若干门店，在同一总部的管理下，采取统一采购或授予特许权等方式，实现规模效益的经营组织形式。国务院办公厅在转发国务院体改办、国家经贸委《关于促进连锁经营发展的若干意见》（国办发〔2002〕49 号）中指出：连锁经营是通过若干零售企业实行集中采购、分散销售、规范化经营，从而实现规模经济效益的一种现代流通方式，主要有直营连锁、特许连锁、自由连锁等类型。实行统一采购、统一配送、统一标识、统一经营方针、统一服务规范和统一销售价格等是连锁经营的基本规范和内在要求。连锁经营的核心是统一采购和物流配送，从而实现优化资源配置、降低经营费用、提高市场占有率、强化企业形象、提高竞争实力等目标。

2. 我国药品零售连锁经营的产生　在20世纪90年代中期，我国药品零售业开始引入连锁经营的模式。深圳“中联大药房”是我国第一家药品零售连锁企业（1995年5月）。近年来，我国药品零售连锁企业蓬勃发展，这种经营形式在保障人民群众用药安全有效、提高企业的管理和服务水平等方面发挥了积极促进作用，也为加强药品流通监督管理，提高监管效能创造了有利的条件。

原国家药品监督管理局《关于印发药品零售连锁企业有关规定的通知（现已废止）》（国药管市〔2000〕166号）最早给出了我国药品零售连锁经营的定义：药品零售连锁企业是指经营同类药品、使用统一商号的若干个门店，在统一总部的管理下，采取统一采购、统一质量标准、采购同分销分离、实现规模化管理经营的组织形式。它应由总部、配送中心和若干个门店构成。总部是连锁企业经营管理的核心，配送中心是连锁企业的物流机构，门店是连锁企业的基础，承担日常零售业务。

3. 我国药品零售连锁经营的监管历程　根据《药品管理法》及《药品管理法实施条例》的规定，药品的经营方式只有批发和零售。关于药品零售连锁比较详细的规定主要体现在国务院药品监督管理部门的一系列文件之中。

1999年8月1日起实施的《药品流通监督管理办法（暂行）（现已废止）》（国家药品监督管理局令第7号）第十七条规定：“药品零售连锁总店及其各连锁门店，必须分别取得《药品经营企业许可证》。”2000年4月14日，国家药品监督管理局在《关于加强2000年药品流通监督管理工作的通知（现已失效）》（国药管市〔2000〕153号）中提出要“鼓励药品零售实行连锁经营”，并对跨地域开办药品零售连锁门店或分部进行了规定。在2000年左右，我国一些关于医药卫生体制改革的通知中也提到了要“推动药品零售业的连锁化经营”。2000年4月20日，国家药品监督管理局发布《关于进行药品零售跨省连锁企业试点工作的通知（现已废止）》（国药管市〔2000〕165号），表明我国开始进行药品零售跨省连锁企业试点工作。我国第一个全面关于药品零售连锁企业的规范性文件是2000年4月23日国家药品监督管理局发布的《关于印发药品零售连锁企业有关规定的通知（现已废止）》（国药管市〔2000〕166号），该通知对药品零售连锁企业的定义、特征、开办条件等作了具体规定（见上文），成为我国后来发布药品零售连锁相关规定的基础。2000年5月6日，国家药品监督管理局在原先已经开展的试点工作基础上下发《关于印发药品零售跨省连锁试点企业条件的通知（现已失效）》（国药管市〔2000〕220号）对药品零售跨省连锁试点企业的具体条件进行了明确规定。从2000年8月至2001年10月，我国分别发布了《关于公布第一批药品零售跨省连锁试点企业名单的通知》（国药管市〔2000〕368号）、《关于公布第二批药品零售跨省连锁试点企业名单的通知》（国药管市〔2000〕477号）、《关于公布第三批药品零售跨省连锁试点企业名单的通知》（国药监市〔2001〕445号）。2001年9月27日，国家药品监督管理局下发《关于加强药品零售连锁经营监督管理工作的通知（现已失效）》（国药监市〔2001〕432号），针对当时药品零售连锁企业发展中存在的地区封锁、不规范连锁经营甚至搞假连锁等问题作出规定。2002年4月26日，国家药品监督管理局市场监督司发布《关于明确GSP认证有关问题的通知》（药监市函〔2002〕65号），其中就“零售连锁企业配送业务的委托”作出了规定：“对属于某一药品批发企业开办的子公司，且母子公司法定代表人为同一自然人的药品零售连锁企业，在其母公司具备配送条件并执行零售连锁企业制定的配送管理制度的情况下，允许零售连锁企业将其药品配送业务委托母公司办理。药品配送中出现的任何质量问题，双方应承担相同责任。”上述规范性文件对我国药品零售连锁经营的许多方面作出了较为细致的规定。

2004年9月28日，国家食品药品监督管理局下发了《关于废止国药管市〔2000〕166号文件的通知》（国食药监市〔2004〕467号），该通知将我国第一个全面关于药品零售连锁经营的规范性文件废止，并指出“根据《药品管理法》的规定，药品经营企业的经营方式分为批发和零售；药品零售连锁经营是药品零售经营方式的一种表述，应按药品零售经营和药品零售企业的有关规定依法予以监管”。从药品零售连锁经营的相关规定基础来讲，这一规定等于把以前所有有关药品零售连锁企业的规定全都连带废止了，但事实上，仍然存在相关文件并未被废止或失效，如此一来便造成了我国药品零售连锁经营规定的混乱，缺乏一个专门关于药品零售连锁的法律规范，形成了监管上的缺失。我国2016年7月13日起实施的新版《药品经营质量管理规范》（局令第13号）在章节上也仅涉及药品批发的质量管理和药品零售的质量管理，对于药品零售连锁企业并没有独立成章，而是在第一百七十九条中规定：“药品零售连锁企业总部的管理应当符合本规范药品批发企业相关规定，门店的管理应当符合本规范药品零售企业相关规定。”

2019年修订的《药品管理法》的五十三条规定：“国家鼓励、引导药品零售连锁经营。从事药品零售连锁经营活动的企业总部，应当建立统一的质量管理制度，对所属零售企业的经营活动旅行管理责任。”首次在立法层面明确了药品零售连锁企业的鼓励与引导。

4. 我国药品零售连锁经营的现存问题 从上述监管历程来看，目前我国没有形成专门针对药品零售连锁企业管理的法规体系。但随着我国药品零售连锁企业在实践中的进一步发展，连锁经营在规范管理上暴露出一些新的情况和问题。

（1）过于注重规模和数量，盲目扩张，忽视内部基础建设。

（2）统一购进配送有名无实，许多门店违规自购药品。

（3）信息化建设落后，缺乏强大的计算机信息管理系统，总部与门店之间沟通效率低下。

（4）药学服务水平有待提高，从业人员素质较低，药学技术人员尤其是执业药师匮乏。

（5）缺乏差异化竞争，经营特色不突出，大多数依靠价格战作为竞争手段，竞争能力不强。

总之，我国药品零售连锁经营的发展取得了成绩，规模化优势、多元化经营显现，服务也日益专业化。但药品零售连锁在我国的发展时间较短并且在实践中也出现了一些新情况、新问题，迫切需要建立全面、系统的法律规范体系以适应监管工作的需要。

本章小结

本章重点介绍了药品批发、零售资格的取得程序和条件、药品经营的监督管理、GSP实施及其检查，也对药品流通过程中经营者的法定义务和法定禁止做了较为详细的介绍。

课堂讨论

1. 开办药品经营企业的条件是什么？简述申领《药品经营许可证》的程序。

2. 什么是GSP？GSP对药品批发企业的设施与设备、储存与养护有何规定？对药品零售企业的人员、销售管理有何要求？

3. 如何开展药品经营企业的 GSP 监督检查？
4.《药品管理法》对药品经营活动有哪些禁止性和义务性规定？

课外思考

1. 药品经营企业无证经营的危害和法律后果。
2. 药品经营企业建立完善的质量管理体系的重要性。
3. 如何对互联网药品经营进行有效监管？
4. 对药品经营环节的药业伦理道德问题的看法。

第六章　医疗机构药剂管理法律制度

学习目标

本章主要涉及医疗机构的药事组织、处方调剂、临床药学、医疗机构配制制剂管理以及医疗机构的药品采购与仓储。通过本章的学习，使读者对我国医疗机构的药剂管理法律制度有较为全面的了解。

1. **了解**　医疗机构药事组织的构成；医师开具处方时所要遵守的规则；单剂量配方的含义。
2. **熟悉**　医疗机构药品的保管制度。
3. **掌握**　医院配制制剂的含义；《医疗机构制剂许可证》的审批程序及医院自配制剂的使用和调剂的相关规定；医院药品采购中的进货检查验收制度。
4. **重点掌握**　药师调配处方的相关规定。

导入案例

某门诊部利用虚假广告销售无证制剂和药品案

2012 年 9 月，某市食品药品监督管理局 A 分局接群众举报，患者王某听信电台广告后，到辖区内某门诊部糖尿病专科看病，门诊部医生给该患者开了两种药，一种是袋装的无任何标示的红黄两色胶囊，另一种是无任何标示的袋装中药液体。举报人服用了上述药品后皮肤出现红疹，后经诊断为药物性银屑病，故怀疑上述药品有问题。

通过市局稽查处统一协调，在公安人员的配合下，A 分局稽查人员对该门诊部进行了突击检查。在该门诊部工作人员的鞋帽柜中发现无任何标示的中药袋煎剂 79 袋，在该门诊部一楼垃圾桶旁发现无任何标示的红、黄两色袋装胶囊（50 粒/袋）32 袋，查获的药品与举报人提供的药品相吻合。经查，上述药品为该门诊部糖尿病专科使用，中药袋煎液是根据该门诊固定处方配制，分 1#、2#、3#、4#、7#、8#六种，事先由工作人员在该门诊部内煎制、分装后储存于该门诊楼一楼工作人员的鞋帽柜中；据工作人员介绍，上述胶囊为自制的纯中药制剂，但用于制剂的原料购买票据等无法提供。经该市药检所检验，上述胶囊中添加了化药成分格列本脲。

该门诊部在未取得《医疗机构制剂许可证》条件下私自配制中药袋煎液和胶囊，属非法制配制剂的行为，违反了《药品管理法》(2001 年修订）第二十三条第一款之规定；其所配制的中药袋煎液和胶囊，未经食品药品监督管理局注册审批，其销售该药的行为亦属违法行为，根据《药品管理法》(2001 年修订）第四十八条第三款第（二）项的规定："必须批准而未经批准生产、进口"的药品按假药论处；再次，该门诊部在电台上发布自配制剂的广告，违反了《药品管理法实施条例》第二十四条的规定："医疗机构配制的制剂不得在市场上销售或者变相销售，不得发布医疗机构制剂广告"；此外，该门诊部无购进制剂原料的票据记录，还违反了《药品管理法》（2001 年修订）第二十六条的规定："医疗机构购进药品，必须建立并执行进货检查验收制度，验明药品合格证明和其他标识；不符合规定要求的，不得购进和使用"。药监部门给出的最终处理结果如下：没收该门诊部制配的中药袋煎液共 79 袋及无任何标示的红黄两色袋装胶囊 32 袋（50 粒/袋）；没收违法所得 31 216 元；罚款 170 400 元；罚没款合计 201 616 元，全部上缴国库。

根据 2019 年修订的现行《药品管理法》，该门诊部的行为违反第七十四、七十六条规定，即医疗机构配制制剂应当取得医疗机构制剂许可证，配制的制剂品种应当经所在省级药品监督管理部门批准。同时违反第九十八条第四款"禁止未取得药品批准证明文件生产、进口药品"，应当依法予以处罚。

医疗机构的药剂管理包括药品采购、自配制剂、药品贮存、药品分发、药品的质量管理和经济管理等内容，本章将从医院药剂管理的机构设置、处方审核与调剂、医院自配制剂的管理以及药品的采购与储存这四个方面对现今医院的药剂管理进行介绍。

第一节　医疗机构的药事组织

扫码"学一学"

【术语】 药事组织（pharmaceutical organization）、医院药学部门（hospital pharmacy department）、医疗机构药事管理委员会（medical institutions of pharmacy administration committee）

医疗机构的药事工作是医疗工作的重要组成部分。为加强医疗机构药事管理，促进药物合理应用，保障公众身体健康，原卫生部、国家中医药管理局、总后勤部卫生部根据《药品管理法》《医疗机构管理条例》和《麻醉药品和精神药品管理条例》，制定了《医疗机构药事管理规定》（卫医政发〔2011〕11 号），规定医疗机构应根据临床工作实际需要，设立药事管理组织和药学部门。因此，我国医疗机构的药事组织主要包括药学部门和药事管理委员会（组）。同时，《医疗机构药事管理规定》对医疗机构药事管理的概念作出了新的定位，即医疗机构以服务患者为中心，以临床药学为基础，对临床用药全过程进行有效的组织实施与管理，促进临床科学、合理用药的药学技术服务和相关的药品管理工作。

一、医疗机构药学部门

一般来说，医疗机构的药学部门是指在医疗机构中从事药品供应、调剂及配制制剂、药品质量监督检查，提供临床药学服务的部门。

1. 性质　医疗机构的药学部门在药事组织中占有重要地位，是医疗机构重要的组成部分。首先，与临床科室不同，药学部门关注的重点是药品质量、用药合理性和药品供应保障。其次，专业技术性为药学部门最重要的性质，主要体现在要求医院药师能解释和调配处方，评价处方和处方中调配的药物，掌握配制制剂的技术，能承担药物治疗监护工作，能够回答患者、医师、护士有关处方中药品的各方面问题等[①]。此外，在目前国情下，我国

① 冀玉梅，刘延梅，郭朗. 浅谈药剂科药事管理在医院管理工作中的作用［J］. 实用医技杂志，2008，15（15）：1976-1978.

医疗机构的药学部门还有频繁的经济活动，因而具有一定程度的综合性。

2. 主要职责 在医疗机构负责人领导下，医院药学部门按《药品管理法》及相关法律、法规和本单位的管理规章制度，具体负责药品管理、药学专业技术服务和药事管理工作，开展以患者为中心、以合理用药为核心的临床药学工作，组织药师参与临床药物治疗，提供药学专业技术服务。具体任务包括：根据医疗机构医疗和科研需要，采购、配制并及时供应药品；为医疗需要加工炮制中药材；加强药品质量管理，建立健全药品质量监督和检查验收制度，以保证临床用药安全有效；积极宣传用药知识，监督合理用药、科学用药并协助临床医师做好新药临床试验研究和上市药品的疗效评价工作；负责收集药品的毒副反应，定期汇报并提出需要改进和淘汰品种的意见等。

3. 组织机构 医疗机构药学部门是医疗机构的技术职能部门，直属院长领导，不具备法人资格，不承担投资风险，这是和社会药房的根本区别。一些规模较小的医疗机构一般仅设置药房、制剂室、药库，承担制剂配制、调剂等临床基础性药学工作。近年来，随着医药卫生体制改革和药学服务的延伸，药学部门的职责和人员配备情况较以前有了较大变化，工作职能也有所延伸。根据《医疗机构药事管理规定》，药学部门要建立以患者为中心的药学管理工作模式，开展以合理用药为核心的临床药学工作，参与临床疾病诊断、治疗，提供药学技术服务，提高医疗质量。有条件的医疗机构应支持药学专业技术人员结合临床实际工作需要按照有关规定开展药学研究工作。

因此，医疗机构应当根据本机构功能、任务、规模设置相应的药学部门，配备和提供与药学部门工作任务相适应的专业技术人员、设备和设施。一般而言，三级医院设置药学部，并可根据实际情况设置二级科室；二级医院设置药剂科；其他医疗机构设置药房。我国综合性医院药剂科的组织机构通常设置见图 6-1。

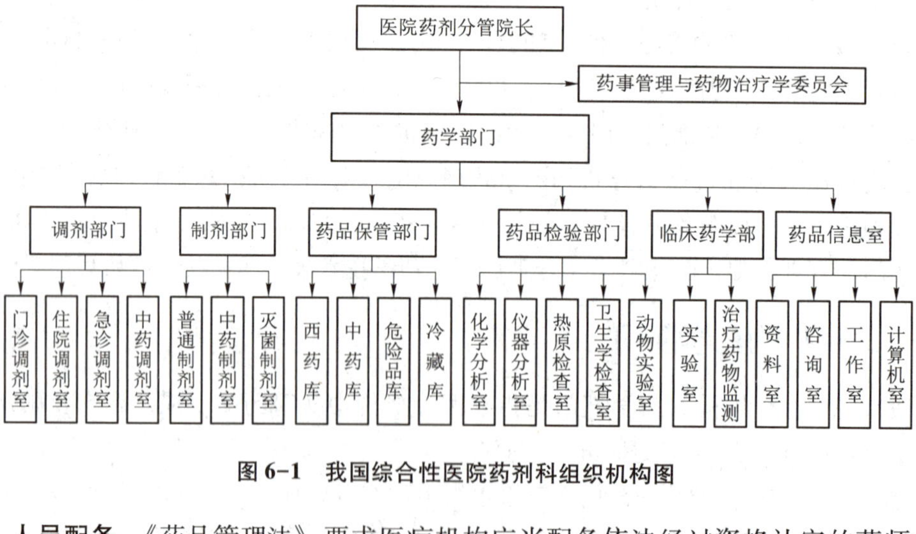

图 6-1　我国综合性医院药剂科组织机构图

4. 人员配备 《药品管理法》要求医疗机构应当配备依法经过资格认定的药师或者其他药学技术人员，负责本单位的药品管理、处方审核和调配，合理用药指导等工作。《医疗机构药事管理规定》要求医疗机构药学专业技术人员不得少于本机构卫生专业技术人员的 8%。建立静脉用药调配中心（室）的，医疗机构应当根据实际需要另行增加药学专业技术人员数量。

二级以上医院药学部门负责人应当具有高等学校药学专业或者临床药学专业本科以上

学历，及本专业高级技术职务任职资格；除诊所、卫生所、医务室、卫生保健所、卫生站以外的其他医疗机构药学部门负责人，应当具有高等学校药学专业专科以上或者中等学校药学专业毕业学历，及药师以上专业技术职务任职资格。同时，医疗机构应当根据本机构性质、任务、规模配备适当数量临床药师，三级医院临床药师不少于5名，二级医院临床药师不少于3名。临床药师应当具有高等学校临床药学专业或者药学专业本科毕业以上学历，并应当经过规范化培训。

医疗机构药师主要职责包括：①负责药品采购供应、处方或者用药医嘱审核、药品调剂、静脉用药集中调配和医院制剂配制，指导病房（区）护士请领、使用与管理药品；②参与临床药物治疗，进行个体化药物治疗方案的设计与实施，开展药学查房，为患者提供药学专业技术服务；③参加查房、会诊、病例讨论和疑难、危重患者的医疗救治，协同医师做好药物使用遴选，对临床药物治疗提出意见或调整建议，与医师共同对药物治疗负责；④开展抗菌药物临床应用监测，实施处方点评与超常预警，促进药物合理使用；⑤开展药品质量监测，药品严重不良反应和药品损害的收集、整理、报告等工作；⑥掌握与临床用药相关的药物信息，提供用药信息与药学咨询服务，向公众宣传合理用药知识；⑦结合临床药物治疗实践，进行药学临床应用研究；开展药物利用评价和药物临床应用研究；参与新药临床试验和药品上市后安全性与有效性监测；⑧其他与医院药学相关的专业技术工作。

二、医疗机构药事管理与药物治疗学委员会

为保证各项药学工作的贯彻执行，《医疗机构药事管理规定》明确要求，二级以上医院应当设立药事管理与药物治疗学委员会；其他医疗机构应当成立药事管理与药物治疗学组。药事管理与药物治疗学委员会（组）监督、指导本机构科学管理药品和合理用药。医疗机构药事管理与药物治疗学委员会（组）应建立健全相应的工作制度，日常工作由药学部门负责。

1. 人员配备　药事管理委员会（组）设主任委员1名，副主任委员若干名。医疗机构负责人任药事管理与药物治疗学委员会（组）主任委员，药学和医务部门负责人任药事管理与药物治疗学委员会（组）副主任委员。二级以上医院药事管理与药物治疗学委员会委员由具有高级技术职务任职资格的药学、临床医学、护理和医院感染管理、医疗行政管理等人员组成。

2. 主要职责　根据《医疗机构药事管理规定》，药事管理与药物治疗学委员会的主要职责包括：①贯彻执行医疗卫生及药事管理等有关法律、法规、规章；审核制定本机构药事管理和药学工作规章制度，并监督实施；②制定本机构药品处方集和基本用药供应目录；③推动药物治疗相关临床诊疗指南和药物临床应用指导原则的制定与实施，监测、评估本机构药物使用情况，提出干预和改进措施，指导临床合理用药；④分析、评估用药风险和药品不良反应、药品损害事件，并提供咨询与指导；⑤建立药品遴选制度，审核本机构临床科室申请的新购入药品、调整药品品种或者供应企业和申报医院制剂等事宜；⑥监督、指导麻醉药品、精神药品、医疗用毒性药品及放射性药品的临床使用与规范化管理；⑦对医务人员进行有关药事管理法律法规、规章制度和合理用药知识教育培训；向公众宣传安全用药知识。

扫码“学一学”

第二节 处方调剂及临床药学

【术语】 处方（prescription）、调剂（dispensing）、处方审核（prescription audit）、临床药学（clinical pharmacy）

处方调剂俗称配药、发药，多为照方发药，是医院药学的重要工作。药师根据医师处方或科室请领单，按照配方制度，及时、准确地调配和分发药剂。调配处方必须严格按照处方调配操作规程，仔细审查处方，认真调配操作，严格监督检查，耐心讲解药物用法、用量和注意事项。药师应严格按照规定管理医疗用毒性药品、麻醉药品和精神药品，并监督其临床使用。

药品调剂工作是药学部门直接面对临床患者的服务窗口，其工作量占整个业务工作的50%~70%①。调剂业务管理水平对药品使用过程的质量保证、医疗质量的优劣有直接的影响。此外，随着医院药学工作模式向“以患者为中心”的转变，以合理用药为根本出发点和归宿的临床药学工作也日益受到重视。

一、处方管理

处方是指由注册的执业医师和执业助理医师（以下简称医师）在诊疗活动中为患者开具的、由取得药学专业技术职务任职资格的药学专业技术人员（以下简称药师）审核、调配、核对，并作为患者用药凭证的医疗文书，处方包括医疗机构病区用药医嘱单。

1. 处方的类型 处方按其性质主要分为三类，即法定处方、医师处方和协定处方。此外，还有单方、验方和秘方等。法定处方主要指《中国药典》、局颁标准收载的处方，它具有法律的约束力。在制备法定处方或医师开写法定处方时均应照此规定。医师处方是指医师为患者诊断、治疗和预防用药所开具的处方。协定处方是指医院药剂科与临床医师根据医院日常医疗用药的需要，共同协商制定的处方。协定处方适于大量配制和储备，便于控制药品的品种和质量，提高工作效率，减少患者取药等候时间。每个医院的协定处方仅限于在本单位使用。

2. 处方的权限 现行《处方管理办法》规定，经注册的执业医师在执业地点取得相应的处方权。经注册的执业助理医师在乡、民族乡、镇、村的医疗机构独立从事一般的执业活动，可以在注册的执业地点取得相应的处方权。医师应当在注册的医疗机构签名留样或者专用签章备案后，方可开具处方。试用期人员开具处方，应当经所在医疗机构有处方权的执业医师审核，并签名或加盖专用签章后方有效。此外，进修医师由接收进修的医疗机构对其胜任本专业工作的实际情况进行认定后授予相应的处方权。

医疗机构应当按照有关规定，对本机构执业医师和药师进行麻醉药品和精神药品使用知识和规范化管理的培训。执业医师经考核合格后取得麻醉药品和第一类精神药品的处方权，药师经考核合格后取得麻醉药品和第一类精神药品调剂资格。医师取得麻醉药品和第

---

① 吴蓬．药事管理学［M］．北京：人民卫生出版社，1993.

一类精神药品处方权后，方可在本机构开具麻醉药品和第一类精神药品处方，但不得为自己开具该类药品处方。药师取得麻醉药品和第一类精神药品调剂资格后，方可在本机构调剂麻醉药品和第一类精神药品。

此外，国家对抗菌药物的临床应用实行严格管理，《抗菌药物临床应用管理办法》（中华人民共和国卫生部令第 84 号）对抗菌药物处方权进行了规定。具有高级专业技术职务任职资格的医师，可授予特殊使用级抗菌药物处方权；具有中级以上专业技术职务任职资格的医师，可授予限制使用级抗菌药物处方权；具有初级专业技术职务任职资格的医师，在乡、民族乡、镇、村的医疗机构独立从事一般执业活动的执业助理医师以及乡村医生，可授予非限制使用级抗菌药物处方权。二级以上医院应当定期对医师和药师进行抗菌药物临床应用知识和规范化管理的培训，医师经本机构培训并考核合格后，方可获得相应处方权；其他医疗机构依法享有处方权的医师、乡村医师，由县级以上地方行政部门组织相关培训、考核，经考核合格的，授予相应的抗菌药物处方权。

案例讨论

某门诊部医师不在岗药师代开处方案

【案情简介】 市民张某服用了从某门诊部买回来的感冒药后，不到两小时即殒命。经司法鉴定，药品没问题，问题出在过量服用上。张某服用的“感冒药”中有 3 种处方药——“比特力”“乙酰螺旋霉素”和复方甘草片，而张某服用了过量的“比特力”，诱发冠心病死亡。“比特力”（盐酸西替利嗪）主要用于治疗鼻炎、荨麻疹、过敏和皮肤瘙痒等症，并非感冒类用药。张某家人认为，门诊部药师在医师不在岗的情况下，擅自为张某调配药品，导致张某超剂量服药，最终出现呼吸困难而死亡。

【焦点问题】 药师是否有开具处方的权限？

【案例分析】 根据《处方管理办法》第八条规定：“经注册的执业医师在执业地点取得相应的处方权。经注册的执业助理医师在医疗机构开具的处方，应当经所在执业地点执业医师签名或加盖专用签章后方有效。该门诊部的药师虽具有《执业药师资格证》，但不是医师，因而没有开具处方的权限。该药师的行为违反了《处方管理办法》第四十七条第一款之规定：“未取得处方权的人员及被取消处方权的医师不得开具处方。”该门诊部疏于管理，医师不在岗而放任药师开具不合理处方，导致患者死亡的行为，违反《处方管理办法》第五十四条第一款规定：“使用未取得处方权的人员开具处方的，由县级以上卫生行政部门按照《医疗机构管理条例》第四十八条的规定，责令限期改正，并可处以 5000 元以下的罚款；情节严重的，吊销其《医疗机构执业许可证》。”

3. 处方的限量 为防止用药资源浪费、保证用药安全有效，《处方管理办法》对处方限量作出了明确规定。处方一般不得超过 7 日用量；急诊处方一般不得超过 3 日用量；对于某些慢性病、老年病或特殊情况，处方用量可适当延长，但医师应当注明理由。医疗用毒性药品、放射性药品的处方用量应当严格按照国家有关规定执行。

为门（急）诊患者开具的麻醉药品注射剂，每张处方为一次常用量；控缓释制剂，每张处方不得超过 7 日常用量；其他剂型，每张处方不得超过 3 日常用量。第一类精神药品注射剂，每张处方为一次常用量；控缓释制剂，每张处方不得超过 7 日常用量；其他剂型，每张处方不得超过 3 日常用量。哌醋甲酯用于治疗儿童多动症时，每张处方不得超过 15 日常用量。第二类精神药品一般每张处方不得超过 7 日常用量；对于慢性病或某些特殊情况的患者，处方用量可以适当延长，医师应当注明理由。

为门（急）诊癌症疼痛患者和中、重度慢性疼痛患者开具的麻醉药品、第一类精神药品注射剂，每张处方不得超过 3 日常用量；控缓释制剂，每张处方不得超过 15 日常用量；其他剂型，每张处方不得超过 7 日常用量。为住院患者开具的麻醉药品和第一类精神药品处方应当逐日开具，每张处方为 1 日常用量。对于需要特别加强管制的麻醉药品，盐酸二氢埃托啡处方为一次常用量，仅限于二级以上医院内使用；盐酸哌替啶处方为一次常用量，仅限于医疗机构内使用。

4. 处方的书写与保管 《处方管理办法》对处方书写作出了以下规定：字迹清楚，不得涂改；如需修改，应当在修改处签名并注明修改日期。患者一般情况、临床诊断填写清晰、完整，并与病历记载相一致。药品名称应当使用规范的中文名称书写，没有中文名称的可以使用规范的英文名称书写；医疗机构或者医师、药师不得自行编制药品缩写名称或者使用代号；书写药品名称、剂量、规格、用法、用量要准确规范，药品用法可用规范的中文、英文、拉丁文或者缩写体书写，但不得使用“遵医嘱”“自用”等含糊不清字句。药品用法用量应当按照药品说明书规定的常规用法用量使用，特殊情况需要超剂量使用时，应当注明原因并再次签名确认。处方医师的签名式样和专用签章应当与院内药学部门留样备查的式样相一致，不得任意改动，否则应当重新登记留样备案。

处方由调剂处方药品的医疗机构妥善保存。普通处方、急诊处方、儿科处方保存期限为 1 年，医疗用毒性药品、第二类精神药品处方保存期限为 2 年，麻醉药品和第一类精神药品处方保存期限为 3 年。处方保存期满后，经医疗机构主要负责人批准、登记备案，方可销毁。

二、处方调剂

处方调配不仅是医院临床药学的实践基础，也是医院为患者治疗疾病的重要环节之一。处方调配质量的优劣直接影响患者的生命安全。在医疗机构，所有处方药、非处方药都必须凭处方才能提供给患者。

1. 人员资格 鉴于处方调配工作的专业性和责任性，只有具备一定条件的人员才能成为处方调剂人员。《药品管理法》第六十九条规定：“医疗机构必须配备依法经过资格认定的药师或者其他药学技术人员。非药学技术人员不得直接从事药剂技术工作。”而《处方管理办法》则对调剂人员作出了更加明确的规定，取得药学专业技术职务任职资格的人员方可从事处方调剂工作。具有药师以上专业技术职务任职资格的人员负责处方审核、评估、核对、发药以及安全用药指导；药士从事处方调配工作。药师在执业的医疗机构取得处方调剂资格。药师签名或者专用签章式样应当在本机构留样备查。此外，对于抗菌药物的调剂，药师需经培训并考核合格后，方可获得抗菌药物的调剂资格。

2. 具体程序 一般来说调剂过程可分为 6 个步骤，其具体流程如图 6-2 所示。

（1）收方　从患者处接收处方，或从病房医护人员处接收处方或请领单。

（2）审查处方　重点审查药品名称、用药剂量、用药方法、药物配伍变化、合理用药。

（3）配方　调配药剂或取出药品。

（4）包装与贴标签　正确书写药袋或粘贴标签，注明患者姓名和药品名称、用法、用量。

（5）核对处方　核对处方与调配的药品、规格、剂量、用法、用量是否一致，逐个检查药品的外观质量是否合格，有效期等均应正确无误，检查人员签字。

（6）发药　发药并详细交待服药方法、注意事项等，并答复询问。

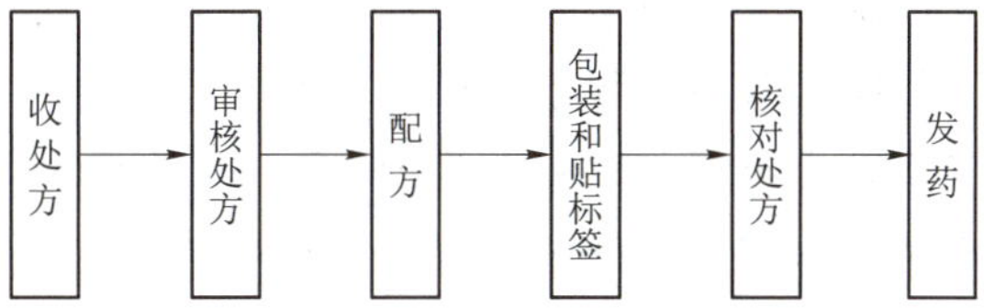

图 6-2　处方调剂流程图

3. 处方审核　在上述调剂过程中，最关键的步骤就是药师对处方的审核。审核处方分为形式上的审核和实质上的审核两部分。

（1）形式审核　药师应当认真逐项检查处方前记、正文和后记书写是否清晰、完整，并确认处方的合法性，对于不规范处方或者不能判定其合法性的处方，不得调剂。

（2）实质审核　除了形式审核外，医疗机构应当坚持安全有效、经济合理的用药原则，遵循药品临床应用指导原则、临床诊疗指南和药品说明书等合理用药，对医师处方、用药医嘱的适宜性进行审核。根据《处方管理办法》第三十五条规定，处方用药适宜性审核包括：规定必须做皮试的药品，处方医师是否注明过敏试验及结果的判定；处方用药与临床诊断的相符性；剂量、用法的正确性；选用剂型与给药途径的合理性；是否有重复给药现象；是否有潜在临床意义的药物相互作用和配伍禁忌；其他用药不适宜情况。

需要指出的是，药师对处方用药适宜性审核的内容首次包括了对处方用药与临床诊断的相符性审核。这对药师的处方调剂提出更高要求，也预示着将来我国的药师必须掌握更多、更广、更丰富的临床医学知识，才能切实适应未来的调剂工作。

在我国，药师没有处方权，不能自行更改处方所列药品或者按照自己的想法用其他的药品（包括相近或者不相近的药品）代替处方开列的药品。因此，药师应充分履行处方审核权。药师经处方审核后，认为存在用药不适宜时，应当向患者说明并拒绝调配；并应当告知处方医师。具体包括：对有配伍禁忌或者超剂量的处方，应当拒绝调配；必要时，经处方医师更正或者重新签字，方可调配（《药品管理法》第七十三条）。对有严重不合理用药或者用药错误，应当拒绝调剂，及时告知处方医师并记录，按照有关规定报告（《处方管理办法》第三十六条）。此外，药师调配处方还应当做到“四查十对”，即查处方，对科别、姓名、年龄；查药品，对药名、剂型、规格、数量；查配伍禁忌，对药品性状、用法用量；查用药合理性，对临床诊断。

4. 单剂量配方制剂　对于口服药品来说，通常用敞口式小药杯摆药，在给住院患者使用前已直接暴露在空气中并且没有任何标识，调配、运送过程中发生吸潮、氧化、污染的可能性增大。鉴于原摆药模式存在的弊端，目前国内部分医院参照美国住院药房口服药品调配制度，在中心摆药室（住院药房）建立了单剂量配方制（Unit Dose Dispensing System，UDDS），从而保证了药品质量，确保患者获得良好的药疗效果。

单剂量配方制是指以药房为基础，先将住院患者所服用的药品做成单剂量包装，调配时由药剂人员依医嘱把患者某天某次需服用的几种单剂量包装药品置于特定的药盒内，该药盒类似于美国所称的患者药疗包装（patient medication package），药盒上标识的病区、姓名、床号等信息与患者一一对应，经责任药师核对后，交由病区护士领回并再次核对无误后给予患者服用，以保证药品使用的准确、安全、卫生，其针对的是患者口服药品①。

三、临床药学

近年来随着医药卫生体制改革和药学服务的延伸，药学部门的职责和人员配备情况较以前有了较大的变化，工作职能并不局限于以往的采购药品、调配处方、制备制剂等基础性工作。随着医院药学工作模式转向“以患者为中心”，药学部的职能正向提供用药咨询、促进药学保健、保证合理用药等临床药学工作过渡。近些年，我国有关合理用药、临床药学方面的工作不断展开，继《医疗机构药事管理暂行规定》出台后，我国第一次明确提出建立临床药师制度，随后《医疗机构药事管理规定》正式颁布，同样强调和突出要加强医疗机构临床药学工作，培养临床药师，逐步建立临床药师制度，并对临床药师的资质和职责作出明确规定。

1. 临床药学的概念 临床药学（clinical pharmacy）是药师通过直接参与医生与患者的临床治疗、提供用药咨询、参与病案会诊等方式，向患者提供多方位药学服务的药学学科②。临床药学在医院药学中占有核心地位，其内容丰富、涉及范围广，从药物治疗、药物不良反应监测直至药物信息咨询等，拓宽了医院药学的学科领域。

2. 临床药师资质 临床药学工作面向患者，在临床诊疗活动中需实行医药结合，对临床药师提出了较高的专业知识和技能要求。《医疗机构药事管理规定》要求，应由具有高等学校临床药学专业或者药学专业本科毕业以上学历，并经过规范化培训的人员担任。

3. 临床药师主要职责 根据《医疗机构药事管理规定》，临床药师的主要职责如下：负责药品供应、处方或者用药医嘱审核、药品调剂、静脉用药集中调配和医院制剂配制，指导病房（区）护士请领、使用与管理药品；参与临床药物治疗，进行个体化药物治疗方案的设计与实施，开展药学查房，为患者提供药学专业技术服务；参加查房、会诊、病例讨论和疑难、危重患者的医疗救治，协同医师做好药物使用遴选，对临床药物治疗提出意见或调整建议，与医师共同对药物治疗负责；开展抗菌药物临床应用监测，实施处方点评与超常预警，促进药物合理使用；开展药品质量监测，药品严重不良反应和药品损害的收集、整理、报告等工作；掌握与临床用药相关的药物信息，提供用药信息与药学咨询服务，向公众宣传合理用药知识；结合临床药物治疗实践，进行药学临床应用研究，开展药物利用评价和药物临床应用研究，参与新药临床试验和新药上市后安全性与有效性监测；其他与医院药学相关的专业技术工作。临床药学工作的基本出发点和归宿是合理用药，合理用药的基本要求是将适当的药物，以适当的剂量，在适当的时间，经适当的途径，给适当的患者使用适当的疗程，达到适当的治疗目标。《医疗机构药事管理规定》明确规定临床药学专业技术人员应参与临床药物治疗方案设计；建立重点患者药历；实施治疗药物监测，开展合理用药研究；收集药物安全性和疗效等信息，建立药学信息系统，提供用药咨询服务。

4. 我国医疗机构临床药学的现状与发展趋势 目前，医疗机构的规模决定了开展临床药学工作的范围和深度，但随着国家政策的引导和鼓励，一些规模较小的医院也已逐渐重

① 李捷伟，张国庆．美国医院住院药房单剂量配方制的实施的办法［J］．解放军医院管理杂志．

② 邓冬青．临床药学工作的开展与展望［J］．医药报道，2008，27（4）：485-486.

视临床药学工作。由于地区经济的差异，临床药学在我国发展还不平衡，经济发达地区此项业务开展较早、发展较快，但开展最多的业务仍局限在药物信息咨询、用药回顾与分析、合理用药知识教育、临床药物不良反应监测方面，没有充分发挥“临床药学”服务性、应用性和实践性的基本特点，深入临床直接为患者服务的业务项目开展尚少①。

临床药学是以病人为服务对象，直接面向患者工作，要求药师具有扎实的专业知识和技能，对确保获得预期的治疗目标且不发生药源性疾病承担责任，这给目前医疗机构从事临床药学工作的药学专业技术人员提出了更高的要求，同时也要求医疗机构积极组织人员培训，加强临床药学知识和技能的教育。

知识拓展

抗菌药物临床应用管理

1. 抗菌药物的分级　根据安全性、疗效、细菌耐药性、价格等因素，将抗菌药物分为三级：非限制使用级、限制使用级与特殊使用级。抗菌药物分级管理目录由各省级卫生行政部门制定，报卫健委、备案。其中非限制使用级抗菌药物是指经长期临床应用证明安全、有效，对细菌耐药性影响较小，价格相对较低的抗菌药物。限制使用级抗菌药物是指经长期临床应用证明安全、有效，对细菌耐药性影响较大，或者价格相对较高的抗菌药物。特殊使用级抗菌药物是指具有以下情形之一的抗菌药物：①具有明显或者严重不良反应，不宜随意使用的抗菌药物；②需要严格控制使用，避免细菌过快产生耐药的抗菌药物；③疗效、安全性方面的临床资料较少的抗菌药物；④价格昂贵的抗菌药物。

2. 抗菌药物的遴选　医疗机构需严格控制本机构抗菌药物供应目录的品种数量。同一通用名称的抗菌药物品种，注射剂型和口服剂型不得超过2种。具有相似或者相同药理学特征的抗菌药物不得重复列入供应目录。医疗机构应当按照国家药品监督管理部门批准并公布的药品通用名称购进抗菌药物，优先选用《国家基本药物目录》《国家处方集》和《国家基本医疗保险、工伤保险和生育保险药品目录》收录的抗菌药物品种。基层医疗卫生机构只能选用基本药物（包括各省区市增补品种）中的抗菌药物品种。

3. 抗菌药物的临床使用　医疗机构和医务人员应当严格掌握使用抗菌药物预防感染的指证。预防感染、治疗轻度或者局部感染应当首选非限制使用级抗菌药物；严重感染、免疫功能低下合并感染或者病原菌只对限制使用级抗菌药物敏感时，方可选用限制使用级抗菌药物。对于特殊使用级抗菌药物，需经抗菌药物管理工作组指定的专业技术人员会诊同意后，由具有相应处方权医师开具处方。因抢救生命垂危的患者等紧急情况，医师可以越级使用抗菌药物。越级使用抗菌药物应当详细记录用药指征，并应当于24小时内补办越级使用抗菌药物的必要手续。需要注意的是，特殊使用级抗菌药物不得在门诊使用。

① 林杰华．我国医院药学问题与发展探析［J］．中国实用医药，2008，3（34）：247-248.

扫码“学一学”

第三节　医疗机构配制制剂的管理

【术语】医疗机构制剂（preparation of medical institution）、医疗机构制剂许可证（pharmaceutical preparation certificate for medical institution）、医疗机构制剂管理规范（good preparation practice，GPP）

一、医疗机构制剂概述

1. 概念　根据《药品管理法实施条例》第七十七条规定：“医疗机构制剂是指医疗机构根据本单位临床需要经过批准而配制、自用的固定处方制剂。”此处的固定处方制剂系指处方固定不变，配制工艺成熟，并可在临床上长期适用于某一病症的制剂。

2. 存在的原因

（1）医疗机构制剂是医药市场的重要补充　①由于患者病情的复杂多变性，各医院可根据当地的用药习惯等实际情况生产不同的制剂品种以满足临床上的特殊要求；②对于稳定性差、效期短的制剂和销量少、利润低，制药企业不愿生产的品种，各医院可结合临床科研的实际情况，利用其灵活性和实用性强的特点酌情配制，既满足临床又避免浪费现象。

（2）降低医疗费用和成本　医疗机构制剂流通周期短，中间环节少，直接面向患者，可降低医疗成本和医疗费用，方便和服务患者，构建和谐的医患关系。

（3）研制开发新制剂的优势　医疗机构制剂通常是使用多年、来自临床，并经临床验证其确切疗效、不良反应低的制剂，为新药开发筛选提供了物质基础，可缩短开发周期，有针对性地研发新药。

二、医疗机构配制制剂的许可和注册管理

1. 对医疗机构配制制剂资格实行许可证制度　《药品管理法》第七十四条规定：“医疗机构配制制剂，应当经所在地省、自治区、直辖市人民政府药品监督管理部门批准，取得医疗机构制剂许可证。无医疗机构制剂许可证的，不得配制制剂。医疗机构制剂许可证应当表明有效期，到期重新审查发证。”本条确定了我国对医疗机构配制制剂实行许可证制度，并对许可权限、程序作出了规定。

（1）《医疗机构制剂许可证》的申请程序　目前，我国卫生行政部门对医疗机构有实施监督管理的职责，因此医疗机构配制制剂也应在其管理范围之内，同时配制制剂本身又是一种药品生产活动，药品监督管理部门负有实施监督管理的职责。因此，《药品管理法》规定医疗机构配制制剂，应经所在地省、自治区、直辖市人民政府药品监督管理部门批准。

（2）医疗机构配制制剂应当具备的条件　根据《药品管理法》第七十五条规定：“医疗机构配制制剂，应当有能够保证制剂质量的设施、管理制度、检验仪器和卫生环境。”此外，原国家药品监督管理局国药管安〔2000〕275号规定，达不到《医疗机构制剂许可证》验收标准中5项条款，《医疗机构制剂许可证》暂不核发。

1）人员与机构　配制和药检负责人应具备大专以上药学学历（或具有主管药师以上技术职称），熟悉药品管理法规，具有制剂和质量管理能力并对制剂质量负责。

2）厂房与设施　配制大容量注射剂的关键岗位应符合洁净级别要求，灌封岗位的洁净度级别应为100级，稀配、滤过和直接接触药品的包装材料的最终处理岗位为10 000级，浓配、配料等岗位应为100 000级。

3）设备　配制大容量注射剂所使用的注射用水，必须采用多效蒸馏水器制备，并符合《中国药典》标准。

4）配制管理　配制制剂必须有处方、配制规程和标准操作规程。上述文件必须按照规定的程序进行审批修订，不得随意更改。

5）包装材料管理　输液瓶、胶塞等直接接触药品的包装材料不得重复使用。不得外购软包装输液袋用于大容量注射剂的灌装。

导入案例——案例思考（1）

医疗机构无证配制制剂应如何处理？根据《药品管理法》第一百一十五条规定："未取得药品生产许可证、药品经营许可证或者医疗机构制剂许可证生产、销售药品的，责令关闭，没收违法生产、销售的药品和违法所得，并处违法生产、销售的药品（包括已售出的和未售出的药品，下同）货值金额十五倍以上三十倍以下的罚款；货值金额不足十万元的，按十万元计算。"

2. 医疗机构配制制剂的注册申报　根据《药品管理法》，医疗机构配制的制剂，应当经所在地省、自治区、直辖市人民政府药品监督管理部门批准，法律对配制中药制剂另有规定的除外。因此，获得《医疗机构制剂许可证》的医疗机构，如果要进行某种制剂的配制，还必须按照《医疗机构制剂注册管理办法（试行）》（2005年）报送有关资料和样品，经所在地省、自治区、直辖市人民政府药品监督管理部门批准，并发给制剂批准文号后，方可配制。申请医疗机构制剂，应当进行相应的临床前研究，包括处方筛选、配制工艺、质量指标、药理、毒理学研究等。医疗机构制剂的名称，应当按照国务院药品监督管理部门颁布的药品命名原则命名，不得使用商品名称。

对应用传统配制中药制剂的情形，医疗机构应当向所在地省、自治区、直辖市人民政府药品监督管理部门备案。此外，《医疗机构制剂注册管理办法（试行）》第十四条规定，有下列情形之一的，不得作为医疗机构制剂申报：市场上已有供应的品种；含有未经国家食品药品监督管理局批准的活性成分的品种；除变态反应原外的生物制品；中药注射剂；中药、化学药组成的复方制剂；麻醉药品、精神药品、医疗用毒性药品、放射性药品以及其他符合国家有关规定的制剂。

三、医疗机构配制制剂的使用管理

1. 制剂的品种范围　按照《药品管理法》规定："医疗机构配制的制剂，应当是本单位临床需要而市场上没有供应的品种。"这里"市场上无供应的品种"应当包括依照《药品管理法》及相关法规的规定，国内尚未批准上市及虽批准上市，但某些性质不稳定或效期短的制剂、市场上不能满足的不同规格、容量的制剂，此外还包括临床常用而疗效确切的协定处方制剂、其他临床需要的以及科研用的制剂等。

2. 医疗机构制剂的使用　经审批后，配制的制剂必须按照规定进行质量检验，合格的，凭医师处方在本医疗机构使用。由此看出，医疗机构自配制剂为处方药，只能凭处方在本机构使用于门诊和住院患者，不得在市场上销售或变相销售；未经批准，医疗机构擅自使用其他医疗机构配制的制剂应按《药品管理法》第一百二十九条规定给予处罚。此外，不得发布医疗机构自配制剂的广告，配制制剂所用的原料、辅料、包装材料必须符合药用标准。

一般情况下，医疗机构配制的制剂是医疗机构在长期医疗实践中总结出来的经验方或协定处方，它没有按照《药品注册管理办法》进行系统、规范的药理、药效、毒理、生物药剂等实验。原国家食品药品监督管理局在 2005 年制定了《医疗机构制剂注册管理办法（试行）》，引入了《药品注册管理办法》的核心精神。其次，药品生产企业必须按《药品生产质量管理规范》生产，而医疗机构的制剂室必须按《医疗机构制剂配制质量管理规范》配制，相对而言，《医疗机构制剂配制质量管理规范》更多地考虑到了医疗机构的实际情况，在许多方面仅作出了原则性的规定。因此，国家规定将医疗机构配制制剂限定在本医疗机构使用。

导入案例——案例思考（2）

医疗机构发布自配制剂广告应如何处理？根据《药品管理法实施条例》第二十四条的规定："医疗机构配制的制剂不得在市场上销售或者变相销售，不得发布医疗机构制剂广告。"在对应的法律责任中虽未明确具体的罚则，但在实际执法过程中，药品监督管理部门多采用告诫谈话、给予警告的形式，要求违法的医疗机构立即停止其违法行为并对存在问题进行彻底整改。

3. 医疗机构制剂的调剂 《药品管理法》规定特殊情况下，经国务院或者省、自治区、直辖市人民政府的药品监督管理部门批准，医疗机构配制的制剂可以在指定的医疗机构之间调剂使用。《药品管理法实施条例》中规定这种特殊情况是指"发生灾情、疫情、突发事件或者临床急需而市场没有供应"。若在省内进行调剂由省、自治区、直辖市人民政府的药品监督管理部门批准，而在不同省之间进行调剂或者国务院药品监督管理部门规定的特殊制剂的调剂由国务院药品监督管理部门批准。医疗机构制剂的调剂使用，不得超出规定的期限、数量和范围。

四、医疗机构制剂配制质量管理规范

为了加强医疗机构的制剂配制和质量管理，2001 年，国家药品监督管理部门参照《药品生产质量管理规范》（GMP）的基本准则，制定了《医疗机构制剂配制质量管理规范（试行）》（GPP）。

医疗机构制剂室的特点是剂型多、规格多、品种多、数量少，操作烦琐，容易发生差错。在未实施 GPP 之前，普遍存在着管理不规范、制度不健全，岗位责任制和技术操作规程不完善，工序和岗位责任不明确，各种原始记录、工作记录不完备，差错、事故时常发生的情况，很难保证制剂质量。因此，医疗机构配制制剂实施 GPP 具有重要意义。

该规范内容与 GMP 基本一致，例如，各工作间应按制剂工序和空气洁净度级别要求合理布局；制剂室应具有与所配制剂相适应的物料、成品等库房，并有通风、防潮等设施；

用于制剂配制和检验的仪器、仪表、量具、衡器等其适用范围和精密度应符合制剂配制和检验的要求，应定期校验；每批制剂均应按投入和产出的物料平衡进行检查，如有显著差异，必须查明原因，在得出合理解释，确认无潜在质量事故后，方可按正常程序处理等。

扫码“学一学”

第四节　医疗机构的药品采购和仓储

【术语】

采购（purchasing）、进货检查验收制度（acceptance check system）、仓储（storing）

医疗机构使用的药品，自配制剂只占一小部分，绝大部分是从市场上购进的，因此医疗机构药品的供应管理对促进合理用药，保障患者用药安全至关重要。为加强医疗机构购进、储存药品的管理，确保医疗机构使用药品质量，防止假劣药品流入医疗机构，《药品管理法》及其实施条例规定医疗机构购进药品，必须建立并执行进货检查验收制度，并建立完整的药品购进记录，且对其购进记录的内容作出了明确要求。

一、医疗机构的药品采购

1. 建立并执行进货检查验收制度　《药品管理法》第七十条规定：“医疗机构购进药品，应当建立并执行进货检查验收制度，验明药品合格证明和其他标识；不符合规定要求的，不得购进和使用。”对于购进、调进或退库的药品，由药库管理人员、采购人员进行严格检查验收。

进货检查验收制度通常包括以下方面内容。

（1）确认药品供方具有法定资格（具备《药品生产许可证》或《药品经营许可证》、相应药品批准文号等）。

（2）原料药和制剂产品必须要有批准文号和生产批号，应有产品合格证。

（3）药品包装的标签和所附说明书上，应有生产企业的名称、地址，药品名称、规格、批准文号、产品批号、生产日期、有效期等；标签或说明书上还应有药品的成分、适应证或功能主治、用法、用量、禁忌、不良反应、注意事项以及贮藏条件等。

（4）中药材和中药饮片应有包装，并附有质量合格的标志。中药材应在包装上标明品名、产地、供货单位；中药饮片应标明品名、生产企业、生产日期等。实施批准文号管理的中药材和中药饮片，在包装上还应标明批准文号。

（5）特殊管理药品、外用药品包装的标签或说明书上有规定的标识和警示说明。

（6）处方药和非处方药按分类管理要求，标签、说明书上有相应的警示语或忠告语；非处方药的包装有国家规定的专有标识。

（7）进口药品，其包装的标签应以中文注明药品的名称、主要成分以及注册证号，并有中文说明书。进口药品应有符合规定的《进口药品注册证》和《进口药品检验报告书》复印件；进口预防性生物制品、血液制品应有《生物制品进口批件》复印件；进口药材应有《进口药材批件》复印件。以上批准文件复印件应加盖供货单位质量检验机构或质量管理机构印章。

此外，《药品管理法实施条例》第二十六条规定："医疗机构购进药品，必须有真实、完整的药品购进记录。药品购进记录必须注明药品的通用名称、剂型、规格、批号、有效期、生产厂商、供货单位、购货数量、购进价格、购货日期以及国务院药品监督管理部门规定的其他内容。"《药品流通监督管理办法》明确规定："药品购进记录必须保存至超过药品有效期1年，但不得少于3年。"

导入案例——案例思考（3）

医疗机构未执行进货检查验收制度如何处理？根据《药品管理法》第七十条的规定："医疗机构购进药品，应当建立并执行进货检查验收制度，验明药品合格证明和其他标识；不符合规定要求的，不得购进和使用"。同时《药品流通监督管理办法》第二十五条规定："医疗机构购进药品，必须建立并执行进货检查验收制度，并建有真实完整的药品购进记录。"同时第四十一条明确违反第二十五条规定的，责令限期改正，情节严重的，给予通报。

2. 采购的管理 采购合格的药品是医疗机构药品管理的重要环节。药品采购管理的主要目标是依法、适时购进质量优良、价格适宜的药品。因此，购进药品要遵循质量优良、价格合理、公平竞争的原则，在实际采购中要注意进货渠道的合法性、药品质量的可靠性，还必须加强药品采购的计划性，既要防止脱销，又要防止长期积压造成药品变质。《药品流通监督管理办法》规定，医疗机构以集中招标方式采购药品的，应当遵守《药品管理法》及其实施条例、《处方管理办法》的有关规定。此外，针对医疗机构制剂进入流通领域的违法情况，《药品流通监督管理办法》规定药品经营企业不得购进和销售医疗机构配制的制剂，并制定了相应的罚则。

（1）采购的品种限制 对于医疗机构采购的药品品种，现行《处方管理办法》对此进行了规定。医疗机构应当按照经药品监督管理部门批准并公布的药品通用名称购进药品。同一通用名称药品的品种，注射剂型和口服剂型各不得超过2种，处方组成类同的复方制剂1~2种。因特殊诊疗需要使用其他剂型和剂量规格药品的情况除外。即按照规定，医院除特殊情况外，每一个通用名药品品牌不能超过两个，只允许同一药品，两种剂型、两种规格的存在。有人称之为"一品两规"，又叫"多选二"。所以，医疗机构应加强对购进药品品种的管理，选择优质优价的药品。

（2）抗菌药物的采购管理 对于抗菌药物，应由药学部门统一采购供应，其他科室或者部门不得从事抗菌药物的采购、调剂活动，临床上不得使用非药学部门采购供应的抗菌药物。因特殊治疗需要，医疗机构需使用本机构抗菌药物供应目录以外抗菌药物的，可以启动临时采购程序。医疗机构应当严格控制临时采购抗菌药物品种和数量，同一通用名抗菌药物品种启动临时采购程序原则上每年不得超过5例次。如果超过5例次，应当讨论是否列入本机构抗菌药物供应目录。调整后的抗菌药物供应目录总品种数不得增加。医疗机构应当每半年将抗菌药物临时采购情况向核发其《医疗机构执业许可证》的卫生行政部门备案。

知识拓展

药品分类采购

2015年2月28日，国务院办公厅发布《关于完善公立医院药品集中采购工作的指导意见》(国办发〔2015〕7号)，对完善公立医院集中采购工作，建立健全药品供应保障体系提出指导意见。意见指出，药品集中采购应按照市场在资源配置中起决定性作用和更好发挥政府作用的总要求，借鉴国际药品采购通行做法，坚持以省（区、市）为单位的网上药品集中采购方向，对临床用量大、采购金额高、多家企业生产的基本药物和非专利药品等五类药品实行分类采购，合理确定药品采购价格，切实保障药品质量和供应。

1. 对临床用量大、采购金额高、多家企业生产的基本药物和非专利药品，发挥省级集中批量采购优势，由省级药品采购机构采取双信封制公开招标采购，医院作为采购主体，按中标价格采购药品。

2. 对部分专利药品、独家生产药品，建立公开透明、多方参与的价格谈判机制。谈判结果在国家药品供应保障综合管理信息平台上公布，医院按谈判结果采购药品。

3. 对妇儿专科非专利药品、急（抢）救药品、基础输液、临床用量小的药品（上述具体药品范围由各省区市确定）和常用低价药品，实行集中挂网，由医院直接采购。

4. 对临床必需、用量小、市场供应短缺的药品，由国家招标定点生产、议价采购。

5. 对麻醉药品、精神药品、防治传染病和寄生虫病的免费用药、国家免疫规划疫苗、计划生育药品及中药饮片，按国家现行规定采购，确保公开透明。

医院使用的所有药品（不含中药饮片）均应通过省级药品集中采购平台采购。省级药品采购机构应汇总医院上报的采购计划和预算，依据国家基本药物目录、医疗保险药品报销目录、基本药物临床应用指南和处方集等，按照上述原则合理编制本行政区域医院药品采购目录，分类列明招标采购药品、谈判采购药品、医院直接采购药品、定点生产药品等。

二、医疗机构的药品仓储

《药品管理法》第七十一条规定：“医疗机构应当有与所使用药品相适应的场所、设备、仓储设施和卫生环境，制定和执行药品保管制度，采取必要的冷藏、防冻、防潮、防虫、防鼠等措施，保证药品质量。”医疗机构药品的仓储保管要求与经营企业的保管要求类似，药品经营企仓储有GSP进行严格规范，而对于医疗机构的药品保管虽然没有制定专门的规范，但仍有许多规章及规范性文件涉略对医疗机构的药品保管作出了规定。如《药品流通监督管理办法》要求医疗机构应当将药品与非药品分开存放；中药材、中药饮片、化学药品、中成药应分别储存、分类存放。《医疗机构药事管理规定》要求药品仓库要做到分类定位、整齐存放，具备“五防”措施；危险药品必须另设仓库，单独存放，并采取必要的安全措施；对库存药品定期进行养护，防止变质失效；过期、失效、淘汰、霉烂、虫蛀、变质的药品不得出库等。

为加强医疗机构药品的采购和仓储，药学部门应掌握新药动态和市场信息，制定药品采购计划，加速周转，减少库存，保证药品供应，同时做好成本核算和账务处理。制定和执行药品保管制度，定期对贮存药品质量进行抽检，确保药品质量和供应。

背景知识

美国药房和药师管理制度简介

一、美国药房管理

在美国，门诊病人凭医生开具的处方大多在社会药房购买药品，这与我国有很大的不同。因此，美国药剂管理的重心在社会药房。

1. 药房监管机构 美国对药房和药师监管的机构包括：全国药房理事会协会（NABP）、各州药房理事会（SBP），其中NABP是帮助各州药房理事会制定、推行、执行为确保公众健康的一致水准以及州间药师的发证规定，SBP则具体负责监管该州的药房工作，包括药师执照的审批，药房经营许可的发放等。

2. 规范药房的法律 在美国，规范药房的法律包括：标准州药房法（Model State Pharmacy Act）、美国药房理事会协会标准（Model Rules of the National Association of Boards of Pharmacy）和各州的药房法（Pharmacy Act）。其中标准州药房法中详细地规定了：药师获得各种执业资格的条件以及各种非法药房实践的情形；药房经营许可的条件；各种罚则以及对州药房理事会的各项规定等。

3. 开设药房的条件 全国药房理事会协会对药房开设条件进行了基础性地规定，它包括以下内容：①必须配备执业药师；②执业药师不得离岗；③值班执业药师的姓名要显著标注；④要有保证药品质量的相应硬件设施（场所、设备）；⑤还要有相应的规章制度，如不得凭处方复印件调配处方药。

由于美国是联邦制的国家，所以各州可以在上述规定基础之上进行适度的添加或调整。

二、美国药师管理

1. 药师分类 在美国，药师的人数众多，零售药店、医院药房都必须配备一定数量的药师，根据职权范围的大小，美国药师可以分为3类。

（1）药剂师（pharmacist） 由各州药房理事会发证而可以从事药房实践的个人。

（2）见习药师（pharmacy intern） 由州发证后在药剂师的监督下从事药房实践，并且朝药剂师方向努力的人；或者毕业于经认可的药学院校或通过外国药学教育同等级别的考试，由州药房理事会发证，为了符合成为药剂师的要求而积累药房服务实际经验的人；或者各方面均合格正等待考试的人。

（3）药房技术人员（pharmacy technician） 由州药房理事会注册，从事一些药房服务，但不包括以下这些职权：药品利用评价；临床冲突的解决；与处方者商讨医嘱或治疗方案的修改；向患者提供咨询；核对处方；接收新的处方。

2. 药师资格 根据美国标准州药房法规定，全国药房理事会协会要求符合下列条件的，才有资格成为药师：①向州药房理事会提出书面申请；②已成年；③道德良好；④从州药房理事会认可的药学院校毕业并获得学位；⑤如果毕业于国外的药学院校，则需要提供完整并已核实的学习经历，通过药学等同性考试，通过药房理事会规定的沟通能力测试，确保申请人达到保护公众健康与安全的必要标准；⑥完成并达到实习期要求的最低标准；⑦通过州药房理事会举办的考试；⑧交纳了州药房理事会规定的考试费、材料费及发证费。

3. 药师资格考试　在美国，如果希望成为一名可以进行药房实践的药剂师，除了本身需要符合一系列的要求外，还要参加由全国药房理事会协会（NABP）所组织的北美执业药师资格考试（NAPLEX）和各州药房法考试（MPJE）。同时，如果是国外的药剂师计划在美国执业，必须通过由 NABP 举行的国外药学教育同等性考试（FPGEE），组织这些考试的目的都是为了评价申请执业人员在药房的工作能力，为州药房理事会的审批提供依据。

美国执业药师资格考试经过多年的修改，目前的流程：网上考试注册、资格审查、考试预约、参加考试、发放成绩单。

本章小结

本章全面概括介绍了医疗机构的药事组织、处方调剂、临床药学、医疗机构制剂管理及医疗机构药品的采购与储存，对医疗机构处方管理制度与制剂管理做了重点阐述，使读者对医疗机构药剂管理的法律制度有较为全面的了解。

课堂讨论

1. 阐述药事管理与药物治疗学委员会与医院药剂科之间的关系。
2. 医疗机构药师在处方调剂时有哪些权利与义务?
3. 医疗机构制剂为何只能凭处方在本医疗机构使用?
4. 医疗机构配制的制剂，应当是本单位临床需要而市场上没有供应的品种，结合实际，如何理解“市场上没有供应的品种”的含义?

课外思考

1. 如何提高药学技术人员在医疗机构的地位?
2. 药师处方审核的内容。
3. 医疗机构制剂的发展与限制。
4. 在采购药品时，应该检查验收的内容。
5. 药品使用环节的药业伦理道德问题。

第七章　其他重要法律制度

学习目标

本章主要涉及《药品管理法》所确定的药品分类管理制度、药品储备制度、药品不良反应报告和监测管理制度、药品质量公告制度；涉及国家行政管理过程所推行的诸如药品召回制度、国家基本药物制度、执业药师资格准入制度等内容。通过本章的学习，使读者对我国的药事管理法律法规体系有更加全面的认识。

1. 了解　药品储备制度、药品质量公告制度。
2. 熟悉　国家基本药物制度、执业药师资格准入制度。
3. 掌握　药品分类管理制度、药品召回制度。
4. 重点掌握　药品不良反应报告和监测管理制度。

导入案例

美国默克“普泽欣”在我国实行召回始末

2007 年 12 月 13 日，国家食品药品监督管理局接到默沙东（中国）有限公司北京办事处关于美国默克公司主动召回 b 型流感嗜血杆菌偶联疫苗（商品名：普泽欣）的情况报告，根据《药品召回管理办法》启动了相应监督工作。默沙东（中国）有限公司及该疫苗进口单位负责对其实施二级召回。

根据默沙东（中国）有限公司的报告，默克公司是在近期的一次例行卫生评估中，发现其位于宾夕法尼亚州的设备受到细菌污染，可能导致若干批次产品存在潜在质量问题，因此决定召回 2006 年 7 月至 11 月生产的所有疫苗，包括 10 个批次 100 多万支普泽欣疫苗。中国内地仅进口一批该疫苗，批号为 J2438，共计 104 930 支，部分已经销往北京、天津、山东、浙江、福建、广东、海南、四川 8 个省市，自 2007 年 10 月起销售使用。

美国疾病控制与预防中心及美国食品药品管理局强调，这次召回并不涉及重大卫生健康问题，因为迄今尚未发现疫苗本身被污染的迹象，默克公司只是出于“谨慎考虑”才作出召回决定。默克公司表示，已注射疫苗的儿童家长可向医生了解疫苗批号。同时，美国疾病控制与预防中心和食品药品管理局已要求所有卫生医疗机构退回未使用的相关疫苗。

原国家食品药品监督管理局已经要求美国默克公司严格按照我国《药品召回管理办法》规定，提交对于该疫苗安全隐患的调查评估报告和详细召回计划，切实落实相关规定要求。所有使用单位应当立即停止使用该批号疫苗，加强对注射后出现不良反应的监测，并协助进口单位做好疫苗回收工作。相关药品经营企业应当及时传达、反馈召回信息，按照召回计划积极协助控制和收回该批疫苗。

第一节　药品分类管理制度

扫码“学一学”

【术语】　处方药（prescription drugs）、非处方药（non-prescription drugs，over the counter，OTC）

一、药品分类管理制度的发展历程

为防止药品滥用，从20世纪40年代起，西方发达国家开始逐步对本国的药品实行分类管理。1951年，美国国会通过了对《食品药品化妆品法》的修正案（Durhan-Humphrey Amendment），规定了处方药与非处方药的分类标准，正式对药品分类管理进行立法。随后，日本、英国、德国等国家于20世纪60~70年代，相继通过立法建立起各自的药品分类管理制度。目前，世界上已有100多个国家和地区对药品实行分类管理。

我国在实行分类管理以前，医院药房销售的药品都需要处方；而社会药店除了对麻醉药品、精神药品、医疗用毒性药品、放射性药品、戒毒药品的销售有特殊限制外，包括抗生素、注射剂、大输液等在内的其他药品基本上处于自由销售状态，使得药品滥用、细菌耐药性增加等现象无法得到有效抑制，消费者用药存在着严重的安全隐患。

为此，中共中央、国务院在1997年1月15日发布的《关于卫生改革与发展的决定》中明确提出，要建立并完善我国药品分类管理制度。

1999年4月19日，国家药品监督管理局会同卫生部、国家中医药管理局、劳动和社会保障部、国家工商行政管理局印发了《关于我国实施处方药与非处方药分类管理若干意见的通知》；同年6月18日，国家药品监督管理局颁布了《处方药与非处方药分类管理办法（试行）》（以下简称《分类管理办法》）；11月19日颁布《非处方药专有标识及管理规定（暂行）》；12月28日颁布《处方药与非处方药流通管理暂行规定》。

2001年颁布的《药品管理法》第三十七条规定，国家对药品实行处方药与非处方药分类管理制度，具体办法由国务院制定。至此，推行药品分类管理制度上升到了法律的高度。

此后，国家通过一系列有效举措推动了药品分类制度发展：2001年，规定零售药店所有的注射剂必须凭医生处方才能销售；2002年，停止了处方药在大众媒体的广告发布；2003年，国家基于1999年开始的非处方药遴选工作，已公布出4326个非处方药制剂品种，实现了对上市药品的初步分类；2004年，对没有列入非处方药目录的抗菌药实施凭处方销售；2005年，提出要加强对公众自我药疗存在安全隐患、易造成滥用的处方药的管理，要求从2006年1月1日起，在全国范围内基本实现处方药凭处方销售。

二、药品分类管理制度的意义

1. 保证人民用药安全　我国实行药品分类管理的根本目的是加强处方药的使用风险控制、规范非处方药的管理。非处方药是经过临床较长时间验证，疗效肯定、服用方便，被实践证明由消费者自我使用较为安全的药品。而处方药尽管也经过了国家药品监督管理部门的审批，证明其安全有效，但可能由于尚缺乏长期的考察、安全性未明，或者使用不方便等原因，不适于自我使用。

因此，将药品分为处方药和非处方药两类进行管理，有利于保证人民用药安全。一方面，对安全性强的药品实行非处方药管理，有利于增强人们自我药疗、自我保健的意识；另一方面，对不适于自我药疗的品种实行处方制度，在医生的指导和监督下使用，有利于减少药品滥用，提高医疗质量。

2. 合理分配医疗卫生资源 政府可依据药品分类情况，按照医疗费用“大病统筹、小病自负”的原则，来规定可报销和不可报销的药品品种。随着生活水平的提高，人们自我保健意识也不断增强，单纯依靠医生和社会保障健康的心态已逐渐转变为大病去医院、小病进药店的普遍意识，自行判断、购买和使用非处方药可大大节约诊疗费用和治疗时间。

三、药品分类管理制度的主要内容

1. 处方药与非处方药的概念 国家根据药品品种、规格、适应证、剂量及给药途径不同，对药品分别按处方药与非处方药进行管理。“处方药”和“非处方药”不是药品的本质属性，而是药品管理制度赋予的概念。《药品管理法实施条例》第七十七条指出：“处方药，是指凭执业医师和执业助理医师处方方可购买、调配和使用的药品”“非处方药，是指由国务院药品监督管理部门公布的，不需要凭执业医师和执业助理医师处方，消费者可以自行判断、购买和使用的药品”。国家根据药品的安全性又将非处方药分为甲、乙两类，乙类非处方药更安全。消费者可以在药师指导下自主选择非处方药，但应当按照非处方药的标签和说明书合理使用。

2. 药品监督管理部门的职责 根据《分类管理办法》第三条、第四条和第六条的规定，国家药品监督管理部门负责：处方药与非处方药分类管理办法的制定；非处方药目录的遴选、审批、发布和调整；批准非处方药的标签和说明书；制定、公布非处方药专有标识及其管理规定。各级药品监督管理部门负责对辖区内药品分类管理的实施进行监督管理。

3. 对企业的相关规定

（1）对药品生产企业的要求 《分类管理办法》的第五条、第六条、第七条以及《处方药与非处方药流通管理暂行规定》的第五条规定：“处方药、非处方药生产企业必须具有《药品生产许可证》，其生产品种必须取得药品批准文号。非处方药的标签和说明书必须经国家批准，除符合相关规定外，用语应当科学、易懂，便于消费者自行判断、选择和使用；非处方药的包装必须印有国家指定的非处方药专有标识，必须符合质量要求，方便储存、运输和使用。每个销售基本单元包装必须附有标签和说明书。”

（2）对药品经营企业的要求 《分类管理办法》第八条、第九条以及《处方药与非处方药流通管理暂行规定》第五条规定：“经营处方药、非处方药的批发企业和经营处方药、甲类非处方药的零售企业必须具有《药品经营许可证》；经省级药品监督管理部门或其授权的药品监督管理部门批准的其他商业企业可以零售乙类非处方药。零售乙类非处方药的商业企业必须配备专职的具有高中以上文化程度，经专业培训后，由省级药品监督管理部门或其授权的药品监督管理部门考核合格并取得上岗证的人员。”现实中，乙类非处方药在一般商业企业的销售实行严格的限制。

《处方药与非处方药流通管理暂行规定》第六条和第八条规定：“药品批发企业必须按照分类管理、分类销售的原则和规定向相应的具有合法经营资格的药品零售企业和医疗机构销售处方药和非处方药，并按有关药品监督管理规定保存销售记录备查。不得以任何方式直接向病患者推荐、销售处方药。”

4. 处方药与非处方药的广告管理　《分类管理办法》第十二条规定：“处方药可以在国务院卫生行政部门和国务院食品药品监督管理部门共同指定的医学、药学刊物上介绍，进行广告宣传，但不得在大众传播媒介发布广告或者以其他方式进行以公众为对象的广告宣传。

非处方药是方便消费者自我保健、治疗的药品，消费者应详细了解其治疗功效，因此，非处方药经批准可在大众媒介上进行广告宣传。”

5. 非处方药专有标识管理　原国家药品监督管理局于 1999 年 11 月 19 日（国药管安〔1999〕399 号）颁布《国家药品监督管局关于公布非处方药专有标识及管理规定的通知》，非处方药专有标识是用于已列入《国家非处方药目录》，并通过药品监督管理部门审核登记的非处方药药品标签、使用说明书、内包装、外包装的专有标识，也可用作经营非处方药企业的指南性标志。非处方药专有标识图案为椭圆型背景下的 OTC（Over the Counter）三个英文字母的组合，是国际上对非处方药的习惯称谓。

《非处方药专有标识管理规定》第五、六、七条分别对非处方药专有标识作出了以下具体规定。

非处方药专有标识图案分为红色和绿色，红色专有标识用于甲类非处方药药品，绿色专有标识用于乙类非处方药药品和用作指南性标志，如图 7-1 所示。

甲类非处方药专有标识（红色）　　乙类非处方药专有标识（绿色）

图 7-1　非处方药专有标识

使用非处方药专有标识时，药品的使用说明书和大包装可以单色印刷，标签和其他包装必须按照国家药品监督管理总局公布的色标要求印刷。单色印刷时，非处方药专有标识下方必须标示“甲类”或“乙类”字样。非处方药专有标识应与药品标签、使用说明书、内包装、外包装一体化印刷，其大小可根据实际需要设定，但必须醒目、清晰，并按照国家药品监督管理部门公布的坐标比例使用。非处方药药品标签、使用说明书和每个销售基本单元包装印有中文药品通用名称（商品名称）的一面（侧），其右上角是非处方药专有标识的固定位置。

案例讨论

未凭处方销售处方药行为

【案情简介】2012 年 7 月 23 日，北京市药品监督管理局 F 分局在执法检查中发现，A 药店未凭处方销售琥珀酸美托洛尔缓释片（批号：1009001，标示生产厂家：阿斯利康制药有限公司）等处方药。经调查，F 分局认定，A 药店违反国家食品药品监督管理部门关于处方药销售的相关规定，责令立即改正，并当场作出警告的行政处罚决定。

2012 年 10 月 14 日，F 分局根据规定，对该药店进行复查并发现，该药店未按药品分类管理规定的要求凭处方销售处方药，现场发现销售小票4张。销售小票显示：该药店又未凭处方销售了2种处方药“复方福尔可定口服溶液”（澳特斯，批号1111358）、“复方甘草片”（批号20120422、100287）。A药店能够提供上述药品的供货方资质、购进票据和验收记录，但无法提供相应处方。F分局于当天对其进行立案调查。

经调查核实，A药店共购进“复方甘草片”（批号20120422，标示生产厂家：国药集团工业有限公司）50瓶，销售价格6.00元/瓶。已销售42瓶，库存8瓶。“复方福尔可定口服溶液”（澳特斯，批号1111358，标示生产厂家：中国香港澳美制药厂）5瓶，已销售2瓶，销售价格19.50元/瓶，库存3瓶。

F分局经调查后认定，A药店未凭处方销售处方药，违反了药品分类管理的相关规定，并作出罚款决定。

【焦点问题】未凭处方销售了处方药。

【案例分析】未凭处方销售处方药的行为违反了《药品管理法》“国家对药品实行处方药与非处方药分类管理制度”、《处方药与非处方药分类管理办法》第二条第二款“处方药必须凭执业医师或执业助理医师处方才可调配、购买和使用”和《药品流通监督管理办法》第十八条第一款：药品零售企业应当按照国家食品药品监督管理部门药品分类管理规定，要求凭处方销售处方药的规定，应按《药品流通监督管理办法》第三十八条进行处罚。

扫码“学一学”

第二节　药品储备制度

【术语】国家药品储备（national pharmaceutical stockpile）、公共卫生安全（public health security）、罕见病药（orphan drug）

一、药品储备制度的发展历程

1. 中央一级储备的静态管理阶段　早在20世纪70年代初，我国就建立了中央一级储备、静态管理（指品种和规模）的国家药品储备制度。在此期间国家拨出两亿多元的专款，在全国修建了13个药品储备库，医药储备工作由原国家医药管理局负责。当时的国家药品储备制度的主要目的是为了满足战备需要。其后，药品储备的作用从最初的战备需要逐步扩大到外援、救灾、防疫和应对突发事件发生后对药品和医疗器械的紧急需要。多年来，国家医药储备在满足灾情、疫情及突发事故对药品和医疗器械的紧急需要方面，发挥了重要作用。

2. 中央与地方两级储备的动态管理阶段　1997年初，《中共中央、国务院关于卫生改革与发展的决定》中指出，要建立并完善中央与地方两级医药储备制度。为此，1997年7月3日，国务院发出了《国务院关于改革和加强医药储备管理工作的通知》（国发〔1997〕23号）。通知中规定自1997年起，在中央统一政策、统一规划、统一组织实施的原则下，改革现行的国家医药储备体制，建立中央与地方两级医药储备制度，实行动态储备、有偿调用的体制。同时强调要认真落实储备资金，加强医药储备管理，以确保储备资金安全和药品的及时有效供应。同年12月23日，原国家经济贸易委员会等部门联合颁布了《国家药品医疗器械储备管理暂行办法》对国家药品储备的部门职责、药品储备计划、储备药品的调用等作出了较为详细的规定。

这一系列政策的出台使得我国的药品储备制度更好地适应了社会主义市场经济的发展需要，提高了国家医药储备能力和管理工作水平，保证灾情、疫情及突发事故发生后所需药品和医疗器械的及时、有效供应。

3. 我国现行的药品储备制度　我国现行药品储备工作，主要是按照 1999 年修订的《国家医药储备管理办法》规定，在中央统一政策、统一规划、统一组织实施的原则下，建立中央与地方两级医药储备制度，实行统一领导、分级负责的管理体制；实行品种控制、总量平衡、动态管理、有偿调用，以保证储备资金的安全、保值和有效使用。中央医药储备主要负责储备重大灾情、疫情及重大突发事故和战略储备所需的特种药品、专项药品；地方医药储备负责储备地区性或一般灾情、疫情及突发事故和地方常见病防治所需的药品。

《药品管理法》第九十二条规定："国家实行药品储备制度，建立中央和地方两级药品储备。发生重大灾情、疫情及其他突发事件时，依照《中华人民共和国突发事件应对法》的规定，可以紧急调用药品。"

药品储备管理工作是关系到人民生命健康、社会稳定的重要工作。建立药品储备制度有利于维护人民身体健康和安全。《药品管理法》以法律的形式，把药品储备制度作为一项法定制度确定下来。

二、药品储备制度的意义

1. 未雨绸缪，有备无患　药品储备制度的意义深远而重大。我国是一个自然灾害频繁的国家，洪灾、震灾多次发生，"非典""禽流感""甲型 H1N1 流感"接连发生。突发事件具有偶然暴发的特征，临时生产药品以救急并不现实，因此必须防患于未然。药品储备制度能够防患于未然做到未雨绸缪，使政府能在紧急情况下做到有备无患。

例如，在"非典"疫情发生前，我国的药品储备制度还不够完善，由于专项用于"非典"的药品缺少储备，当时的金银花、板蓝根等中草药价格暴涨了几十倍甚至脱销，最后连温度计也不容易买到。医药物资储备的缺乏从很大程度上影响着医疗机构对疫情的控制，也增加了突发性公共卫生事件带来的危害。相比而言，四川汶川发生 8 级强烈地震后，政府紧急启动了国家与地方两级医药储备，全国药品储备单位严阵以待，随时听从上级部门的指令，向灾区调拨和供应救灾医药物资。与此同时，川渝地区的储备企业在配送紧急救灾药械方面亦发挥了很大作用。充足的药品储备和高效的调拨应急系统为抢险救灾提供了坚实的后盾，在抢救生命的同时也安定了民心，使得人民群众在灾难面前可以齐心协力、众志成城。

2. 严格监管，保证质量　在健全的药品储备制度下，药品储备企业必须建立存放储备药品的专门仓库，并设置特定标识；药品储备企业必须制定专人负责储备药品的管理及各项制度的执行与检查；储备药品的调用必须按照有关程序进行，并保存完整记录。同时国家医药储备管理部门（国家工业和信息化部）和国务院卫生行政部门应急办等定期组织人员深入企业检查药品储备情况。企业也按照科学、合理的储备周期，制定相应的轮换办法，在确保储备品种和数量的前提下，及时对储备药品和医疗器械进行保值轮储，以保证储备药品的安全性和有效性。

实践证明，储备药品的质量是安全有保障的，在进行必要的检验以后可以直接投入灾区用于救灾。因此，实行药品储备制度既可以提高药品的输送效率为救灾争取时间，又可以保证灾区的安全用药。

3. 统筹兼顾，合理利用 药品是有有效期的产品，如果要求每个承储单位都做到“小而全”的储备，将造成全国性医药资源的浪费。因此，建立中央与地方两级医药储备制度，能更有利于药品在更大区域范围内的动态储备。只有这样，才有利于资源的合理利用，才能做到全面安排，统筹兼顾，政令通畅，反应敏捷。全国性的药品动态储备还可以作为一种宏观调控手段，药品相关部门可以通过储备药品的采购与轮换实现对国内药品供需关系的调节。除了物质（药品、医疗器械等）储备外，还应当积极探索和实践“资金储备”“生产能力储备”等多种形式，以期在应急救治中发挥更大作用。

4. 储备临床应急药品，保证临床用药需求 在保证储备全国及地方重大灾情、疫情及重大突发事故所需的专项药品及医疗器械的同时，药品储备管理制度和运行机制还可以通过完善急救、抢救及罕见病用药的储备制度保证应急药品临床用药需求。一些急救药品临床使用率低，生产经营企业和医疗机构对这类药品的供应、使用状况都难以作出准确预期。对于这种情况，国家药品储备制度可以通过在国家药品储备目录中增加此类治疗特殊疾病、罕见病的品种，并通过储备库及时调剂短缺药品，保证医院应急药品的供给，从根本上解决一些特殊药品在临床上的短缺现象。

有了药品储备制度的保障，应急药品才能在突发公共卫生事件中发挥积极作用，更好地保障公众生命健康安全，推进和谐社会建设。

三、药品储备制度的主要内容

根据1999年6月14日原国家经济贸易委员会发布的《国家医药储备管理办法》（国经贸医药〔1999〕544号），要求中央和地方分别建立医药储备体制。在中央统一政策、统一规划、统一组织实施的原则下，建立中央与地方（省、自治区、直辖市）两级医药储备制度，实行统一领导、分级负责的管理体制。

中央医药储备主要负责储备重大灾情、疫情及重大突发事故和战略储备所需的特种药品、专项药品及医疗器械；地方医药储备主要负责储备地区性或一般灾情、疫情及突发事故和地方常见病防治所需的药品和医疗器械。

例如，2009年流感病毒新型变体甲型H1N1流感引发了全球性流行病疫情。根据原卫生部应急办要求，我国政府药品储备主管机构（工信部）连续发布了5批疫苗生产计划。工信部消费品司安排中央医药储备单位中国医药集团总公司从北京科兴生物制品有限公司、华兰生物疫苗有限公司、北京天坛生物制品股份有限公司、长春长生生物科技股份等企业共收储11 428万剂甲型H1N1流感疫苗，为支持做好甲型H1N1流感疫情防控工作打下坚实基础。

1. 药品储备模式 我国的药品储备模式：确定大中型国有医药公司作为药品储备单位，根据国家灾情、疫情突发事件形势的需要，由卫生行政部门提出储备药品目录，国家储备管理部门下达储备计划，经财政部门审核后连同大量储备资金一起安排到储备企业。承担药品储备职能的企业必须按储备目录储备药品，这些药品可以按规定的比例在市场上流动、更新库存，但在国家出现灾情、疫情时，必须首先按时按量提供。

2. 药品储备中的职责体系

（1）政府机构 国家工业和信息化部是国家药品储备主要管理部门，负责全国的医药储备管理工作，主要职能包括地方对中央医药储备动用的审批、地方医药储备调用的审批、国家医药储备管理政策的制定调整及其执行情况的监督检查、中央医药储备计划的制订、中央储备药品及医疗器械品种的确定和适时调整、承担中央医药储备的企业的选择工作等。

（2）承储企业　应当将承担医药储备任务视为国家赋予的一项光荣的社会责任，应当依照医药储备管理部门下达的调用通知单执行储备药品、医疗器械的调用任务，确保调用时及时有效地供应；还应当按照科学、合理的储备周期，制定相应的轮换办法，在确保储备品种和数量的前提下，及时对储备药品和医药器械进行轮换；在调出药品、医疗器械后，应按储备计划及时补齐储备药品、医疗器械品种及数量。

医药生产企业应优先满足承担储备任务企业对储备药品、医疗器械的收购要求，部分供应短缺品种，各级医药储备管理部门应帮助承担储备任务的企业协调解决。

3. 药品储备管理　医药储备实行品种控制、总量平衡、动态管理、有偿调用的原则，以保证储备资金的安全、保值和有效使用。

（1）计划管理　医药储备实行严格的计划管理。中央和地方医药储备计划，分别由国家医药储备管理部门和省级医药储备管理部门下达。国家医药储备管理部门制订年度中央医药储备计划，下达给有关企业执行；地方医药储备年度计划则参照中央医药储备计划并结合当地实际情况制订，上报国家医药储备管理部门备案。

承担医药储备任务的企业必须与相应的医药储备管理部门签订“医药储备责任书”，并且认真执行储备计划。在调出药品、医疗器械后，应按储备计划及时补齐储备药品、医疗器械品种及数量。

（2）储存管理　医药储备实行品种控制、总量平衡的动态储备。在保证储备药品、医疗器械品种、质量、数量的前提下，承担储备任务的企业要根据具体药品、医疗器械的效期及质量要求对储备药品、医疗器械进行适时轮换，储备药品、医疗器械的实物总量不得低于计划总量的 70%。

承储企业应加强储备药品、医疗器械的入、出库管理，储备药品、医疗器械入、出库实行复核签字制。在药品的储备过程中，要切实加强其储备药品、医疗器械的质量管理，落实专人负责，建立月检、季检制度，检查记录参照 GSP 实施指南。有关部门和企业要不断提高医药储备管理水平，逐步实行计算机联网管理。

（3）调用管理　《国家医药储备管理办法》中规定医药储备的动用原则如下。

1）发生一般灾情、疫情及突发事故或一个省、自治区、直辖市区域范围内发生灾情、疫情及突发事故需紧急动用医药储备的，由本省、自治区、直辖市在省级医药储备内负责供应。

2）发生较大灾情、疫情及突发事故或发生灾情、疫情及突发事故涉及若干省、自治区、直辖市时，首先动用本省、自治区、直辖市医药储备，不足部分按有偿调用的原则，向相邻省、自治区、直辖市人民政府或其指定的部门请求动用其医药储备予以支援，仍难以满足需要时，再申请动用中央医药储备。

3）发生重大灾情、疫情及重大突发事故时，首先动用地方医药储备，难以满足需要时，可申请动用中央医药储备。

4）没有建立地方医药储备的省、自治区、直辖市原则上不得申请动用中央医药储备。

对承担医药储备任务的企业而言，在接到调用通知单后，必须在规定的时限内将药品、医疗器械发送到指定地区和单位，并对调出药品、医疗器械的质量负责。遇有紧急情况如中毒、爆炸、突发疫情等事故发生，承担储备任务的企业应该按要求先发送储备药品、医疗器械，一周内再完善调用手续。

上述规定，为危机状况下救治药品的及时供给提供了法律依据和保障。对储备单位延误救灾防疫及突发事故的药品、医疗器械供应，弄虚作假，挪用储备资金，管理严重混乱，造成严重后果和损失，构成犯罪的，依法追究有关负责人和直接负责人的刑事责任；不构成犯罪的，给予行政处分。

（4）资金管理　储备药品、医疗器械实行有偿调用。

中央和地方医药储备资金由国家医药储备管理部门和省级医药储备管理部门按照各自的储备计划会同同级财政部门下达。医药储备资金是政府的专项资金，必须严格管理，专款专用，不得挤占挪用，以确保储备资金的安全和保值。

财政、审计等有关部门和银行负责对医药储备资金的监督和检查。承担医药储备任务的企业，如出现管理混乱、账目不清、不合理损失严重、企业被兼并或拒报各项医药储备统计报表等情况，取消其医药储备任务，并收回储备资金。

扫码“学一学”

第三节　药品不良反应报告和监测管理制度

【术语】药品不良反应（adverse drug reaction，ADR）、毒性作用（toxic effect）、严重药品不良反应（serious ADR）

一、药品不良反应报告和监测管理制度的发展历程

磺胺酏剂、反应停等药害事件震惊全球，全面促进了旨在提升药品安全监管的一系列法律法规的诞生。1963 年 WTO 建议在全世界范围内建立药品不良反应监测报告制度，1968 年成立了“国际药品监察合作中心”，其主要目的是收集世界各国的药品不良反应报告，发挥信息中心的作用。

我国开展药品不良反应监测工作源于 20 世纪 80 年代。卫生部于 1986 年在北京、上海的 10 所医院开展了药物不良反应监测试点工作，1989 年 9 月进一步扩大了试点单位。为了加强该项工作的组织领导、技术复核和情报资料的汇总交流，1989 年 11 月，卫生部成立了药品不良反应监测中心，之后在一些省市进行推广，建立了一些地区性的监测中心。1998 年我国加入了“国际药品监察合作中心”，成为这一合作计划的第 49 个成员国，并开始共享药品不良反应监测的信息。

为了更科学地指导合理用药，保障上市药品的安全有效，我国还在不断完善与药品不良反应相关的立法工作，1999 年 11 月，国家药品监督管理局和卫生部联合发布了《药品不良反应监测管理办法（试行）》，将药品不良反应监测工作列为药品生产、经营、使用单位和监督管理部门的法定义务，并进入了实质性操作阶段。

《药品管理法》第八十一条规定：“药品上市许可持有人、药品生产企业、药品经营企业和医疗机构必须经常考察本单位所生产、经营、使用的药品质量、疗效和不良反应；发现疑似不良反应的，应当及时向药品监督管理部门和卫生健康主管部门报告。”

2004 年，国家食品药品监督管理局修改完善《药品不良反应监测管理办法（试

行）》（1999年）的基础上制定了《药品不良反应报告和监测管理办法》，有效推动了药品不良反应监测工作的迅速发展。

2011年，为提升药品不良反应监测管理工作的科学性、规范性与实施效果，兼顾我国未来监测工作发展趋势与成熟的国际监测模式，卫生部主导对《药品不良反应报告和监测管理办法》进行再次修订，并于2011年7月1日正式施行。

目前，我国药品不良反应监测体系日趋完善。截止2013年，我国药品不良反应报告县级覆盖率达到93.8%，监测体系进一步健全，覆盖面持续扩大。国家药品不良反应监测系统建立了国家和省两级信息共享、高效联动的不良反应/事件预警机制，信息化水平与安全预警机制更加成熟。针对药品安全性问题，风险沟通渠道逐渐拓宽，具备一定的分析评价能力与风险管理水平。①

二、药品不良反应报告和监测管理制度的意义

WHO公布的资料显示，全世界1/2死亡病例的死因不是疾病本身，而是不合理用药。药品不良反应报告和监测，是指药品不良反应的发现、报告、评价和控制的过程，是药品质量监督管理的一项重要工作，直接关系到人民群众用药的安全有效。它加强了对上市药品的安全监管，有利于指导更为科学地合理用药，更好地保障人民用药安全。

开展药品不良反应报告和监测管理工作还为评价、整顿、淘汰药品提供依据，在促进临床合理用药的同时，指导新药研发的方向和思路，有利于国际药品信息的交流，有利于提高药物治疗水平和医疗服务质量。

三、药品不良反应报告和监测管理制度的主要内容

1. 药品不良反应的概念 WHO对ADR的定义："为了预防、诊断或治疗，给人使用一定的药物剂量后发生任何有害的非预期的效应。"② WHO将药品不良反应分为A、B、C三类：A型不良反应是由于药品的药理作用增强所致，常与剂量有关，多数可预测，发生率较高而死亡率较低，通常包括副作用、毒性反应、过度作用、继发反应、首剂效应、后遗效应、停药综合征；B型不良反应与药物固有的正常药理作用无关，与用药剂量无关，难以预测，常规的毒理学筛查不能发现，发生率较低，但危险性大，死亡率较高。通常包括特异体质反应、变态反应；C型不良反应发病机制尚不清楚，多发生在长期用药后，潜伏期长，没有清晰的时间联系，难以预测。

药品不良反应分为广义的和狭义的两种。广义的药品不良反应，即药理学意义上的药品不良反应，在我国也称药品不良事件，是指药品作用于机体，除发挥治疗的功效外，有时还会产生某些与药品治疗目的无关的对人体有损害的反应，它不以合格药品或不合理用药为前提条件。我国《药品不良反应报告和监测管理办法》定义的不良反应是狭义的不良反应。该办法第六十三条规定，药品不良反应是指合格药品在正常用法用量下出现的与用药目的无关的有害反应。与广义的不良反应不同，狭义的药品不良反应必须满足三个条件：合格药品；正常用法用量；与用药目的无关的有害反应。

2. 药品不良反应的监测范围 WHO监测中心要求医务人员和药品生产与供应人员报

---

① 《国家药品不良反应监测年度报告（2013年）》

② "any response to a drug which is noxious and unintended, and which occurs at doses normally used in humans for prophylaxis, diagnosis, or therapy of diseases, or for the modification of physiological function."

告药品不良反应监测的范围主要为：未知的、严重的、罕见的、异乎寻常的、不可预测的药品不良反应。属于已知不良反应的，如果其程度和频率有较大改变且医生认为值得报告的应该上报。对新药则要求全面报告，不论该反应是否已在说明书中注明。

根据《药品不良反应报告和监测管理办法》，药品生产企业、药品经营企业、医疗机构应当按照规定报告所发现的药品不良反应，包括个例药品不良反应、药品群体不良事件、境外发生的严重药品不良反应。药品生产企业还应当对本企业生产药品的不良反应报告和监测资料进行定期汇总分析，汇总国内外安全性信息，进行风险和效益评估，撰写并提交定期安全性更新报告。

对于新药监测期内的国产药品和首次进口 5 年内的药品，药品生产企业应当开展重点监测，报告所有不良反应。满 5 年的，报告新的和严重的不良反应。

3. 药品不良反应的报告主体 药品生产、经营企业和医疗机构作为药品不良反应法定报告主体，应当建立药品不良反应报告和监测管理制度。药品生产企业应当设立专门机构并配备专职人员，药品经营企业和医疗机构应当设立或者指定机构并配备专（兼）职人员，承担本单位的药品不良反应报告和监测工作。从事药品不良反应报告和监测的工作人员应当具有医学、药学、流行病学或者统计学等相关专业知识，具备科学分析评价药品不良反应的能力。

4. 药品不良反应的监督主体 药品不良反应报告制度的监督主体是国务院和省、自治区、直辖市人民政府的药品监督管理部门、卫生行政部门及其药品不良反应监测中心。

国家药品监督管理局主管全国药品不良反应报告和监测工作，省、自治区、直辖市人民政府药品监督管理部门主管本行政区域内的药品不良反应报告和监测工作。各级卫生行政部门负责本行政区域内医疗卫生机构中与实施药品不良反应报告制度有关的管理工作。

国家药品监督管理局委托国家药品不良反应监测专业机构（该机构设在国家食品药品监督管理总局药品评价中心）承担全国药品不良反应监测技术工作。

5. 药品不良反应的报告与处置

（1）个例药品不良反应（图 7-2）

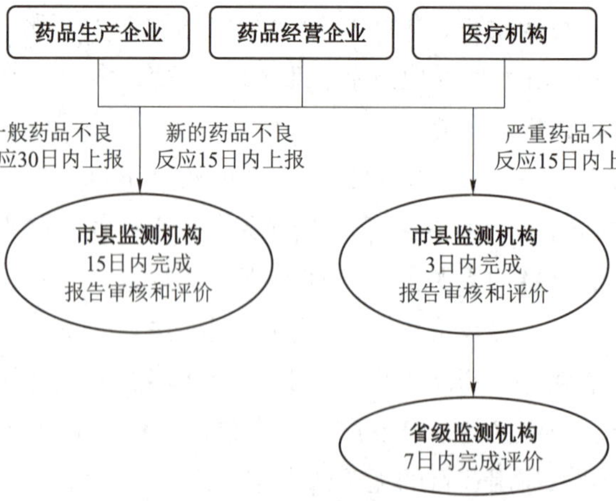

图 7-2 个例药品不良反应与新的、严重的药品不良反应报告与处置程序

1）个例药品不良反应与新的、严重的药品不良反应 药品生产、经营企业和医疗机构应当主动收集药品不良反应，获知或者发现药品不良反应后应当详细记录、分析和处理，填写《药品不良反应/事件报告表》并报告。如发现或者获知新的、严重的药品不良反应应当在15日内报告，其他药品不良反应应当在30日内报告。

个人发现新的或者严重的药品不良反应，可以向经治医师报告，也可以向药品生产、经营企业或者当地的药品不良反应监测机构报告，必要时提供相关的病历资料。

设区的市级、县级药品不良反应监测机构应当对收到的药品不良反应报告的真实性、完整性和准确性进行审核。严重药品不良反应报告的审核和评价应当自收到报告之日起3个工作日内完成，其他报告的审核和评价应当在15个工作日内完成。

省级药品不良反应监测机构应当在收到下一级药品不良反应监测机构提交的严重药品不良反应评价意见之日起7个工作日内完成评价工作。

2）个例药品不良反应死亡病例 药品生产、经营企业和医疗机构发现死亡病例的，必须立即报告；药品生产企业应当对获知的死亡病例进行调查，详细了解死亡病例的基本信息、药品使用情况、不良反应发生及诊治情况等，并在15日内完成调查报告，报药品生产企业所在地的省级药品不良反应监测机构。

设区的市级、县级药品不良反应监测机构应当对死亡病例进行调查，详细了解死亡病例的基本信息、药品使用情况、不良反应发生及诊治情况等，自收到报告之日起15个工作日内完成调查报告，报同级药品监督管理部门和卫生行政部门，以及上一级药品不良反应监测机构。

事件发生地和药品生产企业所在地的省级药品不良反应监测机构均应当及时根据调查报告进行分析、评价，必要时进行现场调查，并将评价结果报省级药品监督管理部门和卫生行政部门，以及国家药品不良反应监测中心。

国家药品不良反应监测中心应当及时对死亡病例进行分析、评价，并将评价结果报国家药品监督管理局和国家卫生健康委员会。

（2）药品群体不良事件（图7-3） 同一药品在使用过程中，在相对集中的时间、区域内，对一定数量人群的身体健康或者生命安全造成损害或者威胁，需要予以紧急处置的事件。

药品生产、经营企业和医疗机构获知或者发现药品群体不良事件后，应当立即通过电话或者传真等方式报所在地的县级药品监督管理部门、卫生行政部门和药品不良反应监测机构，必要时可以越级报告；同时填写《药品群体不良事件基本信息表》对每一病例还应当及时填写《药品不良反应/事件报告表》，通过国家药品不良反应监测信息网络报告。

设区的市级、县级药品监督管理部门获知药品群体不良事件后，应当立即与同级卫生行政部门联合组织开展现场调查，并及时将调查结果逐级报至省级药品监督管理部门和卫生行政部门；对本行政区域内影响较大的药品群体不良事件，省级药品监督管理部门与同级卫生行政部门应当组织现场调查，评价和调查结果应当及时报国家食品药品监督管理局和国家卫健委；对全国范围内影响较大并造成严重后果的药品群体不良事件，国家药品监督管理局应当与国家卫健委联合开展相关调查工作。

药品生产企业获知药品群体不良事件后应当立即开展调查，详细了解药品群体不良事件的发生、药品使用、患者诊治以及药品生产、储存、流通、既往类似不良事件等情况，在7日内完成调查报告，报所在地省级药品监督管理部门和药品不良反应监测机构；同时迅速开展自查，分析事件发生的原因，必要时应当暂停生产、销售、使用和召回相关药品，并报所在地省级药品监督管理部门。

药品经营企业发现药品群体不良事件应当立即告知药品生产企业，同时迅速开展自查，必要时应当暂停药品的销售，并协助药品生产企业采取相关控制措施。

医疗机构发现药品群体不良事件后应当积极救治患者，迅速开展临床调查，分析事件发生的原因，必要时可采取暂停药品的使用等紧急措施。

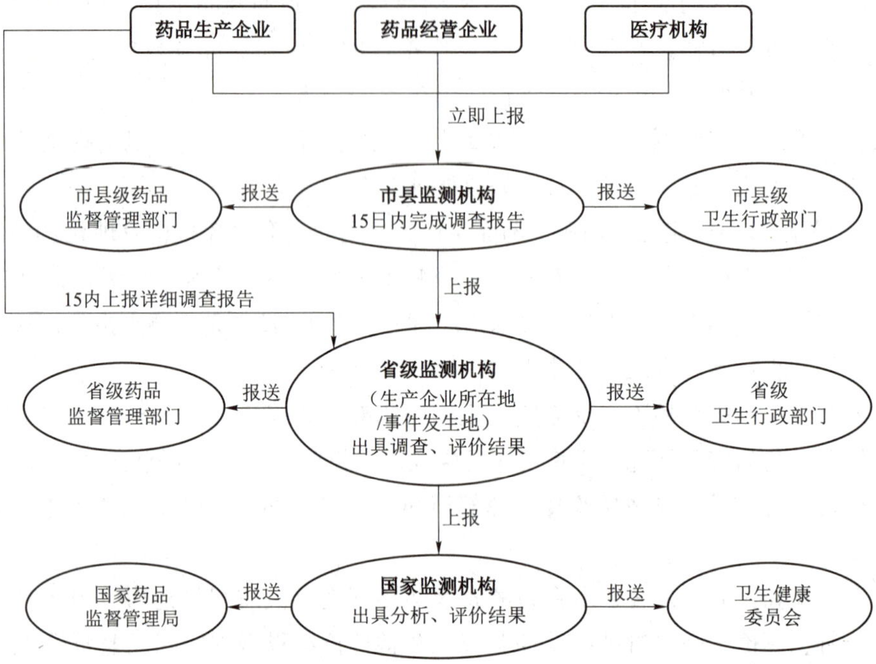

图 7-3　药品群体不良事件死亡病例报告与处置程序

（3）境外发生的严重药品不良反应　进口药品和国产药品在境外发生的严重药品不良反应（包括自发报告系统收集的、上市后临床研究发现的、文献报道的），药品生产企业应当填写《境外发生的药品不良反应/事件报告表》，自获知之日起 30 日内报送国家药品不良反应监测中心。国家药品不良反应监测中心要求提供原始报表及相关信息的，药品生产企业应当在 5 日内提交。国家药品不良反应监测中心应当对收到的药品不良反应报告进行分析、评价，每半年向国家药品监督管理局和卫健委报告，发现提示药品可能存在安全隐患的信息应当及时报告。

进口药品和国产药品在境外因药品不良反应被暂停销售、使用或者撤市的，药品生产企业应当在获知后 24 小时内书面报国家药品监督管理局和国家药品不良反应监测中心。

6. 药品不良反应的评价与控制　药品生产企业应当对收集到的药品不良反应报告和监测资料进行分析、评价，并主动开展药品安全性研究；对已确认发生严重不良反应的药品，应当通过各种有效途径将药品不良反应、合理用药信息及时告知医务人员、患者和公众，采取必要措施减少和防止药品不良反应的重复发生。对不良反应大的药品，应当主动申请注销其批准证明文件；应当将药品安全性信息及采取的措施报所在地省级药品监督管理部门和国家药品监督管理局。

药品经营企业和医疗机构应当对收集到的药品不良反应报告和监测资料进行分析和评价，并采取有效措施减少和防止药品不良反应的重复发生。

药品不良反应监测机构应当每季度对收到的药品不良反应报告进行综合分析、评价，提出风险管理建议，并报药品监督管理部门。

药品监督管理部门根据分析评价结果，可以采取责令修改药品说明书，暂停生产、销售、使用和召回药品等措施，确保公众用药安全。

7. 药品不良反应的信息管理　药品不良反应报告的内容和统计资料是加强药品监督管理、指导合理用药的依据，科学的不良反应信息管理是国家对已上市药品进行安全监管的重要措施。《药品不良反应报告和监测管理办法》要求各级药品不良反应监测机构应当对收到的药品不良反应报告和监测资料进行统计和分析，并以适当形式反馈；鼓励医疗机构、药品生产企业、药品经营企业之间共享药品不良反应信息。

省级以上药品监督管理部门应当定期发布药品不良反应报告和监测情况。国家药品不良反应监测中心应当根据对药品不良反应报告和监测资料的综合分析和评价结果，及时发布药品不良反应警示信息。对于影响较大并造成严重后果的药品群体不良事件、其他重要的药品不良反应信息和认为有必要的情况下，由国家药品监督管理部门与卫生行政部门统一发布信息。

知识拓展

药物警戒制度

《药品管理法》第十二条第二款规定："国家建立药物警戒制度，对药品不良反应及其他与用药有关的有害反应进行监测、识别、评估和控制。"

药品管理法第三十条规定"药品上市许可持有人应当依照本法规定，对药品的上市后研究、不良反应监测及报告与处理等承担责任。"第三十七条规定："药品上市许可持有人应当建立年度报告制度，每年将药品生产销售、上市后研究、风险管理等情况按照规定向省、自治区、直辖市人民政府药品监督管理部门报告。"第七十七条规定："药品上市许可持有人应当制定药品上市后风险管理计划，主动开展药品上市后研究，对药品的安全性、有效性和质量可控性进行进一步确证，加强对已上市药品的持续管理。"第七十八条规定："对附条件批准的药品，药品上市许可持有人应当采取相应风险管理措施，并在规定期限内按照要求完成相关研究。"第八十条规定："药品上市许可持有人应当开展药品上市后不良反应监测，主动收集、跟踪分析疑似药品不良反应信息，对已识别风险的药品及时采取风险控制措施。"第八十一条规定："药品上市许可持有人、药品生产企业、药品经营企业和医疗机构应当经常考察本单位所生产、经营、使用的药品质量、疗效和不良反应。发现疑似不良反应的，应当及时向药品监督管理部门和卫生健康主管部门报告。"第八十三条规定："药品上市许可持有人应当对已上市药品的安全性、有效性和质量可控性定期开展上市后评价……"

综上，上市许可持有人应该对药品进行监测（被动与主动、上市后研究等）、报告（可疑即报）、识别（个例分析、临床研究等）、控制与预防（风险沟通、更改说明书、暂停生产销售使用、召回等）、其他（年度报告、定期安全性更新报告等）。

案例讨论

患者服药出现不良反应案

【案情简介】某张姓患儿，女，2000年3月1日出生，于2001年10月21日因呕吐到某医院就诊，被该医院儿科医生诊断为胃炎，给予口服庆大霉素4万U×6，每次一支，一日2次并其他药物。该患儿口服了该医院医生开出的药物后，出现走路不稳，烦躁不安，不会发音等症状，待口服完医院开出的药物后，患儿的听力下降。后该患儿在父母的带领下于2001年11月1日到原就诊医院的耳鼻喉科再次就诊，并做了听力检查，结果为双耳中度听力异常，又于同年11月26日到解放军总医院就诊，诊断为感音神经性耳聋（重度，双侧），建议佩戴助听器或电子耳蜗植入术。

张姓患儿家长认为，是医院误诊误治造成其患儿现在这种重度耳聋的不良后果，要求赔偿71万元。

【焦点问题】张姓患儿所患的“重度耳聋”是否为药品不良反应所致？

【案例分析】药品不良反应的构成要素包括：合格药品、正常用法用量、出现与用药目的无关的或意外的有害反应。本案中，张姓患儿服用同批次的庆大霉素经检验为合格药品，每日服用剂量亦为正常用法用量。庆大霉素属氨基甙类抗生素，它可以引起严重的不可逆的耳中毒现象。6岁以下儿童、孕妇和65岁以上老人为易感人群。该患儿口服庆大霉素后即有走路不稳，对声源反应迟钝，表明可能出现前庭受损，其脑干听觉诱发电位表现为重度感音神经性双侧耳聋，此表现符合耳聋性抗生素中毒的特征，且该患儿健康保健手册中记录1岁半前体检听力均属正常，所以可以判定该患儿感音神经性耳聋与口服庆大霉素有因果关系。因此具备药品不良反应的构成要素，可以认定是庆大霉素药品不良反应所造成的后果。

第四节　药品质量公告制度

扫码“学一学”

【术语】

药品质量公告（notice of drug quality）

一、药品质量公告制度的发展历程

《中华人民共和国产品质量法》（2018修正）第十五条规定：“国家对产品质量实行以抽查为主要方式的监督检查制度，对可能危及人体健康和人身、财产安全的产品，影响国计民生的重要工业产品以及消费者、有关组织反映有质量问题的产品进行抽查。”该法第二十四条规定：“国务院和省、自治区、直辖市人民政府的产品质量监督部门应当定期发布其监督抽查产品的质量状况公告。”质量信息公告在我国法律中是绝大多数产品质量监管所运用的主要手段之一，其重要性不言而喻。

对于药品监管来说，质量公告则更加不可或缺。首先，人类对药品的认识有局限性。药品作用于人体的机制极其复杂，人们对其认识只有随着科学技术的发展而不断深入，因此药品质量是一个动态概念，它会随时间、环境的改变而变化。其次，药品质量易受人为因素影响。药品研制具有高科技、高投入等特点，必然会带来高利润，容易成为不法分子谋取非法利益的对象，导致生产或销售假劣药等违法行为产生。

药品质量问题的产生，无论来自于条件因素还是人为因素，都难以避免和彻底消除，这正是世界各国通过立法和机构设置加以严格规制的原因所在。因此，鉴于药品的特殊性，我国的药事法规在药品质量公告方面作了专门的规定。

现行《药品管理法》第一百零一条规定：“国务院和省、自治区、直辖市人民政府的药品监督管理部门应当定期公告药品质量抽查检验的结果。”本规定明确指出，药品监督管理部门对已经批准生产或者进口的药品组织质量抽查检验后，应当定期公告。

2001 年 8 月 17 日，国家食品药品监督管理局发布了《药品质量监督抽查检验工作管理暂行规定》，其中第三十一条至第三十四条对国家和省、自治区、直辖市的药品监督管理部门建立药品质量公告制度作出了具体要求。

《药品管理法实施条例》第五十四条规定：“国务院和省、自治区、直辖市人民政府的药品监督管理部门应当根据药品质量抽查检验结果，定期发布药品质量公告。药品质量公告应当包括抽验药品的品名、检品来源、生产企业、生产批号、药品规格、检验机构、检验依据、检验结果、不合格项目等内容。药品质量公告不当的，发布部门应当自确认公告不当之日起 5 日内，在原公告范围内予以更正。”

2003 年 2 月 17 日，国家食品药品监督管理局发布了《药品质量监督抽验管理规定》。与 2001 年的《暂行规定》相比，《药品质量监督抽验管理规定》在药品质量公告制度方面做了一定的修改（如，国家级药品质量公告发布前负责信息核实工作单位的变更）和补充（如，信息核实工作细节上的规定），使公告制度更具合理性和可操作性。

随后，为进一步加强药品市场监督，规范药品质量抽查检验工作，原国家食品药品监督管理局在总结 2003 年《药品质量监督抽验管理规定》的执行情况，并广泛听取各地药监部门、药检机构及管理相对人意见和建议的基础上，于 2006 年 7 月 21 日发布了现行《药品质量抽查检验管理规定》（以下简称《规定》）。该《规定》主要将原《规定》第四十条中所表述的“国家药品质量公告每年至少 4 期，每季度至少 1 期。省（区、市）药品质量公告每年至少 2 期，每半年至少 1 期”变更为新《规定》第三十七条中“国家药品质量公告应当根据药品质量状况及时或定期发布。对由于药品质量严重影响用药安全、有效的，应当及时发布；对药品的评价抽验，应给出药品质量分析报告，定期在药品质量公告上予以发布。省（区、市）药品质量公告的发布由各省（区、市）药品监督管理部门自行规定”。新《规定》不仅进一步提高了对药品质量公告的要求，还通过取消公告时间的硬性要求，有效增强了药品质量公告的灵活性。

另外，2007 年 1 月 17 日在国务院第 165 次常务会议上通过的《中华人民共和国政府信息公开条例》中第九条关于“行政机关对符合下列基本要求之一的政府信息应当主动公开：（一）涉及公民、法人或者其他组织切身利益的；（二）需要社会公众广泛知晓或者参与的；……”的规定，表明了对关系民生的信息进行公开已成为政府工作的基本内容。毋庸置疑，药品质量公告制度是我国政府信息公开的一个重要体现。

二、药品质量公告制度的意义

我国药品监督管理部门主要是通过对药品的抽查检验来了解药品的质量动态，进而掌握药品生产、经营、使用的状况并实施有效监管。而药品抽检职权的行使必须坚持公开原则，保证公众享有相关信息的知情权。因此，法律规定药品监督管理部门应当根据药品质量抽查检验结果，定期发布药品质量公告。抽查检验药品是法律赋予药品监管部门发现药品质量问题、评价药品质量水平的权力，公开药品质量状态是药品监管部门行使药品抽检权力所对应的义务。药品质量公告是社会公众掌握药品质量水平与状态的重要渠道，也是促进医药企业提高药品质量和推动产业技术进步的有效举措。

作为我国药品监管的一项重要工作，药品质量公告的意义体现在以下几个方面。

1. 药品质量公告的发布建立在科学严谨的工作基础之上，有助于全面获得药品质量的相关信息，为行政部门的药品监管提供宝贵资料；可以帮助企业发现问题，查找症结，促使药品生产企业提高产品质量。

2. 药品质量公告中的不合格药品均被标明了品种、来源、批号等具体信息，不仅便于对不合格药品的生产、经营单位依法进行处理，还通过这一信息平台，帮助全国的药监执法人员将其他涉药单位的同厂家、同品种、同批号产品列为重点品种，标示单位所在地作为重点区域进行监管，以降低危害。

3. 药品质量公告制度可以规范企业生产、经营、使用药品的行为，促进药品的购进、验收、储存等环节的制度建设及诚信建设。在全国范围对可疑品种、重点企业以及重点品种进行靶向抽检，有利于所有涉及的厂家强化、提高产品质量意识，以杜绝药品质量问题的发生。实践证明，药品质量公告制度通过对违法、违规者的曝光，使其声誉受到社会贬损，对威慑违法行为是非常行之有效的。

三、药品质量公告制度的主要内容

药品质量公告，即药品监督管理部门对药品质量抽查检验的结果向社会进行公布。据抽检药品的质量状况，公告的形式可以分为对符合国家标准的药品质量公告和不合格药品的质量公告。从实行对药品严格规范管理的角度出发，药品质量公告的重点应当是不符合国家标准的药品。

国家药品监督管理局根据国家药品抽验计划，在全国范围内组织开展药品评价抽验。在质量信息核实过后，将抽验品种的检验结果予以公告，并对各省（区、市）药品监督管理部门提出具体要求，即依据《药品管理法》等有关法律法规的规定，对本期质量公告中不合格药品及相关单位进行查处，加大对不合格品种的监督抽验与跟踪抽验力度。

药品抽验结果在药品质量公告的附件中公开，其主要内容包括：药品品名、标示生产厂家、生产批号、药品规格、检品来源、检验依据、检验机构、检验结果、不合格项目等。

药品质量公告制度的实施，既要保证社会公众及时了解药品质量状况，又要避免误导药品监管部门的正常工作以及维护药品企业的合法权益。因此需通过法律法规的合理制定，来明确药品质量公告的发布主体和责任主体，并保证公告的及时性和准确性。

1. 发布主体 《药品管理法》第一百零一条规定：“国务院和省、自治区、直辖市人民政府的药品监督管理部门应当定期公告药品质量抽查检验的结果；公告不当的，必须在原公告范围内予以更正。”《药品管理法实施条例》第五十九条规定：“国务院和省、自治区、直辖市人民政府的药品监督管理部门应当根据药品质量抽查检验结果，定期发布药品质量公告。”依据以上两条规定，药品质量公告的发布主体为国务院和省、自治区、直辖市人民政府的药品监督管理部门。

2. 责任主体　根据《药品质量抽查检验管理规定》，国家药品质量公告发布前，涉及内容的核实由省级药品监督管理部门负责。省级药品监督管理部门可以组织省级药品检验机构具体落实。核实结果应当经省级药品监督管理部门加盖印章予以确认后按要求报中国食品药品检定研究院汇总；省级药品质量公告发布前，由省级药品监督管理部门组织核实，涉及外省（自治区、直辖市）不合格药品的，应当及时通知相关的省级药品监督管理部门协助核实；省级药品质量公告应当及时通过国务院药品监督管理部门网站向社会公布，并在发布后5个工作日内报国务院药品监督管理部门备案。

3. 时间　国家药品质量公告应当根据药品质量状况定期或及时发布，尤其是对于因质量问题严重危害用药者身体健康的药品；对药品的评价抽验，应给出药品质量分析报告，定期在药品质量公告上予以发布。省级药品质量公告的发布由省级药品监督管理部门自行规定。药品质量抽验结果的公告时间，应当与药品监督管理部门制定的抽验计划同步，必须适应抽查检验的动态性、灵活性等特点。

4. 不当的补救　药品质量公告使用得当，有利于严厉打击各种违法犯罪行为，规范药品生产流通秩序。但如果发布错误公告，就会严重影响企业的形象和声誉，给其带来消极后果。因此，必须对错误公告造成的不良后果给予补救。《药品管理法》和《药品质量抽查检验管理规定》中都明确指出：公告不当的，必须在原公告范围内予以更正。旨在最大限度地消除因原公告不当而产生的恶劣影响。当然，事前避免比事后补救更加有益，药品监管部门既要积极主动又要慎重稳妥地进行药品检验与质量公告。

第五节　药品召回制度

扫码“学一学”

【术语】　药品召回（drug recall）、安全风险（safe risk）、缺陷药品（defective drug）

一、药品召回制度的发展历程

1. 发达国家药品召回制度的建立　美国是全球最早诞生产品召回制度的国家，也是至今世界上实际运用产品召回措施最频繁的国家。在美国最早实施产品召回的领域是汽车行业①，随后这一制度又逐步扩大到与人体健康安全有关的众多产品。美国《联邦法典》第21部（Code of Federal Regulations，Title 21）和美国《食品、药品及化妆品法》（FDCA）中，对药品召回都有明确规定。目前全球范围内，欧盟、澳大利亚和加拿大等也已先后建

① 1966年美国国会通过的《国家交通及机动车安全法》在全球开创了产品召回制度的先河。

立了药品召回的法律法规、操作规程①（表 7-1）。

表 7-1　国外药品召回法规及指导原则汇编列表②

序　号	国　家	法规名称	引用编章	编章名称
1	美国	美国强制政策 A	联邦法典第 21 部第 1 卷	食品与药品 A 节总则
	U. S.	U. S. Enforcement Policy Subpart A	Code of Federal Regulations, Title 21, Volume 1	Food & Drugs Subchapter A_ General
2	美国	美国强制政策 C	联邦法典第 21 部第 1 卷	食品与药品 A 节总则 C 召回
	U. S.	U. S. Enforcement Policy Subpart C	Code of Federal Regulations, Title 21, Volume 1	Food & Drugs Subchapter A_General Subpart C
3	美国	美国召回程序	联邦法典第 21 部第 7 章	召回程序
	U. S.	U. S. Recall Procedures	Code of Federal Regulations, Title 21, Chaper 7	Recall Procedures
4	美国	美国召回行动	联邦法典 21 卷 7. 1/7. 59	召回行动
	U. S.	U. S. Recall Activities	Code of Federal Regulations, Title 21, 7. 1/7. 59	Recall Activities
5	美国	召回效力的检查方法（FDA 制定）	FDA 制定《联邦注册》7. 42 (b)（3）	产品召回政策、程序及企业职责指南
	U. S.	U. S. Methods for Conducting Recall Effectiveness Checks	The Federal Register 7. 42 (b)（3）	Recall-responsibilitiesm, Guidelines on Policy, Procedures
6	美国	美国产品召回行业指南，撤回预更正	FDA 法规第七部分 C 款（21CFR7. 40-59）、联邦法典第 21 篇第 806、1270 部	产品自愿召回、医疗设备更正和撤回、人体组织的强制性召回
	U. S.	U. S. Guidance for Industry Product recalls, including removals and corrections	The Federal Register chapter7C（21CFR. 40-59）, code of federal regulation, Ttitle 21, 806/1270	The voluntary recall of products, Medical device corrections & removals, Mandatory human tissue recalls
7	美国欧共体	欧美关于严重或危及生命的人用/兽用药品召回信息的交换程序	美国欧共体互认协会—药品 GMP 附录部分	SOP（标准化操作规程）US/MRA/EMEAv1. 0
	U. S. -EC	Joint Procedure for the Exchange of Serious or Life-Threatening Human/Animal Pharmaceutical Product Recalls	United States-EC Mutual Recognition Agreement Sectoral Annex for Pharmaceutical Good Manufacturing Practices（GMPs）	Sop US/MRA/EMEAv1. 0

---

① 其他的药品召回制度包括：美国欧共体（U. S. -EC）的《欧美关于严重或危及生命的人用/兽用药品召回信息的交换程序》(Joint Procedure for the Exchange of Serious or Life-Threatening Human/Animal Pharmaceutical Product Recalls)；澳大利亚（Australia）的《医药产品统一召回程序》(Uniform Recall Procedure for Therapeutic Goods)、《1989 年医药产品法案有关产品召回的规定》(Product recall provisions under the Therapeutic Goods Act 1989)、《医药产品统一召回程序评估》(Review of the Uniform Recall Procedure for Therapeutic Goods)；加拿大（Canada）的《加拿大产品召回程序》(Product Recall Procedures) 等。

② 唐民皓，等．关于建立缺陷医药产品召回制度的研究报告［EB/OL］. www. shfda. gov. cn/gb/node2/node3/node1602，2006-03-22.

续表

序　号	国　家	法规名称	引用编章	编章名称
8	澳大利亚	医药产品统一召回程序	医药产品统一召回程序 A. －M.	前言与定义、召回程序的各阶段、召回的通知与启动、危机管理、召回的评估等
	Australia	Uniform Recall Procedure for Therapeutic Goods	Uniform Recall Procedure for Therapeutic Goods A. －M.	Preamble & Definitionns, stages of recall Procedure, Notifycation/Initiation of Recall, Crisis Management, Assessment of Recall ect
9	澳大利亚	1989 年医药产品法案有关产品召回的规定	1989 医药产品法案第三章、第四章	有关药品、符合过渡期定义的治疗用器械以及免检产品，有关医疗器械
	Australia	Product recall provisions under the Therapeutic Goods Act 1989	The Therapeutic Goods Act 1989 Chapter 3& Chapter 4	Relating to medicine, therapeutic devices covered by transition arrangements and exempt goods, Relating to medical devices
10	澳大利亚	医药产品统一召回程序评估	TGA 与 NCCTG 颁布医药产品统一召回程序	绪论、方法学、调研结果
	Australia	Review of the Uniform Recall Procedure for Therapeutic Goods	Review of the Uniform Recall Procedure for Therapeutic Goods which made by TGA&NCCTG	Executive Summary, Methodology, Findings

2. 我国药品召回制度的发展

（1）药品召回的萌芽阶段　我国为药品召回的专门性立法作出重要铺垫的法律法规包括《药品管理法》《药品管理法实施条例》《药品生产质量管理规范》《药品经营质量管理规范》《药品不良反应报告和监测管理办法》《药品和医疗器械突发性群体不良事件应急预案》《产品质量法》等。然而，上述法律、法规等只规定了行政停产、停售、停用、撤销批号、企业调整等制度，尚未直接涉及缺陷药品的召回。

2007 年 7 月 26 日，国务院正式颁布了《关于加强食品等产品安全监督管理的特别规定》，其中明确提出生产企业和监管部门对“可能对人体健康和生命安全造成损害的产品应当实行召回”。

（2）地方性法规与行业自律承诺的发展　随着我国对药品安全问题的愈加重视，关于药品召回的地方规范性文件开始不断涌现。北京市食品药品监督管理局在 2003 年提出要将“不合格药品”强制召回；武汉市 2006 年出台了《关于限期召回违法药品的暂行规定》，并于 2006 年 5 月 1 日正式施行；上海、大连等城市为了加强对医疗器械上市后的监管，也陆续实行了医疗器械产品的召回制度，引起了社会上的广泛关注。

此外，行业的自律行为也为药品召回的发展起到了积极的作用。例如，武汉地区 20 家制药企业于 2004 年 11 月 8 日联合倡议实行“问题药品”召回制度；2005 年 5 月 21 日，全国各地 23 家知名医药企业承诺实行药品召回制度。

（3）全国性专门法律规范出台　国家食品药品监督管理局于 2007 年 9 月 19 日公布了

《药品召回管理办法（征求意见稿）》；并于2007年12月6正式颁布并施行了《药品召回管理办法》。《药品召回管理办法》对于加强药品安全监管，保障公众用药安全具有重大意义，它的出台是我国药品监管科学发展的一个里程碑。

二、药品召回制度的意义

1. 保障公众用药安全 药品召回制度的建立为各级药品监督管理部门、药品生产经营和使用单位做好药品召回工作提供了法律依据，可以保证快捷、有效地撤回市场上已发现存在安全隐患的药品，最大限度地减少缺陷药品对消费者的伤害。同时，它还对药品生产经营企业的规范管理提出了更高的要求，尤其是药品销售途径的可溯源性需要大大增强。

2. 完善药品监管链条 《药品管理法》及其实施条例规定了对已发现存在安全隐患的药品采取修改说明书，暂停生产、销售和使用，撤销该药品批准证明文件等措施。而《药品召回管理办法》使药监部门依据相关法律法规，监督药品生产企业将其缺陷产品进行回收和改造，有效补充了药品监管手段，进一步完善了药品监管链条。另外，该法的实施有利于药品经营企业和医疗机构规范药品进货渠道、强化进货质量及仓储管理，进一步完善销售网络和质量管理体系。

3. 有利于制药企业信誉的构建 药品召回制度不仅有利于药品企业增强质量意识、提高管理水平，而且可以为企业避免复杂的经济纠纷，降低不必要的巨额赔偿。企业认真而负责任的召回行动，可彰显其高度的社会责任感和诚信精神。把消费者利益放在第一位的企业，必将赢得消费者的信赖，并且能够长远发展。

例如：2000年11月，当PPA（苯丙醇胺）遭到禁止使用的通知下达后，中美史克公司果断地在全国对其拳头产品康泰克实施召回，并因此损失了7亿人民币。但是在含有PPA的康泰克被国家药监局叫停292天后，中美史克公司重新研发推出了用盐酸伪麻黄碱（PSE）取代PPA的新康泰克，投放市场仅3个月便恢复了原康泰克销量的70%。

由此可见，虽然实施药品召回会给企业带来一定经济损失，但并不会导致企业一蹶不振。事实上，许多国家都为召回制度设立了专门条款，召回缺陷产品对企业来说更是一件平常事，许多著名跨国企业都曾有过召回记录，它们并未因惧怕损失而逃避召回，相反，它们通过主动召回来赢得消费者的信赖，维护了企业的良好形象。显然，药品召回制度的实行不仅能够有效保证公众用药安全，而且有利于企业的长期发展，具有积极意义。

三、药品召回制度的主要内容

1. 药品召回的相关概念

（1）召回的对象　《药品管理法》第八十二条规定：“药品存在质量问题或者其他安全隐患时，药品上市许可持有人应当立即停止销售，告知相关药品经营企业和医疗机构停止销售和使用，召回已销售的药品，及时公开召回信息，必要时应当立即停止生产，并将药品召回和处理情况向省、自治区、直辖市人民政府药品监督管理部门和卫生健康主管部门报告。”其中，安全隐患是指由于研发、生产等原因可能使药品具有的危及人体健康和生命安全的不合理危险。

药品召回的对象应该是本身符合生产标准的合格产品，只是由于曾经的技术水平和工艺缺陷导致了某些方面的不合理，表现为“工艺技术缺陷”或“告知缺陷”，这两类缺陷均不是企业自身原因所致。比如“龙胆泄肝丸”，其中含有的“关木通”成分经过科学验证具有肾毒性后，该药被实施召回。

（2）召回的分类　药品召回的实施分为以下两种情形。

1）主动召回　企业依据药品不良反应的监测，通过对药品的风险评估，得知其产品存在缺陷和安全隐患后，主动从市场上撤回药品。

2）责令召回　药品监督管理部门经过调查评估，认为药品存在安全隐患，企业应当召回药品而未主动召回的，应当责令企业召回药品。必要时，药品监督管理部门可以要求药品生产企业、经营企业和使用单位立即停止生产、销售和使用该药品。

2. 药品召回的责任主体　药品上市许可持有人。药品上市许可持有人应当建立和完善药品召回制度，收集药品安全的相关信息，对可能具有安全隐患的药品进行调查、评估，召回确实存在安全隐患的药品。

药品经营企业、使用单位应当协助药品上市许可持有人履行召回义务，按照召回计划的要求及时传达、反馈药品召回信息，控制和收回存在安全隐患的药品。

3. 药品安全隐患的调查　内容应当包括：①已发生药品不良事件的种类、范围及原因；②药品使用是否符合药品说明书、标签规定的适应证、用法用量的要求；③药品质量是否符合国家标准，药品生产过程是否符合 GMP 等规定，药品生产与批准的工艺是否一致；④药品储存、运输是否符合要求；⑤药品主要使用人群的构成及比例；⑥可能存在安全隐患的药品批次、数量及流通区域和范围；⑦其他可能影响药品安全的因素。

4. 药品安全隐患的评估　主要涉及：①该药品引发危害的可能性以及是否已经对人体健康造成了危害；②对主要使用人群的危害影响；③对特殊人群，尤其是高危人群的危害影响，如老年、儿童、孕妇、肝肾功能不全者、外科患者等；④危害的严重与紧急程度；⑤危害导致的后果等。药监部门应通过药品不良反应监测，及时对风险和缺陷进行评估，并作出是否需要召回的决定。发生药品不良反应后，药监部门要敦促生产企业修改或补充药品说明书，提醒用药者注意使用事项。

5. 药品召回的分级　根据药品安全隐患的严重程度，药品召回分为以下几级。

（1）一级召回　使用该药品可能引起严重健康危害的。

（2）二级召回　使用该药品可能引起暂时的或者可逆的健康危害的。

（3）三级召回　使用该药品一般不会引起健康危害，但由于其他原因需要收回的。

企业应当根据召回分级与药品销售和使用情况，科学设计召回计划并组织实施。一级召回在 24 小时内，二级召回在 48 小时内，三级召回在 72 小时内，通知到有关药品经营企业、使用单位停止销售和使用，同时向所在地省、自治区、直辖市药品监督管理部门报告。

企业在启动药品召回后，一级召回在 1 日内，二级召回在 3 日内，三级召回在 7 日内，将调查评估报告和召回计划提交给所在地省、自治区、直辖市药品监督管理部门备案。由省、自治区、直辖市药品监督管理部门将收到的一级药品召回的调查评估报告和召回计划向国家药品监督管理局报告。

6. 药品召回计划的制订和实施　召回计划应当包括以下内容：①药品生产销售情况及拟召回的数量；②召回措施的具体内容，包括实施的组织、范围和时限等；③召回信息的公布途径与范围；④召回的预期效果；⑤药品召回后的处理措施；⑥联系人的姓名及联系方式。

省、自治区、直辖市药品监督管理部门可以根据实际情况组织专家对企业提交的召回计划进行评估，如果认为还不能有效消除安全隐患的，可以要求药品生产企业扩大召回范围、缩短召回时间。

7. 药品召回的完成与评价 企业在完成召回后，应当对召回效果进行评价，向所在地省、自治区、直辖市药品监督管理部门提交药品召回总结报告。

省、自治区、直辖市药品监督管理部门应当自收到总结报告之日起 10 日内对报告进行审查，并对召回效果进行评价，必要时组织专家进行审查和评价。审查和评价结论应当以书面形式通知企业。经过审查和评价，认为召回不彻底或者需要采取更为有效的措施的，药品监督管理部门应当要求重新召回或者扩大召回范围。

8. 罚则 药品监督管理部门确认企业因违反法律、法规造成上市药品存在安全隐患，依法应当给予行政处罚。但该企业已经采取召回措施主动消除或者减轻危害后果的，依照《行政处罚法》的规定从轻或者减轻处罚；违法行为轻微并及时纠正，没有造成危害后果的，不予处罚。企业召回药品的，不免除其依法应当承担的其他法律责任。

企业违反规定，发现药品存在安全隐患而不主动召回药品的，责令召回药品，并处应召回药品货值金额三倍的罚款；造成严重后果的，由原发证部门撤销药品批准证明文件，直至吊销《药品生产许可证》。

扫码“学一学”

第六节 国家基本药物制度

【术语】 国家基本药物（national essential medicine）

一、国家基本药物制度的发展历程

20 世纪 80 年代以来，国际医药工业得到迅速发展，平均增长速度远高于其他产业。但是药品更新速度加快的同时，药品浪费和医疗开支急剧上升也开始成为困扰各国政府的难题。

针对药品浪费严重的情况，1975 年 WHO 开始向各国推荐国家制定基本药物制度的做法，希望通过推行基本药物制度，使其成员国，尤其是发展中国家大部分人口获得基本的药物供应，降低医疗费用，促进合理用药，从而实现人人享有卫生保健的目标。1977 年，WHO 正式提出基本药物的概念，并在全球范围内作为国家基本药物制度的重要组成部分积极进行推广。经过近 40 多年的发展，到目前为止，已有 160 多个国家制定了国家基本药物目录。

1981 年 8 月，我国公布了第一个《国家基本药物目录》，该目录以原料药为主，共选出 278 个品种。1997 年 1 月 15 日下发的《中共中央、国务院关于卫生改革与发展的决策》明确指示“我国建立并完善基本药物制度”，从而使推行国家基本药物制度在宏观政策层面上得到了保障。1981 年，我国第一版《国家基本药物目录》编制完成；1996 年，我国公布《国家基本药物（目录）》，基本药物品种数量不到 300 种；1998 年、2000 年、2002 年、2004 年，我国对《国家基本药物目录》进行了 4 次修订和调整，基本药物的品种数量明显上升；2004 年版的《国家基本药物目录》涵盖了西药 23 类、773 种，中药 11 类、

1260种，品种总共达到2033种。至此，我国仅围绕着基本药物目录的制定和修订，并没有建立真正的基本药物制度。

2009年4月6日，国家发布了《中共中央国务院关于深化医药卫生体制改革的意见》（以下简称《意见》）。《意见》提出，我国将加快建立以国家基本药物制度为基础的药品供应保障体系，基本药物全部纳入基本医疗保障药物报销目录，报销比例明显高于非基本药物。

2009年8月18日，国务院深化医药卫生体制改革领导小组办公室启动和部署了国家基本药物制度工作，同时发布《关于建立国家基本药物制度的实施意见》《国家基本药物目录管理办法（暂行）》和《国家基本药物目录（基层医疗卫生机构配备使用部分）》（2009年版）三项文件，标志着我国建立国家基本药物制度工作全面实施。2015年2月，卫生计生委等九部委对《国家基本药物目录管理办法（暂行）》进行修订，形成《国家基本药物目录管理办法》。2018年9月，国务院办公厅发布《关于完善国家基本药物制度的意见》，提出强化基本药物"突出基本、防治必需、保障供应、优先使用、保证质量、降低负担"的功能定位，从基本药物的遴选、生产、流通、使用、支付、监测等环节完善基本药物政策。

2018年10月25日，国务院卫生健康行政部门正式公布《国家基本药物目录（2018年版）》，自2018年11月1日起施行。目录制定坚持"保基本、强基层、建机制"，在数量上与目前基层实际使用数量相衔接，参考WHO基本药物示范目录，充分考虑我国现阶段基本国情和基本医疗保障能力。目录分为化学药品和生物制品、中成药、中药饮片三个部分，其中，化学药品和生物制品417种，中成药268种，共计685种。相较于2012年版目录520个品种，2018年版目录增加了品种数量，优化了目录结构，规范了剂型规格，突出常见病、慢性病以及负担重、危害大疾病和公共卫生等方面的基本用药需求，注重儿童等特殊人群适宜品种和剂型，更加有利于进一步深化医改、巩固基本药物制度。

二、国家基本药物制度的意义

1. 保障全体人民的身体健康 推行国家基本药物制度能加强药品生产供应与使用的宏观调控和管理，保障人们安全、有效、合理地用药，既保证不同地域、不同经济支付能力的人群对基本药物的应用，又保证罕见疾病人群能获得安全、有效药物的治疗。

2. 规范合理用药 合理用药是指以当代系统的医学以及相关的学科知识，指导社会人群的用药；简而言之，也就是安全、有效、简便、及时、经济地用药。而基本药物是同类药物中在疗效、不良反应、价格、质量、稳定性、应用方便性和可及性等方面综合比较最佳或有代表性的药品，是在经济条件允许的情况下，治疗某种病症的首选药物。因此，合理用药和实行基本药物制度两者之间是紧密相关的。

3. 促进医疗保险体制的改革 许多国家在进行医疗保险体制的改革时，都很重视在满足全体民众的医疗卫生需求的同时降低医疗总开支。基本药物可为公费医疗、劳保医疗、医疗保险的推行提供科学、合理、规范的基本用药依据，同医疗保险的目的是一致的。因此，在医疗保险体制改革进程中，配合推行国家基本药物制度，能够起到很好的效果。

4. 正确引导药物的研究与开发 药品研制与开发对一个制药企业发展来说是非常重要的。通过引导科研机构以及制药企业开发出一些符合基本药物条件即临床必需、安全有效、价格合理的新品种，投入的开发经费会很快收回，在获得丰厚利润的同时，激发制药企业研制新药的积极性。

此外，治疗罕见病的新药开发更需国家基本药物政策的支持，只有国家制定相应的鼓励、优惠政策促进这些新药的研究与开发，罕见病患者获得基本药物的权益才能得到保障。

三、国家基本药物制度的主要内容

1. 基本药物的概念 按照 WHO 的定义，基本药物是指那些满足大部分群众的卫生保健需要，在任何时候均有足够的数量和适宜的剂型，其价格是个人和社区能够承受得起的药品，是人群卫生需要的，基本的、最重要的药物①。基本药物必须是高质量的、安全的、可获取的、可负担得起的及合理使用的。从 1978 年 WHO 第一次提出基本药物的概念到现在，基本药物在世界范围已被广泛接受，并且成为促进卫生公平的有力工具之一。

根据《国家基本药物目录管理办法》，基本药物是适应基本医疗卫生需求，剂型适宜，价格合理，能够保障供应，公众可公平获得的药品。政府举办的基层医疗卫生机构全部配备和使用基本药物，其他各类医疗机构也都必须按规定使用基本药物；国家基本药物制度是对基本药物的遴选、生产、流通、使用、定价、报销、监测评价等环节实施有效管理的制度，与公共卫生、医疗服务、医疗保障体系相衔接。

2. 组织机构及其任务 国家基本药物工作委员会负责协调解决制定和实施国家基本药物制度过程中各个环节的相关政策问题，确定国家基本药物制度框架，确定国家基本药物目录遴选和调整的原则、范围、程序和工作方案，审核国家基本药物目录。委员会由国家卫健委、国家发展和改革委员会、工业和信息化部、监察部、财政部、人力资源和社会保障部、商务部、国家药品监督管理局、国家中医药管理局等部门组成。办公室设在国家卫健委，承担国家基本药物工作委员会的日常工作。

国家药品监督管理局负责组织协调、监督指导全国基本药物质量监督管理工作；省级药品监督管理部门负责组织实施和指导协调本辖区内基本药物质量监督管理工作；省以下药品监督管理部门负责具体实施基本药物生产、配送和使用环节的质量监督管理工作。

3. 基本药物的遴选原则

（1）防治必需 基本药物必须能够满足绝大部分社会公众卫生保健的需要，在任何时候都应有合适的品种数量保证供给，通常以国产药品为主体。基本药物的品种必须覆盖临床的全部病种，同时要注意“防病用药”与“治疗用药”同等重要的地位，满足预防、治疗、诊断疾病的需要，必须具备地方病、流行病、常见病的治疗药物品种。

（2）安全有效 所谓安全有效就是指现有资料和临床使用经验或通过进一步的研究能够证实其疗效确切、不良反应小，且质量稳定；在遴选过程中适当参考 WHO 基本药物名单，以现有临床评价结果为主要依据，必要时进行药学质量方面的实验室评价和临床对比验证工作。选定的基本药物的品种必须有充分的临床药物治疗学、药理、毒理等研究的科学依据来证明其疗效确切、毒副反应比较小、安全性较高。

（3）价格合理 在临床必需、安全有效的前提下，在同类药品中选择价格合理的药品。在评价药品的价格时，必须考虑整个疗程的费用，而不是只考虑药品本身的单价。

（4）使用方便 选定的药品必须要有合适的剂量与剂型，便于运输、贮藏，并使患者使用时有较高依从性。同时要求国内能保证供应所选药品的原辅料，在医疗机构、零售药

① WHO. The selection and use of essential drugs: report of a WHO expert committee. (Tech Rep Ser WHO no. 914). Geneva: World Health Organization, 2003.

店可方便地得到所选药品。

（5）中西药并重　中药已有几千年的发展历史，是中华民族的优秀文化遗产，从中发掘出的大量药品具有安全有效、价格合理的特点，并且对一些特殊疾病具有特殊疗效。因此，在遴选基本药物的过程中，必须把中药和西药摆在同等重要的地位，共同发展。

（6）基本保障　国家基本药物制度以不断提高人民群众健康水平、满足公众基本医疗用药需求、实现覆盖城乡居民的基本卫生保健制度、促进人人享有基本卫生保健为总体目标。因此，基本药物的遴选应当以保障人民基本用药为遴选原则。

（7）临床首选和基层能够配备　建立国家基本药物制度是党中央、国务院为维护人民健康、保障公众基本用药权益实施的一项惠民工程。基本药物在遴选时，应当首先考虑临床首选的常用药。此外，还应当考虑基层配备的可行性，从而保证基本药物的足额供应。

4. 基本药物的遴选范围　《国家基本药物目录管理办法（暂行）》规定，属于以下情况的药品不纳入国家基本药物目录的遴选范围：含有国家濒危野生动植物药材的；主要用于滋补保健作用，易滥用的；非临床治疗首选的；因严重不良反应，国家药品监督管理部门明确规定暂停生产、销售或使用的；违背国家法律、法规，或不符合伦理要求的；国家基本药物工作委员会规定的其他情况。

国家基本药物主要来源于国家药品标准收载的品种以及新药和进口药品。《国家基本药物目录（2018 年版）》，确定了包括化学药品和生物制品、中成药、中药饮片在内的在内的 685 个品种。中药饮片的基本药物管理暂按国务院有关部门关于中药饮片定价、采购、配送、使用和基本医疗保险给付等政策规定执行。

第七节　执业药师资格准入制度

扫码“学一学”

【术语】

执业药师（licensed pharmacist）、临床药师（clinical pharmacist）、开业药师（practicing pharmacist）

在零售药店和医疗机构的药品销售、使用过程中，消费者最需要的就是高质量、高水平的药学服务，而这种服务的最佳提供者应当是具有药学专业知识的执业药师，其执业行为直接关系到人们的生命健康。执业药师资格制度的建立与推行对于我国药师人才的培养、药师的职业道德规范的养成、执业药师专业素质的提高等起到了极其重要的作用。

一、执业药师资格制度的发展历程

1. 国外执业药师制度的建立

（1）美国　在美国，与执业药师关系最为密切的法规是药师所在地的《州药房法》。美国药房理事会全国联合会（NABP）颁布的《标准州药房法》对《州药房法》提出了制订标准，各州可根据实际情况制定本州的药房法，但其要求不能低于《标准州药房法》。州药房理事会为《州药房法》的执法机构。

除了 NABP 和州药房理事会两个官方机构，美国还有众多的相关民间组织，如美国药学协会、国家社区药房药师联合会、美国卫生系统药师联合会以及各州的药师协会，它们为药师提供各种咨询以及再教育服务，同时还可帮助解决药师在实际工作中遇到的问题。

药师资格的必备条件：必须是年满 21 周岁的美国公民；必须有良好道德和职业情操，不酗酒，不吸毒，无身体或智力障碍；必须毕业于本州药房理事会承认的药学院校药学专业，并具有学士或更高学位；必须具有“见习药师”资历或药房理事会批准的其他相应资历或向理事会证明符合或超过理事会所规定最低的“见习药师”资历；应通过药房理事会的考试；从未违反过《控制药物法案》。

（2）英国　在英国，获取执业药师资格的必备条件：21 岁以上，已取得英国大学药学相关学位或受到英国国家学术委员会药学方面奖励的人；或已取得适当学位（通过非常严格的考试）并经过专业培训的人。

英国实行 52 周培训制度。在培训前，接受培训者必须至少在医院药学部或相似的机构工作 1 年，并且被召至皇家药学会，由注册委员会进行面试以确定能否进行注册前培训，注册前培训必须在注册委员会认可的机构（包括药房、医院药学部、制药工业机构）中进行。

（3）日本　日本药事法规定，药剂师有权售药，其中非处方药（OTC）的销售是一项重要的商业活动，药店应该聘请主管药剂师，负责药品的质量控制、药剂师和其他工作人员的培训。另外，药房的药剂师允许生产某些日本药典中收录的剂型和一些允许在无医生处方时销售的药品。然而，这种生产活动需要有药房生产执照。

2. 我国执业药师制度的发展　长期以来，我国对药学技术人员实行职业准入控制，即职业资格，确保从事药品行业的人员在学识、技术、能力上符合一定要求。职业资格包括从业资格和执业资格，从业资格指从事某一专业（工种）资格的起点标准；执业资格是指政府对某些责任重大、关系公共利益、社会通用性强的专业（工种）施行准入控制，是依法独立开业或从事某一特定专业（工种）所必备的学识、技术和能力的标准，我国的执业药师资格制度就是国家规定的从事药品行业的“执业资格”。

为加强对医药专业技术人员的职业准入控制，确保药品质量，保障人民用药安全和维护人民健康，促进我国医药事业的发展，国家人事部和国家医药管理局于 1994 年 3 月和 1995 年 7 月联合发布《执业药师资格制度暂行规定》和《执业中药师资格制度暂行规定》，开始在全国药品生产和流通领域实施执业药师资格制度，这是加强药品生产和经营管理，实现药师制度与国际接轨的重要开端。

1999 年，国家人事部与国家药品监督管理局对原规定的有关内容进行了修改，印发《执业药师资格制度暂行规定》和《执业药师资格考试实施办法》（人发〔1999〕34 号），明确将执业药师和执业中药师合并统称为执业药师，分为药学和中药学两个类别。其中第四条规定：“凡从事药品生产、经营、使用的单位均应配备相应的执业药师，并以此作为开办药品生产、经营、使用单位的必备条件之一。”明确规定了执业药师制度不仅在药品生产、经营企业实施，而且要扩展到医疗机构。这是对执业药师资格制度的一个重要改革。

2009 年 4 月，中共中央、国务院发布了《关于深化医药卫生体制改革的意见》，要求规范药品临床使用，发挥执业药师指导合理用药与药品质量管理方面的作用。

2012 年 1 月，国务院印发《国家药品安全“十二五”规划》，提出推动执业药师立法，制定实施执业药师业务规范，严格执业药师准入，提高执业药师整体素质，推动执业药师队伍发展。规划指出，新开办的零售药店必须配备执业药师；到“十二五”末，所有零售药店法人或企业负责人必须具备执业药师资格，所有零售药店和医院药房营业时有执业药师指导合理用药等。

2019 年 3 月，国家药品监督管理局和国家人力资源社会保障部制定印发《执业药师职业资格制度规定》和《执业药师职业资格考试实施办法》，以加强执业药师职业准入管理，规范执业药师管理权责，促进执业药师队伍建设和发展。

除上述规定外，现行《药品管理法》《药品管理法实施条例》《处方药与非处方药流通管理暂行规定》《药品经营质量管理规范》《药品流通监督管理办法》等法律法规和行政规章中，均详细规定了不同岗位药学人员的专业、学历、技能及职责，具体规定见表 7-2。

表 7-2　我国执业药师制度相关规定

施行时间	法规名称	主要相关内容
2000 年 1 月 1 日	《处方药与非处方药流通管理暂行规定》	第十条第二款规定："执业药师或药师必须对医师处方进行审核、签字后依据处方正确调配、销售药品。"
2002 年 8 月 4 日	《药品管理法实施条例》	第十五条第二款规定："经营处方药、甲类非处方药的药品零售企业，应当配备执业药师或者其他依法经资格认定的药学技术人员。"
2007 年 1 月 31 日	《药品流通监督管理办法》	第十八条第二款规定："经营处方药和甲类非处方药的药品零售企业，执业药师或者其他依法经资格认定的药学技术人员不在岗时，应当挂牌告知，并停止销售处方药和甲类非处方药。"
2009 年 4 月 6 日	《关于深化医药卫生体制改革的意见》	规范药品临床使用，发挥执业药师指导合理用药与药品质量管理方面的作用。
2009 年 4 月 7 日	《医药卫生体制改革近期重点实施方案（2009 年—2011 年）》	完善执业药师制度，零售药店必须按规定配备执业药师为患者提供购药咨询和指导。
2012 年 1 月 20 日	《国家药品安全"十二五"规划》	国家药品安全"十二五"规划指标中提出："新开办零售药店均配备执业药师、2015 年零售药店和医院药房全部实现营业时有执业药师指导合理用药。"
2015 年 5 月 18 日	《药品经营质量管理规范》	第二十条规定："药品批发企业质量负责人应当具有大学本科以上学历、执业药师资格和 3 年以上药品经营质量管理工作经历，在质量管理工作中具备正确判断和保障实施的能力。" 第二十一条规定："药品批发企业质量管理部门负责人应当具有执业药师资格和 3 年以上药品经营质量管理工作经历，能独立解决经营过程中的质量问题。" 第一百二十八条规定："企业法定代表人或者企业负责人应当具备执业药师资格。企业应当按照国家有关规定配备执业药师，负责处方审核，指导合理用药。"

二、执业药师资格制度的意义

1. 确保公众用药安全有效　执业药师是处方药品流向患者的最终把关者，判断医师处方是否正确、调配处方是否准确、服药注意事项是否交待无误等都是执业药师工作的重点。特别是在远离医师的情况下，只有依靠具有药学专业知识的执业药师调配药品，才能保证安全用药。

2. 提高药学人员整体素质 执业药师资格制度规定药学专业人员必须通过国家严格统一的理论知识及专业技能考试，可以促进医院药学人员加强自身的专业学习，向更高层次的专业水平发展，在传统的日常调剂、制剂采购供应工作之外，充分发挥医院药师的关键作用，促进我国药学人员整体素质的提高。

3. 促进药事法规体系的建立 目前，国际上大多数国家的医药基本法有两个：一个是对药品管理的《药品法》，一个是对从事医药工作人员管理的《药师法》。执业药师资格制度不同于《药师法》，但它的实施，为我国药师立法奠定了实践的基础。在执业药师资格制度推行一段以后，应总结经验，并着重制定符合国际惯例和我国国情的《药师法》，使我国执业药师资格制度在法制化、规范化、科学化的道路上迈出新的步伐。

三、执业药师资格制度的主要内容

1. 执业药师的概念 执业药师是指经全国统一考试合格，取得《执业药师职业资格证书》并经注册，在药品生产、经营、使用和其他需要提供药学服务的单位中执业的药学技术人员。

2. 执业药师资格制度的性质 执业药师资格制度被纳入全国专业技术人员执业资格制度范围，其性质是对药学技术人员的职业准入控制。所谓执业资格是指政府对某些责任较大、社会通用性强、关系公共利益的专业（工种）施行准入控制，是依法独立开业或从事某一特定专业（工种）的学识、技术和能力的必须标准。执业药师资格制度不同于执业药师法，但它将为制定我国的执业药师法奠定基础。

3. 执业药师考试 属于职业资格准入考试，实行全国统一大纲、统一命题、统一组织的考试制度。执业药师资格考试合格者发给《执业药师职业资格证书》，该证书在全国范围内有效。

凡中华人民共和国公民和获准在我国境内就业的其他国藉的人员，遵纪守法并具备以下条件之一者，均可参加执业药师资格考试：取得药学类、中药学类专业大专学历，在药学或中药学岗位工作满 5 年；取得药学类、中药学类专业大学本科学历或学士学位，在药学或中药学岗位工作满 3 年；取得药学类、中药学类专业第二学士学位、研究生班毕业或硕士学位，在药学或中药学岗位工作满 1 年；取得药学类、中药学类专业博士学位；取得药学类、中药学类相关专业相应学历或学位的人员，在药学或中药学岗位工作的年限相应增加 1 年。根据《关于同意香港、澳门居民参加内地统一组织的专业技术人员资格考试有关问题的通知》，凡符合执业药师资格考试相应规定的香港、澳民居民均可按照文件规定的程序和要求报名参加考试。

考试科目的规定如下：药学（或中药学）专业知识（一）、药学（或中药学）专业知识（二）、药事管理与法规、综合知识与技能 4 个科目。考试科目中，药事管理与法规、综合知识与技能两个科目为执业药师资格考试的必考科目；从事药学或中药学专业工作的人员，可根据从事的本专业工作，选择药学专业知识科目（一）、（二）或中药学专业知识科目（一）、（二）的考试。其中，按照国家有关规定取得药学或医学专业高级职称并在药学岗位工作的，可免试药学（或中药学）专业知识（一）和药学（或中药学）专业知识（二）两个科目。

4. 执业药师注册 《执业药师注册管理暂行办法》规定，执业药师实行注册制度，国务院药品监督管理部门为全国执业药师注册管理机构，省级药品监督管理部门为本辖区执业药师注册机构。执业药师按照执业类别、执业范围、执业地区注册。执业类别分为药学类、中药学类；执业范围分为药品生产、药品经营、药品使用；执业地区为省、自治区、直辖市。目前法律环境下，执业药师只能在一个执业药师注册机构注册，在一个执业单位按注册的执业类别、执业范围执业。下面简单介绍一下执业药师的注册程序。

（1）申请注册　申请人必须同时具备以下四项条件：取得《执业药师职业资格证书》；遵纪守法，遵守职业道德；身体健康，能坚持在执业药师岗位工作；经执业单位同意。符合条件者，必须按规定向所在省、自治区、直辖市药品监督管理局（以下简称注册机构）申请注册。经注册后，方可按照注册的执业类别、执业范围从事相应的执业活动。未经注册者，不得以执业药师身份执业。

经批准注册者，由注册机构在《执业药师职业资格证书》中的注册情况栏内加盖注册专用印章，同时发给国家药品监督管理局统一印制的中华人民共和国《执业药师注册证》，并报国家药品监督管理局备案。

执业范围为药品经营的，注册机构须在《执业药师注册证》上注明药品经营（批发）或药品经营（零售）。在药品零售连锁公司总部或门店注册的，必须在《执业药师注册证》上注明药品经营（零售）。

此外，对已具有从业药师资格并通过考试取得执业药师资格的人员，注册机构在发放《执业药师注册证》的同时，还应当收回《从业药师资格证书》，注销其从业药师资格，并在办公场所或电子政务网上公告。

（2）再次注册　执业药师注册有效期为五年。需要延续的，应当在有效期届满三十日前，向所在地注册管理机构提出延续注册申请。

（3）变更注册　执业药师在同一执业地区变更执业单位或范围的，以及变更执业地区的，均必须依法变更注册。

（4）注销注册　有下列情况之一的，予以注销注册：死亡或被宣告失踪的；受刑事处罚的；被吊销《执业药师职业资格证书》的；受开除行政处分的；因健康或其他原因不能从事执业药师业务的。

5. 执业药师的职责、权利和义务

（1）执业药师必须遵守职业道德，忠于职守，以对药品质量负责，保证人民用药安全有效为基本准则。

（2）执业药师必须严格执行《药品管理法》及相关法规、政策，对违法行为或决定，有责任提出劝告制止、拒绝执行或向上级报告。

（3）执业药师在执业范围内负责对药品质量的监督和管理，参与制定、实施药品全面质量管理及对本单位违反规定的处理。

（4）执业药师负责处方的审核及监督调配，提供用药咨询与信息，指导合理用药，开展药物治疗的检测及药品疗效的评价等临床药学工作。

6. 执业药师的职业道德　2006 年 10 月 18 日，原中国执业药师协会（2014 年 5 月更名为中国药师协会）发布了《中国执业药师职业道德准则》（以下简称《准则》），2009 年 6 月 5 日又对《准则》进行了修订。

为了指导全国广大执业药师更好地贯彻、实施《准则》，规范执业药师的执业行为，原中国执业药师协会又在《准则》的基础上，于 2007 年 3 月 13 日发布了《中国执业药师职业道德准则适用指导》，并在2009年6月5日进行了修订。

《准则》包含五条职业道德准则，适用于中国境内的执业药师，包括依法履行执业药师职责的其他药学技术人员。执业药师在执业过程中应当接受各级药品监督管理部门、执业药师协会和社会公众的监督。具体内容如下。

（1）救死扶伤，不辱使命　执业药师应当将患者及公众的身体健康和生命安全放在首位，以专业知识、技能和良知，尽心、尽职、尽责为患者及公众提供药品和药学服务。

（2）尊重患者，平等相待　执业药师应当尊重患者或消费者的价值观、知情权、自主权、隐私权，对待患者或消费者应不分年龄、性别、民族、信仰、职业、地位、贫富，一视同仁。

（3）依法执业，质量第一　执业药师应当遵守药品管理法律、法规，恪守职业道德，依法独立执业，确保药品质量和药学服务质量，科学指导用药，保证公众用药安全、有效、经济、适当。

（4）进德修业，珍视声誉　执业药师应当不断学习新知识、新技术，加强道德修养，提高专业水平和执业能力；知荣明耻，正直清廉，自觉抵制不道德行为和违法行为，努力维护职业声誉。

（5）尊重同仁，密切协作　执业药师应当与同仁和医护人员相互理解，相互信任，以诚相待，密切配合，建立和谐的工作关系，共同为药学事业的发展和人类的健康奉献力量。

7. 执业药师的继续教育　以提高业务水平和素质为目的的各种教育和训练活动。国家食品药品监督管理局于2003年11月3日出台了《执业药师继续教育管理暂行办法》，同年12月20日起施行。该办法第十二条规定：“凡取得《执业药师资格证书》，按规定完成继续教育学分，可保留执业药师资格。取得《执业药师资格证书》一年后申请注册的，除按第九条规定外，还需同时提交载有本人参加继续教育记录的《执业药师继续教育登记证书》。”

（1）教育机构　我国执业药师继续教育由各省级药品监督管理机构负责，具体执行单位由省级药品监督管理部门指定，一般是当地的医药高校等培训机构。省级药品监督管理部门制定本辖区施教机构资格认定管理细则，负责施教机构的资质认定，并将认定的施教机构名单报送国家药品监督管理局备案。

《执业药师继续教育管理暂行办法》第十条规定：“凡是从事药学教育五年以上，按照国家有关规定能授予大学本科以上学历的高等院校，经各省、自治区、直辖市食品药品监督管理部门认定具备规定的施教机构基本条件的，可以实施执业药师继续教育必修、选修内容培训。”

（2）内容与形式　执业药师继续教育的内容注重科学性、先进性、实用性和针对性，以适应执业药师工作岗位的实际需要、提高药学服务质量为基本要求。继续教育的内容分为必修内容、选修内容与自修内容。必修内容是按照《全国执业药师继续教育指导大纲》（以下简称《指导大纲》）的要求，执业药师必须进行更新、补充的继续教育内容；选修内容是按照《指导大纲》的要求，执业药师可以根据需要有选择地进行更新、补充的继续教育内容；自修内容则是按照《指导大纲》的要求，执业药师根据需要在必修、选修内容之外自行选定的与执业活动相关的继续教育内容。

执业药师继续教育的形式和手段很多，可采取网络教育、远程教育、短期培训、学术会议、函授、刊授、广播、视像媒体技术、业余学习等多种形式。其中，自修的形式更加灵活，如参加研讨会、学术会，阅读专业期刊，培训，学历教育，讲学，自学，研究性工作计划、报告或总结，调研或考察报告等都可作为自修形式。

（3）学分要求　执业药师继续教育实行学分制。具有执业药师资格的人员每年参加执业药师继续教育获取的学分不得少于 15 学分，注册期 3 年内累计不得少于 45 学分。其中必修和选修内容每年不得少于 10 学分，自修内容学习可累计获取学分。执业药师在继续教育过程中必须修满一定的学分才能够继续执业。执业药师接受继续教育经考核合格后，由培训机构出具学分证明，以此作为再次注册的依据。

本章小结

本章介绍了药品分类管理制度、药品储备制度、药品不良反应报告和监测管理制度、药品质量公告制度、药品召回制度、国家基本药物制度、执业药师资格准入制度，较为详细地介绍了药品不良反应的报告程序、国内外基本药物制度的发展以及实施。

课堂讨论

1. 建立国家药品储备制度的意义。
2. 药品不良反应的概念以及所包含的要素。
3. 药品质量公告的法律效力以及如何正确对待和使用药品质量公告。
4. 假劣药是否适用药品召回程序以及主动召回和责令召回的区别。
5. 推行国家基本药物制度的意义。

课外思考

1. 实施药品分类管理制度的理论和现实意义。
2. 药品不良反应的报告程序和要求。
3. 药品召回制度的意义及其主要内容。
4. 我国基本药物制度的现状和发展。
5. 目前我国执业药师资格准入制度存在哪些问题，国外的药师管理制度对我国有何借鉴？

第八章　特殊管理药品相关法律制度

学习目标

本章主要涉及特殊管理药品概述、麻醉药品和精神药品、医疗用毒性药品、放射性药品的监督管理等内容。通过本章的学习，使读者对我国特殊药品管理制度有一定了解。

1. 了解　“特药”的范畴和监管特点；“特药”管理的历史；麻醉药品、精神药品的国际管制；放射性药品的管理规定。
2. 熟悉　我国“特药”管理概况；麻醉药品、精神药品实验研究、生产、经营、储存运输管理规定。
3. 掌握　麻醉药品、精神药品使用的管理规定及医疗用毒性药品的管理规定。
4. 重点掌握　麻醉药品、精神药品的监督管理；与麻醉药品、精神药品有关的法律责任。

导入案例

非法购销精神药品案

陈某自2000年以来，在不具备经营精神药品资格的情况下，租用K市一药材市场的铺面非法经营国家管制的精神药品，并雇用其亲戚林某负责开车拉货。2006年6月27日，林某应陈某安排，从云南某公司购进两件盐酸丁丙诺啡返回时被公安机关抓获。公安机关从林某用于拉货的车上以及陈某租用作仓库的出租房内查获：三唑仑片546克、盐酸丁丙诺啡舌下含片400克、苯巴比妥片27 820克、阿普唑仑片840克、硝西泮片152克、地西泮片140 820克、地西泮注射液210克、艾司唑仑片110 656克，均属精神药品。

按我国现有法律，精神药品必须由国家指定的单位按计划生产、经营，任何单位在不具备生产、经营、运输精神药品资格的情况下，违反规定制造、运输、贩卖精神药品，构成犯罪的，由司法机关依法追究刑事责任。被告人陈某、林某二人在不具备经营精神药品合法资格的情况下，非法经营国家管制的精神药品，其主观具有为谋取利益而非法买卖精神药品，并且购销的精神药品已经达到一定数量，应当以贩卖毒品罪追究其刑事责任。

2007年8月，K市×区人民检察院以贩卖毒品罪对这起非法买卖精神药品案件提起公诉，×区法院开庭审理后，以贩卖毒品罪对被告人陈某、林某分别判处有期徒刑三年和二年。

《药品管理法》（2001年修订）第三十五条规定：“国家对麻醉药品、精神药品、医疗用毒性药品、放射性药品，实行特殊管理。”麻醉药品、精神药品、医疗用毒性药品以及放射性药品也因此被称为特殊管理的药品，本书简称“特药”。这些“特药”如果管理使用得当，能发挥药品防病治病的功效，维护人体健康；如果管理使用不当，不仅危害人体身心健康，还会危害社会，甚至祸国殃民。因此，世界各国对这些药品都采取了较一般药品更为严格的管理措施。

我国对“特药”实施的严格监管，主要是通过1988年12月27日颁布的《医疗用毒性药品管理办法》、1989年1月13日颁布的《放射性药品管理办法》《刑法》和2005年8月3日颁布的《麻醉药品和精神药品管理条例》等法律法规规章来实现的。这些为我国“特药”监管提供了执法依据，明确相关人员的义务，确保公民的合法权利，以维护社会的稳定与和谐。

第一节　特殊管理药品概述

【术语】麻醉药品（narcotic drugs）、精神药品（psychotropic drugs）、毒性药品（poisonous drugs）、放射性药品（radiopharmaceuticals）

扫码“学一学”

一、特殊管理药品的范畴

根据我国临床用药实际情况，结合国际《1961年麻醉药品单一公约》（Single Convention on Narcotic Drugs，1961）和《1971年精神药物公约》（Convention on Psychotropic Substances，1971），我国《药品管理法》第一百一十二条确定了国家对麻醉药品、精神药品、医疗用毒性药品、放射性药品，实行特殊管理。

1. 麻醉药品和精神药品　《麻醉药品和精神药品管理条例》第三条规定，麻醉药品和精神药品是指列入麻醉药品目录、精神药品目录（以下称目录）的药品和其他物质。精神药品分为第一类精神药品和第二类精神药品。目录由国务院药品监督管理部门会同国务院公安部门、国务院卫生主管部门制定、调整并公布。2013年11月11日，国家食品药品监督管理总局、公安部、国家卫生计生委联合发布了麻醉药品、精神药品品种目录，在我国生产及使用的品种见表8-1、表8-2①。目录中药品的品种包括其可能存在的盐和单方制剂（除非另有规定）以及可能存在的化学异构体及酯、醚（除非另有规定）。丁丙诺啡透皮贴剂、佐匹克隆（包括其盐、异构体和单方制剂）是新增第二类精神药品目录的品种，自2014年1月1日起，按第二类精神药品管理。

上市销售但尚未列入目录的药品和其他物质或者第二类精神药品发生滥用，已经造成或者可能造成严重社会危害的，国务院药品监督管理部门会同国务院公安部门、国务院卫生主管部门应当及时将该药品和该物质列入目录或者将该第二类精神药品调整为第一类精神药品。

① 国家食品药品监督管理总局．食品药品监管总局　公安部　国家卫生计生委关于公布麻醉药品和精神药品品种目录的通知．http：//www.nmpa.gov.cn/WS04/CL2196/324036.html

表 8-1 《麻醉药品品种目录》中我国目前生产及使用的品种

中文名	英文名	中文名	英文名
可卡因	Cocaine	舒芬太尼	Sufentanil
罂粟浓缩物	Concentrate of Poppy Straw	蒂巴因	Thebaine
二氢埃托啡	Dihydroetorphine	布桂嗪	Bucinnazine
地芬诺酯	Diphenoxylate	可待因	Codeine
芬太尼	Fentanyl	复方樟脑酊	Compound Camphor Tincture
氢可酮	Hydrocodone	右丙氧芬	Dextropropoxyphene
氢吗啡酮	Hydromorphone	双氢可待因	Dihydrocodeine
美沙酮	Methadone	乙基吗啡	Ethylmorphine
吗啡	Morphine	福尔可定	Pholcodine
阿片	Opium	阿桔片	Compound Platycodon Tablets
羟考酮	Oxycodone	吗啡阿托品注射液	Morphine and Atropine Sulfate Injection
哌替啶	Pethidine	罂粟果提取物	Poppy Capsule Extractive
罂粟壳	Poppy Shell	罂粟果提取物粉	Powdered Poppy Capsule Extractive
瑞芬太尼	Remifentanil		

表 8-2 《精神药品品种目录》中我国目前生产及使用的品种

中文名	英文名
第一类	
丁丙诺啡	Buprenorphine
γ-羟丁酸	γ-hydroxybutyrate（GHB）
氯胺酮	Ketamine
马吲哚	Mazindol
哌醋甲酯	Methylphenidate
司可巴比妥	Secobarbital
三唑仑	Triazolam
第二类	
异戊巴比妥	Amobarbital
布托啡诺及其注射剂	Butorphanol and its injection
咖啡因	Caffeine
安钠咖	Caffeine Sodium Benzoate（CNB）
地佐辛及其注射剂	Dezocine and its injection
格鲁米特	Glutethimide
喷他佐辛	Pentazocine
戊巴比妥	Pentobarbital
阿普唑仑	Alprazolam
巴比妥	Barbital
氯硝西泮	Clonazepam
地西泮	Diazepam

续表

中文名	英文名
瑞马唑仑	Remimazolam
佐匹克隆	Zopiclone
艾司唑仑	Estazolam
氟西泮	Flurazepam
劳拉西泮	Lorazepam
甲丙氨酯	Meprobamate
咪达唑仑	Midazolam
硝西泮	Nitrazepam
奥沙西泮	Oxazepam
氨酚氢可酮片	Paracetamol and Hydrocodone Bitartrate Tablet
匹莫林	Pemoline
苯巴比妥	Phenobarbital
曲马多	Tramadol
唑吡坦	Zolpiden
丁丙诺啡透皮贴剂	Buprenorphine Transdermal patch
扎来普隆	Zaleplone
麦角胺咖啡因片	Ergotamine and Caffeine Tablet

2. 医疗用毒性药品　《医疗用毒性药品管理办法》第二条规定，医疗用毒性药品系指毒性剧烈，治疗剂量与中毒剂量相近，使用不当会致人中毒或死亡的药品。医疗用毒性药品即因其治疗剂量和中毒计量相近，使用不慎会致人中毒或死亡；也因其毒性剧烈，如果管理不严导致从药用渠道流失，会对社会造成重大影响和危害。

毒性药品的管理品种，由卫健委会同国家中医药管理局等相关部门规定。现行毒性药品品种如下。

（1）毒性中药品种　砒石（红砒、白砒）、砒霜、水银、生马钱子、生川乌、生草乌、生白附子、生附子、生半夏、生南星、生巴豆、斑蝥、青娘虫、红娘虫、生甘遂、生狼毒、生藤黄、生千金子、生天仙子、闹阳花、雪上一枝蒿、红升丹、白降丹、蟾酥、洋金花、红粉、轻粉、雄黄等 28 种。

（2）毒性化学药品种　去乙酰毛花苷丙、阿托品、洋地黄毒苷、氢溴酸后马托品、三氧化二砷、毛果芸香碱、升汞、水杨酸毒扁豆碱、亚砷酸钾、氢溴酸东莨菪碱、士的年等 11 种。

为了加强对 A 型肉毒毒素的监督管理，国家食品药品监督管理局、卫生部于 2008 年 7 月 21 日发布《关于将 A 型肉毒毒素列入毒性药品管理的通知》（国食药监办〔2008〕405 号），该通知决定将 A 型肉毒毒素及其制剂列入毒性药品管理，并对进一步加强 A 型肉毒毒素及其制剂的生产、经营和使用提出了明确的管理规定。

3. 放射性药品　《放射性药品管理办法》第二条规定，放射性药品是指用于临床诊断或者治疗的放射性核素制剂或其标记药物。放射性药品具体包括裂变制品、堆照制品、加速器制品、放射性核素发生器及其配套药盒、放射免疫分析药盒等。临床医学使用的放射性药品，按核素分类，在《中国药典》（2020 年版）中共收载 17 种，见表 8-3。

表 8-3 《中国药典》收载的放射性药品

核　素	品　种
含碘［^{131}I］的放射性药品	邻碘［^{131}I］马尿酸钠注射液
	碘［^{131}I］化钠胶囊
	碘［^{131}I］化钠口服溶液
含磷［^{32}P］的放射性药品	胶体磷［^{32}P］酸铬注射液
	磷［^{32}P］酸钠注射液
	磷［^{32}P］酸钠口服溶液
含锝［^{99m}Tc］的放射性药品	高锝［^{99m}Tc］酸钠注射液
	锝［^{99m}Tc］亚甲基二磷酸盐注射液
	锝［^{99m}Tc］依替菲宁注射液
	锝［^{99m}Tc］植酸盐注射液
	锝［^{99m}Tc］喷替酸盐注射液
	锝［^{99m}Tc］焦磷酸盐注射液
	锝［^{99m}Tc］聚合白蛋白注射液
其他	含氙［^{133}X］注射液
	枸橼酸镓［^{67}Ga］注射液
	铬［^{51}Gr］酸钠注射液
	氯化亚铊［^{201}Tl］注射液

二、特殊管理药品的监管特点

特殊管理药品虽然和一般药品一样具有医疗价值，但因其具有特殊的药理、生理作用，若管理、使用不当会严重危害患者及公众的生命健康乃至社会利益。因此，必须对“特药”实行严格的监管。其监管具有以下几个特点。

1. 更多前置性审批　我国目前对特殊管理药品主要采用前置性审批管理方式，即对其生产单位、生产计划、经营单位、经营计划、购用、进口、出口等环节设置事前审查批准或事前审查发放准许证。如，在我国开展麻醉药品和精神药品实验研究活动应当以医疗、科学研究或者教学为目的，有保证实验所需麻醉药品和精神药品安全的措施和管理制度，单位及其工作人员 2 年内没有违反有关禁毒的法律、行政法规规定的行为等条件，并经国务院药品监督管理部门批准。

2. 更严格的管理方式　对特殊管理药品研究与开发、生产、供应、储藏、运输、批发、零售、流通、进口、出口、广告、标识、使用的全过程实行特殊的管理。如国家对麻醉药品、精神药品实行定点生产、供应，企业在具备普通生产企业、经营企业的开办条件外，还需满足特定的额外要求，方可授予定点资格。

3. 更多部门协同管理　除了药品监督管理部门外，卫生行政部门、农业部门、公安等部门都依法参与对有关特殊管理药品的管理工作。如《麻醉药品和精神药品管理条例》第五条规定：“国务院药品监督管理部门负责全国麻醉药品和精神药品的监督管理工作，并会同国务院农业主管部门对麻醉药品药用原植物实施监督管理。”国务院公安部门负责对造成麻醉药品药用原植物、麻醉药品和精神药品流入非法渠道的行为进行查处。国务院其他有关主管部门在各自的职责范围内负责与麻醉药品和精神药品有关的管理工作。

4. 更严厉的处罚　鉴于此类药品管理不当可能导致的严重危害性，对违反有关规定的行为，相应处罚也更加严厉。如作为主要特殊管理药品的麻醉药品、精神药品，也属《刑法》规定的毒品范畴，该法第三百四十七条规定，走私、贩卖、运输、制造毒品，无论数量多少，都应追究刑事责任，予以刑事处罚。

5. 更醒目的特殊标志　《药品管理法》第四十九条规定，麻醉药品、精神药品、医疗用毒性药品、放射性药品的标签，必须印有规定的标志。目前我国对这类药品的标志如图 8-1 所示。

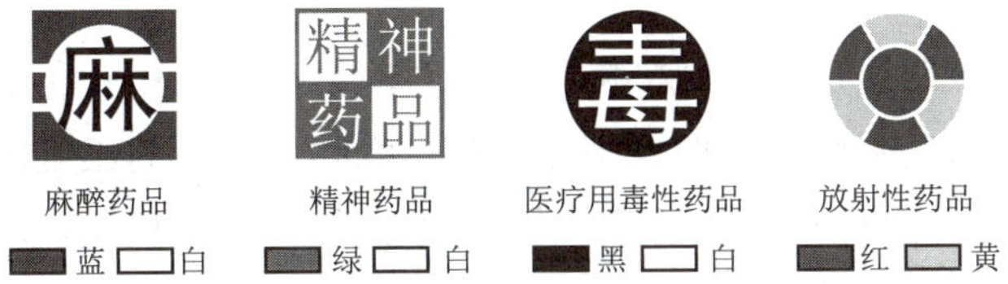

图 8-1　特殊管理药品标志

三、特殊管理药品的历史

中华人民共和国成立伊始，1950 年 11 月，经中央人民政府政务院批准颁布了《关于麻醉药品临时登记处理办法的通令》《管理麻醉药品暂行条例》及实施细则①。1978 年，经国务院重新修订后颁布了《麻醉药品管理条例》。1979 年卫生部颁布了实施细则，对麻醉药品（含原植物种植）的生产、使用提出了严格要求，并对违反条例行为作出了根据情节轻重，给予惩处的规定。这些为严格规范麻醉药品的生产、经营、使用提供了保证。

1987、1988 年，国务院分别发布了《麻醉药品管理办法》《精神药品管理办法》和《医疗用毒性药品管理办法》，对其生产、供应、使用、运输和进出口的管理均作出了明确的规定。1989 年又颁发了《放射性药品管理办法》。2005 年 8 月 3 日，国务院发布了新的《麻醉药品和精神药品管理条例》（原《麻醉药品管理办法》《精神药品管理办法》同时废止）。同年，原国家食品药品监督管理局依据《麻醉药品和精神药品管理条例》，颁布了《麻醉药品和精神药品邮寄管理办法》《麻醉药品和精神药品生产管理办法（试行）》《麻醉药品和精神药品经营管理办法（试行）》等多个配套规范。2013 年和 2016 年，国务院对《麻醉药品和精神药品管理条例》的部分条款予以修改。

为进一步加强对特殊管理药品生产的日常监管，根据国务院办公厅印发的《2005 年全国食品药品专项整治工作安排》的要求，原国家食品药品监督管理局自 2005 年起对特殊管理药品的生产企业实施重点监管。2007 年 8 月 1 日行政受理服务中心正式使用特殊管理药品的进出口填报软件，进一步规范了特殊管理药品的进出口管理。此外，按照原国家食品药品监督管理局《关于向药品生产企业试行派驻监督员的通知》的要求，向原国家食品药品监督管理局确定的重点监管的“特药”生产企业派驻监督员，从源头上加强对特殊管理药品的日常监管，防止其流入非法渠道的管理力度。

四、麻醉药品和精神药品的国际管制

在世界范围内，以立法的形式对麻醉品进行管制已有 100 多年的历史。1909 年，在我国上海召开了“上海国际禁毒会议”。1931 年 7 月，54 个国家在日内瓦缔结《限制麻醉药品制造、运销公约》，全文共 7 章 34 条，规定了麻醉药品的定义、需要量估计、生产限制

① 上海地方志办公室．第一节 麻醉药品［EB/OL］http//www.shtong.gov.cn/node2/node2245/node67643/node67656/node67731/node67922/userobject1ai65234.html，［2010-02-02］

等。1946年，联合国经济和社会理事会指定中、法、英、美、苏、捷、秘鲁等国的代表组织起草委员会，对之前的公约、协定合并修订，并于1961年3月在纽约签订了《1961年麻醉药品单一公约》，1972年又重新修订。鉴于苯丙胺等兴奋剂和安眠药使用后，不少人产生药物依赖性，滥用情况也越来越严重，1971年2月，联合国又签订了《1971年精神药物公约》。1988年12月，签署了《禁止非法贩运麻醉药品和精神药品公约》，它为与非法吸毒作斗争提供了强有力的武器。目前，已有100多个国家和欧洲经济共同体签署了该公约并成为缔约国。

另外，国际上还专门组建了管制机构，负责对麻醉药品和精神药品的研制、生产、流通、使用等全过程进行监督管理，保证满足医疗、教学、科研的正常需要，防止这些药品滥用或流入非法渠道。这些机构包括联合国麻醉品委员会（United Nations Commission of Narcotic Drugs，UNCND）简称“麻委会”、联合国麻醉品司（Division of Narcotic Drugs，DND）、国际麻醉品管制局（International Narcotic Control Board，INCB）、联合国管制药物滥用基金会（United Nations Fund for Drug Abuse Control，UNFDAC）等。

扫码“学一学”

第二节　麻醉药品和精神药品的监督管理

一、麻醉药品和精神药品的实验研究、种植及生产管理

1. 麻醉药品和精神药品的实验研究管理　《麻醉药品和精神药品管理条例》第十条规定，开展麻醉药品和精神药品实验研究活动应当具备下列条件，并经国务院药品监督管理部门批准。

（1）以医疗、科学研究或者教学为目的。

（2）有保证实验所需麻醉药品和精神药品安全的措施和管理制度。

（3）单位及其工作人员2年内没有违反有关禁毒的法律、行政法规规定的行为。

其次，《关于麻醉药品和精神药品实验研究管理规定的通知》第六条规定，有下列情况之一的，不得申请麻醉药品、精神药品实验研究：①医疗不得使用的麻醉药品、精神药品；②仿制国内监测期内的麻醉药品、精神药品；③仿制国内药品标准试行期内的麻醉药品、精神药品；④含罂粟壳的复方制剂；⑤不符合麻醉药品、精神药品生产企业数量规定；⑥申请人在药品实验研究或生产中曾有过违反有关禁毒法律、行政法规规定的行为；⑦其他不符合国家麻醉药品、精神药品有关规定的情况。

此外，麻醉药品和第一类精神药品的临床试验，不得以健康人为受试对象。

2. 麻醉药品药用原植物的种植　国家根据麻醉药品的医疗、国家储备和企业生产所需原料的需要确定需求总量，对麻醉药品药用原植物的种植实行总量控制。麻醉药品药用原植物种植企业应当根据年度种植计划，种植麻醉药品药用原植物。麻醉药品药用原植物种植企业应当向国务院药品监督管理部门和国务院农业主管部门定期报告种植情况。麻醉药品药用原植物种植企业由国务院药品监督管理部门和国务院农业主管部门共同确定，同时规定，其他单位和个人不得种植麻醉药品药用原植物。

3. 麻醉药品和精神药品的生产管理　为既满足临床需要，又不流入非法渠道，国家对麻醉药品、精神药品的生产大体采取总量控制、计划生产、定点生产。

（1）总量控制、计划生产　国家根据麻醉药品和精神药品的医疗、国家储备和企业生

产所需原料的需要确定需求总量，麻醉药品和精神药品的生产实行总量控制。国务院药品监督管理部门根据麻醉药品和精神药品的需求总量制订年度生产计划。国务院药品监督管理部门应当根据麻醉药品和精神药品的需求总量，确定麻醉药品和精神药品定点生产企业的数量和布局，并根据年度需求总量对数量和布局进行调整、公布。

（2）定点生产　国家对麻醉药品和精神药品实行定点生产制度。定点生产麻醉药品和精神药品的企业应当具备下列条件：①有药品生产许可证；②有麻醉药品和精神药品实验研究批准文件；③有符合规定的麻醉药品和精神药品生产设施、储存条件和相应的安全管理设施；④有通过网络实施企业安全生产管理和向药品监督管理部门报告生产信息的能力；⑤有保证麻醉药品和精神药品安全生产的管理制度；⑥有与麻醉药品和精神药品安全生产要求相适应的管理水平和经营规模；⑦麻醉药品和精神药品生产管理、质量管理部门的人员应当熟悉麻醉药品和精神药品管理以及有关禁毒的法律、行政法规；⑧没有生产、销售假药、劣药或者违反有关禁毒的法律、行政法规规定的行为；⑨符合国务院药品监督管理部门公布的麻醉药品和精神药品定点生产企业数量和布局的要求。

从事麻醉药品、精神药品生产的企业，应当经所在地省、自治区、直辖市人民政府药品监督管理部门批准。

发生重大突发事件，定点生产企业无法正常生产或者不能保证供应麻醉药品和精神药品时，国务院药品监督管理部门可以决定其他药品生产企业生产麻醉药品和精神药品。重大突发事件结束后，国务院药品监督管理部门应当及时决定前款规定的企业停止麻醉药品和精神药品的生产。

二、麻醉药品和精神药品的经营管理

1. 定点经营、合理布局　依据《麻醉药品和精神药品管理条例》以及 2005 年 10 月 31 日发布的《麻醉药品和精神药品经营管理办法（试行）》，国家实行定点经营制度。麻醉药品和精神药品定点批发企业除应当具备《药品管理法》第五十二条规定的药品经营企业的开办条件外，还应当具备下列条件。

（1）有符合规定的麻醉药品和精神药品储存条件。

（2）有通过网络实施企业安全管理和向药品监督管理部门报告经营信息的能力。

（3）单位及其工作人员 2 年内没有违反有关禁毒的法律、行政法规规定的行为。

（4）符合国务院药品监督管理部门公布的定点批发企业布局。

麻醉药品和第一类精神药品的定点批发企业，还应当具有保证供应责任区域内医疗机构所需麻醉药品和第一类精神药品的能力，并具有保证麻醉药品和第一类精神药品安全经营的管理制度。

跨省、自治区、直辖市从事麻醉药品和第一类精神药品批发业务的企业（以下简称全国性批发企业），应当经国务院药品监督管理部门批准；全国性批发企业向取得麻醉药品和第一类精神药品使用资格的医疗机构销售麻醉药品和第一类精神药品，还应当经医疗机构所在地省、自治区、直辖市人民政府药品监督管理部门批准。

在本省、自治区、直辖市行政区域内从事麻醉药品和第一类精神药品批发业务的企业（以下称区域性批发企业），应当经所在地省、自治区、直辖市人民政府药品监督管理部门批准。

由于特殊地理位置的原因，需要就近向其他省、自治区、直辖市行政区域内取得麻醉药品和第一类精神药品使用资格的医疗机构销售的，应当经企业所在地省、自治区、直辖市人民政府药品监督管理部门批准。审批情况由负责审批的药品监督管理部门在批准后5日内通报医疗机构所在地省、自治区、直辖市人民政府药品监督管理部门。

专门从事第二类精神药品批发业务的企业，应当经所在地省、自治区、直辖市人民政府药品监督管理部门批准。

2. 企业分工明确、协调供应 全国性批发企业可以向区域性批发企业，或者经批准可以向取得麻醉药品和第一类精神药品使用资格的医疗机构以及依《麻醉药品和精神药品管理条例》规定批准的其他单位销售麻醉药品和第一类精神药品。国务院药品监督管理部门在批准全国性批发企业时，应当明确其所承担供药责任的区域。

区域性批发企业可以向本省、自治区、直辖市行政区域内取得麻醉药品和第一类精神药品使用资格的医疗机构销售麻醉药品和第一类精神药品；省、自治区、直辖市人民政府药品监督管理部门在批准区域性批发企业时，应当明确其所承担供药责任的区域。

区域性批发企业之间因医疗急需、运输困难等特殊情况需要调剂麻醉药品和第一类精神药品的，应当在调剂后2日内将调剂情况分别报所在地省、自治区、直辖市人民政府药品监督管理部门备案。全国性批发企业和区域性批发企业可以从事第二类精神药品批发业务。

3. 限定渠道采购、合法安全供应 全国性批发企业应当从定点生产企业购进麻醉药品和第一类精神药品。区域性批发企业可以从全国性批发企业购进麻醉药品和第一类精神药品；经所在地省、自治区、直辖市人民政府药品监督管理部门批准，也可以从定点生产企业购进麻醉药品和第一类精神药品。

第二类精神药品定点批发企业可以向医疗机构、定点批发企业和符合规定的药品零售企业以及依本条例批准的其他单位销售第二类精神药品。全国性批发企业和区域性批发企业向医疗机构销售麻醉药品和第一类精神药品，应当将药品送至医疗机构。医疗机构不得自行提货。麻醉药品和第一类精神药品不得零售。

三、麻醉药品和精神药品的使用管理

由于麻醉药品具有较强的镇痛、麻醉作用，因而临床使用较普遍，多用于癌症及某些疾病的止痛及手术麻醉。精神药品主要用于治疗或改善异常的精神活动，使紊乱的思维、情绪和行为转归常态。麻醉药品和精神药品限于医疗、教学、科研使用。

1. 凭印鉴卡采购 医疗机构需要使用麻醉药品和第一类精神药品的，应当经所在地设区的市级人民政府卫生主管部门批准，取得麻醉药品、第一类精神药品购用印鉴卡（以下简称印鉴卡）。医疗机构取得印鉴卡应当具备下列条件。

（1）有专职的麻醉药品和第一类精神药品管理人员。

（2）有获得麻醉药品和第一类精神药品处方资格的执业医师。

（3）有保证麻醉药品和第一类精神药品安全储存的设施和管理制度。

医疗机构应当凭印鉴卡向本省、自治区、直辖市行政区域内的定点批发企业购买麻醉药品和第一类精神药品。设区的市级人民政府卫生主管部门发给医疗机构印鉴卡时，应当将取得印鉴卡的医疗机构情况抄送所在地设区的市级药品监督管理部门，并报省、自治区、直辖市人民政府卫生主管部门备案。省、自治区、直辖市人民政府卫生主管部门应当将取得印鉴卡的医疗机构名单向本行政区域内的定点批发企业通报。

2. 规范使用

（1）严格处方权 医疗机构应当按照国务院卫生主管部门的规定，对本单位执业医师进行有关麻醉药品和精神药品使用知识的培训、考核，经考核合格的，授予麻醉药品和第一类精神药品处方资格。执业医师取得麻醉药品和第一类精神药品的处方资格后，方可在本医疗机构开具麻醉药品和第一类精神药品处方，但不得为自己开具该种处方。医疗机构应当将具有麻醉药品和第一类精神药品处方资格的执业医师名单及其变更情况，定期报送所在地设区的市级人民政府卫生主管部门，并抄送同级药品监督管理部门。

根据《处方管理办法》处方开具的要求，医师应当按照卫生部制定的麻醉药品和精神药品临床应用指导原则，开具麻醉药品、第一类精神药品处方。除需长期使用麻醉药品和第一类精神药品的门（急）诊癌症疼痛患者和中、重度慢性疼痛患者外，麻醉药品注射剂仅限于医疗机构内使用。

对处方限量的要求，为门（急）诊患者开具的麻醉药品注射剂，每张处方为一次常用量；控缓释制剂，每张处方不得超过 7 日常用量；其他剂型，每张处方不得超过 3 日常用量。第一类精神药品注射剂，每张处方为一次常用量；控缓释制剂，每张处方不得超过 7 日常用量；其他剂型，每张处方不得超过 3 日常用量。哌醋甲酯用于治疗儿童多动症时，每张处方不得超过 15 日常用量。第二类精神药品一般每张处方不得超过 7 日常用量；对于慢性病或某些特殊情况的患者，处方用量可以适当延长，医师应当注明理由。为门（急）诊癌症疼痛患者和中、重度慢性疼痛患者开具的麻醉药品、第一类精神药品注射剂，每张处方不得超过 3 日常用量；控缓释制剂，每张处方不得超过 15 日常用量；其他剂型，每张处方不得超过 7 日常用量。为住院患者开具的麻醉药品和第一类精神药品处方应当逐日开具，每张处方为 1 日常用量。对于需要特别加强管制的麻醉药品，盐酸二氢埃托啡处方为一次常用量，仅限于二级以上医院内使用；盐酸哌替啶处方为一次常用量，仅限于医疗机构内使用。医疗机构应当要求长期使用麻醉药品和第一类精神药品的门（急）诊癌症患者和中、重度慢性疼痛患者，每三个月复诊或者随诊一次。

（2）按需保障供应　具有麻醉药品和第一类精神药品处方资格的执业医师，根据临床应用指导原则，对确需使用麻醉药品或者第一类精神药品的患者，应当满足其合理用药需求。具有麻醉药品和第一类精神药品处方资格的执业医师认为要求合理的，应当及时为患者提供所需麻醉药品或者第一类精神药品。

（3）加强处方管理　执业医师应当使用专用处方开具麻醉药品和精神药品，单张处方的最大用量应当符合国务院卫生主管部门的规定。对麻醉药品和第一类精神药品处方，处方的调配人、核对人应当仔细核对，签署姓名，并予以登记；对不符合本条例规定的，处方的调配人、核对人应当拒绝发药。麻醉药品和精神药品专用处方的格式由国务院卫生主管部门规定。麻醉药品处方至少保存三年，精神药品处方至少保存二年。

（4）灵活机动保供应　医疗机构抢救患者急需麻醉药品和第一类精神药品而本医疗机构无法提供时，可以从其他医疗机构或者定点批发企业紧急借用；其次，对临床需要而市场无供应的麻醉药品和精神药品，持有医疗机构制剂许可证和印鉴卡的医疗机构，经所在地省、自治区、直辖市人民政府药品监督管理部门批准，可以配制制剂。医疗机构配制的麻醉药品和精神药品制剂只能在本医疗机构使用，不得对外销售。

四、麻醉药品和精神药品的储存和运输管理

1. 麻醉药品和精神药品的储存管理

（1）专库或专柜储存　麻醉药品药用原植物种植企业、定点生产企业、全国性批发企

业和区域性批发企业以及国家设立的麻醉药品储存单位，应当设置储存麻醉药品和第一类精神药品的专库。该专库应当符合下列要求：安装专用防盗门，实行双人双锁管理；具有相应的防火设施；具有监控设施和报警装置，报警装置应当与公安机关报警系统联网。全国性批发企业经国务院药品监督管理部门批准设立的药品储存点应当符合上述规定。第二类精神药品经营企业应当在药品库房中设立独立的专库或者专柜储存第二类精神药品。

麻醉药品和第一类精神药品的使用单位应当设立专库或者专柜储存麻醉药品和第一类精神药品。专库应当设有防盗设施并安装报警装置；专柜应当使用保险柜。

（2）加强管理制度　麻醉药品药用原植物种植企业、定点生产企业、全国性批发企业和区域性批发企业、国家设立的麻醉药品储存单位以及麻醉药品和第一类精神药品的使用单位，应当配备专人负责管理工作，并建立储存麻醉药品和第一类精神药品的专用账册。药品入库双人验收，出库双人复核，做到账物相符。第二类精神药品经营企业应当建立专用账册，实行专人管理。专库和专柜应当实行双人双锁管理。专用账册的保存期限应当自药品有效期期满之日起不少于五年。

2. 麻醉药品和精神药品的运输管理

（1）采取安全保障措施　托运、承运和自行运输麻醉药品和精神药品的，应当采取安全保障措施，防止麻醉药品和精神药品在运输过程中被盗、被抢、丢失。通过铁路运输麻醉药品和第一类精神药品的，应当使用集装箱或者铁路行李车运输。没有铁路需要通过公路或者水路运输麻醉药品和第一类精神药品的，应当由专人负责押运。

（2）严格运输制度　托运或者自行运输麻醉药品和第一类精神药品的单位，应当向所在地设区的市级药品监督管理部门申请领取运输证明。运输证明有效期为 1 年。运输证明应当由专人保管，不得涂改、转让、转借。托运人办理麻醉药品和第一类精神药品运输手续，应当将运输证明副本交付承运人。承运人应当查验、收存运输证明副本，并检查货物包装。没有运输证明或者货物包装不符合规定的，承运人不得承运。承运人在运输过程中应当携带运输证明副本，以备查验。邮政营业机构应当查验、收存准予邮寄证明；没有准予邮寄证明的，邮政营业机构不得收寄。

五、麻醉药品和精神药品的监督检查

药品监督管理部门应当根据规定的职责权限，对麻醉药品药用原植物的种植以及麻醉药品和精神药品的实验研究、生产、经营、使用、储存、运输活动进行监督检查。

1. 组建监控网络　省级以上人民政府药品监督管理部门根据实际情况建立监控信息网络，对定点生产企业、定点批发企业和使用单位的麻醉药品和精神药品生产、进货、销售、库存、使用的数量以及流向实行实时监控，并与同级公安机关做到信息共享。尚未连接监控信息网络的麻醉药品和精神药品定点生产企业、定点批发企业和使用单位，应当每月通过电子信息、传真、书面等方式，将本单位麻醉药品和精神药品生产、进货、销售、库存、使用的数量以及流向，报所在地设区的市级药品监督管理部门和公安机关；医疗机构还应当报所在地设区的市级人民政府卫生主管部门。设区的市级药品监督管理部门应当每三个月向上一级药品监督管理部门报告本地区麻醉药品和精神药品的相关情况。

2. 注重部门信息沟通及合作　药品监督管理部门、卫生主管部门和公安机关应当互相通报麻醉药品和精神药品生产、经营企业和使用单位的名单以及其他管理信息。各级药品监督管理部门应当将在麻醉药品药用原植物的种植，以及麻醉药品和精神药品的实验研究、生产、经营、使用、储存、运输等各环节的管理中的审批、撤销等事项通报同级公安机关。药品监督管理部门发现取得印鉴卡的医疗机构未依照规定购买麻醉药品和第一类精神药品时，应当及时通报同级卫生主管部门。麻醉药品和精神药品的经营企业、使用单位报送各级药品监督管理部门的备案事项，应当同时报送同级公安机关。

发生麻醉药品和精神药品被盗、被抢、丢失或者其他流入非法渠道的情形的，案发单位应当立即采取必要的控制措施，同时报告所在地县级公安机关和药品监督管理部门。医疗机构发生上述情形的，还应当报告其主管部门。药品监督管理部门、卫生主管部门以及其他有关部门应当配合公安机关开展工作。

3. 妥善处理过期、损坏的麻醉药品和精神药品　麻醉药品和精神药品的生产、经营企业和使用单位对过期、损坏的麻醉药品和精神药品应当登记造册，并向所在地县级药品监督管理部门申请销毁。药品监督管理部门应当自接到申请之日起 5 日内到场监督销毁。医疗机构对存放在本单位的过期、损坏麻醉药品和精神药品，应当按照本条规定的程序向卫生主管部门提出申请，由卫生主管部门负责监督销毁。

对依法收缴的麻醉药品和精神药品，除经国务院药品监督管理部门或者国务院公安部门批准用于科学研究外，应当依照国家有关规定予以销毁。

六、法律责任

对于违反《麻醉药品和精神药品管理条例》的行为，由各相关行政部门作出处罚。

1. 麻醉药品药用原植物种植企业的法律责任　麻醉药品药用原植物种植企业未依照麻醉药品药用原植物年度种植计划进行种植的；未依照规定报告种植情况的；未依照规定储存麻醉药品的，由药品监督管理部门责令限期改正，给予警告；逾期不改正的，处五万元以上十万元以下的罚款；情节严重的，取消其种植资格。

2. 科研教学单位的法律责任　药品研究单位在普通药品的实验研究和研制过程中，产生管制药品，未报告的，由药监部门责令改正，给予警告，没收违法药品；拒不改正的，责令停止实验研究和研制活动。

药物临床试验机构以健康人为麻醉药品和第一类精神药品临床试验的受试对象的，由药监部门责令停止违法行为，给予警告；情节严重的，取消药物临床试验机构资格；构成犯罪的依法追究刑事责任。对受试对象造成损害的，依法承担治疗和赔偿责任。

3. 定点生产企业的法律责任　定点生产企业违反未按照麻醉药品和精神药品年度生产计划安排生产；未依照规定向药品监督管理部门报告生产情况；未依照规定储存麻醉药品和精神药品，或者未依照规定建立、保存专用账册；未依照规定销售麻醉药品和精神药品，由药监部门责令限期改正，给予警告，并没收违法所得和销售的药品；逾期不改的责令停产，处五万元以上十万元以下罚款；情节严重的取消生产资格。

4. 定点批发企业的法律责任　定点批发企业未依照规定购进麻醉药品和第一类精神药品的；未保证供药责任区域内的麻醉药品和第一类精神药品的供应的；未对医疗机构履行送货义务的；未依照规定报告麻醉药品和精神药品的进货、销售、库存数量以及流向的；未依照规定储存麻醉药品和精神药品，或者未依照规定建立、保存专用账册的；未依照规定销毁麻醉药品和精神药品的；区域性批发企业之间违反本条例的规定调剂麻醉药品和第一类精神药品，或者因特殊情况调剂麻醉药品和第一类精神药品后未依照规定备案的。由药品监督管理部门责令限期改正，给予警告；逾期不改正的，责令停业，并处二万元以上五万元以下的罚款；情节严重的，取消其定点批发资格。

5. 医疗机构的法律责任 取得印鉴卡的医疗机构未依照规定购买、储存麻醉药品和第一类精神药品的；未依照规定保存麻醉药品和精神药品专用处方，或者未依照规定进行处方专册登记的；未依照规定报告麻醉药品和精神药品的进货、库存、使用数量的；紧急借用麻醉药品和第一类精神药品后未备案的；未依照规定销毁麻醉药品和精神药品的。由设区的市级人民政府卫生主管部门责令限期改正，给予警告；逾期不改正的，处五千元以上一万元以下的罚款；情节严重的，吊销其印鉴卡；对直接负责的主管人员和其他直接责任人员，依法给予降级、撤职、开除的处分。

6. 从业人员的法律责任 具有麻醉药品和第一类精神药品处方资格的执业医师，违反规定开具麻醉药品和第一类精神药品处方，或者未按照临床应用指导原则的要求使用麻醉药品和第一类精神药品的，由其所在医疗机构取消其麻醉药品和第一类精神药品处方资格；造成严重后果的，由原发证部门吊销其执业证书。执业医师未按照临床应用指导原则的要求使用第二类精神药品或者未使用专用处方开具第二类精神药品，造成严重后果的，由原发证部门吊销其执业证书。

未取得麻醉药品和第一类精神药品处方资格的执业医师擅自开具麻醉药品和第一类精神药品处方，由县级以上人民政府卫生主管部门给予警告，暂停其执业活动；造成严重后果的，吊销其执业证书；构成犯罪的，依法追究刑事责任。

处方的调配人、核对人违反本条例的规定未对麻醉药品和第一类精神药品处方进行核对，造成严重后果的，由原发证部门吊销其执业证书。

7. 行政管理部门的法律责任 药品监督管理部门、卫生主管部门违反本条例的规定，对不符合条件的申请人准予行政许可或者超越法定职权作出准予行政许可决定的；未到场监督销毁过期、损坏的麻醉药品和精神药品的；未依法履行监督检查职责，应当发现而未发现违法行为、发现违法行为不及时查处，或者未依照本条例规定的程序实施监督检查的；违反本条例规定的其他失职、渎职行为。由其上级行政机关或者监察机关责令改正；情节严重的，对直接负责的主管人员和其他直接责任人员依法给予行政处分；构成犯罪的，依法追究刑事责任。

第三节 医疗用毒性药品的监督管理

扫码“学一学”

为加强医疗用毒性药品的管理，防止中毒或死亡等严重事件的发生，根据《药品管理法》，1988 年 12 月 27 日国务院发布《医疗用毒性药品管理办法》（国务院令第 23 号）。该办法自发布之日起施行，办法共 14 条，主要包括医疗用毒性药品的定义，医疗用毒性药品的生产、加工、收购、经营、配方使用等方面的管理规定，以及相应的法律责任。2002 年 10 月 14 日，国家药品监督管理局发布《关于切实加强医疗用毒性药品监管的通知》（国药监安〔2002〕368 号），该通知进一步明确了对毒性药品的生产、经营、储运和使用进行严格监管的要求。

一、医疗用毒性药品的生产管理

1. 计划生产 毒性药品年度生产、收购、供应和配制计划，由省级药品监督管理部门根据医疗需要制订，下达给指定的毒性药品生产、收购、供应单位。生产单位不得擅自改变生产计划自行销售。

2. 加强管理制度　由医药专业人员负责生产、配制和质量检验，并建立严格的管理制度，严防与其他药品混杂。

每次配料，必须经二人以上复核无误，并详细记录每次生产所用原材料和成品数，经手人签字备查。所有工具、容器要处理干净，以防污染其他药品。标示量要准确无误，包装容器要有毒药标志。

生产毒性药品及其制剂，必须严格执行生产工艺操作规程，在本单位药品检验人员的监督下准确投料，并建立完整的生产记录，保存五年备查。

3. 加强废弃物管理　在生产毒性药品过程中产生的废弃物，必须妥善处理，不得污染环境。

二、医疗用毒性药品的经营管理

1. 指定经营　毒性药品的收购、经营由各级药品监督管理部门指定的药品经营单位负责；配方用药由国营药店、医疗机构负责。其他未经批准的单位或个人不得从事毒性药品的收购、经营和配方业务。

2. 专库、专柜保管　收购、经营、加工、使用毒性药品的单位必须建立健全保管、验收、领发、核对等制度，严防收假、发错，严禁与其他药品混杂，做到划定仓间或仓位，专柜加锁并有专人保管。

三、医疗用毒性药品的使用管理

1. 医疗机构的使用管理　医疗机构供应和调配毒性药品必须凭执业医师签名的正式处方。药品经营企业供应和调配毒性药品，凭盖有执业医师所在的医疗机构公章的正式处方。每次处方剂量不得超过二日极量。处方一次有效，取药后处方保存二年备查。

2. 科研和教学单位的使用管理　科研和教学单位所需的毒性药品，必须持本单位的证明信，经单位所在地县以上药品监督管理部门批准后，供应部门方能发售。

3. 群众自配需用毒性中药的管理　群众自配民间单、秘、验方需用毒性中药，购买时要持有本单位或者城市街道办事处、乡（镇）人民政府的证明信，供应部门方可发售。

四、法律责任

对违反《医疗用毒性药品管理办法》规定，擅自生产、收购、经营毒性药品的单位或个人，由县级以上药品监督管理部门没收全部毒性药品，并处以警告或按非法所得的五至十倍罚款。情节严重、致人伤残或死亡，构成犯罪的，由司法机关依法追究其刑事责任。

案例讨论

错配中药致死患者案

【案情简介】张某系中医医师，在新疆某专科学校合法开设门诊，为患者诊断治病并配售中药。1993 年 3 月 24 日中午 1 时 30 分许，袁某因牙痛来门诊就医，张某给袁某诊断后便开了中药清胃散二副。因在此之前张某错将有毒的草乌装入放玄参的药斗内，在配药时将草乌当作玄参配给了袁某。袁某将其中一副中药泡服后，即出现严重中毒症状。经医院抢救无效，于当日下午5时40分死亡。事发后，张某主动查找袁某中毒死亡的原因系其配错中药，并去卫生局投案自首。

【焦点问题】错配中药致患者中毒身亡的行为该定过失杀人罪还是重大责任事故罪？

【案例分析】重大责任事故罪侵犯的客体是厂矿、企业、事业单位的生产安全；在客观方面行为人必须具有因不服从管理、违反规章制度而发生重大伤亡事故，造成严重后果的行为；犯罪的主体只限于工厂、矿山、林场、建筑企业或者其他企、事业单位直接从事生产、科研和生产指挥人员；在主观方面是出于过失。不难看出，被告人张某错配中药致死患者的行为，除了在主观上出于过失这一点符合重大责任事故罪的特征外，其他方面均不相符合。首先，被告人错配中药致死患者的行为，侵犯的客体并非是厂矿、企业的生产安全，而是他人的生命权，与过失杀人罪侵犯的客体相符；其次，被告人错配中药致死患者，属于一种因过失而致人死亡的行为，符合过失杀人罪客观方面的特征，而不符合重大责任事故罪所表现的行为人因不服从管理、违反规章制度而造成严重后果的特征；再次，被告人是从事医疗工作的个体医师，而不是从事生产、科研的工人、技术人员，因此他可以成为过失杀人罪的主体，而不能成为重大责任事故罪的主体。可见，被告人的行为不符合重大责任事故罪的特征，而与过失杀人罪的特征相符。综上分析，被告人张某错配中药致死患者的行为该定过失杀人罪。

第四节　放射性药品的监督管理

扫码“学一学”

国务院药品监督管理部门与核工业主管部门共同负责、监督管理全国放射性药品的研制、生产、流通、使用等工作。

一、放射性新药的研制

放射性新药的年度研究计划报送核工业主管部门备案，经所在地省级药品监督管理部门汇总后向国务院药品监督管理部门报备案。

二、放射性药品的生产和经营管理

国家对放射性药品实行合理布局、定点生产。

开办放射性药品生产、经营企业必须具备《药品管理法》规定的条件，符合国家的放射卫生防护基本标准，履行环境影响报告的审批手续。并取得《放射性药品生产许可证》《放射性药品经营许可证》。生产、经营许可证有效期为五年。

三、放射性药品的使用管理

医疗机构使用放射性药品必须配备有相应的经核医学技术培训技术人员，取得《放射性药品使用许可证》，并符合国家放射性同位素卫生防护管理的有关规定。《放射性药品使用许可证》有效期为五年。

四、放射性药品的标准和检验

放射性药品的标准由国务院药品监督管理部门及国家药典委员会制定。放射性药品的检验由中国药品生物制品检定所或指定的药品检验所承担。

五、放射性药品的包装运输管理

放射性药品的包装必须安全实用，符合放射性药品包装质量要求，并具有与放射性剂量相适应的防护装置。包装必须分内包装和外包装两部分，外包装必须贴有商标、标签、说明书和放射性药品标志，内包装必须贴有标签。

任何单位和个人不得乘坐公共交通运输工具携带放射性药品。

六、法律责任

对违反《放射性药品管理办法》规定的单位和个人，由县级以上药品监督管理部门，视情节轻重，给予警告、限期整改、罚款或没收非法所得、停产停业整顿，或会同有关部门吊销其许可证。情节严重，构成犯罪的，由司法机关依法追究其刑事责任。

背景知识

有关“特药”管理的国际公约

一、《1961 年麻醉品单一公约》①

1. 概述　《1961 年麻醉品单一公约》于 1961 年 3 月 30 日签订于纽约，1975 年 8 月 8 日生效，是反对违法麻醉品制造和走私的国际条约，它形成全球药品控制制度的基础，是迄今为止关于麻醉品较为全面的国际性公约。

2. 主要内容　公约分为前言、正文和附表三部分。其宗旨是防止滥用麻醉品危害人类健康，主张麻醉品仅供医疗和科研使用。正文共五十一条，主要内容如下。

（1）限定麻醉药品的范围。

（2）规定各缔约国的一般义务。

（3）规定联合国经济及社会理事会麻醉品委员会、国际麻醉品管制局执行公约的职权、职能及有关的组织结构。

（4）规定对各类麻醉品的限制、管制、监察和检查的措施。

（5）规定违反公约的处罚，即规定对违反公约规定的麻醉品的种植、生产、制造、提制、调制、持有、供给、兜售、分配、购买、贩卖、以及任何名义交割、经纪、发送、过境寄发、运输、输入或输出，以及任何其他行为均为犯罪，并应予以严惩。

（6）规定防止滥用麻醉品的措施。

（7）规定毒品犯罪的刑事管辖权。

二、《1971 年精神药物公约》②

1. 概述　《1971 年精神药物公约》于 1971 年 2 月 21 日签订于维也纳，1976 年 8 月 16

---

① 经《修正 1961 年麻醉品单一公约的议定书》修正的 1961 年麻醉品单一公约［EB/OL］. http：//china. findlaw. cn/fagui/guojifa/gj/23/24896. html，1972-03-25［2010-02-02］

② 1971 年精神药物公约［EB/OL］. http：//www. fsou. com/html/text/eag/1006668/100666824. html，［2010-02-02］

日生效，主要针对国际上精神药物滥用严重的情况，以便对精神药物加以严格管制。

2. 主要内容 精神药物公约分为序文、正文和附表三部分，对此前各公约所未包括的精神药物的生产、贸易和使用等进行国际控制和管理。正文共有三十三条，主要内容如下。

（1）规定精神药物的范围。

（2）规定精神药物的管制措施。

（3）规定各缔约国报送本公约在其领土实施的情报资料。

（4）规定防止滥用精神药物的措施及取缔精神药物非法产销的行动。

（5）规定违反公约的罚则。

三、《联合国禁止非法贩运麻醉药品和精神药物公约》①

1. 概述 《联合国禁止非法贩运麻醉药品和精神药物公约》于 1988 年 12 月 20 日签订于维也纳，1990 年 11 月 11 日生效，主要针对日益严重的国际贩毒活动，加强各国对此类犯罪的制裁和在这方面的合作。

2. 主要内容 《公约》共三十四条，其中第一条至第十九条为实质性条款，第二十条至第二十五条为执行条款，第二十六条至三十四条为最后条款。主要内容如下。

（1）规定“非法贩运”的定义，并规定缔约国应对这些犯罪给予制裁。

（2）缔约国应在一定情况下对上述犯罪确立管辖权。

（3）缔约国应通过没收犯罪收益、引渡、法律协助、执法合作、支援过境国、对特定化学品进行管制根除非法种植和非法需求等方面的合作，打击贩毒犯罪。

（4）缔约国应向麻委会提供关于在其境内执行《公约》的情报。

本章小结

本章介绍了“特药”的管理，包括麻醉药品、精神药品、医疗用毒性药品、放射性药品的管理，重点介绍了麻醉药品和精神药品在生产、经营、使用、储存方面的管理，并系统介绍了麻醉药品和精神药品的相关法律责任。

课堂讨论

1. 开展麻醉药品和精神药品实验研究活动应当具备的条件和注意的问题有哪些？
2. 麻醉药品和精神药品的定点、生产经营分别应当具备哪些条件？
3. 麻醉药品和精神药品生产管理的原则是什么？
4. 违反麻醉药品和精神药品管理，应当承担哪些行政和刑事责任？

课外思考

1. 如何理解特殊管理药品，即“特药”的“特”？
2. “医疗用毒性药品”和现实生活中俗称的“毒品”有何差异，试准确理解。
3. 对麻醉药品和精神药品实行定点生产、定点经营的意义。
4. 对医疗机构使用麻醉药品和第一类精神药品规定与限定非常明确，现实还存有哪些问题？
5. 麻醉药品和精神药品储存、运输的管理，应注意的问题有哪些？

---

① 人民网社会频道．联合国禁止非法贩运麻醉药品和精神药物公约［EB/OL］．http：//society. people. com. cn/GB/8217/156443/156445/9371754. html，2009-05-27［2010-02-02］

第九章　医药知识产权

学习目标

本章主要涉及医药知识产权概述、医药专利保护、医药商标保护、中药品种保护、医药商业秘密保护和医药未披露数据保护等内容。通过本章的学习，使读者较为全面地了解我国医药知识产权的概况。

1. 了解　医药专利的定义、种类；医药商标侵权行为；中药品种保护的定义、特征。
2. 熟悉　医药知识产权权利内容及特征；中药品种保护的类型和效力；医药商业秘密的概念和类型；医药未披露数据的内涵。
3. 掌握　医药专利侵权判定原则；医药商标权利内容。
4. 重点掌握　医药专利权的内容；医药商标的注册申请和授权；医药商业秘密的构成要件。

导入案例

天士力制药公司诉××制药公司“养血清脑颗粒”专利纠纷案

天津天士力制药股份有限公司（简称天士力公司）于1999年获得了“养血清脑颗粒”的中药复方专利。该中药复方中各味中药的重量配比为当归6.75%、川芎6.75%、白芍5.4%、熟地5.4%、勾藤13.5%、鸡血藤13.5%、夏枯草13.5%、决明子13.5%、珍珠母13.5%……

2005年3月，天士力公司发现，××制药有限公司在互联网上发布“养血清脑颗粒”药品招商广告，遂于2005年5月11日向北京市第一中级法院提起专利侵权诉讼。

在一审审理中，被告××公司承认其生产“养血清脑颗粒”的药品执行标准与天士力公司的专利技术完全相同。但是被告另外提交了《中级医刊》1981年第10期刊登的文章《“头痛Ⅱ”治疗偏头痛型血管性头痛45例临床小结》（以下简称《“头痛Ⅱ”》），该文献公开记载的“头痛Ⅱ”复方为当归12克、川芎12克、白芍12克、熟地12克、钩藤30克、鸡血藤30克、夏枯草30克、草决明30克、珍珠母30克、元胡15克、细辛3克。将此处方与本案所涉专利复方相比可以发现，两者药物组分相同，但是药物组分的用量不同。被告据此主张自己使用的是涉案专利申请日之前的公知技术，并不构成侵权。

一审法院在对被告所提交的《“头痛Ⅱ”》与涉案专利进行对比后，认为《“头痛Ⅱ”》公开的组方与两者的组方相同，各组份重量百分比数值为除当归与川芎两者比值相差1.25%外，其余各味药的比值相差在0.04%~0.06%之间。两者差异不大，且《“头痛Ⅱ”》先于本专利申请日发表，符合公知技术方案的基本构成。一审法院遂据此判定被告公知技术抗辩成立，驳回天士力公司的诉讼请求。天士力公司不服一审判决，提出上诉。

在二审过程中，天士力公司提交了大量的证据，并申请两位国内权威的中药学专家作为专家证人出庭作证。专家证人指出，根据中医学理论，当归和川芎两味中草药属于“君药”，即在“养血清脑颗粒”组方中起主要作用的药。通过将《“头痛Ⅱ”》中的处方与涉案专利记载的技术方案进行折算，其“当归”和“川芎”的相对差异率为21.7%，而其他组分相对差异率在2.7%~3.1%之间，即两者在“君药”的用量上存在明显差异。

二审法院还查明，根据《“头痛Ⅱ”》记载，其治疗仅限于偏头痛型血管性头痛。而根据涉案专利说明书记载的内容，该技术方案除治疗血管神经性头痛、偏头痛外，还用于治疗高血压的头晕、头痛。

据此，二审法院认为，《头痛Ⅱ》公开的技术方案与××公司被控侵权产品“养血清脑颗粒”不属于等同技术方案。最终，二审法院撤销了一审判决，判令××公司停止侵权，并赔偿天士力公司经济损失。

该案例入选2006年中国医药行业最具影响力的十大事件之一。

医药产业是一个特殊而重要的高技术领域，药品研发，特别是创新药研发具有投资大、风险高、周期长的特点。每开发一种具有新结构化合物的药品，动辄耗资8亿~10亿美元；而且从最初的结构筛选到最终的产品上市，往往要花费长达10年甚至以上的时间。但一个新产品一旦成功开发，不仅可为人类战胜疾病、保证健康和延长生命作出贡献，而且还可为开发成功的科研院所和制药企业以及经销商带来巨额利润。这种巨额利润的回报，主要依靠知识产权制度的垄断保护，这也正是医药企业高度重视知识产权保护战略的根本原因。

提高知识产权保护意识，完善相关的政策措施和管理制度，在医药研发、生产乃至销售的每一个环节加强知识产权保护与管理，充分运用知识产权制度的保护功能和信息功能，对于促进我国医药科学技术创新和产业发展、保护医药企业和消费者利益、提高我国制药业的国际竞争力是十分必要的。加强医药知识产权保护与管理，是我国医药科学技术及产业发展的一项长期任务。

扫码“学一学”

第一节　医药知识产权概述

【术语】医药知识产权（medicinal intellectual property）、著作权（copyright）、工业产权（industrial property）

一、知识产权概述

知识产权，是指自然人、法人或其他组织对其在科学技术和文学艺术等领域内，主要基于脑力劳动创造完成的智力成果所依法享有的专有权利。这种财产权通常被称为无形资产，与动产、不动产并称为人类财产的三大形态。传统的知识产权可分为“工业产权”和“著作权”（版权）两类，WTO的《与贸易有关的知识产权协议》（TRIPS）还把“未披露过的信息专有权”（商业秘密）、“集成电路布图设计权”列为知识产权的范围。

二、医药知识产权的定义、种类和特征

1. 定义　医药知识产权是指一切与医药行业有关的发明创造和智力劳动成果的财产权。

2. 种类　概括地说，医药知识产权的种类如图 9-1 所示。

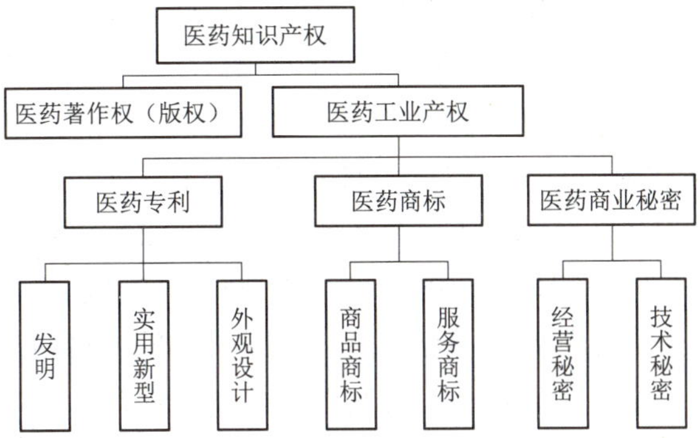

图 9-1　医药知识产权的种类

（1）医药著作权

1）由医药企业组织人员创作或提供资金、资料等创作条件或承担责任的有关年鉴、辞书、教材、文献、期刊等编辑作品的著作权。

2）涉及医药企业的计算机软件，如控制系统、控制系统软件等的著作权。

3）药品临床前和临床试验数据。

（2）医药工业产权

1）医药专利　①医药发明专利：包括医药产品专利（如新药物化合物、新晶形专利、新药物组合、新发现的天然物质、医疗器具发明创造等）、制备方法专利和医药用途专利 3 种类型；②实用新型专利：包括与功能相关的药物剂型、形状、结构的改变，如某种新型缓释制剂，某种单剂量给药器；③外观设计专利：涉及药品、包装、容器外观等，如有形状药品产品的新的造型或其与图案色彩的搭配和组合；新的容器，如药瓶、药袋、药品瓶盖等；富有美感和特色的说明书、容器和包装盒等。

2）医药商标　包括商品商标和服务商标。

3）医药商业秘密　包括医药经营秘密和技术秘密等。

3. 特征　医药知识产权的特征，是指医药知识产权作为民事权利的一种形式，与其他各类民事权利（如物权、债权）相区别的特点。医药知识产权具有以下特征。

（1）无形性　医药知识产权的客体是医药领域知识形态的劳动产品，表现为智力成果。人们对医药领域智力成果的占有，如享有药品技术专利、药品注册商标、医药企业生产、管理等商业秘密，以及涉及医药企业的计算机软件的著作权等不是一种实在而具体的占有，当医药知识产权公开后，所有权人的权利被侵犯的可能性明显高于有形财产的权利人。也因为“无形”这一特点，医药知识产权的权利人能够利用其权利控制他人对其智力成果的使用，并且可以被许多民事主体同时使用或反复多次使用。

（2）独占性　也称专有性，是指医药知识产权的所有人对其权利的客体（如药品专

利、注册商标）享有独家实施、占有、收益和处分的权利，这种独占性是通过法律来保证的，他人要享有这种权利，必须经知识产权所有人同意，否则将被视为侵权行为，知识产权所有人可以通过提起诉讼，达到制止侵权行为并获得相应经济补偿的目的。

我国《专利法》规定：“任何单位和个人未经专利权人许可，不得为生产经营目的制造、使用、许诺销售、销售、进口其专利产品，或者使用其专利方法以及使用、许诺销售、销售、进口依照该专利方法直接获得的产品。”未经专利权人许可而实施他人专利的行为是侵权行为，要受到法律的处罚。医药注册商标权亦是如此，未经权利人许可不可使用。医药著作权除《著作权法》规定的法定许可及合理使用情形外，也必须经著作权人许可才能使用。

（3）时间性　法律所确认的医药知识产权的效力具有法定的期限，超过法定期限，权利归于消灭，其保护对象从私有领域进入公有领域，任何人均可以自由利用。对医药知识产权规定存续期间，是由医药知识产权的保护对象是医药信息这一特点所决定的。因为医药信息具有永久存续的特点，其本身不会因为使用或时间的推移而消灭。因此，立法者基于立法政策上的考虑，规定权利人独占控制其医药信息的期限，期限届满，该医药信息即进入公有领域，以平衡医药信息所有人和社会公众的利益，促进社会的发展。

我国《专利法》第四十二条规定：“发明专利权的期限为 20 年，实用新型专利权和外观设计专利权的期限分别为 10 年和 15 年，均自申请之日起计算。”著作权的保护期限较复杂，其修改权、署名权以及保护作品的完整性的权利均不受时间限制，但作品的使用权、发表权、获得报酬的权利为作者终生及死后 50 年。我国商标权的保护期限自核准注册之日起 10 年，但可以在期限届满前 6 个月内申请续展注册，每次续展注册的有效期为 10 年，续展的次数不限，如果商标权人逾期不办理续展注册，其商标权也将终止。商业秘密受法律保护的期限是不确定的，该秘密一旦为公众所知悉，即成为公众可以自由使用的知识。

（4）地域性　医药知识产权具有严格的地域性，是指一个国家授予的知识产权，只在本国法律管辖范围内有效，在其他国家或地区是无效的。如果权利人希望在其他国家或地区也享有独占权，则应依照其他国的法律另行提出申请。也就是说，除签有国际公约或双边互惠协定的以外，知识产权没有域外效力。所以制药企业应及时针对产品出口方向有重点的选择国别、及时申请知识产权保护。比如三九集团在瑞士、法国、德国、日本、西班牙等国申请了“999”和“三九胃泰”的商标注册。

三、医药知识产权的意义

1. 有利于激发药品创新的积极性　医药知识产权的基本功能之一就是鼓励发明创造、维护发明者的合法权益，保障医药企业科技创新投入的市场回报。创新药的研制开发必须投入大量资金，并耗费大量的时间和创造性劳动。若没有医药知识产权的保护，耗费了巨大成本而研制出来的创新药，会被他人任意仿制，发明人的成本将难以收回，药品研发的积极性将会严重受挫。而医药知识产权中的专利制度则可以赋予创新药研发者在一定时间内独占市场的权利，使其凭借这种合法的垄断地位，及时收回研发成本并获得高额垄断利润，从而有利于激发药品创新的积极性。

比如，辉瑞公司 1996 年开发上市的降胆固醇药物阿托伐他汀，于 1989 年获得美国专利，其 2002 年全球的销售额是 86 亿美元，2003 年超过 100 亿美元，2005 年则达到 122 亿美元，专利独占权所带来的巨额垄断利润，保证其有效收回前期投资，并激励企业进一步开发创新药的积极性。

2. 医药企业技术引进、技术创新的制度保障　出于对自身医药技术保护的考虑，东道国知识产权保护水平对跨国制药公司的技术转让决策往往具有很大的影响。完善的医药知识产权制度有利于本土制药企业引进跨国制药公司先进技术。同时，医药企业的技术引进过程和引进后的技术创新也需要知识产权制度的保护。

比如，引进的国内独一无二的技术以及在此基础上创造出来的新技术、新方法，开发出来的新产品等都需要通过医药工业产权中的专利制度获得保护；技术引进后设计图纸等可以通过著作权法获得保护；如果创新的成果投入市场时辅以商标战略，还涉及商标保护等。

四、我国医药知识产权的法律渊源

根据其法律效力分类，我国医药知识产权保护的法律渊源见表9-1、表9-2、表9-3、表9-4。

表9-1　全国人大常委会制定、发布的与医药知识产权相关的法律

名　称	现行版修订日期
《中华人民共和国民法通则》	2009年8月27日
《中华人民共和国反不正当竞争法》	2017年11月4日
《中华人民共和国合同法》	1999年10月1日
《中华人民共和国商标法》	2013年8月30日
《中华人民共和国著作权法》	2010年2月26日
《中国人民共和国药品管理法》	2019年8月26日
《中华人民共和国中医药法》	2016年12月25日
《中华人民共和国宪法》	2018年3月11日
《中华人民共和国刑法》	2017年11月4日
《中华人民共和国公司法》	2018年10月26日
《中华人民共和国科学技术进步法》	2007年12月29日
《中华人民共和国劳动法》	2018年12月29日
《中华人民共和国专利法》	2008年12月27日

表9-2　国务院制定、发布的与医药知识产权相关的法规

名　称	现行版修订日期
《野生药材资源保护管理条例》	1987年12月1日
《专利代理条例》	2018年11月6日
《中药品种保护条例》	2018年9月18日
《药品行政保护条例》	1993年1月1日
《中华人民共和国植物新品种保护条例》	2014年7月29日
《计算机软件保护条例》	2013年1月30日

续表

名 称	现行版修订日期
《中华人民共和国著作权法实施条例》	2013 年 1 月 30 日
《中华人民共和国商标法实施条例》	2014 年 4 月 29 日
《中华人民共和国药品管理法实施条例》	2002 年 9 月 15 日
《中华人民共和国中医药条例》	2003 年 4 月 2 日
《著作权集体管理条例》	2013 年 12 月 7 日
《中华人民共和国专利法实施细则》①	2010 年 1 月 9 日

表 9-3 国务院各部委制定、发布的与医药知识产权相关的规章

名 称	现行版或修订日期
《医药行业关于反不正当竞争的若干规定》	1993 年 12 月 1 日
《关于中国实施〈专利合作条约〉的规定》	1995 年 5 月 28 日
《关于禁止侵犯商业秘密行为的若干规定》	1998 年 12 月 3 日
《中华人民共和国植物新品种保护条例实施细则（国家林业局部分）》	2011 年 1 月 25 日
《中医药专利管理办法（试行）》	1999 年 9 月 5 日
《药品行政保护条例实施细则》	2000 年 10 月 24 日
《专利行政执法办法》	2015 年 5 月 19 日
《国家知识产权局行政复议规程》	2012 年 7 月 18 日
《专利标记和专利号标注方式的规定》	2003 年 5 月 20 日
《专利实施强制许可办法》	2012 年 3 月 15 日
《专利代理管理办法》	2019 年 4 月 4 日
《药物临床试验质量管理规范》	2003 年 6 月 4 日
《药品进口管理办法》	2012 年 8 月 24 日
《中国人民解放军实施〈中华人民共和国药品管理法〉办法》	2004 年 12 月 9 日
《生物制品批签发管理办法》	2017 年 12 月 29 日
《互联网药品信息服务管理办法》	2017 年 11 月 17 日
《药品注册管理办法》	2007 年 10 月 1 日
《中华人民共和国植物新品种保护条例实施细则（农业部分）》	2007 年 9 月 19 日

表 9-4 中国政府加入的与医药知识产权相关的国际组织和公约

名 称	加入时间
世界知识产权组织	1980 年
世界版权公约	1992 年
《专利合作公约》	1993 年
商标注册公约	1994 年
专利合作条约	1994 年 1 月

① 《中华人民共和国专利法实施细则》于 2001 年 6 月 15 日颁布。2010 年 1 月 9 日，国务院发布《国务院关于修改〈中华人民共和国专利法实施细则〉的决定》，以配合 2008 年《专利法》的修订。

续表

名　称	加入时间
生物多样性公约	1980 年 6 月 3 日
《保护世界文化和自然遗产公约》	1985 年 12 月 12 日
保护工业产权巴黎公约	1985 年 3 月 19 日
商标国际注册马德里协定	1989 年 5 月 25 日
保护文学艺术作品伯尔尼公约	1992 年 10 月 15 日
《与贸易有关的知识产权协议》（TRIPS）	2001 年 11 月 11 日

扫码“学一学”

第二节　医药专利保护

【术语】医药专利（medicine patent）、等同原则（doctrine of equivalent）、禁止反悔原则（estoppel principle）、多余指定原则（superfluity establishing principle）

医药发明具有投资大、风险高、周期长的特点，使得制药行业成为对知识产权制度最为敏感的领域之一。而医药专利制度通过保证专利药品的市场独占地位，使得医药专利权人在专利期内能够获取高额垄断利润，从而刺激了药品研发企业加大创新药的研发投入，使得社会不断获得更安全、更有效的创新药。因此，在医药领域各种知识产权保护类型中，专利保护被视为最彻底、最全面的一种方式。

一、医药专利概述

1. 定义　医药专利权是指医药专利权人在法定期限内对其发明创造成果依法享有的专有权。它是基于某种医药发明创造，并由申请人向国家专利局提出该医药发明的专利申请，经国家专利局依法审查核准后，向申请人授予在规定期限内对该项发明创造享有的独占权①。

2. 分类　医药领域的专利申请分为发明、实用新型及外观设计三种。

（1）医药发明专利　保护期为 20 年，自申请日起计算。根据不同的分类依据，医药领域的发明专利申请有多种类别。

1）按照技术领域分类　具体类别见表 9-5。

表 9-5　按照技术领域分类的医药领域专利申请

类　别	内　容
医疗器具	为诊断和治疗疾病而使用医疗设备、医疗器械、消耗用品以及配件辅料等相关产品
化学药	化合物，药物制剂配方，化合物的制备方法，药物的新应用，复方制剂，化合物新的晶型，化合物新的溶剂化物，化合物新的盐、酯、酸、化合物新的光学异构体
中药	中药提取物、中药配方、中药新剂型、中药新提取方法、中药新用途、中药新炮制方法等

① 宋晓亭．中医药知识产权保护指南［M］．北京：知识产权出版社，2008.

续表

类 别	内 容
生物药及遗传工程	基因序列、氨基酸序列、载体、质粒、工程菌、细胞株、疫苗、多肽、纯化方法、分离方法、分析方法、检测方法等
微生物工程	包括新获得的微生物本身、微生物的培养方法或繁殖方法、发酵产物、疫苗、杂交瘤和单克隆抗体

2）按照发明主题分类　医药发明专利总体上分为新结构化合物、新的制备方法、新药物制剂、新医药用途、新提取的天然物质、微生物和基因工程产品及生产技术与方法、医疗器具方法 7 种类型。

①新结构化合物：如有机物、无机物、高分子化合物、结构不明物、中间体，以及制药领域中涉及的新原料、新辅料、中间体、代谢物和药物前体，都可以对该新化合物申请医药发明专利。例如：国内的药物研究机构在研究美洛昔康及其他选择性 CoX-2 抑制剂的基础上，找到图 9-2 中更具有活性的噻吩并噻嗪化合物，并且申请了专利保护。

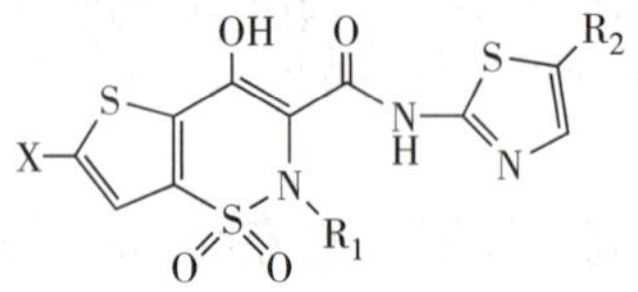

图 9-2　噻吩并噻嗪化合物

②新制备方法：主要包括生产工艺、工作方法等。药品的制备方法、已知药物产品改进的制备方法和处理方法均可以申请方法发明专利保护，但手术方法不能申请专利。

③新药物制剂：主要包括结晶形式、溶剂化物如水合物、新的盐形式、稳定的药物组合物 4 种形式。

其中药物组合物，是指由两种或两种以上物质组成，至少一种是活性成分，一般要求这种组合具有协同作用或增强疗效作用，并具有显而易见的优点。

例如：沈阳华泰药物研究所 2003 年获批的抗血小板聚集的药物组合物专利，组合物中含有盐酸噻氯匹定和尼群地平。按一定重量配比该组合物可制成固体形式的单位剂量。该药物组合物对血小板聚集具有很好的抑制作用。

再如：英国 Ferrosan 发明了帕罗西汀无水化合物，获得美国专利（196 专利），无水帕罗西汀结晶没有键合水分子。史克化学家 Alan Curzons 发现新晶型——帕罗西汀半水合物（每 2 个帕罗西汀分子中键合 1 个水分子）更稳定、更易包装和存贮，并获得英/美专利权（723 专利）。

④新医药用途：对于已知化合物，首次发现其有医疗价值，或发现其有第二医疗用途的可以申请药品的发明专利，包括化合物、组合物的新医疗用途。

例如：非那雄胺本来用于治疗已有症状的前列腺增生症，后来发现其有治疗脂溢性脱发的新用途，因此发明人可以就此新用途申请发明专利。

中药领域可以申请新用途发明专利保护的有：新发现的中药材在制备药品中的用途；中药材新的药用部位在制备药品中的用途；增加适应证的中成药在制备新适应证药物中的用途。

⑤新提取的天然物质：以天然状态存在的物质，不能申请医药专利，但首次从自然界

提取出来，其结构、形态或其物理、化学参数是以前不曾认识的，能够表征，在产业上有应用价值，可以申请产品发明专利。例如：美国曾授予从肾上腺组织分离出来的纯肾上腺素的医药专利。中药提取物也可以申请专利保护。

⑥微生物和基因工程产品及生产技术与方法：在微生物领域，未经人类任何技术处理而存在于自然界的微生物由于不具有工业实用性而不授予医药专利权，属于科学发现。只有当微生物经过分离成为纯培养物，并具有特定的工业用途时，微生物本身才是可以授予医药专利的。在该领域，由自然界筛选特定微生物的方法和通过理化方法进行人工诱变生产新微生物的方法不能重现，不具工业实用性，不能授予医药专利权。基因工程产品和其生产的技术与方法可申请医药专利。

⑦医疗器具方法：为实现某一医疗仪器或设备而建立的方法，即使其中某一步骤还要与有生命的人体或者动物相接触以获取信息或数据，只要该方法的实施仅是完成某一医疗仪器或设备时，可授予专利权。例如：一种对人脚实施循环治疗的医疗器械。

上述医药发明专利一般不会孤立存在，大型制药企业拥有丰富的专利战略或专利策略经验，总是提出系列专利申请，以构建起强大的专利网络。对于药品来说，申请路线大致如下：通式结构的基本化合物专利→化合物制备方法专利→结构相对具体的代表性化合物专利→化合物衍生物专利（例如药用盐、溶剂化物、多晶型等）→化合物中间体专利→申请药物组合物专利、药物制剂专利、药物用途专利。从基本化合物专利到制剂专利的申请时间跨度可达十几年或二十几年。

例如：FDA 于 2005 年批准上市的治疗乙型肝炎的药物“恩替卡韦”，自 20 世纪 90 年代至今，已形成了从化合物、合成方法、用途到药物制剂的完整而严密的专利网络。

案例讨论

罗格列酮专利纠纷案

【案情简介】甲公司从罗格列酮基本专利公开的范围中，优选出罗格列酮的马来酸盐在中国申请并获得了专利。在注意到该专利后，国内绝大多数企业在开发罗格列酮时纷纷绕道而行，通过形成其他盐或不成盐的形式避开了该专利。甲公司专利 ZL98805686.0 通过 PCT（专利合作条约）程序进入中国，国际申请公开为 WO9855122，1999 年 11 月 30 日进入中国国家阶段，2003 年 7 月 2 日获得授权。从该专利的权利要求书来看，该专利保护了含有一定剂量范围罗格列酮的组合物，这里的罗格列酮包括形成任何盐和作为游离碱的罗格列酮，该剂量范围涵盖了国内企业罗格列酮药物申请的所有制剂规格。这时，乙、丙、丁等国内相关企业对该药品的研发投入已相当可观。于是，他们组成了一个联合体，经过不懈努力终于找到了直接影响该授权专利独立权利要求合法性的证据，即甲公司在英、美等发达国家申请的罗格列酮专利申请书中均未包括“罗格列酮各种盐”，但唯独在中国申请的专利中却包括了对各种盐所有权的保护，即如果甲公司坚持对罗格列酮所有盐的专利保护权，则应出具所有罗格列酮盐的临床试验数据资料，但事实上在申请材料中并未出具足够充分的数据，故认为该专利应宣告无效。国内相关企业联合向国家知识产权局专利复审委就 ZL98805686.0 专利不符合《中华人民共国专利法》第 22 条提出无效宣告请求，最终以甲公司放弃该专利而获得成功。

【焦点问题】 基本化合物专利的保护范围。

【案例分析】 罗格列酮纠纷中原研发企业甲公司开发罗格列酮的同时，运用策略性的专利申请来尽可能遏制竞争者染指罗格列酮，通过申请罗格列酮的基本化合物专利，对罗格列酮的其他外围专利的应用形成了制约，确立了在罗格列酮这一产品乃至糖尿病治疗药物上的竞争优势地位。而国内企业在面对挑战时勇于利用专利制度来维护自己的利益，努力从域外获取证据合法性认定证明，并对所获证据是否能破坏独立权利要求的新颖性、创造性进行了仔细研究，最后联合起来统一行动，获得了成功。

我国医药企业与发达国家在药品研发上仍有很大差距，因此很多药品研发，尤其是化学药物的研发很容易触及国外医药企业设置的专利陷阱，如何巧妙地利用专利制度形成具有独立自主知识产权药物和保护自身合法利益对我国医药企业具有非常重要的意义。

（2）实用新型专利　对产品的形状、构造或其结合所提出的适于实用的新的技术方案。实用新型专利的保护期为 10 年，自申请日起计算。在医药化学领域中，主要包括医疗器械和制剂的实用新型。

1）医疗器械　直接或者间接用于人体的仪器、设备、器具、体外诊断试剂及校准物、材料以及其他类似或者相关的物品。国家有关部门公告明确规定直接作用于人体的电、磁、声、光、放射或结合的医疗器具不授予实用新型医药专利权，反之属于实用新型医药专利的保护范围。值得注意的是不能完全以医疗器具是否直接和人体相接触作为“直接作用”的判断依据，而应以治疗机制为判断依据。

2）制剂的实用新型　包括某些与功能相关的药物剂型、形状、结构的改变，某些医疗器械的新构造等。如某种新型缓释制剂、某种单剂量给药器，以及包装容器的形状、结构、开关技巧等。

（3）外观设计专利　对产品的形状、图案、色彩或其结合所作出的富有美感并适于工业应用的新设计。外观设计专利的保护期限为 15 年，自申请日起计算。在医药领域，申请外观设计的多为药品包装、容器外观等。例如：有形状药品产品的新的造型或其与图案色彩的搭配和组合；新的盛放容器，如药瓶、药袋、药品瓶盖等；富有美感和特色的说明书、容器和纸、包装盒等。

通过外观设计专利，可以保护使用该外观设计的产品如包装盒等不受他人仿制，因此知名药品可以通过保护与其相关的外观设计进而保护该药品本身。

3. 授权标准　与其他专利相同，医药专利具有三个授权标准，即新颖性、创造性和实用性。具体来讲，发明和实用新型必须同时具备新颖性、创造性和实用性才能够被授予专利权。而外观设计要同时具备类似发明和实用新型的“新颖性”和“创造性”才能够被授予专利权。

（1）新颖性　就发明和实用新型而言，是指“该发明或者实用新型不属于现有技术[①]；也没有任何单位或者个人就同样的发明或者实用新型在申请日以前向国务院专利行政部门提出过申请，并记载在申请日以后公布的专利申请文件或者公告的专利文件中”。而就外观设计而言，是指“授予专利权的外观设计，应当不属于现有设计[②]；也没有任何单位或者个人就同样的外观设计在申请日以前向国务院专利行政部门提出过申请，并记载在申请日以

① 专利法所称现有技术，是指申请日以前在国内外为公众所知的技术。

② 专利法所称现有设计，是指申请日以前在国内外为公众所知的设计。

后公告的专利文件中”。

（2）创造性　就发明和实用新型而言，是指与现有技术相比，“该发明具有突出的实质性特点和显著的进步，该实用新型具有实质性特点和进步”。而就外观设计而言，是指“授予专利权的外观设计与现有设计或者现有设计特征的组合相比，应当具有明显区别”。

（3）实用性　该发明或者实用新型能够制造或者使用，并且能够产生积极效果。在实用性方面，专利制度只要求申请的药品产品或者制备工艺能够在产业上应用，亦即具有产业化前景即可，而且这种产业化应用主要是就其从技术上对疾病的治疗效果而言，而不对其毒性及安全性进行严格的审查。为安全起见，在化合物合成以后就应申请化合物专利；在由动物实验证明了具有药物的治疗效果后即可申请药品专利。

二、医药专利的申请和授权

1. 申请文件　撰写完整准确的申请文件在专利申请的整个程序中占据非常重要的地位，影响到专利是否能成功申请和获得完整的保护。表 9-6 为一份完整的专利申请文件应当包含的内容。

表 9-6　专利申请文件的组成

名　称	内容描述
说明书	发明名称、技术领域、背景技术、发明内容、附图说明、具体实施例
权利要求书	对发明创造要求法律保护范围的说明性文件
说明书摘要	对发明创造内容进行简要说明的文件
说明书附图	说明书中涉及的图片或照片的集合
摘要附图	说明书附图中最具说明性的一幅图片
请求书	向专利局进行专利申请的法律程序性文件
根据申请要求需提供的其他资料	生物材料保藏和存活证明、核酸序列表机读文本、代理委托书等

2. 申请程序　图 9-3 为我国专利的申请与审查流程图。由图 9-3 我们可以看出，医药发明专利申请主要分为以下五个阶段，而实用新型和外观设计专利主要进行其中的三个阶段，即申请受理阶段、初步审查阶段及授权阶段。现阐述如下。

（1）申请受理阶段　专利申请人根据专利申请类型向国务院专利行政部门提交相关规范性申请文件之后，对符合受理条件的专利申请，国务院专利行政部门将确定申请日，给予申请号并发出受理通知书。专利申请人在收到受理通知书以后应缴纳申请费，缴纳申请费的日期自申请日起最迟不得超过 2 个月。

（2）初步审查阶段　在受理专利申请之后，国务院专利行政部门将首先对专利申请进行初步审查，主要是形式审查，并将审查意见通知专利申请人，要求其在指定期限内陈述意见或补正。专利申请人逾期未予答复的，其专利申请即被视为撤回。而对于实用新型和外观设计专利，其申请人也可以自申请日起 2 个月内，对其申请主动提出修改。

（3）早期公告阶段　发明专利经初步审查认为符合专利法要求的，自申请日起满 18 个月即先行公布专利申请，并在一定期限内根据专利申请人的请求或由国务院专利行政部门自行决定对专利申请进行实质审查。

（4）实质审查阶段　发明专利申请自申请日起 3 年内，根据专利申请人的请求或行政部门自行决定对专利申请进行实质审查。实质审查主要是对发明专利申请的新颖性、创造性、实用性进行审查。

（5）授权阶段　发明专利申请经实质审查没有发现驳回理由，国务院专利行政部门即作出授予发明专利权的决定，向专利申请人颁发发明专利证书，同时予以登记和公告，发明专利权自公告之日起生效。

实用新型和外观设计专利申请经初步审查没有发现驳回理由时，国务院专利行政部门即作出授予实用新型专利权或者外观设计专利权的决定，向专利申请人颁发相应的专利证书，同时予以登记和公告，实用新型专利权和外观设计专利权同样是自公告之日起。

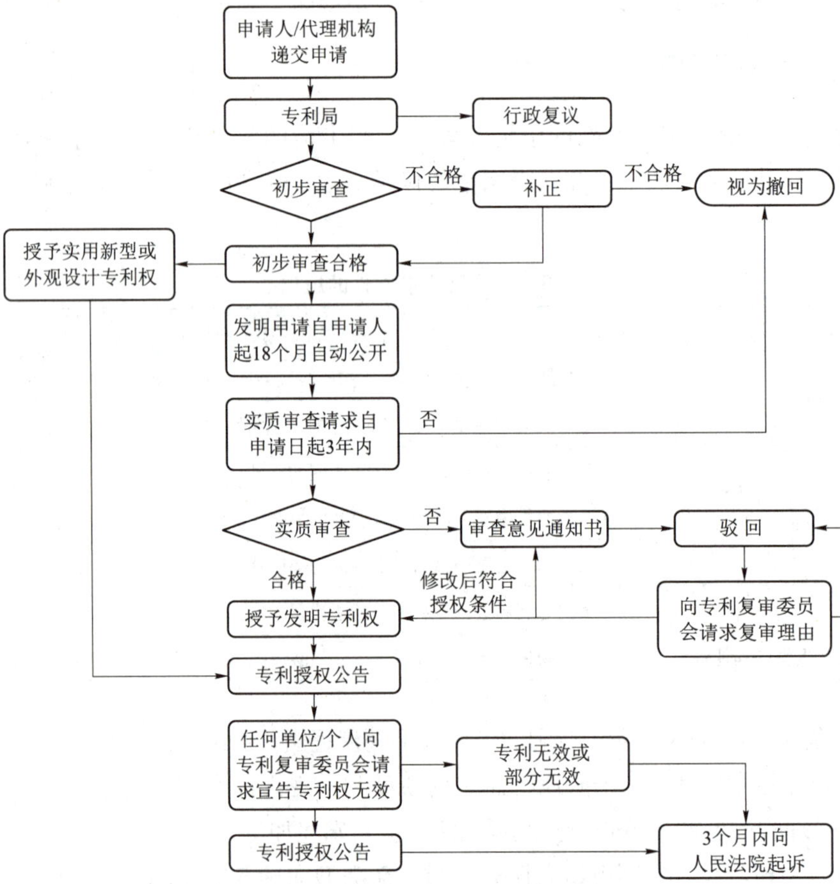

图 9-3　我国专利的申请与审查流程图

三、医药专利权保护

1. 医药专利权利和权利限制

（1）医药专利权的内容　作为一种知识产权，医药专利权同样具有双重属性，既是一种财产权，同时也涉及一部分人身权。

1）人身权　亦称精神权利。人身权利可以不依赖财产权利而存在，在财产权转让后，人身权利仍然得以保留。比如发明人/专利权人的署名权、荣誉权。

2）财产权　非物质的、无形的财产权。主要包括独占实施权、许可权、转让权、标记权。

①独占实施权：医药专利权人所享有的独占实施权体现在三个方面：一是专利权人有权自行实施其发明创造；二是专利权人有权许可他人实施其发明创造并收取许可使用费；三是专利权人有权禁止他人未经其许可擅自实施其发明创造，以确保自己独占实施权的实现（又被称为禁止权）。进一步划分，医药专利独占实施权可分为制造权、使用权、许诺销售权、销售权和进口权。

②许可权：专利权人可以将自己获得授权的专利许可他人实施，许可方式包括独占许可、排他许可、普通许可、交叉许可和部分实施许可等。

③转让权：《专利法》规定，专利权可以转让，但根据持有人的性质或是受让对象主体性质不同，专利权转让的程序也有所区别，例如，全民所有制单位持有的专利权转让时，必须经上级主管机关批准；当向外国人转让时，不管是中国单位还是个人，都必须经国务院有关主管部门批准。

④标记权：专利权人有权在其专利产品或该产品的包装上标明专利标记和专利号。

（2）医药专利权的限制　主要包括以下三个方面。

1）不视为侵犯专利权的情形　根据《专利法》第七十五条规定，以下五种情形不视为侵犯专利权。

①权利用尽原则：专利权人制造、进口或者经专利权人许可而制造、进口的专利产品，或者依照专利方法直接获得的产品售出后，使用、许诺销售或者销售该产品的。

②先用权制度：在专利申请日前已经制造相同产品、使用相同方法或者已经做好制造、使用的必要准备，并且仅在原有范围内继续制造、使用的。

③临时过境原则：临时通过中国领陆、领水、领空的外国运输工具，依照其所属国同中国签订的协议或者共同参加的国际条约，或者依照互惠原则，为运输工具自身需要而在其装置和设备中使用有关专利的。

④试验例外：专为科学研究和实验而使用有关专利的。为生产经营目的使用或者销售不知道是未经专利权人许可而制造并售出的专利产品或者依照专利方法直接获得的产品，能证明其产品合法来源的，不承担赔偿责任。

⑤“Bolar”例外：为提供行政审批所需要的信息，制造、使用、进口专利药品或者专利医疗器械的，以及专门为其制造、进口专利药品或者专利医疗器械的。此为《专利法》2008年修订版新增的内容。

案例讨论

甲制药公司诉乙药业公司专利侵权案

【案情简介】乙制药公司等国内公司为了向原国家食品药品监督管理局申请奥美沙坦酯的新药证书和生产批件，在临床试验和注册申请过程中使用了甲制药公司的专利制备方法，该专利方法为甲制药公司于2003年9月在我国获得授权。2006年12月，北京第二中级人民法院针对该专利侵权案作出一审判决，认定乙制药公司为了获得临床试验用药而使用甲制药公司的专利方法生产药品，以及使用这些药品进行临床试验和相关申报注册活动的行为，不构成专利侵权。

【焦点问题】在药物临床试验和注册中使用药品专利制备方法是否侵权？

【案例分析】 在该案中，乙制药公司在诉讼发生时尚未获得涉案产品的生产批件，因此，原告起诉行为针对的是乙制药公司在临床实验和申请上市过程中为获取必需的注册信息而制造和使用涉案药品的行为，属于典型的“Bolar 例外”。

“Bolar 例外”原则是几十年前美国 Roche 公司诉 Bolar 公司专利侵权案件中确立的药品试验专利例外原则，是一项专门适用于药品和医疗器械等相关领域的专利侵权豁免原则。基本含义是为了对药品和医疗器械进行临床试验和申报注册的目的而实施相关专利的行为，不视为侵犯专利权，给予侵权豁免。

在本案中北京二中院认为乙制药公司使用甲制药公司的专利方法并非直接以生产经营为目的，而是为了满足相关部门对药品注册行政管理的要求，故作出上述判决。2008 年《专利法》第三次修改已将“Bolar”例外条款纳入不视为侵权的第五种情形，可以说此案为司法实践的先行者。

2）专利实施的强制许可　《专利法》第四十八条规定：“国务院专利行政部门根据具备实施条件的单位或者个人的申请，可以给予实施发明专利或者实用新型专利的强制许可。”申请强制许可的情况：①专利权人自专利权被授予之日起满三年，且自提出专利申请之日起满四年，无正当理由未实施或者未充分实施其专利的；②专利权人行使专利权的行为被依法认定为垄断行为，为消除或者减少该行为对竞争产生的不利影响的。

《专利法》第五十五条对于获得专利权的药品的强制许可作出了特别规定。为了公共健康目的，对取得专利权的药品，国务院专利行政部门可以给予制造并将其出口到符合中华人民共和国参加的有关国际条约规定的国家或者地区的强制许可。

3）发明专利的推广应用　又被称为指定许可，是指对我国国有企业事业单位的发明专利，对国家利益或者公共利益具有重大意义的，国务院有关主管部门和省、自治区、直辖市人民政府报经国务院批准，可以决定在批准的范围内推广应用，允许指定的单位实施，由实施单位按照国家规定向专利权人支付使用费。

2. 医药专利权保护方式　医药产品专利权侵权纠纷处理采用“双轨制”，即行政程序和司法诉讼两种方式，同时追究侵权人的民事、行政和刑事责任。

（1）行政程序

1）行政程序的适用情况　根据我国《专利法》以及《专利法实施细则》，适用行政处理程序的对象主要有：专利权属纠纷，包括专利申请权纠纷和专利权归属纠纷，如确定发明人或设计人的纠纷、是否为共同专利权人的纠纷、职务发明和非职务发明界定的专利权归属纠纷、委托研究的专利权归属纠纷等；专利侵权纠纷，包括未经专利权人许可实施其专利的侵权纠纷和假冒专利与冒充专利的侵权纠纷；专利权授予前使用发明技术的费用纠纷、专利权被宣告无效后、返还专利使用费或专利权转让费纠纷、专利实施强制许可的费用纠纷等；其他可以由专利管理机关调解和处理的纠纷。

2）行政程序对专利保护的方式　根据《专利法》第六十五条规定：“未经专利权人许可，实施其专利，即侵犯其专利权，引起纠纷的，由当事人协商解决；不愿协商或者协商不成的，专利权人或者利害关系人可以向人民法院起诉，也可以请求管理专利工作的部门处理。管理专利工作的部门处理时，认定侵权行为成立的，可以责令侵权人立即停止侵权行为，当事人不服的，可以自收到处理通知之日起十五日内依照《中华人民共和国行政诉讼法》向人民法院起诉；侵权人期满不起诉又不停止侵权行为的，管理专利工作的部门可以申请人民法院强制执行。进行处理的管理专利工作的部门应当事人的请求，可以就侵犯专利权的赔偿数额进行调解；调解不成的，当事人可以依照《中华人民共和国民事诉讼法》向人民法院起诉。”

（2）司法诉讼　诉讼程序是处理专利案件最审慎、最严密的程序。现行《专利法》保留了司法审判的终局性，是最低限度也是最基本的程序公正的保障。

1）管辖权　我国民事诉讼法对于侵权诉讼的地域管辖规定由侵权行为地或者被告住所地法院管辖。侵权行为地包括侵权行为实施地和侵权结果发生地，同样，专利侵权的管辖权也是如此。我国专利侵权案件的管辖法院通常情况下为侵权行为地或者被告住所地的中级人民法院知识产权法院。

2）诉讼程序

①提起诉讼：专利权人或者利害关系人认为专利权被侵权，可以向管辖法院提起诉讼。专利权人或者利害关系人有证据证明他人正在实施或者即将实施侵犯其专利权的行为，如不及时制止将会使其合法权益受到难以弥补的损害的，可以在起诉前向人民法院申请采取责令停止有关行为和财产保全的措施，即申请临时禁令。

②法院进行侵权认定：如图 9-4 所示，法院进行侵权认定的基本过程是首先，确定涉案专利保护范围；其次，找出被控侵权物/技术与专利对应的技术特征；再次，对比分析，判断是否落入专利保护范围，最终判定是否侵权。

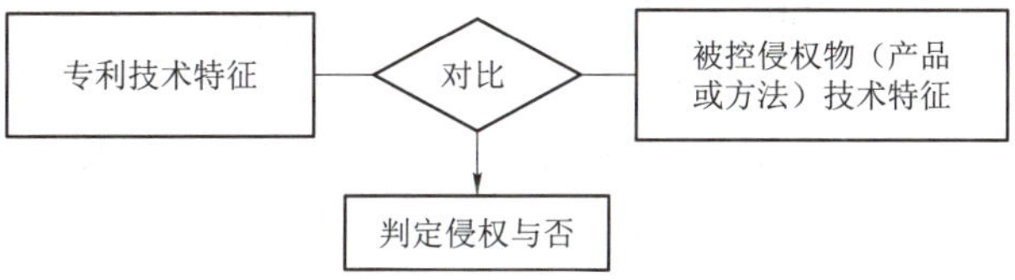

图 9-4　专利侵权认定基本过程

③上诉（非必经程序）：当事人对一审法院的判决不服可以向上一级法院上诉，二审判决为终审判决。对本国当事人，上诉期限是判决书送达后 15 天；对在中国境内没有固定居住地或代表处的外国人，上诉期限为判决书送达后 30 天。

④诉讼时效：对专利侵权的司法诉讼，必须在专利权人或利害关系人知道或应当知道侵权行为发生之日起 2 年内提出。

专利权人或利害关系人于知道或应当知道侵权行为发生之日起 2 年后提起诉讼的，如果起诉时侵权行为仍在进行且专利权仍然有效，法院可以受理，并命令侵权人停止侵权行为、赔偿被侵权人的损失。但是，损害赔偿数额的计算时间不能超过提起诉讼前 2 年。

3）侵权认定原则

①全面覆盖原则：全部技术特征覆盖原则或字面侵权原则，是专利侵权判定中的一个最基本原则。所谓全面覆盖原则，是指如果被控侵权物（产品或方法）的技术特征包含了专利权利要求中记载的全部必要技术特征，则落入专利权的保护范围。在判定专利侵权时，最先适用的是全面覆盖原则。

②相同原则：被诉侵权技术方案包含了与权利要求限定的一项完整技术方案记载的全部技术特征相同的对应技术特征，属于相同侵权，即字面含义上的侵权。适用相同原则的还有以下情形。

Ⅰ. 当权利要求中记载的技术特征采用上位概念，而被诉侵权技术方案的相应技术特征采用的是相应的下位概念的，应认定构成相同技术特征。

Ⅱ. 被诉侵权技术方案在包含了权利要求中的全部技术特征的基础上，又增加了新的技术特征的，仍然落入专利权的保护范围，但专利文件明确排除该技术特征的除外。

Ⅲ. 被诉侵权技术方案在包含一项封闭式权利要求全部技术特征的基础上，增加其他技术特征的，应当认定被诉侵权技术方案未落入该权利要求的保护范围。但对于医药、化学领域中涉及组分的封闭式权利要求，该增加的技术特征属于不可避免的常规数量杂质的除外。

Ⅳ. 在后获得专利权的发明或实用新型是对在先发明或实用新型专利的改进，在后专利的某项权利要求记载了在先专利某项权利要求中记载的全部技术特征，又增加了另外的技术特征的，在后专利属于从属专利。实施从属专利落入在先专利的保护范围。

③等同原则：被控侵权物（产品或方法）中有一个或者一个以上技术特征经与专利独立权利要求保护的技术特征相比，从字面上看不相同，但经过分析可以认定两者是相等同的技术特征。这种情况下，应当认定被控侵权物（产品或方法）落入了专利权的保护范围。

这一原则的理论基础是“如果两个发明用实质相同的方法，处理相同的工作，并出现相同的结果，那么它们就是相同的，即使在名称、形式或形状上有所不同”。在是否构成等同特征的判断中，手段是技术特征本身的技术内容，功能和效果是技术特征的外部特性，技术特征的功能和效果取决于该技术特征的手段。进行等同侵权判断，应当以该专利所属领域的普通技术人员的专业知识水平为准，而不应以所属领域的高级技术专家的专业知识水平为准。

在专利侵权判定中，下列情况不应适用等同原则认定被控侵权物（产品或方法）落入专利权保护范围。

Ⅰ. 被控侵权的技术方案属于申请日前的公知技术。

Ⅱ. 被控侵权的技术方案属于抵触申请或在先申请专利。

Ⅲ. 权利要求与被诉侵权技术方案存在多个等同特征，如果该多个等同特征的叠加导致被诉侵权技术方案形成了与权利要求技术构思不同的技术方案，或者被诉侵权技术方案取得了预料不到的技术效果的。

Ⅳ. 权利要求采用“至少”“不超过”等用语对数值特征进行界定，且本领域普通技术人员阅读权利要求书、说明书及附图后认为专利技术方案特别强调该用语对技术特征的严格限定作用，权利人主张与其不相同的数值特征属于等同特征的。

Ⅴ. 仅在说明书或者附图中描述而未被概括到权利要求中的技术方案，应视为专利权人放弃了该技术方案，权利人主张该技术方案落入专利权保护范围的，不予支持。

Ⅵ. 被控侵权物中的技术特征，属于专利权人在专利申请、授权审查以及维持专利权效力过程中明确排除专利保护的技术内容。

Ⅶ. 对于发明权利要求中的非发明点技术特征、修改形成的技术特征或者实用新型权利要求中的技术特征，如果专利权人在专利申请或修改时明知或足以预见到存在替代性技术特征而未将其纳入专利权的保护范围，在侵权判定中，权利人以构成等同特征为由主张将该替代性技术方案纳入专利权的保护范围的，不予支持。

被诉侵权技术方案构成等同侵权应当有充分的证据支持，权利人应当举证或进行充分说明。

案例讨论

药品新用途发明专利侵权案

【案情简介】甲药业公司于1996年7月获得“L-赖氨酸盐酸用于制备治疗颅脑外伤药物的应用”发明专利权。2003年夏季，甲药业在市场上发现了乙药业公司生产的药品舒朗L-盐酸赖氨酸氯化钠注射液（以下简称舒朗注射液），该药品的宣传资料注明适应证为“颅脑外伤及其综合征”。甲药业公司请求法院判令被告立即停止生产侵权药品，并销毁所有现存侵权药品，赔偿经济损失60万元。法院判决被告乙药业公司生产的舒朗注射液不得用于治疗颅脑外伤；生产的舒朗盐酸赖氨酸氯化钠注射液的外包装盒、使用说明书及药瓶标签上不得出现“本品能提高血脑屏障通透性，有助于药物进入脑细胞内，可作为脑病的辅助治疗”字样。被告乙药业赔偿原告甲药业经济损失40万元。

【焦点问题】药品用途专利权的范围。

【案例分析】根据《中华人民共和国专利法》第五十九条第一款的规定：“发明或者实用新型专利权的保护范围以其权利要求的内容为准，说明书及附图可以用于解释权利要求的内容。”药品新用途专利发明是以功能、效果限定技术特征的，根据说明书中对该特征的具体描述，以所属领域的技术人员通过阅读权利要求和说明书可以明了和不经过创造性劳动即可联想到的实施方式为限，合理确定权利要求。

原告“L-赖氨酸盐酸盐用于制备治疗颅脑外伤药物的应用”发明专利的权利要求保护范围L-赖氨酸盐酸盐用于治疗颅脑外伤这一新用途。被告生产的舒朗注射液主要成分是盐酸赖氨酸，与甲药业公司在本案中要求保护的发明专利使用的是同一种化学物质。该药品的外包装盒“适应证”一栏、药品的使用说明书“适应证”部分以及盛装注射液的玻璃瓶上粘贴的药品标签“适应证”一栏均标明：本品能提高血脑屏障通透性，有助于药物进入脑细胞内，可作为脑病的辅助治疗。其中，根据等同原则“可作为脑病的辅助治疗”的表述，落入了原告L-赖氨酸盐酸盐发明专利的保护范围，构成侵权。

④禁止反悔原则：专利权人对其在申请、审查、无效过程中与国家知识产权局、专利复审委员会之间的往来文件里所作出的承诺、放弃或认可，专利权人在侵权纠纷中不得反悔。适用禁止反悔原则应当符合以下条件。

Ⅰ. 以被诉侵权人提出请求为前提，并由被诉侵权人提供专利申请人或专利权人反悔的相应证据。

Ⅱ. 明示放弃行为，即专利权人对有关技术特征所作出的限制承诺或者放弃必须是明示的，而且已经被记录在专利文档中。

Ⅲ. 仅限用于对抗等同原则，即在发生专利侵权案件时，专利权人适用等同原则扩大其专利权保护范围时，才可运用该原则加以限制。

案例讨论

“葡萄糖酸钙锌口服液”专利侵权案①

【案情简介】2006 年原告奥诺（中国）制药有限公司从专利人孔某购得一项“葡萄糖酸钙锌口服液”专利技术。该专利在审查过程中被审查员要求其修改，申请人对其专利要求进行了进一步限定，即将原权利要求书中的可溶性钙剂更改为活性钙。后来原告发现被告××药业公司生产并在河北等地广泛销售其产品新钙特牌“葡萄糖酸钙锌口服液”，遂原告提起诉讼。两家公司产品的技术特征对比见表 9-7。

最终，一审法院经审理认为：本案中，涉案技术与原告专利技术属于等同技术，但是专利权人在申请过程中的修改不是为突出该专利的新颖性和创造性，因此不适用于禁止反悔原则。石家庄市中级人民法院判被告侵权成立。

表 9-7　涉案专利与被控产品技术特征比较

专利产品的技术特征	涉嫌侵权产品的技术特征	是否落入专利保护范围
用于治疗因缺钙、锌引起的疾病，包括食欲缺乏、厌食症等	防治钙质缺损	是
该口服液所含药效成分的重量比为：活性钙：葡萄糖酸锌：谷氨酸或谷氨酰胺 = 4～8：0.1～0.4：0.8～1.2	药物药效成分的重量比：葡萄糖酸钙：葡萄糖酸锌：盐酸赖氨酸 = 6：0.3：1	字面差异：活性钙 vs 葡萄糖酸钙；谷氨酸或谷氨酰胺 vs 盐酸赖氨酸
口服溶液	固体混合物	是

【焦点问题】是否适用禁止反悔原则？

【案例分析】本案中涉案技术与原告专利技术属于等同技术，关于禁止反悔原则对等同原则的限制作用，专利法理论界存在着两种学说，即“完全排除说”和“弹性排除说”。

“完全排除说”是指，如果对权利要求的限制性修改导致对该权利要求中的某个技术特征适用禁止反悔原则，那么对该技术特征来说就完全不能适用等同原则。

“弹性排除说”是指，禁止反悔原则对等同原则的适用在通常情况下只产生有限的影响，其影响的范围是弹性的，其影响的程度视具体情况而定。

本案中，石家庄市中级法院采用了“弹性排除说”，认为涉案专利权人当时仅对“葡萄糖酸钙”和“活性钙”提供了配置药物的实施例，而其对权利要求所作出的更改仅为了使其专利要求得到说明书的支持，因此，禁止反悔原则在此案中适用弹性为零，即本案不适用禁止反悔原则。

⑤多余指定原则：在专利侵权判定中，在解释专利独立权利要求和确定专利权保护范围时，将记载在专利独立权利要求中的明显附加技术特征（多余特征）略去，仅以专利独

① 丁锦希，姚雪芳．完全排除还是弹性排除［J］．电子知识产权，2009（4）．

立权利要求中的必要技术特征来确定专利权保护范围，判定被控侵权物（产品或方法）是否覆盖专利权保护范围的原则。

⑥公知技术抗辩原则：公知技术是指专利申请日以前在国内外出版物上公开发表过、在国内外公开使用过或者以其他方式为公众所知的技术。在公知技术抗辩原则下确定专利保护范围时，决不能运用等同原则将已有公知技术解释为原告的专利技术。

4）侵权赔偿计算　《专利法》明确了专利侵权赔偿数额的计算顺序，第一顺位为权利人的损失，第二顺位为侵权人的收益，第三顺位为专利许可费的合理倍数，第四顺位为法定赔偿。具体的计算方式如下。

①按照权利人因侵权导致的损失赔偿：权利人因侵权导致的损失＝侵权造成的销售量损失×专利产品合理利润。当权利人销售量减少的总数难以确定时，权利人的损失＝侵权产品的销售量×专利产品的合理利润。

②按侵权人因侵权所获利益赔偿：侵权人因侵权所获利益＝侵权产品的销售量×侵权产品的合理利润。侵权人因侵权所获得的利益一般按照侵权人的营业利润计算，对于完全以侵权为业的侵权人，可以按照销售利润计算。

被侵权人对以上两种计算方式有选择权。

③专利许可费的合理倍数：权利人的损失或者侵权人获得的利益难以确定的，参照该专利许可使用费的倍数合理确定。

④法定赔偿：权利人的损失、侵权人获得的利益和专利许可使用费均难以确定的，人民法院可以根据专利权的类型、侵权行为的性质和情节等因素，确定给予一万元以上一百万元以下的赔偿。

人民法院根据权利人的请求以及具体案情，可以将权利人因调查、制止侵权所支付的合理费用计算在赔偿数额范围之内。

第三节　医药商标保护

扫码“学一学”

【术语】　商标专用权（trade mark right）、商品名（brand name）、通用名（generics）

一、医药商标概述

1. 概念和特征　医药商标是指文字、图形、字母、数字、三维标志、颜色组合和声音，以及上述要素组合的，医药生产者、经营者用来区别于他人生产、经营的药品、医疗器械或医疗服务的可视性标志。

国际分类第五类的药品商标相对于其他类别具有一定的特殊性。

（1）设计必须吻合医药行业的属性，即健康性、安全性、生命性。

（2）根据《商标法》规定：申请人用药品商标，应当附送药品监督管理部门发给的证明文件。

（3）药品的通用名、商品名以及商标名极易混淆，实际上三者既有区别，又有联系。

（4）药品商标的叙述性词汇多，相对其他类别的商标，这种叙述性显得非常独特，不易把握。

2. 分类 根据不同的分类标准，医药商标可多种分类。

（1）按结构形态分类

1）平面商标 包括文字、图形、字母、数字、颜色，以及这些要素的组合形成的商标，如石药集团有限公司的“CSPC”商标；北京同仁堂（集团）有限责任公司的“同仁堂”商标等（图9-5）。

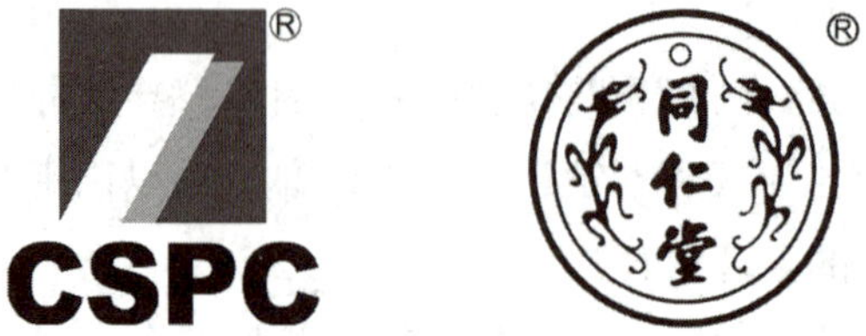

图9-5 平面商标示例

2）立体商标 以三维标志为组成要素的商标，一般以立体标志、商品外形或者包装的立体形象居多。

3）非形状商标 主要是以声音为组成要素的商标。

（2）按商标使用对象分类

1）商品商标 包括制造商标，指由生产者为自己生产的商品注册或使用的商标，如三精制药股份有限公司生产的“三精”牌双黄连口服液；销售商标，指经营者为自己经营的商品注册或使用的商标，如江苏先声药业有限公司的“英太青”。

2）服务商标 如东南医药物流有限公司的“DN”、南京医药股份有限公司“百信”药店的百信。

3. 医药商标权的内容 医药商标权，是指医药商标注册人对其注册的商标依法所享有的专有权利。作为一种无形财产权，它具有专有性、地域性、时效性的特点，并且在效期届满时可进行无限次的续展注册。医药商标权的内容主要包括以下内容。

（1）医药商标使用权 医药商标专用权人对自己注册的商标在法律规定范围内的专有使用、不受他人侵犯的权利。

依《商标法》第五十六条规定：“注册商标的专用权，以核准注册的商标和核定使用的商品为限。”简言之，以核准注册的范围为限，在法律规定的这一范围内，注册商标所有人的使用权是排他的、受到法律保护的。在我国，商标注册一般采用自愿原则，只是对某些涉及国计民生或人身健康的特殊商品，才要求必须使用注册商标。药品曾是作为国家规定必须使用注册商标的商品。

（2）医药商标禁止权 商标所有人禁止任何人未经其许可在相同或类似商品上使用与其注册商标相同或近似的商标的权利。表现在：禁止权的效力范围大于使用权的效力范围，商标权利人不仅能禁止他人在核定使用的商品上使用核准注册的商标，还有权禁止他人将与注册商标近似的商标用于核定商品或相类似的商品上。现实中侵犯医药商标禁止权的案例屡见不鲜，如“丁桂宝”和“丁桂姜”侵犯“丁桂”商标一案[①]，就是典型的以近似商

① 一审：北京市一中院作出《行政判决书》（〔2006〕一中行初字第732号）。二审：北京市高院作出《行政判决书》（〔2007〕高行终字第220号）。

标侵犯商标所有权人权益的商标侵权行为。

（3）医药商标许可权 注册商标所有人许可他人使用其注册商标的权利。许可他人使用注册商标是商标所有人利用商标权的一种重要方式。商标注册人可以通过签订商标使用许可合同，许可他人使用其商标。商标使用许可合同包括以下三类：①普通使用许可，即商标注册人许可他人在合同范围内使用其注册商标，并可自行使用和许可他人使用该注册商标；②排他使用许可，即商标注册人将该注册商标仅许可一个被许可人使用，并可自行使用，但不得另行许可他人使用该注册商标；③独占使用许可，即商标注册人将该商标仅许可一个被许可人使用，不得自行使用也不得另行许可他人使用。

司法实务中侵犯医药商标许可权的表现往往较为复杂，如“中国猛男”药品注册商标侵权纠纷案①就是一例：1982年以来，香港永安药业公司订购××制药厂生产的“鞭宝胶囊”散装药品，经自己包装后，以“中国猛男”药品名称销往海外；1995年永安药业公司又与瑞福祥药业公司签订了《商标使用许可合同》，许可瑞福祥药业公司使用其依法注册的“猛男”商标。1991年××制药厂将其生产的“鞭宝胶囊”药品改名为“中国猛男”，该行为不仅侵犯了商标权人（永安药业公司）的商标专用权，同时也损害了被许可人的利益，是法律所禁止的。

4. 商标的作用 一般认为，商标具有区别商品或服务，表明商品或服务来源，表明质量、广告、财产等基本功能。结合药品商标特性，商标的作用如下。

（1）区别功能 商标的首要功能，不仅有助于商标所有人推销其商品或服务，而且有助于消费者在众多互相竞争的经营者中进行选择。如甘草酸单铵盐自20世纪80年代在国内上市以来，商品名称就有“强力宁”“强力新C”“甘草甜素”“美能”等。

（2）表明商品来源的功能 表明提供商品的经营者，商品在地理上的出处等。如六味地黄丸，由于是中药，六味药材选材如何，药效就有着很大的差别，其主药——山茱萸以素有“天然药库”的八百里伏牛山出产为最佳，而宛西制药生产的“仲景”牌六味地黄丸所选用药材就出于此，宛西制药“仲景”品牌更是荣获中国驰名商标，这充分印证了其好药品质。

（3）表明质量的功能 特定的商标象征着特定商品的稳定质量。由于《处方药与非处方药分类管理办法》规定：“非处方药经审批可以在大众传播媒介进行广告宣传”“消费者有权自主选购非处方药”。所以，在非处方药（OTC）市场的竞争中消费者有自主选择权，药品的质量信誉就成为厂商抢占市场份额的关键。

（4）广告功能 商标是理想的广告方式，公众通过使用并熟悉某商标的商品，就会在某种商标与商品之间建立联想，利用商标进行广告宣传，对于引导、刺激消费都能起到良好的效果。如在国际原料药市场竞争中，哈药集团坚持品牌营销战略，其生产的氨苄西林钠原料药早在2003年初就顺利通过乌克兰药典委员会的认证，成为中国第一家以原料药打开欧洲市场的抗生素生产企业。

（5）财产功能 这一功能是前四种功能的必然结果，优质商品及其经营者的诚信经营将形成知名商标，这种商标是无形财产，能给经营者带来巨大的物质利益。如2018年世界品牌实验公布的“中国500最具价值品牌”的排行榜中，中国药品行业标王——扬子江药业集团有限公司的“护佑”商标价值为303.32亿元。

① 一审：北京市第一中级人民法院（1997）一中知初字第80号。二审：北京市高级人民法院（1999）高知终字第37号。

5. 药品的通用名、商品名及商标的区别和联系

（1）药品通用名　国家核定的药品法定名称，与国际通用的药品名称、我国药典及国家药品监督管理部门颁发药品标准中的名称一致。药品的通用名是《中国药典》或国家药品标准规定的名称，是同一种成分或相同配方组成的药品在中国境内的通用名称，具有强制性和约束性。因此，药品必须标注其通用名称。2007 年 3 月卫生部发布了《处方常用药品通用名目录》，共收录 26 大类 93 个亚类的 1029 个药品，其中单一成分药品为 1009 个，复方药品（制剂）为 20 个。

（2）药品商品名　实际上是属于商标的范畴。严格地讲，“药品商品名”不是法律概念，在成为注册商标前，并不受法律保护。但是药品商品名有希望成为一个知名药品的特有名称，作为一种商业标识受反不正当竞争法的保护。商品名称对于化学制剂药品非常重要，其优势在于：①便于消费者识别记忆；②有利于厂商品牌被识别和接受。

（3）通用名、商品名的区别和联系　一种药品常有多个厂家生产，许多药品生产企业为了树立自己的品牌，往往给自己的药品注册独特的商品名以示区别，因此，同一药品可以有多个商品名（“一药多名”）的现象一度盛行（表 9-8），例如对乙酰氨基酚复方制剂的商品名就有“百服咛”“泰诺林”“必理通”等。依据《商标法》规定，通用名不能作为商标或商品名注册，因此通用名可以帮助识别药品，避免重复用药。

《药品管理法》和《药品说明书和标签管理规定》（国家食品药品监督管理局 24 号令）规定，在药品包装上或药品说明书上应标有药品通用名。药品商品名称不得与通用名称同行书写，其字体和颜色不得比通用名称更突出和显著，其字体以单字面积计不得大于通用名称所用字体的二分之一。通用名与商品名之间的关系：药品通用名称不得作为药品商标使用，已经作为商标使用的名称，药品监督管理部门不得作为通用名列入国家标准和《中国药典》。

表 9-8　同一药物不同厂家的商品名

通用名	生产厂家	商品名
奥美拉唑	瑞典 Astra 公司	洛赛克
	常州第四制药厂	奥克
	锦州和鮀滨制药厂	奥美拉唑
枸橼酸铋钾	珠海丽珠制药厂	得乐
	黄山制药厂	迪乐
	山西迈特制药厂	德诺
氧氟沙星	日本第一制药株式会社	泰利必妥
	丽珠制药厂	康泰必妥
	北京制药厂	奥复得
环丙沙星注射液	哈尔滨制药六厂	世普欢
	广州南新制药公司引进印度产品	悉复欢
	深圳中卫公司引进塞浦路斯产品	悉普宁
头孢三嗪	瑞士罗氏制药厂	菌必治
	美国加比大药厂	抗菌治
	浙江永宁制药厂	康霸

续表

通用名	生产厂家	商品名
羟氨苄青霉素干糖浆	海南海富制药有限公司	再林
	海南三叶药业集团公司	强必林
	史克美占药厂	安美汀
银杏叶片（胶囊）	上海信谊制药厂	百路达
	浙江康恩贝制药公司	天保宁

（4）商品名与商标的区别　商品名属于药品名称的一种，商品名是名称，而商标是标志，这是二者的区别。商标是注册人所有商品的特定标志，由国家工商行政管理部门核准注册；商品名为特定药品专有，由国家药品监督管理部门批准，然后经国家工商行政管理部门核准注册，方受保护，也即商品名称的商标保护。商标可以是文字或图形，也可以是文字和图形的组合形式；商品名只能是文字形式。

二、医药商标的注册申请和授权

商标权经由注册而取得。商标所有人将其使用的商标向国家商标主管机关提出注册申请，经主管机关审核予以核准注册后，取得商标专用权。

1. 注册原则

（1）申请在先原则　又称注册在先原则，指两个或两个以上的商标注册申请人，在相同或类似的商品上以相同或者近似的商标申请注册时，申请在先的商标，其申请人可获得商标专用权，申请在后的商标注册申请予以驳回①。这一原则明确了我国实行的是以申请在先原则为主，以使用在先为补充的审核制度。

（2）自愿注册原则　商标所有人根据自己的需要和意愿，自行决定是否申请商标注册。强制注册原则，是指使用的商标必须注册，未注册的商标不得使用。

我国现行商标法实行自愿注册原则，但对涉及人们健康的烟草制品实行强制注册，而对于同样关乎人们健康权益的药品，曾经也是国家规定必须使用注册商标的商品②，目前药品商标遵循自愿注册原则。

（3）集中注册原则　集中注册、分级管理是我国商标法律制度的突出特点之一。《商标法》第二条规定："国务院工商行政管理部门商标局主管全国商标注册和管理的工作。"这就决定了全国的商标注册工作统一由国家工商行政管理局商标局负责办理，其他任何机构都无权办理商标注册，明确了集中注册的原则。

2. 注册要求

（1）申请人的条件　依《商标法》第四条规定，注册商标的申请人是"自然人、法人或者其他组织"。

---

① 我国《商标法》第29条规定："两个或两个以上的商标注册申请人，在同一种商品或者类似商品上，以相同或者近似的商标申请注册的，初步审定并公告申请在先的商标；同一天申请的，初步审定并公告使用在先的商标，驳回其他人的申请，不予公告。"

② 原《药品管理法》（1984年版）第41条规定："除中药材、中药饮片外，药品必须使用注册商标；未经核准注册的，不得在市场上销售；注册商标必须在药品包装和标签上注明。"而2001年版《药品管理法》取消了上述规定。因此，人用药品不再作为必须使用注册商标的商品。2006年3月，国家食品药品监督管理局颁布的《药品说明书和标签管理规定》（24号令）中规定"药品说明书和标签中禁止使用未经注册的商标"。

（2）注册商标的要求

1）必备条件

①显著性：使本商标区别于其他商标的可识别性和独特性，消费者可以凭借该商标特征来区别商品或服务的出处、特点、信息等。《商标法》第九条规定申请注册的商标应当有显著特征，便于识别。

现实中，判定“显著性”的标准往往不易把握，如“银丹”商标纠纷案中，判定商标的显著性就成为侵权认定的关键：申请人于2004年在第5类“人用药；药用胶囊”等商品上申请注册的“银丹”商标，2006年国家工商总局商标局以该商标与类似商品上已注册的“银”商标近似（图9-6）为由驳回了注册申请。申请人申请复审，商标评审委员会最终认定本案申请复审商标予以初审公告。本案中的“银丹”商标，虽首字与引证商标“银”完全相同，但是“丹”字在申请复审商标中并非表示“丹药”“药丸”之意，其与“银”字相结合，是申请人独创的臆造词汇，已脱离了单字“银”的含义，被赋予了新的内涵及识别功能，足以与“银”商标相区别。同时经过申请人的大量使用，已取得显著性和知名度，可以作为商标注册。

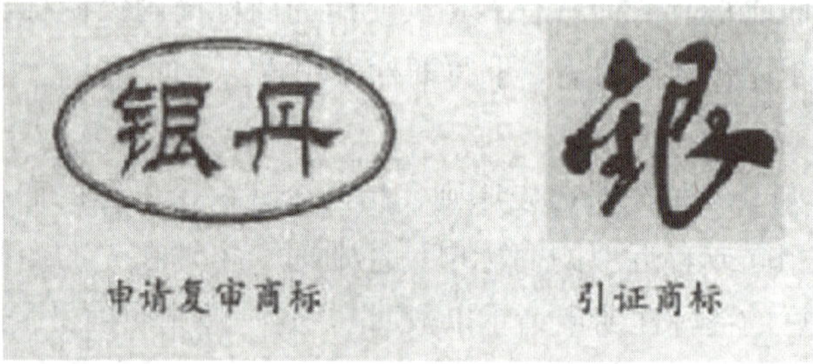

图9-6 “银丹”“银”商标对比图

②新颖性：在申请注册日之前的同一类或者类似商品或服务上没有相同或近似的商标注册。

2）禁止性条件

①禁止使用不得作为商标使用的标志：《商标法》第十条规定了不得作为商标使用的标志，如国家名称、国旗国徽；带有民族歧视性的；夸大宣传并带有欺骗性的商标等。

②药品通用名禁止注册：《药品管理法》第二十九条规定：“列入国家药品标准的药品名称为药品通用名称。已经作为药品通用名称的，该名称不得作为药品商标使用。”同时，《商标法》也规定，药品的通用名称是不得作为商标注册的。

3. 注册程序

（1）申请　申请商标注册应向商标局提交申请书、商标图样，附送有关证明文件，缴纳申请费用。

（2）形式审查　经过形式审查，申请手续齐备并按照规定填写申请文件的，商标局发给“受理通知书”。申请手续不齐备或者未按照规定填写申请文件的，发“不予受理通知书”，予以退回。申请手续基本齐备或者申请文件基本符合规定，但是需要补正的，商标局发“商标注册申请补正通知书”。

（3）实质审查　凡符合《商标法》有关规定的商标申请，商标局予以初步审定，并予以公告。驳回申请的，发给申请人“驳回通知书”。商标局认为商标注册申请内容可以修正的，发给“审查意见书”。

（4）公告 对经审查后初步审定的商标，由商标局在《商标公告》上公告。

（5）核准注册 无异议或者经裁定异议不成立的，由国家商标局核准注册，发给商标注册证，并在《商标公告》上予以公告。

（6）复审 若申请人对商标局驳回商标注册申请不服，可向商标评审委员会请求复审。商标评审委员会将作出准予注册或不予注册的终局决定，并书面通知申请人。

注册流程总体流程如图 9-7 所示。

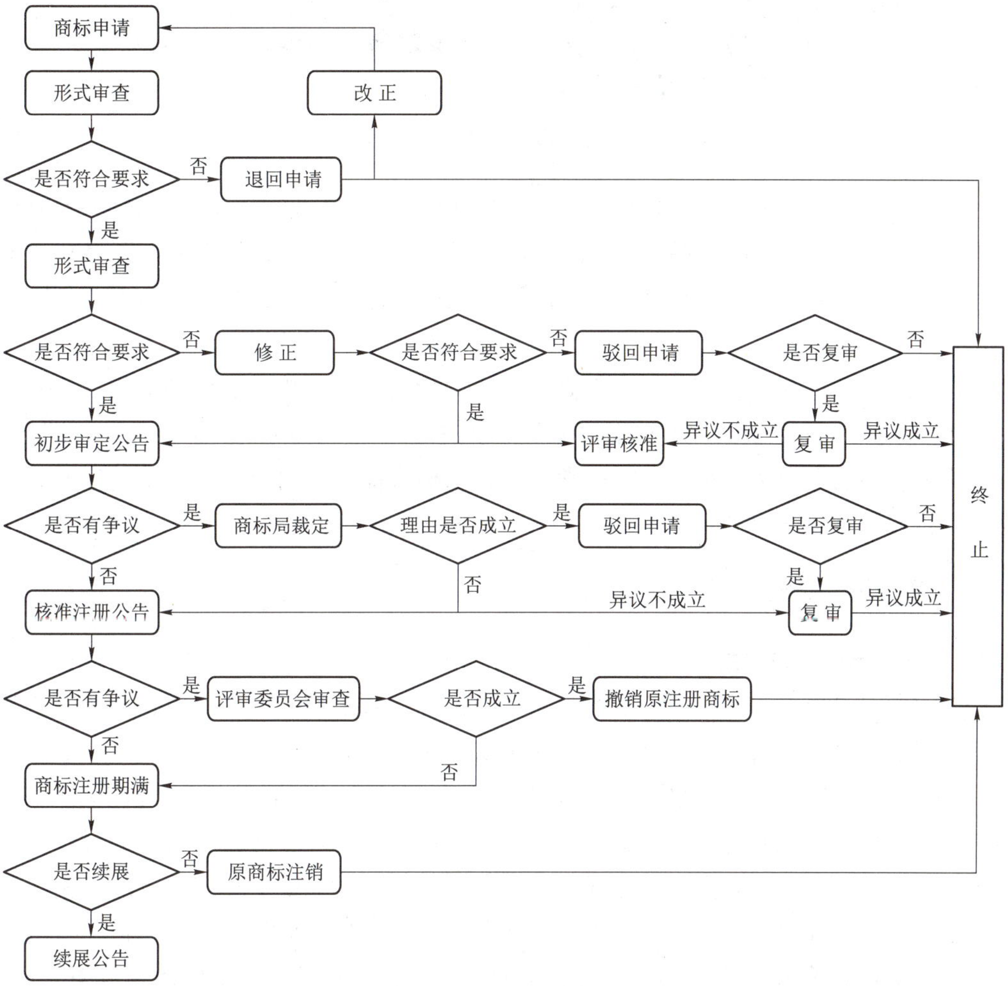

图 9-7 商标注册流程图

注册商标的有效期为 10 年，自核准注册之日起计算。但商标所有人需要继续使用该商标并维持专用权的，可以通过续展注册延长商标权的保护期限。续展注册应当在有效期满前 6 个月内办理；在此期间未能提出申请的，有 6 个月的宽展期。宽展期仍未提出申请的，注销其注册商标。每次续展注册的有效期为 10 年，自该商标上一届有效期满次日起计算。续展注册没有次数的限制。

4. 驰名商标

（1）认定 由国家工商行政管理总局商标局和人民法院依当事人请求在个案中进行。即在发生侵权纠纷或权利冲突，有必要认定某个商标是否驰名而应受到特殊保护时，由商标所有人提出请求而进行认定。认定驰名商标应考虑下列因素：①相关公众对该商标的知晓程度；②该商标使用持续的时间；③该商标的任何宣传工作的持续时间、程度和地理范围；④该商标作为驰名商标受保护的记录；⑤该商标驰名的其他因素。

医药行业许多企业与商品申请并获得了驰名商标保护，如北京同仁堂公司的“同仁堂”、桂林三金（集团）股份有限公司的“三金”、江苏先声药业有限公司“再林”、养生堂有限公司“养生堂”等商标，如图 9-8 所示。

图 9-8　医药驰名商标示例

（2）保护途径　《商标法》第十三条第二款规定了对已在我国注册的驰名商标的保护，即“就不相同或不相类似的商品申请注册的商标是复制、模仿或者翻译他人已经在中国注册的驰名商标，误导公众，致使该驰名商标注册人的利益可能受到损害的，不予注册并禁止使用”。

（3）保护范围　驰名商标保护水平高于普通商标之处在于扩大了保护范围，普通商标的保护范围以类似商品为限，驰名商标的保护范围扩展到不相类似的商品，如非“同仁堂”商标所有人将药品上的驰名商标“同仁堂”用在保健食品或饮料等商品上申请注册时，其申请都会被驳回；对于擅自使用的，由工商行政管理机关予以制止。

三、医药商标权保护

1. 医药商标权保护方式

（1）商标侵权行为　未经商标权人许可，在商标有效地域和有效期内，在相同或类似的商品或服务上擅自使用与注册商标相同或近似的商标的行为。

《商标法》第五十七条，规定了七种侵犯注册商标专用权的行为：①未经商标注册人的许可，在同一种商品上使用与其注册商标相同的商标的；②未经商标注册人的许可，在同一种商品上使用与其注册商标近似的商标，或者在类似商品上使用与其注册商标相同或者近似的商标，容易导致混淆的；③销售侵犯注册商标专用权的商品的；④伪造、擅自制造他人注册商标标识或者销售伪造、擅自制造的注册商标标识的；⑤未经商标注册人同意，更换其注册商标并将该更换商标的商品又投入市场的；⑥故意为侵犯他人商标专用权行为提供便利条件，帮助他人实施侵犯商标专用权行为的；⑦给他人的注册商标专用权造成其他损害的。

（2）商标侵权行为的法律责任　商标侵权行为将导致的责任有三个方面，即民事责任、行政责任、刑事责任。

1）民事责任　商标侵权属于特殊的民事侵权行为，应当依《民法通则》及《商标法》有关规定追究民事责任。《民法通则》第一百一十八条规定，公民、法人的著作权（版权）、专利权、商标专用权、发现权发明权和其他科技成果权受到剽窃、篡改、假冒等侵害的，有权要求停止侵权、消除影响、赔偿损失。同时，《商标法》规定，侵犯注册商标专用权行为引起纠纷的，商标注册人或者利害关系人可以向人民法院起诉[①]，请求

① 参见《商标法》第五十三条。

司法保护。

2）行政责任　根据《商标法》有关规定，对于商标侵权行为，被侵权人可以向县级以上工商行政管理部门要求处理，工商行政管理部门有权采取如下处理措施：①责令立即停止侵权行为；②责令立即停止销售；③没收、销毁侵权商品和专门用于制造侵权商品，伪造注册商标标识的工具；④收缴并销毁侵权商标标识；⑤对侵犯注册商标专用权、尚未构成犯罪的，工商行政管理机关可根据情节可处以非法经营额50%以下或侵权所获利润五倍以下罚款；对侵犯注册商标专用权的单位的直接责任人员，可以处1万元以下罚款。⑥根据当事人的请求，可以就侵权赔偿数额进行调解，调解不成，当事人可以向人民法院起诉。

3）刑事责任　根据法律有关规定，假冒商标罪应按具体情况承担如下的刑事责任：未经注册商标所有人许可，在同一种商品上使用与其注册商标相同的商标和劣造、擅自制造他人注册商标标识或者销售劣造、擅自制造的注册商标标识，违法所得的数额较多，或者有其他严重情节的，处三年以下有期徒刑、或者拘役，可以并处或单处罚金；违法所得数额巨大的，处三年以上七年以下有期徒刑，并处罚金。对于企事业单位实施假冒商标犯罪行为实行“两罚制”。一方面，对企业事实单位判处罚金；另一方面，对直接负责的主管人员和其他直接责任人员依照《刑法》第一百二十七条和《惩治假冒商标犯罪的补充规定》追究刑事责任。对假冒商标罪的犯罪主体依法追究刑事责任，并不免除其赔偿被侵权人损失的民事责任。

2. 医药商标侵权认定原则　根据《商标法》，商标侵权的归责原则采取“无过错责任”原则，即只要行为的客观方面符合商标侵权的必要构成要件，侵权即成立。只是在涉及销售侵权者的民事赔偿责任时，还应考虑其主观过错，排除了无辜侵权者的责任，即《商标法》第六十四条第三款规定的“销售不知道是侵犯注册商标专用权的商品，能证明该商品是自己合法取得的并说明提供者的，不承担赔偿责任”，以及《商标法》第六十七条第三款规定的“销售明知是假冒注册商标的商品，构成犯罪的，除赔偿被侵权人的损失外，依法追究刑事责任”。在进行医药商标侵权认定时，应当遵循以下原则。

（1）客观判断法　通过商标的音、形、义判断是否与注册商标相同或相近。

例如：我国首例制药企业诉美国制药企业商标侵权案——河南帅克制药有限公司状告美国××制药公司侵犯其“帅克”商标专用权一案。河南帅克制药公司于1996年注册了“帅克”商标，并生产数十种“帅克”系列药品。美国××制药公司于2003年委托中国国内一家公司销售其在美国生产的“帅克胶囊 Sharkcapsuls”。后来，该产品由于多起违规宣传被有关部门处罚。河南帅克制药公司认为美国××制药公司的“帅克胶囊”使用“帅克”商标侵犯了其注册商标专用权，并认为由于其违规宣传，也使得“帅克”商标的产品受到牵连，导致“帅克”系列药品销售量下降。据此，河南帅克制药公司向北京市第一中级人民法院提起诉讼，要求美国××制药公司停止侵权，并给予赔偿。

（2）主观判断法　近似商标或标识的认定，是商标侵权判定不可或缺的重要环节。只有同时具备“商标或标识构成近似”和“在同一或类似商品上使用”两个条件，侵权才能成立。考察两个商标是否属近似商标，除了客观比较其音、形、义之外，亦应考察其主观上是否造成消费者混淆。

例如，“CCI”是使用在某中成药产品上的注册商标，另一家企业在同一商品上使用了“OOT”商标，并向商标局提出了注册申请。从注册角度看，“CCI”与“OOT”不近似，但从管理角度看，实际使用的“CCI”的字形、排列方式及整体外观与“OOT”则构成近似。

案例讨论

西安利君制药“利君沙”诉大连“利君箭”商标侵权案

【案情简介】利君公司是著名高科技、现代化制药企业，“利君”“利君沙”商标属利君公司的药品注册商标，是国家认定的全国驰名商标、陕西省著名商标。2006年3月，利君公司在湖南省某地区药品销售市场发现大连××药业生产的，批号标注“利君箭”牌抗生素类药品在销售。经核实，利君公司于当年5月向当地工商局提出书面投诉。工商局经调查认定大连××公司“利君箭”药品属于侵权产品，当即对市场销售的药品进行了全面查处，并对大连××公司处以5万元罚款。2006年10月，利君制药向湖南省当地中级人民法院提起民事诉讼，要求大连××公司赔偿损失5万元。法院一审认为，大连××公司用与利君公司相近似的商标使用在相同的产品上，已造成相关消费者的误认，对利君制药构成侵权。该中级人民法院判决大连××公司停止侵犯利君公司注册商标专用权，立即销毁侵权产品，并采用书面形式向利君公司公开赔礼道歉；赔偿利君公司损失5万元，案件受理费2010元由被告承担。

【焦点问题】如何判定近似商标是否侵权？

【案例分析】“利君”“利君沙”商标属利君公司的药品注册商标，是国家认定的全国驰名商标、陕西省著名商标，应受法律保护。大连××公司“利君箭”牌药品和利君制药公司“利君”“利君沙”商标核定使用的商品为相同商品（均为抗生素药品），其商标与“利君”“利君沙”商标属于近似商标，能够误导消费者认为该药品与利君公司有联系，构成商标侵权。企业在商标维权过程中，权利的主张需要提供合法有效的证据加以证明，权利人发现侵权行为后，应当注意及时对证据的提取和保全。在选择维权途径时，企业既可直接向工商行政机关投诉，也可直接向被告所在地或侵权行为所在地中级人民法院起诉，或者先向工商机关投诉再向人民法院起诉。

3. 医药商标侵权赔偿计算 根据《商标法》和最高人民法院《关于侵犯商标专用权如何计算损失赔偿额和侵权期限问题的批复》，医药商标侵权赔偿的计算方式有以下三种。

（1）按照被侵权人因侵权导致的损失赔偿 一般地，被侵权人因侵权导致的利润损失=侵权造成的销售量损失×产品合理利润；当被侵权人销售量减少的总数难以确定时，被侵权人因侵权导致的利润损失=侵权产品的销售量×产品合理利润；此外，被侵权人在被侵权期间因被侵权所受到的损失，还包括被侵权人为制止侵权行为所支付的合理开支。

（2）按照侵权人因侵权所得利益赔偿 侵权人因侵权所得利润=侵权产品的销售量×侵权产品的合理利润。

值得注意的是，对上述两种计算方法，被侵权人有选择权。

（3）法定赔偿　侵权人因侵权所得利益，或者被侵权人因被侵权所受损失难以确定的，由人民法院根据侵权行为的情节判决给予五十万元以下的赔偿。

第四节　中药品种保护

【术语】中药品种保护（protection of herbal species）、行政保护（administrative protection）

扫码“学一学”

我国政府高度重视对名优中成药的保护，实行中药品种保护制度。《中药品种保护条例》于1992年10月14日由国务院颁布，1993年1月1日起施行，2018年9月18日进行修订。我国的中药品种保护制度属于行政保护措施，规定只有获得《中药保护品种证书》的企业才能生产相应的中药品种。

一、中药品种保护概述

1. 定义　中药品种保护，是指国家鼓励研发临床有效的中药品种，对质量稳定、疗效可靠的中药品种实行分级保护制度。根据《中药品种保护条例》第五条规定，中药品种必须是列入国家药品标准的品种。

2. 类型　受保护的中药品种分为一、二级。其中，可以申请一级保护的品种应当具备下述条件之一：①对特定疾病有特殊疗效的；②相当于国家一级保护野生药材物种的人工制成品；③用于预防和治疗特殊疾病的中药品种。可以申请二级保护的品种需要具备下列条件之一：①符合申请一级保护规定的品种或者已经解除一级保护的品种；②对特定疾病有显著疗效的；③从天然药物中提取的有效物质及特殊制剂。

3. 范围和期限

（1）保护的范围　《中药品种保护条例》适用于中国境内生产制造的中药品种，包括中成药、天然药物的提取物及其制剂和中药人工制成品。受保护的中药品种，必须是列入国家药品标准的品种。申请专利的中药品种，不适用本条例。

（2）保护的效力和期限　原国家药品监督管理局发布的《关于中药品种保护有关事宜的通知》第二条规定：“批准保护的中药品种如果在批准前是由多家企业生产的，其中未获得《中药保护品种证书》的企业应当在《中药品种保护条例》规定的期限内提出同品种保护申请。已受理的同品种保护申请，提出此申请的药品生产企业在同品种审评、审批期间可继续生产该品种。”第三条规定：“对违反《中药品种保护条例》第十八条规定，无正当理由而逾期不向我局申请中药同品种保护而又继续生产同品种中药的，我局将中止该中药品种批准文号的效力，并在我局网站以及《中国医药报》予以公告。对公告前已经生产的合格产品，准许其在产品有效期内继续销售使用。”

中药一级保护品种的保护期分别为三十年、二十年、十年，自公告日起算；中药二级保护品种的保护期为七年，自公告日起算。中药保护品种因特殊情况需要延长保护期限的，由生产企业在该品种保护期满前六个月，依照规定程序申报。一级保护品种延长的保护期限由国务院药品监督管理部门根据国家中药品种保护审评委员会的审评结果确定，每次延长的保护期限不得超过第一次批准时的保护期限；中药二级保护品种在保护期满后可以延长七年。

4. **性质**

（1）中药品种保护是一种行政保护　受中药品种保护的药品生产权是不能转让的，因此中药品种保护权不具有知识产权的财产性。中药保护品种证书持有者的权利不能自由进入商品流通领域进行买卖和转让。对于临床急需的中药保护品种，可以根据国家中药生产经营主管部门提出的仿制建议，经国务院药品监督管理部门批准仿制，中药保护品种证书持有者可以收取合理的使用费。药品专利的强制许可由人民法院决定，符合民事权利纠纷法律裁判的特征，而中药保护品种仿制纠纷最终由国务院药品监督管理部门裁决，不同于平等主体之间的民事纠纷的解决办法。

（2）中药品种保护是保护我国中药传统名方的有效方式　《中药品种保护条例》规定，申请专利的中药品种，依照专利法的规定办理，不适用本条例。中药品种保护所具有的超长保护期，使很多企业选择放弃专利保护，转而申请中药品种保护。因此，中药品种保护成为我国对中药知识产权保护采取的最主要措施。《中药品种保护条例》自1993年实施以来，在推动中药产品结构调整，规范中药生产经营秩序，促进中药行业集约化经济模式的形成和民族医药工业的科技进步等方面，起到了积极的作用，得到了中药企业界的认可，成为保护我国中药传统名方的有效方式。

二、中药品种保护的审批和授权

1. **审批主体**　国务院药品监督管理部门负责全国中药品种保护的监督管理工作，国家中药品种保护审评委员会负责对申请保护的品种进行审评，省级人民政府药品监督管理局负责中药品种保护申请的初审与受理。

2. **申请程序**

（1）申请　申请人持填写的申请表（《中药品种保护申请表》《药品补充申请表》或《国家中药保护品种补充申请表》）及相关资料，向省级药品监督管理部门提出申请，经初审受理后，报国务院药品监督管理部门，国务院药品监督管理部门委托国家中药品种保护审评委员会对申请保护的中药品种进行审评；特殊情况下，中药生产企业直接向国务院药品监督管理部门提出申请①。

（2）组织评审　国家中药品种保护审评委员会负责对申请保护的中药品种进行审评。国家中药品种保护审评委员会应当自接到申请报告书之日起六个月内作出审评结论。

（3）发证公告　根据国家中药品种保护审评委员会的审评结论由国务院药品监督管理部门决定是否给予保护。对批准保护的中药品种，国务院药品监督管理部门对其颁发《中药保护品种证书》并将在政府网站和《中国医药报》上予以公告。

三、中药品种保护的侵权处理

1. **行政申诉**　当中药保护品种的权益被侵犯时，生产企业可直接要求国务院药品监督管理部门查处或纠正。对于擅自仿制中药保护品种的，由县级以上药品监督管理部门以生产假药依法论处。仿制《中药保护品种证书》及有关证明文件进行生产、销售的，由县级

① 北京市药品审评中心．中药保护品种申报要求［J］．首都医药，2006（12）：10.

以上药品监督管理部门没收其全部有关药品及违法所得，并可以处以有关药品正品价格三倍以下罚款。

2. 诉讼　当中药保护品种的权益被侵犯时，生产企业除可以向有关的行政部门申诉外，还可以诉诸于诉讼程序，由人民法院进行审理裁决。当事人对药品监督管理部门的处罚决定不服的，也可以依照有关法律、行政法规的规定，申请复议或者提起行政诉讼。

案例讨论

中药品种保护专属权纠纷案

【案情简介】“抗癌平丸”是鹏鹞药业有限公司（简称鹏鹞公司）20世纪70年代研制成功并投入生产的药品，各种生产证照齐全有效。海南××药业有限公司（简称海南公司）1995年开始获准生产该药品，并于2000年8月4日向国家中药品种保护评审委员会申请“抗癌平丸”的中药品种保护，2002年9月12日获得《中药保护品种证书》。鹏鹞公司2002年7月18日也向国家中药品种保护评审委员会申请“抗癌平丸”的中药品种保护，2004年4月15日获《中药保护品种证书》。海南公司发现鹏鹞公司在本公司保护公告后仍在生产和销售“抗癌平丸”，认为其生产和销售行为违反《中药品种保护条例》，属不正当竞争行为，遂向法院起诉。

一审法院于2003年12月30日作出判决，认为原告海南公司获得了《中药保护品种证书》即获得“国家中药品种保护专属权”“应当属于知识产权法律保护范围”。判令被告侵权成立。二审法院审理后裁定撤销一审判决，驳回起诉。

【焦点问题】鹏鹞公司的行为是否构成侵权?

【案例分析】按照《中药品种保护条例》规定，被批准保护的中药品种，在保护期限内限于由获得《中药保护品种证书》的企业生产，同品种生产企业可在保护公告后6个月内申请保护，经有关部门审查评定，对达到国家药品标准的，补发《中药保护品种证书》，未达到国家药品标准的，撤销该中药品种批准文号。该条例对中药品种保护规定了行政保护和刑事保护，没有规定民事保护。

本案被告在鹏鹞公司获得“抗癌平丸”《中药保护品种证书》公告之日起6个月内申请保护，并于2004年4月15日获得“抗癌平丸”《中药品种保护证书》，按照条例第十八条有关规定，被告有权在原有生产规模上生产销售“抗癌平丸”，其行为不构成侵权。

第五节　医药商业秘密保护

扫码“学一学”

【术语】　医药商业秘密（trade secret of medical industry）、反向工程（reverse engineering）

一、医药商业秘密的定义和特征

1. 定义 所谓医药商业秘密是指在医药行业中，不为公众所知悉、能为权利人带来经济利益，具有实用性并经权利人采取保密措施的技术信息和经营信息。具体有以下四个层次的含义。

（1）不为公众知悉 该信息是不能从公开渠道直接获取的。

（2）能为权利人带来经济利益、具有实用性 该信息具有确定的可应用性，能为权利人带来现实的或者潜在的经济利益或者竞争优势。

（3）权利人采取保密措施 包括订立保密协议，建立保密制度及采取其他合理的保密措施。

（4）技术信息和经营信息 技术秘密和经营秘密，包括设计、程序、产品配方、制作工艺、制作方法、管理诀窍、客户名单、货源情报、产销策略、招投标中的标底及标书内容等信息。

几乎所有的医药企事业单位都有自己的商业秘密。作为知识产权保护的一种形式，商业秘密保护适用于配方和生产工艺复杂、从产品很难应用反向工程[①]倒推出原料配方和生产工艺的医药产品。

2. 特征 从医药商业秘密的定义可以概括出医药商业秘密的主要特征，具体如下。

（1）秘密性 医药商业秘密首先必须是处于秘密状态、不为公众所知悉的信息。即不为所有者或所有者允许知悉范围以外的其他人所知悉，不为同行业或者该信息应用领域的人所普遍知悉。国家工商行政管理局 1995 年颁布并于 1998 年修订的《关于禁止侵犯商业秘密行为的若干规定》规定：“不为公众所知悉，是指该信息是不能从公开渠道直接获取的。”

（2）经济性 医药商业秘密具有独立的实际或潜在的经济价值和实用性，能给权利人带来经济效益或竞争优势。商业秘密必须是一种现在或者将来能够应用于生产经营或者对生产经营有用的具体的技术方案和经营策略。不能直接或间接使用于生产经营活动的信息不具有实用性，不属于商业秘密。

（3）保密性 权利人采取保密措施，包括订立保密协议，建立保密制度及采取其他合理的保密手段。只有当权利人采取了能够明示其保密意图的措施，才能成为法律意义上的商业秘密。

上述三个特征，是医药商业秘密缺一不可的构成要件。只有同时具备三个特征的技术信息和经营信息，才属于商业秘密。

案例讨论

侵害商业经营秘密纠纷案

【案情简介】 2004 年 6 月 9 日，冠愉医药与普利瓦公司签订了《产品代理合同》，普利

---

① 反向工程是指通过对终端产品的分析研究，找出该产品的原始配方或者生产方法。反向工程是获取商业秘密的合法途径之一。

瓦公司将自己的专利产品舒美特片剂（125mg/6 片/盒）授权冠愉医药作为中国市场的总代理，期限三年。2006 年 3 月 14 日，普利瓦公司又向康程医药发出授权书，授权××医药为深圳地区的代理商，授权期限一年，张某为××医药的法定代表人，在任职××医药之前，张某曾为冠愉医药销售舒美特药品。

为此，冠愉医药向法院提起诉讼并提供了员工守则，主张被告××医药侵犯其舒美特药品的购销渠道及销售价格的商业秘密。经查明，冠愉医药在张某任职期间并未与其签署劳动合同及任何保密合同，也没有证据证明冠愉医药就舒美特药品的销售渠道及销售价格作出了具体明确的保密要求。对此，一审、二审法院均认为冠愉医药主张 ×× 医药侵犯其商业秘密缺乏事实和法律依据。

【焦点问题】冠愉医药舒美特药品的销售渠道及销售价格是否为商业秘密？

【案例分析】我国法律保护的商业秘密是指不为公众所知悉、能为权利人带来经济利益、具有实用性并经权利人采取保密措施的技术信息和经营信息。其中，权利人采取的保密措施应该是合理的、具体的、有效的。具体，指的是保密措施所针对的保密客体是明确的、具体的，仅有一般的保密规定或者保密合同，而无具体明确的保密客体，就不能认为该项保密措施是具体的；有效，指的是保密措施得到确实的执行，并能有效地控制涉密范围，形同虚设的保密措施不能认为是有效的。

经查明，××医药法定代表人张某在任职之前为冠愉医药销售了舒美特药品，实际知悉了舒美特药品的购销渠道及销售价格，且冠愉医药没有与张某签署劳动合同及任何保密合同，其提供的员工守则也不能充分证明冠愉医药就舒美特药品的销售渠道及销售价格作出了具体明确的保密要求。因而对冠愉医药请求保护的舒美特药品的购销渠道及销售价格，应该认为其采取的保密措施并不是具体的和有效的，也即不能认定是冠愉医药的商业秘密。

同时，根据药品生产经营法律、法规，药品的生产厂家是药品包装上必须公布的信息，该信息不具有秘密性，故不属于商业秘密。

对医药商业秘密的判断应严格按照其法律构成要件来进行。本案中冠愉医药主张的舒美特药品的销售渠道及销售价格虽具有经济性，能为其带来潜在或现实的经济价值，但由于不具备秘密性、保密性的法律特征，故仍不能判定为商业秘密。

二、医药商业秘密的类型和内容

根据《反不正当竞争法》，商业秘密主要包括两大类 ：一类是技术秘密；另一类是经营秘密。相应的，医药商业秘密也包括两类：医药技术秘密和医药经营秘密。

1. 医药技术秘密　也就是医药技术信息，它是指与医药产品的生产和制造过程相关的技术诀窍或秘密技术，只要这种信息、技术知识等是未公开的，能给权利人带来经济利益，且已经权利人采取了保密措施，均属于技术秘密的范畴。医药企业可以成为技术秘密的主要有以下内容。

（1）产品信息　企业自行研究开发的药品，在既没有申请专利，也还没有正式投入市场之前，尚处于秘密状态，它就是一项商业秘密。即使药品本身不是秘密，它的组成部分或组成方式也可能是商业秘密。

（2）配方　医药产品的工业配方、化学配方等是医药商业秘密的一种常见形式，其中各种含量的比例也可成为商业秘密。

（3）工艺程序　有时几个不同的设备，尽管其本身属于公知范畴，但经特定组合，产生新工艺和先进的操作方法，也可能成为商业秘密。许多技术诀窍就属于这一类型的商业秘密。

（4）机器设备的改进　在公开的市场上购买的机器、制药设备不是商业秘密，但是经公司的技术人员对其进行技术改进，使其具有更多用途或更高效率，那么这个改进也可以是商业秘密。

例如：某黄药生产厂对其关键设备“混捏机”与“球磨风选系统设备”进行了重新设计、制造、安装，降低了生产成本，提高了生产的安全性和产品质量，则对该生产设备改进的技术成果就属于该药厂的技术秘密。

（5）研究开发的有关文件　记录了研究和开发活动内容的文件，这类文件就是商业秘密。如蓝图、图样、实验结果、设计文件、技术改进后的通知、标准件最佳规格、检验原则等，都可成为商业秘密。

2. 医药经营秘密　未公开的经营信息，它是指与药品的生产经营销售有关的保密信息，包括未公开的与公司各种经营活动有关联的内部文件、产品的推销计划、进货渠道、销售网络、管理方法、市场调查资料、标底、标书内容、客户情报等。如医药公司的销售人员掌握着公司大量的客户名单、销售渠道、协作关系，这些资料是医药企业通过经营、人力、物力、财力建立起来的宝贵的无形资产，是公司极为重要的经营秘密。

由此可见，医药企业商业秘密的内容是比较广泛的，如果流到竞争对手那里，将会产生十分不利的影响，医药企业对这些商业秘密应注意采取必要的保密措施。

三、医药商业秘密保护的意义

与医药专利保护相比，医药商业秘密保护具有以下意义。

1. 与专利保护互补　商业秘密分为两类：技术秘密与经营秘密。显然，经营秘密是不可能得到专利保护的。对于技术秘密是否适合采用专利途径加以保护也需要权衡，如那些不为产品直接反映的结构、工艺、不能利用反向工程获取的技术、工艺性、配方性的技术信息，采取商业秘密保护的方法将更加适宜。从中药领域的技术特征看，商业秘密保护是中药知识产权保护很有效的一种方式。

另一方面，即使某些技术成果适合采用专利保护，但是得到专利保护必须以专利技术信息的公开为前提，易导致技术秘密在世界范围内为人公知。同时，由于我国幅员辽阔，且专利权保护力度仍然不足，因此一旦发生侵权，企业很难发现，即使发现了也可能由于种种原因致使权利迟迟不能得到有效的维护，而且维权所需付出的时间、精力、金钱也是惊人的。

2. 具有时间期限优势　商业秘密的保护期是不确定的，如果能永久保密，则享有无限的保护期。

例如：国务院保密委员会将云南白药处方及工艺列为国家级绝密资料，该药历经百年至今配方仍然秘而不宣，也无人能够通过反向工程破译，无从得知该药的配方材料和加工工艺。保密，已成就云南白药一个世纪的辉煌。而知识产权中各种权利都是有保护期限的，如发明专利保护期只有 20 年，实用新型和外观设计专利则仅有 10 年保护期。但亦必须意识到，如果商业秘密被泄露，保护期也就随之结束。①

① 邦樱花，夏伟. 论藏药的商业秘密保护［J］. 南方论刊，2007（10）：18-19.

3. 突破地域限制　对于商业秘密而言，如果权利人的商业秘密受到不法侵害，不论其是否在本国都可以向侵害人要求侵权损害赔偿；而专利等均有地域性限制，在一个国家有知识产权不一定在另一国取得相应的权利，但有关知识产权的信息却是在世界范围内公开的。

四、医药商业秘密保护的方式

我国医药商业秘密的保护可以分为两个层面，即法律保护层面和权利人自我保护层面。

1. 法律保护　目前我国还没有专门针对商业秘密保护的立法，有关商业秘密保护的规定散见在如下法律法规中。

根据《反不正当竞争法》第十条的规定，侵犯商业秘密的行为可以分为以下 4 种。

（1）以盗窃、利诱、胁迫或者其他不正当手段获取权利人的商业秘密。

（2）披露、使用或者允许他人使用以前项手段获取权利人的商业秘密。

（3）违反约定或者违反权利人有关保守商业秘密的要求，披露、使用或者允许他人使用其所掌握的商业秘密。

（4）第三人明知或者应知前款所列违法行为，获取、使用或者披露他人的商业秘密，视为侵犯商业秘密。

对于以上侵犯商业秘密的侵权行为，可以采用以下方式保护。

1）民事保护　我国通过《民法通则》《合同法》和《劳动合同法》等对商业秘密进行保护。

《民法通则》第一百一十八条规定：“公民、法人的著作权、专利权、商标专用权、发现权、发明权和其他科技成果权受到剽窃、篡改、假冒等侵害的，有权要求停止侵害，消除影响，赔偿损失。据此，公民、法人的商业秘密受到剽窃、侵犯的，有权要求侵权人停止侵害、消除影响、赔偿损失。”

《合同法》第四十三条规定：“当事人在订立合同过程中知悉的商业秘密，无论合同是否成立，不得泄露或者不正当地使用。泄露或者不正当地使用该商业秘密给对方造成损失的，应当承担损害赔偿责任。”

《劳动法》则规定：“本公司雇员或者前雇员违反企业商业秘密的规章制度、劳动合同中的保密条款、保密合同或者竞业禁止合同约定，给企业造成损失的，企业可以依据劳动法的规定向劳动争议仲裁委员会申请劳动仲裁，要求违反上述约定的雇员承担损害赔偿责任。”

2）行政保护　对侵犯他人商业秘密的行为，被侵害人可以向侵害人所在地或侵害行为发生地县级以上工商行政管理机关申请行政保护，不过同时应当提供商业秘密及侵权行为存在的依据。这些证据包括：申请人合法拥有此项商业秘密的证明；已采取了保密措施的证明；被申请人所使用的技术信息、经营信息与自己的商业秘密具有一致性或者相同性的证明；被申请人具有获取权利人商业秘密客观条件的证明。

如果被申请人否认申请人的指控，也要对其所使用的商业秘密的合法性提供证据，如证明自己所使用、披露的有关信息与申请人的信息既不相同、也不相似的证据等。如果被申请人不能提供或拒绝提供依据的，则工商行政管理机关可根据《反不当竞争法》，依法认定被申请人实施了侵权行为，将责令被申请人停止侵权行为，并可以根据情节对违法者处以 1 万元以上 20 万元以下的罚款。

3）刑事保护　上述对医药商业秘密的民事保护、行政保护，其严厉程度还不足以震慑那些严重侵犯商业秘密的行为人。因此，《刑法》把侵犯商业秘密行为列为犯罪行为之一，作为上述保护手段的补充。

《刑法》第二百一十九条规定：有下列侵犯商业秘密行为之一，给商业秘密的权利人造成重大损失的，处三年以下有期徒刑或者拘役，并处或者单处罚金；造成特别严重后果的，处三年以上七年以下有期徒刑，并处罚金：①以盗窃、利诱、胁迫或者其他不正当手段获取权利人的商业秘密的；②披露、使用或者允许他人使用以前项手段获取的权利人的商业秘密的；③违反约定或者违反权利人有关保守商业秘密的要求，披露、使用或者允许他人使用其所掌握的商业秘密的。明知或者应知前款所列行为，获取、使用或者披露他人的商业秘密的，以侵犯商业秘密论。

为了有效打击与处理侵犯知识产权的犯罪，最高人民法院、最高人民检察院联合发布了《关于办理侵犯知识产权刑事案件具体应用法律若干问题的解释》，自 2004 年 12 月 22 日起实行。该司法解释对包括侵犯商业秘密犯罪在内的侵犯知识产权犯罪问题作出了具体规定。

侵犯商业秘密行为的法律责任体系由民事责任、行政责任和刑事责任构成。一般说来，侵犯商业秘密行为应当主要承担民事责任；当侵犯商业秘密行为构成不正当竞争行为时，依法还应当承担行政责任；情节严重，对权利人造成严重损害并构成犯罪时，则应当承担相应的刑事责任。

2. 自我保护　随着知识经济的兴起及我国加入 WTO 后经济、贸易、科技等方面进一步融合，商业秘密已经成为企业技术创新、管理创新的重要内容，也是企业形成和保持竞争优势的重要手段。

医药企业应当积极采取措施对其商业秘密进行自我保护，从经济上以产权安排来保护商业秘密，把保护商业秘密纳入企业的管理体系中，可以采取以下措施：①企业内部设立专门的商业秘密管理机构；②与涉及商业秘密的人员签订保密合同以及竞业限制协议；③在具体的管理上实行分级管理；④定期对涉及商业秘密的人员进行培训，灌输保护商业秘密的意识，提高保护商业秘密的能力。

从国家立法的保护到企业自身，保护商业秘密的手段可以说是多种多样，但是无论哪一种保护都有其自身的缺陷：法律保护属于事后的救济，权利人的利益已经经受了一定侵害；企业自身通过经济、管理各种手段一定程度上增加了企业的成本，并不是任何一个企业都能承受的了的。因此，权利人要想真正保护好自己的商业秘密，应该从自身的实际情况出发，以国家法律的强制力作为后盾，辅之以内部的管理，综合运用各种手段，才能切实保护好商业秘密。

扫码“学一学”

第六节　医药未披露数据保护

【术语】

医药未披露数据（undisclosed testing data of medical industry）、新化学实体（new chemical entity，NCE）

创新药的研究开发需要通过临床前研究和临床试验证明药物安全、有效和质量可控，该过程中产生的数据是药品管理部门批准新药上市销售的依据，对创新药的审批非常关键。通常情况下，由于创新药研发风险大、投资高，大多数仿制药公司并不情愿在研发上进行投资，而更愿意依赖原创者已有的试验数据来获得上市批准。一旦创新药研发者的数据被仿制药公司所利用，对创新药研发者来说是极不公平的，也将对其造成不可预估的损失。目前，我国创新药研究开发正处于从仿制向创新转变的阶段，故对研发过程中产生的数据的保护就显得尤其重要。

一、医药未披露数据的定义和内容

1. 定义 医药未披露数据是指在含有新型化学成分药品注册的过程中，申请者为获得药品首次上市许可向药品注册管理部门提交的关于药品安全性、有效性、质量可控性的未披露的试验数据。

2. 内容 医药未披露数据主要来源于药品研发过程中的临床前和临床试验，主要涉及三部分内容：临床前试验数据（针对动物）、临床试验数据（针对人体）以及其他数据（针对生产流程、生产设施等）。事实上，若缺乏这些数据，任何一种创新药被批准上市都是不可能的。①

二、医药未披露数据保护的定义及法律渊源

1. 定义 医药未披露数据保护是对在我国注册的含有新型化学成分药品的申报数据进行保护，在一定时间内，负责药品注册的政府部门和第三方（仿制者）既不能够披露，也不能依赖该新药研发者提供的证明药品安全性、有效性、质量可控性的试验数据。医药未披露数据保护也称药品数据保护。

2. 法律渊源

（1）国际公约 关于医药未披露数据保护，WTO 框架下的《与贸易有关的知识产权协议》（TRIPS 协议）第三十九条第三款规定：当成员国要求以提交未披露过的试验数据或其他数据作为批准使用了新化学成分的药品或农用化工产品上市的条件，如果该数据的原创活动包含了相当的努力，则该成员国应对该数据提供保护，以防止不正当的商业使用。同时，除非出于保护公众的需要，或已采取措施确保该数据不会被不正当地投入商业使用，各成员国均应保护这些数据，以防止其被泄露。

（2）我国法律 为履行加入 WTO 的承诺，根据 TRIPS 协议第三十九条第三款的规定，我国政府制定了药品数据保护的相关行政法规、部门规章，即《药品管理法实施条例》以及进一步修订后于 2007 年 10 月 1 日起实施的《药品注册管理办法》。

《药品管理法实施条例》第三十四条第一款明确规定：“国家对获得生产或者销售含有新型化学成分药品许可的生产者或者销售者提交的自行取得且未披露的试验数据和其他数据实施保护，任何人不得对该未披露的试验数据和其他数据进行不正当的商业利用。”第二款同时规定，“自药品生产者或者销售者获得生产、销售新型化学成分药品的许可证明文件之日起 6 年内，对其他申请人未经已获得许可的申请人同意，使用前款数据申请生产、销

① 崔怡．药品利益论衡——2005 药品数据保护国际研讨会综述［J］．WTO 经济导刊，2005（4）：46-50.

售新型化学成分药品许可的，药品监督管理部门不予许可。但是，其他申请人提交自行取得数据的除外。”第三款对医药未披露数据保护的例外情形作出了规定，即“除下列情形外，药品监督管理部门不得披露本条第一款规定的数据：①公共利益需要；②已采取措施确保该类数据不会被不正当地进行商业利用。”

《药品管理法实施条例》第六十七条还对药品监督管理部门违反规定、泄露药品未披露数据的行政责任作出了明确的规定，即：“药品监督管理部门及其工作人员违反规定，泄露生产者、销售者为获得生产、销售含有新型化学成分药品许可而提交的未披露试验数据或者其他数据，造成申请人损失的，由药品监督管理部门依法承担赔偿责任；药品监督管理部门赔偿损失后，应当责令故意或者有重大过失的工作人员承担部分或者全部赔偿费用，并对直接责任人员依法给予行政处分。”

《药品管理法实施条例》明确了关于数据保护的有效期限，同时也明确了药品行政管理部门对药品试验数据及其他数据的法定保密义务，以及违反规定所应承担的行政责任。

为了更好地实施对医药未披露数据的保护，《药品注册管理办法》第二十条依据《药品管理法实施条例》对药品数据保护作出了如下规定：“对获得生产或者销售含有新型化学成分药品许可的生产者或者销售者提交的自行取得且未披露的试验数据和其他数据，国家食品药品监督管理部门自批准该许可之日起6年内，对未经已获得许可的申请人同意，使用其未披露数据的申请不予批准；但是申请人提交自行取得数据的除外。”

通过《药品管理法实施条例》和《药品注册管理办法》的施行，我国已履行所做的国际承诺，对未披露的试验数据进行了法律保护，以保障科研工作者和医药企业的权益。

三、医药未披露数据的特征

据上述行政法规、部门规章对药品数据保护的相关规定，可以概括出医药未披露数据的特征，具体如下。

1. 不具有独占权 《药品管理法实施条例》及《药品注册管理办法》均指出，对其他申请人以其自行取得的数据申请生产、销售新型化学成分药品许可的，药品监督管理部门是可以予以许可的。即医药未披露数据保护并不禁止第三人（如仿制药公司）为支持其申请而开发自己的临床试验数据，如果第三人能够独立地获取该数据，那么也就可以合法地使用该数据。因此医药未披露信息不具有独占权。

2. 获得途径不具备创新性 所谓医药未披露数据通常并不是应用创新方法而获得的信息，“新型化学成分药品”中的“新”是一个注册性概念，即只要提交的化学活性成分未经注册就是新的。

四、美欧药品未披露数据保护简介

1. 美国药品未披露数据保护简介

（1）定义 1984年，美国国会通过了一项重要的法案《药品价格竞争和专利期恢复法》（Drug Price Competition and Patent Term Restoration Act，也称为Hatch-Waxman Act），是对《食品、药品和化妆品法》（Food，Drug and CosmeticAct，FDCA）的一次重要修订。该法案充分考虑到药物安全性与有效性数据的获得需要长期的临床前和临床试验，以及耗费巨大的时间与金钱投入，作为一种权衡之举，在该法案中首次明确提出了药品“数据保护”。

FDCA 第 355 节中对药品数据保护作出了明确的规定：在一定的保护期内，FDA 不能依赖新药申请人为了获得首次上市批准而提交的能够证明药品安全性与有效性的未披露的实验数据来批准仿制药的上市。除非仿制药申请者能够提供自行取得的安全性与有效性数据，或者获得新药所有者的“使用授权”，否则在这段数据保护期内，FDA 不再受理该新药的仿制药申请。

（2）保护类型　主要分为 3 年期保护、5 年期保护、7 年期保护。

3 年期数据保护适用于增加了新适应证或新用途及其他变化类别的已被 FDA 批准的药品，5 年期数据保护适用于含有新化学实体的新药，如果该新药是罕见病药品，则可以享受 7 年的药品数据保护。如果该新药是儿科药品，则在 3 年期、5 年期或 7 年期的基础上额外再增加 6 个月的数据保护。

（3）保护申请程序　申请人向 FDA 提交新药申请或补充申请的同时提交要求对其所申请药品进行 5 年期或 3 年期数据保护的申明，并在申明中明确解释申请药品数据保护的理由。儿科药品及罕见病药品的数据保护事宜需分别与 FDA 进行磋商。FDA 的药品评价与研究中心（The Center for Drug Research and Evaluation，CDRE）审核后将通知申请人相关申请是否具有获得数据保护的资格。经批准的药品数据保护将在 FDA 的公开出版物《Approved Drug Products with Therapeutic Equivalence Evaluations》，俗称“桔皮书”（Orange Book）上刊登。

（4）作用

1）弥补有效专利期不足　专利药物通过上市审批后所剩的在市场中赢取回报的专利期限为药物的有效专利期。一个化学新药的诞生要经历发现和开发两个阶段。发现阶段的工作包括化合物筛选、临床前药理学研究、临床前安全性研究等方面。这个时期可能需要 1～2 年，甚至更长时间。一般来说，在这个阶段即将结束时，企业就会申请专利保护。发现阶段完成后，接下来就是漫长的开发期，即临床试验阶段，该阶段可能会持续 10 年左右。而一个药品的专利保护年限仅为 20 年，若研发阶段耗费 8～12 年，则该专利药品的有效专利期可能就已经不到 10 年了。数据保护恰好弥补了专利保护的“先天不足”，成为知识产权保护链条上的第二重保险①。政府通过药品未披露数据保护，给新药研发者提供必要的激励机制，可有效推动新药研发，维护人类生命健康。

2）激励罕见病药品和儿科药品的开发　有些疾病因发病率极低，以至研发诊断、预防和治疗这些疾病的药品所需要的成本和将该药推向市场的成本很难通过预期的药品销售额得到弥补，研发者通常会放弃开发此类药品，这类药品被称为罕见病药品。1982 年，美国 FDA 出台了《罕见病药品法案》，以此鼓励罕见病药品的研发者。该法案为罕见病药品研发者提供了 7 年的数据保护期，并保证在此期间不会再批准第二个完全相同的罕见病药品。这项法案自实施之日起的 18 年内，FDA 共批准了 215 个罕见病药品，远远超出法案出台之前的数量。

儿科药品因市场需求量小、风险大，历来也不是研发者愿意开发的类别。1997 年，美国 FDA 修改了关于儿科药品的法案，给儿科药品在 5 年期和 3 年期的基础上额外再增加 6 个月的数据保护时间。这部法案促使很多以前不愿研发的药品问世，为消费者带来了巨大利益。

可见，药品未披露数据保护对激励研发者致力于罕见病药品和儿科药品的开发、造福人类功不可没。

---

① 崔怡．药品利益论衡—2005 药品数据保护国际研讨会综述．WTO 经济导刊 2005（4）：46-50.

2. 欧盟药品未披露保护简介 在欧盟，药品注册申请人无须向政府提交专门的药品数据保护申请，只需提交药品的上市申请，申请上市的药品得到许可后，该药品同时就获得了数据保护。

在欧盟，依据集中程序，药品数据保护年限遵循“8+2+1”模式：8年是绝对的数据保护期限，在创新药被批准上市后的8年内，不批准任何相关仿制药的上市申请；在第9、10年可以受理仿制药上市申请，但是不能批准上市；在创新药得到批准后的8年间，如果创新药所有者得到了一个或多个新的临床适应证许可，可以获得额外的1年数据保护期。集中程序是欧盟针对医药产品采取的强制性规定，得到其所有成员国的认可。

知识拓展

药品试验数据保护实施办法（暂行）（征求意见稿）相关内容

1. 对象和期限 能够获得试验数据保护的药品包括以下几类。

（1）创新药和创新治疗用生物制品 对在中国境内获批上市的创新药给予6年数据保护期，创新治疗用生物制品给予12年数据保护期。

使用在中国开展的临床试验数据，或在中国开展的国际多中心临床试验数据在中国境内申请上市或在中国与其他国家/地区同步申请上市的药品或治疗用生物制品，批准上市时分别给予6年或12年数据保护期；利用在中国开展的国际多中心临床试验数据在中国申请上市时间晚于在其他国家/地区申请上市的，根据情况给予1~5年数据保护期，晚于6年的不再给予数据保护期。

对于使用境外数据但无中国患者临床试验数据申请创新药上市的，给予上述计算方法1/4时间的数据保护期；补充中国临床试验数据的，给予1/2时间的数据保护期。

（2）罕见病治疗药品和儿童专用药 对罕见病用药或儿童专用药，自该适应证首次在中国获批之日起给予6年数据保护期。

（3）专利挑战成功的药品 按照相关法律规定给予数据保护期限。

针对同一药品先后授予的各项保护期，分别按照相应药品注册申请自被批准之日起分别计算。在保护期内，未经数据保护权利人同意，国家药品监督管理部门不得批准其他申请人同品种药品上市申请，但申请人依赖自行取得的试验数据或获得上市许可的申请人同意的除外。

2. 实施流程

（1）申请 药品注册申请人在向国家药品监督管理部门申请数据保护的，应在提交上市许可注册申请的同时提交药品试验数据保护申请，并说明申请保护的期限和理由。药品注册申请受理后，国家药品监督管理部门的药品审评部门应对申请人的试验数据保护申请予以公示30天。

（2）技术审查 国家药品监督管理部门的药品审评机构在进行药品注册技术审评时，应对申请人提出的数据保护申请同时进行审评，符合规定的，应在审查结论中明确保护的理由和期限，并按程序作出试验数据保护审查和上市申请审查结论。

（3）授权公示 药品试验数据保护权利在药品上市注册申请批准公示时生效，数据保护信息与药品批准信息同时公示。

药品试验数据保护信息至少应包含药品的试验数据保护理由、数据保护起始和截止日期等信息，并由《上市药品目录集》收载并公示，药品试验数据保护申请人或任何第三方可自行在《上市药品目录集》中查询保护状态及保护期限。

经确认不符合药品试验数据保护资格的，国家药品监督管理部门的药品审批机构应及时发布公告予以更正，并调整《上市药品目录集》中的相关信息。药品试验数据保护期届满后，《上市药品目录集》中应及时删除相关信息。

（4）实施方式　除下列情形外，国家药品监督管理部门不得主动披露受保护的相关试验数据：①公共利益需要；②已采取措施确保该类数据不会被不正当地进行商业利用；③药品审评审批机构依法公开审评信息的。

3. 制约机制

（1）异议解决　申请人、试验数据保护权利人对于药品试验数据保护决定不服的，可以依法向国家药品监督管理部门申请行政复议或者提起行政诉讼。

（2）防止权利滥用　取得数据保护的药品自批准上市之日起1年内由于自身原因未在市场销售的，则该保护期经有关利益相关方向国家药品监督管理部门提出撤销申请，经核实情况属实的，该数据保护应被撤销。

背景知识

PCT申请体系

当研发者需要向几个不同国家就同一项发明申请专利时，就需要使用专利的国际申请程序。《专利合作条约》（Patent Cooperation Treaty，PCT），于1970年在华盛顿签约，其宗旨为建立国际专利申请体系，即“使用一种语言（受理局承认的语言）、向一个专利局（受理局）提交一份申请（国际申请）”。我国于1994年1月1日加入该条约。PCT体系是专利申请体系，不是专利授权体系，不存在PCT专利。

1. PCT申请的程序　PCT国际申请要经历国际阶段和国家阶段。国际申请先要进行国际阶段程序的审查，然后进入国家阶段程序审查。申请的提出、国际检索和国际初步审查在国际阶段完成，是否授予专利权的工作在国家阶段由被指定的各个国家局完成（图9-9）。

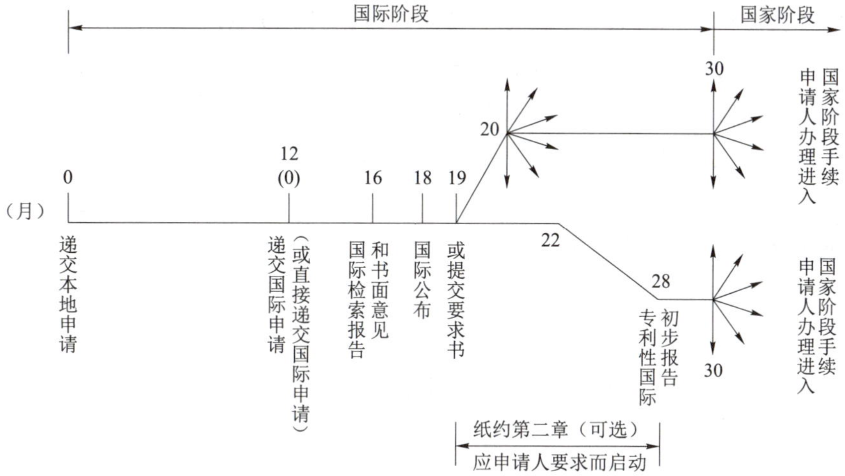

图9-9　PCT的申请程序

2. PCT专利申请体系和传统专利申请体系比较 从图9-10可以看出，在传统的专利体系下国家申请提出后12个月内，按照巴黎公约规定，向其他不同国家提出的申请可以要求优先权，由于各个国家有不同的本国专利法，就会产生如下问题：多种形式要求；多种语言；多次的检索；多次的公开；申请的多次审查；12个月所要求的翻译费和国家费。在PCT体系下，国家申请提出后12个月内按照PCT规定提交国际申请，要求巴黎公约的优先权，在完成国际阶段程序后，在30个月进入国家阶段。PCT体系具有以下优点：一种形式要求；国际检索；国际公布；国际初审；国际申请可按需要进入国家阶段；可在30个月缴纳所要求的翻译费和国家费，而且只有在申请人希望继续时才缴纳。

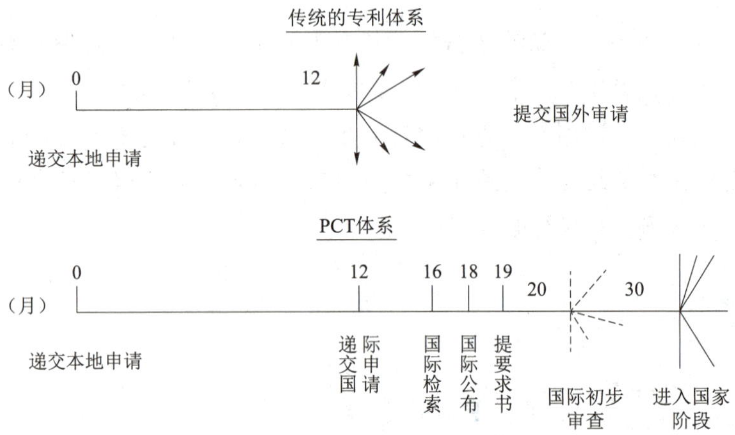

图9-10　传统的专利体系与PCT体系的比较

本章小结

本章较为详细介绍了医药专利制度和商标制度、商业秘密和数据保护制度及我国特有的中药品种保护制度的主要内容，重点介绍了医药专利权、医药商标权、商业秘密权和数据保护制度的内涵和保护方式。

课堂讨论

1. 试述医药知识产权在权利内容和保护方式上的特点。
2. 试比较专利与商业秘密保护的区别与联系。
3. 试比较药品商标、药品的通用名和商品名的区别与联系。
4. 如何理解中药品种保护的知识产权属性?
5. 我国法律对商业秘密是如何进行保护的?
6. 简述医药未披露数据的内涵与特征。

课外思考

1. 医药知识产权的特征及医药知识产权的意义。
2. 医药专利制度对药品创新研究的意义。
3. 试析我国现阶段对药品商品名称的规定。
4. 中药品种保护的历史和现实意义。
5. 简述医药商业秘密的构成要件。

第十章　药事法律责任

学习目标

本章主要涉及药事法律责任内涵及特征，包括药事民事责任、行政责任、刑事责任的归责原则、构成要件，以及药事行政处罚、行政复议、行政诉讼、行政赔偿、行政补偿的相关概念、程序、特征等内容。通过本章的学习，使读者全面地了解药事法律责任的概念及适用。

1. 了解　药事刑事责任的概念及犯罪构成；民事法律责任的归责原则；药事民事法律责任的构成要件；药品质量责任的定义、归责原则及抗辩事由。
2. 熟悉　药事刑事责任的种类；药事法律责任内涵及特征。
3. 掌握　药事行政责任的法律救济，包括复议、诉讼、行政赔偿及行政补偿的相关概念、特征、程序。
4. 重点掌握　药事行政责任的基本概念、归责原则、药品行政处罚的内容及程序。

导入案例

侯宝山非法经营药品致人死亡案

2008年10月6日，YN食品药品监督管理局报告，YN省A市第四人民医院有6名患者使用黑龙江完达山制药厂（以下简称完达山厂）生产的“刺五加注射液”之后出现严重不良反应，其中3例死亡。10月7日，卫生部与国家食品药品监督管理局（SFDA）发出紧急通知，暂停销售、使用完达山厂生产的“刺五加注射液”。10月14日，卫生部与SFDA联合通报，完达山厂生产的“刺五加注射液”部分批号产品，经中国药品生物制品检定所检验，存在被细菌污染的问题。

经查，2001至2008年期间，黑龙江省虎林市人侯宝山在没有办理《药品经营许可证》、工商《营业执照》等相关证照的情况下，冒用完达山制药厂业务员身份，并伪造该公司法定代表人的印章，先后向YN省A市内的六家医院以及广东湛江某药业有限公司非法销售“刺五加注射液”“血栓通注射液”，并开具假发票或送货单销售药品，取得销售收入498 210.70元。被告人侯保山在2001至2008年期间，非法从事药品经营活动，已造成A市第四人民医院3名患者因注射“刺五加注射液”死亡的重大事故，属于情节特别严重的行为，根据《刑法》第二百二十五条之规定，应当以非法经营罪定罪量刑。

对于被告人的行为是否构成非法经营罪这一问题，公诉方认为：完达山厂的口头授权不能作为认定侯保山具有销售资质的证明；该厂在出具的证明中明确提出被告不是该企业的员工，该企业没有授权被告销售药品。授权经营药品必须授权给具备相应经营资质的公司、企业。完达山厂作为一家几十年的老企业，深知受托方应当具备的条件，不可能授权给一个不具备任何药品经营资质的人员。因此，侯保山的行为具备非法经营罪的主客观要件，犯罪事实清楚，证据确凿，应当定为非法经营罪。

而辩护方认为：完达山厂昆明分公司经理曾口头授权侯保山作为该厂的一个代理商并在事后补办了正式授权书。“刺五加”事件发生前后，完达山厂也一直没有否认过侯保山是该公司的销售代理商。侯保山代表完达山厂销售，如果工商手续欠缺或者无照经营，责任应由完达山厂承担，而不是其个人承担。其行为不符合《刑法》第二百二十五条规定，不应认定为非法经营罪。

法院在判决中认为，侯宝山的非法经营行为构成了非法经营罪。侯宝山以非法获取利润为目的，在未办理《药品经营许可证》《营业执照》的情况下，非法经营药品，扰乱市场秩序，情节特别严重，其行为已经构成非法经营罪。A 市人民法院对“刺五加注射液”致死案进行一审宣判，“刺五加注射液”销售员侯宝山因犯非法经营罪，被判有期徒刑 8 年，并处罚金 10 万元。

参加宣判的律师认为，对侯宝山的刑事处罚，只能算是“刺五加”事件处理的一个开始，真正的焦点仍在“刺五加”事件所引起的民事赔偿及其他责任人的处理上，而完达山厂 YN 片区销售经理，对此负有不可推卸的责任。因为“刺五加注射液”在销售地被雨水浸泡，而张国宏不但不把所浸泡的刺五加注射液销毁或告知厂家，还向完达山制药厂调取标签重新粘贴后继续销售。《药品管理法》第四十八条第一款、第三款第〈四〉项规定，被污染的药按假药论处。而完达山向厂外提供“刺五加”标签，对张国宏重新粘贴标签提供条件，也有推卸不了的责任。

这些法律责任究竟谁该承担多少？属于刑事责任还是民事责任？这些问题都有待思考。

药事法律责任是指药事法律关系的主体由于违反药事法律规范所应承担的带有强制性的法律后果。根据行为人违反药事法律规范的性质和社会危害程度的不同，药事法律责任可以分为行政责任、民事责任和刑事责任三种，本章将对这三种药事法律责任作详细阐述。

扫码“学一学”

第一节　药事民事责任

【术语】 药事民事责任（medicinal civil liability）、构成要件（constitutive elements）、归责原则（criterion of liability）

一、药事民事责任的概念

1. 定义　药事民事责任是指药品的研发、生产、经营、使用单位以及监督部门及相关个人因违反与药品相关的法律规定，侵犯他人民事权利所应承担的民事法律后果。

2. 适用　民事责任作为民法保护民事主体权利的重要手段，是指当事人不履行民事义务所应承担的民法上的后果①。

民事责任不同于行政责任与刑事责任，其区别主要表现为如下几方面。

① 王利明．民法总则研究［M］．2 版．北京：中国人民大学出版社，2012：479.

（1）法律依据不同　民事责任依据民事法，行政责任依据行政法，刑事责任依据刑法。

（2）责任形态不同　民事责任重救济轻制裁，损害赔偿为最主要的民事责任形态；行政责任与刑事责任则以惩罚、制裁的形态为主。

（3）责任性质不同　民事责任具有一定程度的任意性，当事人双方可在法律允许的范围内对责任的内容、方式等进行协商；行政责任与刑事责任则具有强制性，当事人在一般情况下不得对其进行协商。民事责任与行政责任、刑事责任在一定程度上可以并用，但民事责任往往具有优先适用性。如《民法典》第一百八十七条规定："民事主体因同一行为应当承担民事责任、行政责任和刑事责任的，承担行政责任或者刑事责任不影响承担民事责任；民事主体的财产不足以支付的，优先用于承担民事责任。"

二、药事民事责任的归责原则

1. 归责原则的概念　归责，是指行为人的行为或物件致他人损害的事实发生以后，应依何种根据使其负责的一种判定形式。归责原则，即是关于归责的原则，是指确定行为人承担民事责任的一般根据和标准，也是药事民事责任的核心问题。

2. 我国民法规定的归责原则

（1）过错责任原则　以行为人的主观过错作为承担民事责任的条件。我国《民法典》第一千一百六十五条第一款规定："行为人因过错侵害他人民事权益造成损害的，应当承担侵权责任。"根据过错责任原则确认民事责任，过错程度一般并不影响责任的范围，但在一定情况下，过错不仅决定责任的成立与否，而且对责任的范围也有一定的影响。如《民法典》第一千一百七十三条规定，"被侵权人对同一损害的发生或者扩大有过错的，可以减轻侵权人的责任。"

案例讨论

小娅药品损害案

【案情简介】2004 年 7 月 28 日，YN 省某市务德镇拖克村的符女士发现 1 岁零 2 个月的女儿小娅不停地咳嗽、流鼻涕，到镇卫生所检查后医生诊断是呼吸道感染随即开了先锋霉素 6 号、鱼腥草 12 毫升、安痛定 12 毫升的针水给小娅注射。接下来的两天，卫生所改用核糖霉素 8 万单位、鱼腥草 16 毫升给小娅注射。但到了 8 月 4 日，符女士发现，小娅不但听不到别人说话，还有点痴呆的现象。经市儿童医院、市二院检查后，认为小娅双耳听觉重度功能障碍。符女士遂将包括镇政府、新型农村合作医疗管理委员会、卫生院等卫生所的"上级"，全部告上法庭，连同制药商一起，索赔医疗、精神损害等费用 51.6507 万元。官司一波三折，2007 年 6 月 13 日，该市人民法院作出判决：由卫生所和务德镇人民政府连带赔偿小娅医疗、鉴定、电子耳蜗植入、精神损害抚慰金等共计 22.063 万余元。

【焦点问题】小娅药品损害案件中，卫生院是否有过错，是否应承担赔偿责任？

【案例分析】医患关系可以视为一种医疗服务合同，如果医院一方由于过失造成对患者的损害后果，属违约行为，应当承担违约责任。但是，如果从侵害公民健康权、生命权的角度看，这无疑又是一种侵权行为，应当承担侵权责任。在这种情况下，构成了侵权责任和违约责任的竞合，患者可以要求医疗机构承担违约责任或者侵权责任。从有利于受害人的角度来看，选择侵权责任来追究医疗机构的民事责任更为有利。

医疗损害赔偿责任构成要件包括医疗过错、医疗损害和其间存在因果关系。我国《民法通则》和国务院《医疗事故处理条例》确立的医疗损害赔偿责任以过错责任为归责原则。于2002年施行的《最高人民法院关于民事诉讼证据的若干规定》第四条第一款第八项同时规定了医疗损害赔偿责任的过错推定原则与因果关系举证责任倒置规则。但2010年施行的《侵权责任法》以及延续了《侵权责任法》相关规定的《民法典》对此作出了较大修改。其中，《民法典》第一千二百一十八条规定："患者在诊疗活动中受到损害，医疗机构或者其医务人员有过错的，由医疗机构承担赔偿责任。"第一千二百二十二条规定："患者在诊疗活动中受到损害，有下列情形之一的，推定医疗机构有过错：……"可以看到，《民法典》确立了以过错责任为主、过错推定责任为辅的医疗侵权责任的归责原则。此外，《民法典》没有对因果关系的举证责任作推定规定，因此医疗侵权责任仍然适用因果关系的一般证明规则，即由患者举证证明因果关系存在，这主要是立法机关基于平衡当事人双方的利益所作出的折衷做法。但由于本案加害行为与损害后果均发生于2004年，《侵权责任法》和《民法典》均未出台，因此仍然可以适用《民事证据规则》相关规定。受害人在因果关系和过错的要件上不必举证证明，只需证明自己在医院就医期间受到损害。如果医疗机构认为自己的医疗行为与受害人的损害事实之间没有因果关系，或自己没有过错，可以举证推翻因果关系推定结论或过错推定结论。

法院认为，根据鉴定受害人目前听力功能已严重障碍，虽不能确定孩子是否为先天性耳聋还是医疗事故所造成，但卫生所给1岁的孩子使用核糖霉素违反了卫生部医政司1999年编制的《常用耳毒性药物临床使用规定》中"6岁以下儿童、孕妇及65岁以上老人禁用"的规定，且用鱼腥草注射液和核糖霉素配伍也违反了配伍原则，卫生所在为小娅治病过程中存在医疗过失行为，理应承担赔偿责任。但由于卫生所不具备独立承担责任的条件，由该市务德镇人民政府承担连带责任。

（2）过错推定原则　根据法律规定，推定加害人具有过错，如果加害人不能证明自己没有过错，则其应当承担侵权责任。《民法典》一千一百六十五条第二款规定："依照法律规定推定行为人有过错，其不能证明自己没有过错的，应当承担侵权责任。"

过错推定的法律特征如下。

1）过错推定责任是法定的特殊侵权责任归责原则，法律没有特殊规定的均应适用过错责任归责原则，《民法典》第一千二百二十二条即对过错推定责任的规定。

2）免除了受害人举证证明加害人的过错的责任。

3）采取举证责任倒置的立法技术，即由加害人举证证明其没有过错。

例如：某无肾病史的患者王小华在服用龙胆泻肝丸后，被诊断为"慢性肾衰、慢性间质性肾炎、肾性贫血"。该患者将龙胆泻肝丸经销商W医药公司告上法庭。依照过错推定原则，举证责任倒置，由被告W医药公司举证。由于该公司未能提供证据表明原告过去有肾病史，也不能证实关木通和其经销的含关木通的龙胆泻肝丸，对人体无肾损害，更证明不了王小华服用了其他致肾损害的药物。法院认定王小华购买和服用被告销售的龙胆泻肝丸，与其肾损害的因果关系成立。

（3）无过错责任原则　无论行为人主观上有无过错，只要造成他人损害的都必须依照法律的特别规定承担责任的一种归责原则。这一原则归责的依据不是加害人的主观过错，而是损害事实、行为人的活动及所管理的人或物的危险性质等，因此，它又被称为“客观责任”“危险责任”或“严格责任”。《民法典》第一千一百六十六条规定：“行为人造成他人民事权益损害，不论行为人有无过错，法律规定应当承担侵权责任的，依照其规定。”

无过错责任原则具有两个基本特征。

1）不考虑加害人有无过错。只要有加害人的侵权事实，其就应承担责任，其有无过错不影响责任的构成。

2）无过错责任原则只能依据法律的特别规定适用。

案例讨论

药品缺陷致人损害案件的归责原则

【案情简介】2000年，SH市一位中学老师因头痛使用卡马西平后，患上剥脱性皮炎，而此药说明书中不良反应栏内根本没有提及这类反应。这位老师将该药生产厂家告上法庭，并最终获得了可观的赔偿。

【焦点问题】产品缺陷致人损害的案件中，对生产商适用什么归责原则？

【案例分析】《产品质量法》全面采用了严格产品质量责任。在药品不良事件案件中，应采用缺陷产品严格责任，不以责任主体的过错为构成要件，只需考虑是否存在药品缺陷、损害事实和因果关系。卡马西平可用于缓解三叉神经痛和舌咽神经痛，本案教师用卡马西平原是用于治疗头痛，剥脱性皮炎是其不良反应之一。

但是，被告H药厂在制作该药的说明书时，擅自删除了其中大部分不良反应，这一行为，既违反了药品生产、管理方面的法律法规，也违反了有关的民事法律法规。因此，被告H药厂提供的药品存在缺陷，符合“产品缺陷致人损害的行为”的构成要件，故该厂家应该承担民事赔偿责任。

（4）公平责任原则　对于损害的发生双方当事人都没有过错，而且不能够适用无过错责任原则，但受害人遭受的重大损失得不到赔偿又显失公平的情况下，法院可根据具体情况，要求双方当事人公平分担损失的原则。《民法典》一千一百八十六条规定：“受害人和行为人对损害的发生都没有过错的，依照法律的规定由双方分担损失。”由于公平责任是出于道义的要求对受害人损失的一种分担性补偿，行为人并不据此承担侵权责任，因此从严格意义上说，公平责任原则并不是侵权责任的归责原则。

三、药事民事责任的构成要件

民事责任分为违约责任和侵权责任两大类。违约责任多来自于合同纠纷，药事民事责任则多为侵权责任。侵权责任的构成要件是指构成侵权责任必须具备的条件。

1. 一般侵权责任的构成要件　在一般情况下，行为人承担侵权责任所必须具备的条件。构成药事侵权责任必须具备以下四个条件。

（1）行为必须具有违法性　违法性是以《德国民法典》、台湾地区“民法典”为代表的德国法系国家通常认可的侵权责任构成要件之一，就狭义而言，仅指对规范的违反，广义而言，则还可包括故意违背善良风俗①。违法性要件的功能在于界定及区分受保护的利益，侵害他人权利的行为可被直接推定为具有违法性，此即结果不法；侵害权利之外的利益，只有行为满足其他要件（如违反保护性法规）方具违法性，此即行为不法②。

（2）损害事实的客观存在　在传统民法理论中，损害事实的存在是侵权责任的构成要件之一，但根据《民法典》第一千一百六十七条的规定，除了赔偿损失之外，停止侵害、排除妨碍等也是侵权责任的类型，因此严格意义上，损害事实的客观存在并不是我国侵权责任构成的必备要件，但却是药事损害赔偿责任的构成要件。

（3）违法行为与损害后果之间有因果关系　因果关系，是指社会现象之间的一种客观联系，即一种现象在一定条件下必然引起另一种现象的发生，这两种现象之间的联系，就称因果关系。如何判断因果关系是否存在在实务界与理论界均是较为棘手的问题。根据学界通说，因果关系的判断首先应当区分责任成立的因果关系与责任范围的因果关系。所谓责任成立的因果关系是指加害行为与权益受侵害之间的因果关系，所谓责任范围的因果关系是指权益受侵害与损害赔偿范围之间的因果关系。而对于如何具体判断因果关系是否存在，我国学界通说采用相当因果关系理论，该理论的内容可表述为"无此行为，虽必不生此损害，有此行为，通常即足生此种损害者，是为有因果关系。无此行为，必不生此种损害，有此行为，通常亦不生此种损害者，即无因果关系。"③

（4）行为人主观上有过错　过错是侵权行为构成要件中的主观因素，反映行为人实施侵权行为的心理状态。过错又分为故意与过失。故意是指行为人预见自己行为的结果，仍然希望或放任结果的发生。④ 过失是指行为人对自己行为的结果应当预见或者能够预见而没有预见，或虽然预见却轻信可以避免，其中前者被称为疏忽，后者被称为懈怠⑤。

2. 特殊侵权责任的构成要件　特殊侵权责任，是指根据《民法典》的规定，某些类别的侵权责任并不需要具备以上完整的构成要件，而是根据法律的具体规定进行。

其特征主要表现为以下几个方面：①特殊侵权行为适用的归责原则通常为无过错责任原则；②某些特殊侵权行为适用举证责任倒置规则或推定规则；③法律对特殊侵权行为的免责事由作出相应限制。

四、药品质量责任

医药行业中民事责任较多，日常生活中案发率较高的有：药品质量责任、医疗事故责任、知识产权的侵权责任等。这里主要介绍药品质量责任。

1. 药品质量责任的概念　药品质量是指药品能够满足预防、治疗、诊断人的疾病，有目的地调节人的生理机能的使用要求的质量特性的总和。药品质量责任是指药品质量上存在缺陷给受害人造成人身伤害或药品以外的财产损失所产生的法律后果。根据我国有关法律的规定，药品质量责任应理解为是一种特殊侵权责任。《民法典》第一千二百零二条规定："因产品存在缺陷造成他人损害的，生产者应当承担侵权责任。"

---

① 王泽鉴．侵权行为［M］．北京：北京大学出版社，2009：217.
② 王泽鉴．侵权行为［M］．北京：北京大学出版社，2009：218.
③ 王伯琦．民法债编总论［M］．台湾：国立编译馆，1982：77.
④ 王利明．侵权责任法研究（上）［M］．北京：中国人民大学出版社，2011：315.
⑤ 王利明．侵权责任法研究（上）［M］．北京：中国人民大学出版社，2011：320-321.

2. 药品缺陷的定义与类型　药品是一种特殊的产品，药品缺陷可以分为狭义的缺陷与广义的缺陷。狭义的药品缺陷仅指《产品质量法》所称缺陷，《产品质量法》第四十六条规定：“本法所称缺陷，是指产品存在危及人身或财产安全的不合理的危险；产品有保障人体健康和人身财产安全的国家标准行业标准的，是指不符合该标准。”按照该规定，不符合药品法定标准的即为缺陷药品。根据《药品管理法》第二十八条的规定，药品必须符合国家药品标准，但如果经国务院药品监督管理部门核准的药品质量标准高于国家药品标准的，按照经核准的药品质量标准执行；没有国家药品标准的应当符合经核准的药品质量标准。狭义的药品缺陷可能在药品的生产和流通过程中产生，主要包括由于药品制造和标识不符合规定导致的缺陷、由于药品运输和储存不当造成的缺陷等。这种缺陷是可以通过加强药品生产和流通的质量管理而避免的。

广义的药品缺陷还包括药品潜在缺陷，即药品在研发、生产的过程中，由于当时的科学技术水平限制而导致药品存在的设计缺陷。这种设计缺陷通过国家药品上市前审批权力的行使，变成国家代表患者接受的缺陷，并固定于国家药品标准中①。这种药品潜在缺陷通常表现为药品使用过程中的不良反应②，而这类缺陷在一定时期内难以通过加强质量管理避免。

3. 归责原则

（1）“药品上市许可持有人”、药品生产者责任——严格责任。《民法典》第一千二百零二条规定：“因产品存在缺陷造成他人损害的，生产者应当承担侵权责任。”《产品质量法》第四十一条第一款规定：“因产品存在缺陷造成人身、缺陷产品以外的其他财产损害的，生产者应当承担赔偿责任。”依此规定，生产者对其生产的缺陷产品造成他人人身或者财产损害承担无过错责任，也就是说无论生产者主观上有无过错，只要损害后果是由产品缺陷所致，生产者均应承担严格责任。

根据新修订的《药品管理法》第一百四十四条的规定，药品上市许可持有人、药品生产企业、药品经营企业或者医疗机构违反本法规定，给用药者造成损害的，依法承担赔偿责任。因药品质量问题受到损害的，受害人可以向药品上市许可持有人、药品生产企业请求赔偿损失，也可以向药品经营企业、医疗机构请求赔偿损失。可见，在药品质量责任中，药品上市许可持有人与药品生产企业对药品生产者采用严格责任制，不以其过错为构成要件，只需考虑是否存在药品缺陷、损害事实和因果关系。

（2）药品销售者责任——严格责任。《民法典》第一千二百零三条规定：“因产品存在缺陷造成他人损害的，被侵权人可以向产品的生产者请求赔偿，也可以向产品的销售者请求赔偿。产品缺陷由生产者造成的，销售者赔偿后，有权向生产者追偿。因销售者的过错使产品存在缺陷的，生产者赔偿后，有权向销售者追偿。”从该条规定可以看到，如果产品出现缺陷，消费者既可以请求生产者承担责任，也可以请求销售者承担责任，且无论生产者与销售者是否存在主观过错。可据此认为，《民法典》第一千二百零二条确立了生产者的严格责任，而第一千二百零三条则确立了销售者的严格责任。

此外，根据《民法典》第一千二百零三条第二款的规定，生产者与销售者承担的是连

① 于培明，黄泰康．试析药害事件的法律责任［J］．中国药业，2007，16（8）：6-7.

②《药品不良反应报告和监测管理办法》第二十九条规定：药品不良反应“是指合格药品在正常用法用量下出现与用药目的无关的或意外的有害反应”。

带责任中的不真正连带责任。所谓不真正连带责任，是指数个责任基于不同的原因而依法对同一被侵权人承担全部的赔偿责任，某一责任人在承担责任之后，有权向终局责任人要求全部追偿。根据《民法典》的规定，可据造成缺陷的原因确定最终责任人——如果缺陷由生产者造成，那么生产者为最终责任人，销售者有权向其追偿；如果缺陷由销售者因过错造成，那么销售者为最终责任人，生产者有权向其追偿。

4. 药品缺陷造成的损害 药品缺陷造成的财产损害与非财产损害。财产损害是指加害行为造成的经济上的损失，而非财产损害是指加害行为造成的无法用客观经济标准加以衡量的损失，包括身体健康的损害或精神损害等。《民法典》第一千一百八十三条规定：“侵害自然人人身权益造成严重精神损害的，被侵权人有权请求精神损害赔偿。”该条确立了我国精神损害赔偿的请求权构成要件。

5. 抗辩事由 针对原告的诉讼请求而提出的证明原告的诉讼请求不成立或不完全成立的事实。药品质量责任的抗辩事由包括特别抗辩事由与一般抗辩事由。

（1）特别抗辩事由 主要指《产品质量法》第四十一条规定的几种情形。《产品质量法》第四十一条第二款规定：“生产者能够证明下列情形之一的，不承担赔偿责任：（一）未将产品投入流通的；（二）产品投入流通时，引起损害的缺陷尚不存在的；（三）将产品投入流通时的科学技术水平尚不能发现缺陷存在的。”

例如：A 中药厂准备将其生产的安神补脑液于 2002 年 10 月投放市场，2002 年 9 月被某惯偷在仓库偷掉一些。该小偷服用 2 支后，早晨小肠平滑肌痉挛，医院解痉剂使用无效，只能通过手术剪掉部分小肠。家属将 A 厂告上法庭。发现药品来源后，法院以产品未投入流通驳回诉讼。在本案中，A 中药厂的安神补脑液在还未投放市场时出现质量问题，符合《产品质量法》第四十一条第二款第一项的规定：“（一）未将产品投入流通的”。属法定抗辩事由，故不需承担赔偿责任。

（2）一般抗辩事由 《民法典》第一千一百七十三条至第一千一百七十八条规定的抗辩事由。

1）受害人自身过错 《民法典》第一千一百七十三条规定：“被侵权人对同一损害的发生或者扩大有过错的，可以减轻侵权人的责任。”

2）受害人故意 《民法典》第一千一百七十四条规定：“损害是因受害人故意造成的，行为人不承担责任。”

3）第三人原因 《民法典》第一千一百七十五条规定：“损害是因第三人造成的，第三人应当承担侵权责任。”

4）受害人同意 又称受害人承诺，是指受害人对侵害行为表示同意。尽管我国《民法典》并没有关于受害人同意的明确规定，但实务界通常认为受害人同意也是侵权责任的抗辩事由之一。我国有学者认为免责条款也可视为受害人同意的一种类型，笔者认为此观点值得商榷。免责条款是当事人双方事先约定限制或免除一方责任的条款，在侵权行为中则体现为通过合同约定限制或免除侵权责任。受害人同意是违法阻却事由，若适用受害人同意规则，侵权行为即不具违法性，加害人便无须承担侵权责任。可见，免责条款仅对侵权责任进行预先契约性处理，若无免责条款，加害人依然需承担侵权责任——“此种预先免除之约定，仅为将来发生之损害赔偿请求权之抛弃，并非容许侵害权利”①；而受害人同意直接阻却违法，加害人始终无须承担侵权责任。受害人同意与免责条款间又一区别为免责条款不能免除故意或重大过失之责任，而受害人同意对故意侵害则有效力为之。

5）自甘冒险　当某人意识到某一行为存在风险，却仍明示或暗示其自愿面临风险的，则因该行为导致的其所遭受的损害不予赔偿②。自甘冒险也是我国非法定的侵权责任抗辩事由之一。根据当事人自甘冒险表现形式的不同，可将自甘冒险分为明示自甘冒险与默示自甘冒险，前者已经演变为契约对侵权责任的限制问题，后者则演变为比较过失（comparative negligence）问题。我国《民法典》第一千一百七十六条虽然规定了自甘冒险规则，但仅适用于文体活动。目前医药行业中的自甘冒险抗辩事由主要涉及明示自甘冒险，表现为临床试验时，受试药物生产厂家与受试者签订协议，受试者自愿承担药品试验过程中出现的无法预测的安全风险，且受试者为承担上述风险收取了相应酬金。

6. 责任的分担　如上文所述，《民法典》第一千二百零二条和第一千二百零三条共同构成了产品质量责任中的不真正连带责任及其内部分担机制，而新修订的《药品管理法》第一百四十四条则规定在药品质量责任中，药品上市许可持有人、药品生产企业、药品经营企业及医疗机构对于药品质量缺陷致人损害的情形同样应当承担不真正连带责任，并使用“首负责任制”的表述强调连带责任。

7. 惩罚性赔偿　新修订的《药品管理法》第一四十四条规定了药品领域的惩罚性赔偿规则：“生产假药、劣药或者明知是假药、劣药仍然销售、使用的，受害人或者其近亲属除请求赔偿损失外，还可以请求支付价款十倍或者损失三倍的赔偿金；增加赔偿的金额不足一千元的，为一千元。”

扫码“学一学”

第二节　药事行政责任

【术语】　药事行政责任（medicinal administrative responsibility）、药事行政处罚（medicinal administrative penalty）

一、药事行政责任的概念

1. 定义　行政责任，即行政法律责任，是行政法律关系主体由于违反行政法律义务构成行政违法而应当依法承担的否定性法律后果③。由此定义，药事行政责任主体包括行政主体和行政相对人。行政主体是指能够以自己的名义实施国家行政管理职能并承担一定法律后果的国家行政机关、事业单位和社会组织。对药事管理而言，各级药品监督管理部门为主的包括其他相关监督管理部门是行政主体，而药品生产企业、药品经营企业、医疗机构、医药从业人员等是行政相对人（图10-1）。

① 郑玉波．民法债编总论（修订）［M］．2版．北京：中国政法大学出版社，2004：126.
② Lura Hess, Sports and Assumption of Risk Doctrine in New York, 76 ST. JOHN'S L. Rev. 457, 460 (2002).
③ 任志宽．行政法律责任概论［M］．北京：人民出版社，1990：1.

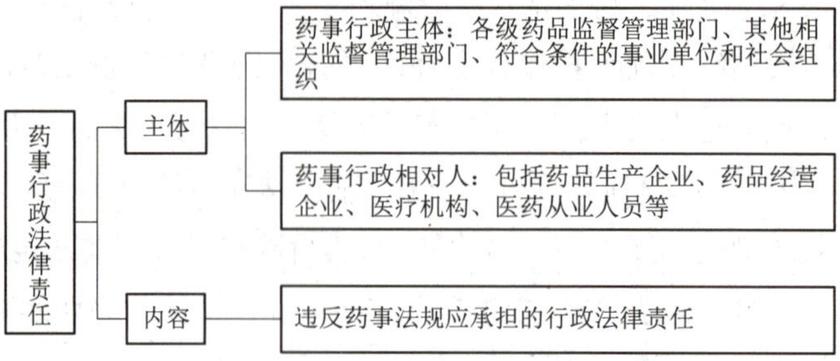

图 10-1　药事行政责任的含义

产生药事行政责任的原因是药事行为人的行为违法，即药事行政法律关系主体违反药事法规的相关条款时所应承担的法律责任。

2. 表现形式　与一般行政责任一样，药事行政责任包括行政处罚和行政处分两种。

（1）行政处罚　药事行政主体在职权范围内对违反药事法但尚未构成犯罪的行政相对人所实施的行政制裁，是一种外部行政行为。行政处罚的种类主要有：警告、罚款、没收非法财物、没收违法所得、责令停产停业、暂扣或吊销有关许可证等。例如《药品管理法》第一百一十六条规定："生产、销售假药的，没收违法生产、销售的药品和违法所得，责令停产停业整顿，吊销药品批准证明文件，并处违法生产、销售的药品货值金额十五倍以上三十倍以下的罚款；货值金额不足十万元的，按十万元计算；情节严重的，吊销药品生产许可证、药品经营许可证或者医疗机构制剂许可证，十年内不受理其相应申请；药品上市许可持有人为境外企业的，十年内禁止其药品进口。"

（2）行政处分　药事行政主体及行政相对人依据行政隶属关系对违法失职人员给予的一种行政制裁，是内部行政行为。其种类主要有警告、记过、记大过、降级、降职、撤职、留用查看、开除八种。如《药品管理法》第一百四十五条规定："药品监督管理部门或者其设置、指定的药品专业技术机构参与药品生产经营活动的，由其上级主管机关责令改正，没收违法收入；情节严重的，对直接负责的主管人员和其他直接责任人员依法给予处分。"

（3）药品行政处罚和药品行政处分的区别　①主体不同。行政处罚由各药事行政主体实施，处罚的是医药行政相对人违反药事法的行为；行政处分可以由药事行政主体或者医药行政相对人作出，针对的是其内部所属人员的违法失职行为。②性质不同。行政处罚属于外部行政行为；行政处分属于内部行政行为。③法律救济方式不同。当事人对行政处罚不服的，可以提起行政复议和行政诉讼；对行政处分不服的只能申诉，不能进行复议或者诉讼。

二、药事行政处罚的程序

药事行政处罚程序，是药事行政主体依法对行政相对人的违法行为实施调查、听证和处罚的操作全过程。对药事行政处罚而言，在实体上适用于药品管理相关法律规定，而程序上适用《行政处罚法》①。由于行政处罚直接涉及相对人的权利和义务，因此要遵循严格的程序规则。2018 年 12 月，国家市场监督管理总局发布《市场监督管理行政处罚程序暂行规定》，对市场监督管理部门实施行政处罚的适用情形、原则、管辖、立案、调查取证、处

① 金永熙．药品监管行政处罚实用教程［M］．北京：化学工业出版社，2004：89.

罚决定、送达、执行与结案等内容作出了细致、明确的规定。

药事行政处罚程序主要任务是保障行政处罚在实体上的合法实施，提高行政效率，并保护行政相对人的合法权益。药事行政处罚程序分为一般程序和简易程序。图 10-2 表示了药品监督行政处罚程序的流程。

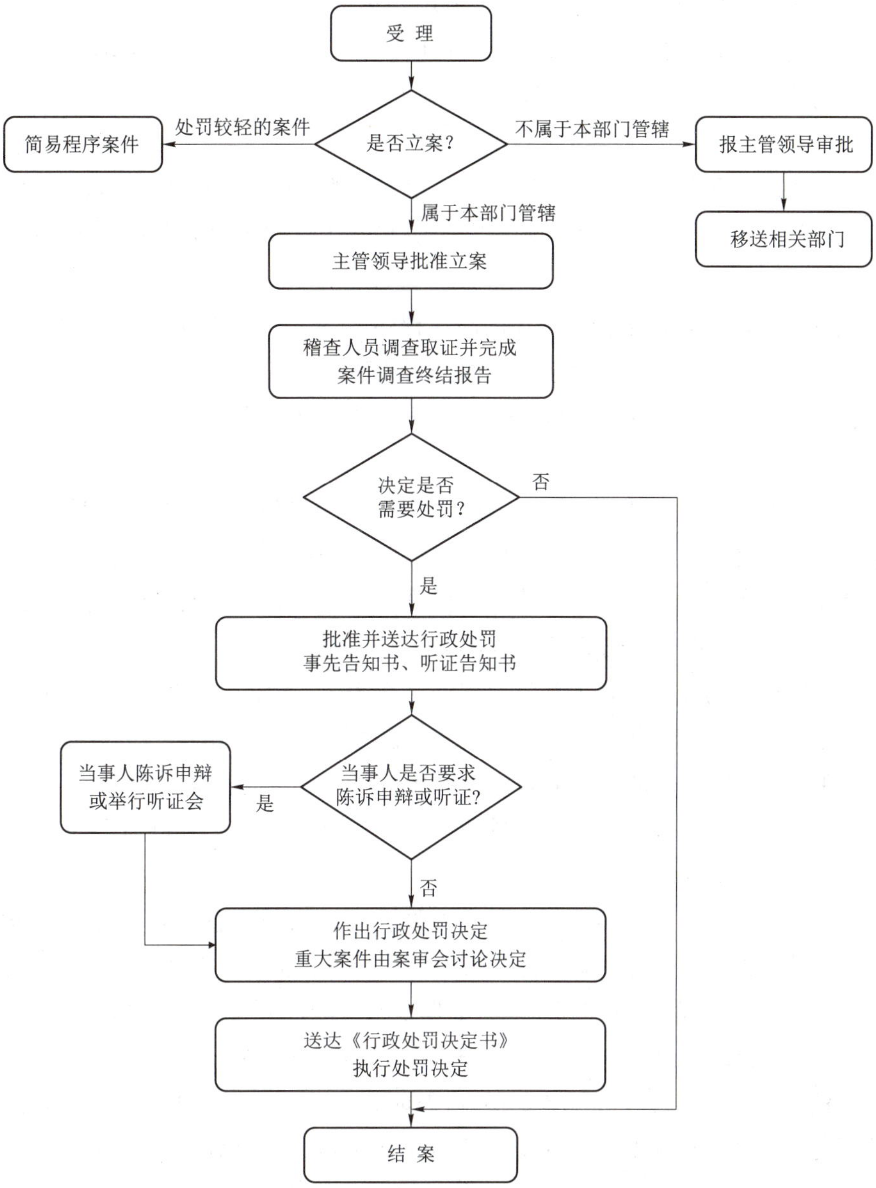

图 10-2　药品监督行政处罚程序流程

1. 简易程序　适用于 3 种情况：警告；对公民处以二百元以下罚款；对法人或者其他组织处以三千元以下罚款。根据《行政处罚法》的其他相关规定，药事行政执法人员适用简易程序处理案件的过程如下。

（1）出示执法证件　药监执法人员在案件查处过程中，应当让当事人或被调查人员知道其正在履行药品监管职责。法律所赋予的知情权是当事人的一项基本权利，不因适用简易程序而被剥夺。

（2）履行有关告知义务　药监执法人员适用简易程序对药品违法行为实施行政处罚时，应告知被处罚人有关处罚事项。应当告知具体的内容包括：违法行为的事实情况，给予行政处罚的理由，实施处罚的法律依据，陈述、申辩、救济的法定权利等。

（3）听取陈述和申辩　被处罚人的基本权利。在执法人员履行告知义务后，如果被处罚人需要陈述和申辩的，应当认真听取，可以口头予以答复，存在较大争议时应当做好书面记录。

（4）当场填写决定书　药监执法人员当场作出处罚决定时，应当填写预定格式、编有号码并加盖药品监督管理部门公章的行政处罚决定书。决定书应当载明当事人的违法行为、行政处罚依据、罚款数额、时间、地点以及行政机关名称，并由执法人员签名或者盖章。

（5）送达决定书和备案　简易程序案件一般都当场作出处罚决定，因此可以将行政处罚决定书当面送达被处罚人。被处罚人签字表明其已经收到行政处罚决定书，作为证据证明已送达。

2. 一般程序　除当场作出行政处罚的简易程序案件之外，药事行政处罚案件均适用一般程序。药品监督行政处罚一般程序的大体分为以下几个步骤：案情发现、立案、调查取证、调查报告、进行合议、事先告知、组织听证、作出处罚决定、送达、执行。大体可分为以下几个阶段。

（1）案情发现阶段　案情发现引起行政处罚程序的启动。《市场监督管理行政处罚程序暂行规定》第十七条规定了药品行政处罚案件的发现有以下几种情况：①在监督检查中发现案件线索的；②公民、法人或者其他组织投诉、举报的；③上级机关交办或者下级机关报请查处的；④有关部门移送或者经由其他方式、途径披露的。

（2）立案阶段　药品监督管理部门发现违法行为时,需要具备以下条件才能立案查处：①有明确的违法嫌疑人；②有违法事实；③属药品监管行政处罚的范围；④属本部门管辖。

办理案件的药品监管机构在立案时要按照相应的管辖规定办理。决定立案时应当填写《立案申请表》，报请主管领导批示，之后确定两名以上药监执法人员为案件承办人。立案决定应该在7个工作日内作出。

（3）调查取证阶段　药品监管行政处罚案件在调查取证的过程需要确保证据确认、取得的程序和方式合法，证据之间应当有关联性和逻辑性。此外，依照《药品管理法》第一百条第二款规定：“药品监督管理部门对有证据证明可能危害人体健康的药品及其有关材料可以采取查封、扣押的行政强制措施。”并于七日内及时作出处理决定。

（4）审核阶段　药事行政处罚案件在调查取证工作完成后，应由案件承办人员写出《调查终结报告》，之后连同案件材料交由审核机构审核。审核机构经对案件进行审核，区别不同情况提出书面意见和建议。

（5）事先告知阶段　在药品监管机构作出行政处罚决定书之前，应当制作《行政处罚事先告知书》，告知被处罚人的违法事实，处罚的理由和依据，及其所享有的陈述、申辩的权利。

（6）听证程序　根据《行政处罚法》第六十三条的规定，行政机关在作出较大数额罚款、没收较大数额违法所得、没收较大价值非法财物、降低资质等级、吊销许可证件、责令停产停业、责令关闭、限制从业及其他较重的行政处罚前，应当告知当事人有要求举行听证的权利，当事人要求听证的，行政机关应当组织听证。因此，药品监管机构向行政相对人送达的《行政处罚事先告知书》或《听证告知书》应当书面告知当事人有听证的权利，若当事人要求听证的，则应当进入听证程序。

听证程序是行政处罚法规定的一种特殊的行政处罚程序，是指药品监督部门在作出某些行政处罚决定前，由该部门中相对独立的机构和工作人员主持，由该部门调查取证人员和行为人作为双方当事人参加，对案件有关问题进行质证、辩论、听取意见、获取证据，进一步查明事实的法定程序。听证应当遵循公开、公正的原则。除涉及国家秘密、当事人的业务、技术秘密或者个人隐私外，听证应当公开进行。听证实行告知、回避制度，并依法保障当事人的陈述权和申辩权。举行听证时，案件调查人员提出当事人违法事实、证据和行政处罚建议；当事人进行陈述、申辩和质证。听证意见与听证前拟作出的处罚决定一致的，按程序作出行政处罚决定；听证意见与听证前拟作出的处罚决定有分歧的，提交集体讨论决定，查实后作出处罚决定。

（7）法制审核　《行政处罚法》第五十八条规定："当出现涉及重大公共利益的、直接关系当事人或者第三人重大权益并经过听证程序的、案件情况疑难复杂涉及多个法律关系的情形时，在行政机关负责人作出行政处罚的决定之前，应当由从事行政处罚决定法制审核的人员进行法制审核；未经法制审核或者审核未通过的，不得作出决定。"

（8）作出处罚决定程序　药品违法行为的事实已经查清，且有足够证据予以证实，依照法律规定应当予以行政处罚的，承办人应当根据合议意见，制作《行政处罚决定书》，报请机构负责人审批。负责人应当对案件进行审核，作出是否批准的决定，如果是重大、复杂的案件，应当组织集体讨论。

（9）交付送达阶段　药品监管部门依照法定的程序和方式将《行政处罚决定书》送交当事人的行为，称为行政处罚决定书的送达。《行政处罚决定书》一经送达，就产生了法律效力。当事人提起行政复议或者行政诉讼的期限，从送达之日起计算。《行政处罚决定书》应当在宣布后当场交付当事人；当事人不在场的，药品监管部门应当七日内通过直接送达、留置送达和邮寄送达等方式将行政处罚决定书送达当事人。

在处罚决定的执行过程中，当事人确有经济困难需要延期或者分期缴纳罚款的，经当事人申请和药监部门批准，可以暂缓或者分期缴纳。当事人逾期不履行行政处罚决定的，药品监管部门可以申请人民法院强制执行。

案例讨论

药事行政处罚程序

【案情简介】2005 年 1 月 26 日，某市药监局的执法人员在执法时发现，藤桥供销社仓库内有大量药品和医疗器械。黄某承认全部药品均系其一人所有。药监局认定其未取得药品经营许可证的情况下从事无证经营药品活动。2006 年 1 月 17 日，药监局向黄某送达了听证告知书，但黄某并未在法定期限内提出听证申请。2 月 15 日，药监局经过合议后，对黄某作出行政处罚决定，没收全部药品及违法所得 37 178. 15 元，并处罚 19 万余元；对无证经营三类医疗器械的行为处以没收扣押的三类医疗器械，并处罚款 5000 元。黄某不服，向法院提起行政诉讼。他认为，药监局未经听证程序作出行政处罚决定，认定的事实不清，程序违法，请求予以撤销。

鹿城区法院认为，药监局已经送达了听证告知书，而黄某未在法定期限内提出听证申请，在该点上药监局并未程序违法。但是，依据行政处罚法规定，对情节复杂或者重大违法行为给予较重的行政处罚，行政机关的负责人应当集体讨论决定。本案中该市药监局未进行集体讨论决定，属于程序违法，于是判决撤销药监局的行政处罚决定书。

【焦点问题】在药事行政处罚案件中，听证是否是行政处罚的必要程序？合议与集体讨论有何差异？

【案例分析】《行政处罚法》第六十三条规定：“行政机关拟作出下列行政处罚决定，应当告知当事人有要求听证的权利，当事人要求听证的，行政机关应当组织听证……”由此可以看出，听证是基于当事人的要求而开始的程序。本案中，对个人罚没款达23万多元，应当属于较大数额的罚款。该市药监局向黄某送达了听证告知书，履行了法律中所规定的“应当告知当事人有要求举行听证的权利”该项义务。而黄某作为当事人，在法定期限内未提出听证申请，可以认为其放弃了听证的权利，药监局可以直接作出行政处罚决定。听证不是行政处罚的必要程序。

但是，《行政处罚法》第五十七条第二款规定：“对情节复杂或者重大违法行为给予行政处罚，行政机关负责人应当集体讨论决定。”对个人罚没款达23万多元，应当属于“给予较重的行政处罚”的情形，故应集体讨论决定，但药监局只是合议而未经集体讨论就作出处罚决定。那么，合议和集体讨论能否等同呢？

依照原《药品监督行政处罚程序规定》第二十七条的规定：“合议是指承办案件的食品药品监督管理局在办案人员提交案件调查终结报告后，组织三人以上有关人员对违法事实、性质、情节、社会危害程度以及办案程序进行讨论的过程。”由此可见，合议是所有药品监管行政处罚的必经程序。而《行政处罚法》第五十七条第二款的规定则说明，集体讨论适用于给予较重行政处罚的案件。显然，合议和集体讨论不能等同起来。其区别主要表现在：①法律效力不同。集体讨论是法律规定的案件处理程序，而合议是部门规章规定的，法律效力层级合议低于集体讨论。②使用的法定条件不同。合议是处理一般案件的程序，而集体讨论是在处理较大的案件时所必须采取的处理程序，其法定条件是“对情节复杂或者重大违法行为给予较重的行政处罚”。

因此，在本案中，虽然黄某的实施违法行为的证据确凿，该市药监局作出原判决所依据的法律适用准确，但是由于该市药监局在作出这一决定的过程中没有按照法律规定进行集体讨论，造成处罚决定无效，可见程序合法在行政处罚过程中非常重要。

三、药事行政处罚的内容

药事行政处罚是药事行政相对人承担行政责任的主要方式，指药品监督管理部门及法律、法规授权的相关组织，对违反药事法的行为人实施的行政处罚。行政处罚实体上的内容通常由各个行政管理法律规定。

1. 种类 行政处罚是对违反法律规范所设定的义务的当事人所导致的应该承受的法定制裁。主要是通过剥夺相对人的某种权利，如剥夺其人身自由权、财产权、强制相对人作出不利于自身的一定行为，或从精神上给相对人一定的训诫。

与一般行政处罚一样，药事行政处罚大致可分为以下四类。

（1）人身罚 也称自由罚，是指特定行政主体限制和剥夺违法行为人人身自由的行政处罚，如行政拘留。由于人身权是公民权利中最重要，也是最基本的一项权利，因此人身罚是最严厉的行政处罚。

《药品管理法》没有涉及人身罚的内容。对人身自由的行政处罚只能由公安机关实施，药品监管部门没有人身自由行政处罚权，药事行政处罚中也没有涉及人身罚的内容。因此，药品监管部门在执法中如遇到行政相对人暴力抗拒执法工作，确需对相对人处以人身自由罚的，应当移交公安机关处理。

（2）资格罚　又称能力罚，是指行政主体限制、暂定或剥夺作出违法行为的行政相对人某种行为能力或资格的处罚措施。根据《行政处罚法》第九条的规定，资格罚主要包括责令停产停业、吊销许可证件等。

《药品管理法》规定行政处罚中常见的资格罚包括：吊销药品生产许可证、药品经营许可证、医疗机构执业许可证书，撤销药物临床试验机构的资格，撤销进口药品注册证书，撤销广告批准文号，撤销其检验资格，责令停产、停业等。另外，《药品管理法》第一百一十八条第一款对从事生产、销售假药及生产、销售劣药情节严重的企业或者其他单位的直接负责的主管人员和其他责任人员进行从业资格限制："终身不得从事药品生产、经营活动"；第一百二十三条对提供虚假的证明、数据、资料、样品或者采取其他手段骗取临床试验许可、药品生产许可、药品经营许可、医疗机构制剂许可或者药品注册等许可的，撤销相关许可，十年内不受理其相应申请。

《药品管理法》中所规定的责令停产停业整顿，一般由药品监管部门责令药品生产、经营者暂时停止生产、经营活动并进行整改的一种处罚。主要是对生产、销售假药、劣药和不按 GMP、GSP 实施的企业及有关机构进行处罚。由于这一处罚直接暂时性的剥夺了行政相对人的生产、经营权利，是一种严厉的行政处罚，只有在法定的条件下针对严重违法的相对人才能实施，同时还应当严格按照法定程序进行。

（3）财产罚　行政主体依法对违法行为人给予的剥夺财产权的处罚形式。财产罚是运用最广泛的一种行政处罚，财产罚的形式主要有罚款和没收财物（没收违法所得、没收非法财物等）两种。

罚款，是行政主体依法强制违法行为人在一定期限内交纳一定数额货币的一种处罚方式。不可否认，罚款是针对违法者的其他合法利益，带有明显的惩戒性，实践中运用相当广泛。药品执法也不例外，《药品管理法》中罚款也是非常常见、颇具操作性的一种处罚形式。

没收违法所得、没收非法财物。没收是行政主体依法将违法行为人的违法所得、违禁物品、违法行为工具等强制收归国有的一种处罚形式。以强制手段剥夺违法行为人的财产权，以此达到惩罚目的。药品行政处罚中的没收内容包括没收药品、没收假劣药、没收违法所得、没收与违法行为有关的财物等。

（4）申诫罚　又称声誉罚，是指行政主体对违反行政法律规范的公民、法人或其他组织的谴责和警戒。申诫罚是对违法者的名誉、荣誉、信誉或精神上的利益造成一定损害的处罚方式，其具体形式主要有警告和通报批评两种。《药品管理法》第一百一十七条、第一百二十六条、第一百二十七条、第一百二十八条等都有"警告"的规定。

2. 实施原则　《行政处罚法》规定，行政主体在实施行政处罚时，必须遵循处罚法定、过罚相当、公开公正、一事不再罚、处罚与教育相结合、保障相对人权利原则①。药

---

① 应松年．行政法与行政诉讼法［M］．北京：法律出版社，2004：222.

事管理行政主体在实施药事行政处罚时，同样也应当遵循这些原则，其中特别强调的是以下原则。

（1）处罚法定原则　由于药事行政处罚导致对财产、营业以及荣誉权的剥夺、限制等后果，因此，药事行政处罚是必须从法治主义出发，必须具有法定依据。《行政处罚法》第四条规定：“公民、法人或者其他组织违反行政管理秩序的行为，应当给予行政处罚的，依照本法由法律、法规、规章规定，并由行政机关依照本法规定的程序实施。”具体而言，又包括以下内容。

1）处罚主体及其职权法定　《行政处罚法》第十七条规定：“行政处罚由具有行政处罚权的行政机关在法定职权范围内实施。”

2）行政处罚的行为依据法定　《行政处罚法》第三十八条规定：“行政处罚没有依据或者实施主体不具有行政主体资格的，行政处罚无效。”药事行政处罚作为一项行政行为，应该有直接的法定依据。

（2）处罚公开公正原则　《行政处罚法》第五条第一款规定了行政处罚应遵循公开、公正原则。

药事行政处罚的公开原则体现在处罚规定的公开，以及处罚程序的公开。《行政处罚法》第五条第三款规定：“对违法行为给予行政处罚的规定必须公布；未经公布的，不得作为行政处罚的依据。”《行政处罚法》第六十二条规定：“行政机关及其执法人员在作出行政处罚决定之前，未依照本法第四十四条、第四十五条的规定向当事人告知拟作出的行政处罚内容及事实、理由、依据，或者拒绝听取当事人的陈述、申辩，不得作出行政处罚决定；当事人明确放弃陈述或者申辩权利的除外。”

《行政处罚法》第五条第二款规定的过罚相当原则，第四十条规定的查明事实义务，第四十五条的第一款规定的当事人的陈述和申辩权，第五十四条规定的行政机关必须全面、客观、公正地调查收集证据等，都是对公正原则的贯彻。

（3）一事不再罚原则　《行政处罚法》第二十九条规定：“对当事人的同一个违法行为，不得给予两次以上罚款的行政处罚。”这一原则要求行政机关对违法当事人的同一违法行为不得以同一事实和同一根据给予两次以上的行政处罚（罚款）。即对于公民、法人等某一违法行为，某一行政机关对其处罚后，其他机关也不得再以同一事实、同一理由再次予以处罚。

但是，当某一违法行为违反了两个或者两个以上法律规范，也就是说，一个违法行为触犯了若干法律规范，有了若干个违法性质，则处理时要分以下两种情况讨论：如果这若干个违法性质是由一个行政机关管辖，而应当适用的若干法律规范又是特别法和一般法的关系时，应优先适用特别法，并采取重罚吸收轻罚，或者从重处罚的做法；如果这若干个违法性质是由不同行政机关管辖时，在实践中一般适用“谁先查处谁制裁”的原则，但其他行政机关可以依法处以罚款以外的其他行政处罚。

3. 具体内容

（1）对违法生产药品的行政处罚　《药品管理法》《药品管理法实施条例》《药品生产质量管理规范》《药品生产监督管理办法》等法律、法规、规章对药品生产企业的开办条件、生产质量管理、原辅料标准等都作出了严格的规定。要求药品生产企业只有取得药品生产许可证、相应的药品批准证明文件，才是合法的药品生产行为。

但现实生活中，违法违规生产药品，或者生产假劣药品的行为还是存在的。这些违法生产药品的行为危害了人民的用药安全，因此，药监执法部门应当依法追究其行政责任。主要违法行为包括：无证生产药品、生产假药、生产劣药、违反《药品生产质量管理规范》生产、违法委托生产药品等，具体的行政处罚内容见表 10-1。

表 10-1　药品生产相关的行政处罚内容

违法行为	处罚依据	处罚内容
未取得《药品生产许可证》生产药品	《药品管理法》第一百一十五条	责令关闭，没收违法生产、销售的药品和违法所得，并处违法生产、销售的药品（包括已售出和未售出的药品，下同）货值金额十五倍以上三十倍以下的罚款；货值金额不足十万元的，按十万元计算
生产假药	《药品管理法》第一百一十六条、第一百一十八条	没收违法生产、销售的药品和违法所得，责令停产停业整顿，吊销药品批准证明文件，并处违法生产、销售的药品货值金额十五倍以上三十倍以下的罚款；货值金额不足十万元的，按十万元计算；情节严重的，吊销药品生产许可证、药品经营许可证或者医疗机构制剂许可证，十年内不受理其相应申请；药品上市许可持有人为境外企业的，十年内禁止其药品进口。 生产、销售假药，或者生产、销售劣药且情节严重的，对法定代表人、主要负责人、直接负责的主管人员和其他责任人员，没收违法行为发生期间自本单位所获收入，并处所获收入百分之三十以上三倍以下的罚款，终身禁止从事药品生产经营活动，并可以由公安机关处五日以上十五日以下的拘留。 对生产者专门用于生产假药、劣药的原料、辅料、包装材料、生产设备予以没收。
生产（包括配制）劣药	《药品管理法》第一百一十七条、第一百一十八条	没收违法生产、销售的药品和违法所得，并处违法生产、销售的药品货值金额十倍以上二十倍以下的罚款；违法生产、批发的药品货值金额不足十万元的，按十万元计算，违法零售的药品货值金额不足一万元的，按一万元计算；情节严重的，责令停产停业整顿直至吊销药品批准证明文件、药品生产许可证、药品经营许可证或者医疗机构制剂许可证。 生产、销售劣药且情节严重的，对法定代表人、主要负责人、直接负责的主管人员和其他责任人员，没收违法行为发生期间自本单位所获收入，并处所获收入百分之三十以上三倍以下的罚款，终身禁止从事药品生产经营活动，并可以由公安机关处五日以上十五日以下的拘留。
生产企业不按照法定条件、要求从事生产经营活动或者生产、销售不符合法定要求产品	《特别规定》第三条第二款	没收违法所得、产品和用于违法生产的工具、设备、原材料等物品，货值金额不足五千元的，并处五万元罚款；货值金额五千元以上不足一万元的，并处十万元罚款；货值金额一万元以上的，并处货值金额十倍以上二十倍以下的罚款；造成严重后果的，由原发证部门吊销许可证照
违法使用原料、辅料、添加剂	《特别规定》第四条第二款	没收违法所得，货值金额不足五千元的，并处二万元罚款；货值金额五千元以上不足一万元的，并处五万元罚款；货值金额一万元以上的，并处货值金额五倍以上十倍以下的罚款；造成严重后果的，吊销许可证

2013年4月，某县食品药品监督管理局与县公安局联合执法对杨某的住宅进行检查，发现该住宅有四季平安油、一扫光、祖传济世丹三种药品，以及樟脑、薄荷油等原料和生产药品的工具。该县食品药品监督管理局经过立案调查并核实，根据《药品管理法》规定，杨某生产的四季平安油等药品为假药，违法生产药品货值约13 000元，违法所得难以确认。根据《药品管理法》规定，该县食品药品监督管理局依法予以取缔，没收违法生产的药品，并处约39 000元的罚款。同时，根据《刑法》第一百四十一条规定，杨某生产销售假药，涉嫌刑事犯罪，因此依据行政与刑事案件移送的有关规定，及时向公安机关移送该案件，并向县检察院抄送，依法追究杨某的刑事责任。

（2）对违法经营药品的行政处罚　《药品管理法》《药品管理法实施条例》《药品经营质量管理规范》等法律、法规、规章对药品经营实行严格规范和管理。任何药品经营者违法经营药品，将承担相应的行政责任。药品经营中违法行为主要包括：无证经营药品、销售假药、销售劣药、购销记录违法等，具体的行政处罚内容见表10-2。

表10-2　药品经营相关的行政处罚内容

违法行为	处罚依据	处罚内容
未取得《药品经营许可证》经营药品	《药品管理法》第一百一十五条	未取得药品生产许可证、药品经营许可证或者医疗机构制剂许可证生产、销售药品的，责令关闭，没收违法生产、销售的药品和违法所得，并处违法生产、销售的药品（包括已售出和未售出的药品，下同）货值金额十五倍以上三十倍以下的罚款；货值金额不足十万元的，按十万元计算。
销售假药	《药品管理法》第一百一十六条	没收违法生产、销售的药品和违法所得，责令停产停业整顿，吊销药品批准证明文件，并处违法生产、销售的药品货值金额十五倍以上三十倍以下的罚款；货值金额不足十万元的，按十万元计算；情节严重的，吊销药品生产许可证、药品经营许可证或者医疗机构制剂许可证，十年内不受理其相应申请；药品上市许可持有人为境外企业的，十年内禁止其药品进口。
销售劣药	《药品管理法》第一百一十七条	没收违法生产、销售的药品和违法所得，并处违法生产、销售的药品货值金额十倍以上二十倍以下的罚款；违法生产、批发的药品货值金额不足十万元的，按十万元计算，违法零售的药品货值金额不足一万元的，按一万元计算；情节严重的，责令停产停业整顿直至吊销药品批准证明文件、药品生产许可证、药品经营许可证或者医疗机构制剂许可证。
知道或应当知道假劣药品而为其提供运输、保管、仓储等便利条件	《药品管理法》第一百二十条	没收全部储存、运输收入，并处违法收入一倍以上五倍以下的罚款；情节严重的，并处违法收入五倍以上十五倍以下的罚款；违法收入不足五万元的，按五万元计算。
进口已获得药品进口注册证书的药品，未按照规定登记备案	《药品管理法》第一百三十二条	责令限期改正，给予警告；逾期不改正的，吊销药品注册证书。

某县药监局在日常检查中，发现甲连锁药店门店从乙药品经营企业购进价值2万余元的药品，有药品购进发票和药品购进记录。药监局执法人员立即对甲药店购进的药品进行了先行登记保存，报经同意立案调查，经过调查认为案件事实清楚、证据确凿，遂

下达了行政处罚事先告知书，当事人未在法定时间内进行陈述申辩，3 日后该局下达了行政处罚决定书，依据《药品管理法》给予了甲连锁药店行政处罚。行政相对人不服，认为药监部门处罚依据错误，向市药监局提起行政复议。

《药品经营质量管理规范实施细则》第六十六条第二款规定："药品零售连锁门店不得独立购进药品。"《药品管理法》第一百二十六条规定："药品上市许可持有人、药品生产企业、药品经营企业、药物非临床安全性评价研究机构、药物临床试验机构等未遵守《药品生产质量管理规范》《药品经营质量管理规范》《药物非临床研究质量管理规范》《药物临床试验质量管理规范》等的，责令限期改正，给予警告；逾期不改正的，处十万元以上五十万元以下的罚款；情节严重的，处五十万元以上二百万元以下的罚款，责令停产停业整顿直至吊销药品批准证明文件、药品生产许可证、药品经营许可证等，药物非临床安全性评价研究机构、药物临床试验机构等五年内不得开展药物非临床安全性评价研究、药物临床试验，对法定代表人、主要负责人、直接负责的主管人员和其他责任人员，没收违法行为发生期间自本单位所获收入，并处所获收入百分之十以上百分之五十以下的罚款，十年直至终身禁止从事药品生产经营等活动。"

（3）对医疗机构与药品相关违法行为的行政处罚　凡是依法取得《医疗机构执业许可证》的医院、卫生院、诊所、卫生保健所、医务室等都属于医疗机构。《药品管理法》《医疗机构制剂配制监督管理办法（试行）》《医疗机构制剂注册管理办法（试行）》《药品不良反应报告和监测管理办法》等对医疗机构配置、销售制剂、使用药品、进行药物临床试验等作出了具体的规定。医疗机构与药品相关的违法行为及行政处罚内容见表 10-3。

表 10-3　医疗机构药品相关的行政处罚内容

违法行为	处罚依据	处罚内容
未取得《医疗机构制剂许可证》配制制剂	《药品管理法》第一百一十五条、《医疗机构制剂配制监督管理办法（试行）》第四十九条	责令关闭，没收违法生产、销售的药品和违法所得，并处违法生产、销售的药品（包括已售出和未售出的药品，下同）货值金额十五倍以上三十倍以下的罚款；货值金额不足十万元的，按十万元计算。
配制假药	《药品管理法》第一百一十六条、《医疗机构制剂注册管理办法（试行）》第四十条第一款	没收违法生产、销售的药品和违法所得，责令停产停业整顿，吊销药品批准证明文件，并处违法生产、销售的药品货值金额十五倍以上三十倍以下的罚款；货值金额不足十万元的，按十万元计算；情节严重的，吊销药品生产许可证、药品经营许可证或者医疗机构制剂许可证，十年内不受理其相应申请；药品上市许可持有人为境外企业的，十年内禁止其药品进口。
配制劣药	《药品管理法》第一百一十七条、《医疗机构制剂注册管理办法（试行）》第四十条	生产、销售劣药的，没收违法生产、销售的药品和违法所得，并处违法生产、销售的药品货值金额十倍以上二十倍以下的罚款；违法生产、批发的药品货值金额不足十万元的，按十万元计算，违法零售的药品货值金额不足一万元的，按一万元计算；情节严重的，责令停产停业整顿直至吊销药品批准证明文件、药品生产许可证、药品经营许可证或者医疗机构制剂许可证。

续表

违法行为	处罚依据	处罚内容
违反规定销售配制的制剂	《药品管理法》第一百三十三条	责令改正，没收违法销售的制剂和违法所得，并处违法销售制剂货值金额二倍以上五倍以下的罚款；情节严重的，并处货值金额五倍以上十五倍以下的罚款；货值金额不足五万元的，按五万元计算。
医疗机构采用邮寄、互联网交易等方式直接向公众销售处方药	《药品流通监督管理办法》第四十二条	责令改正，给予警告，并处销售药品货值金额二倍以下的罚款，但是最高不超过三万元

案例讨论

无证行医售药案

【案情简介】某县药品监管执法人员在接到举报信息并确认后，经公安执法人员的协助，对公民王某的住宅进行了检查，发现其住宅的二楼储存着大量药品和一次性使用无菌注射器，及其为患者开具的处方笺若干张。经调查，王某系一退休医生，其在没有取得行医许可的情况下，在住宅擅自执业长达五个月之久，并以批发价加价15%的价格向患者出售药品和以1.00元/支的价格向患者收取打针费用。经调查，王某不具有药品和第三类医疗器械经营资格。

【焦点问题】在无证行医售药案中，对违法主体适用何种法律法规？应由哪个部门管辖？

【案例分析】本案中，当事人王某的违法行为，可认定为无《医疗机构执业许可证》从事诊疗活动，无《药品经营许可证》经营药品，无《营业执照》从事经营营利活动。至于以1.00元/支的价格向患者收取打针的费用，则应认定为王某收取的医疗服务费用更为恰当，因为他并不是向患者以1.00元/支出售注射器，所以不宜定性为无证经营第三类医疗器械。

本案中，当事人王某实际上触犯了三个行政法律规范，无《医疗机构执业许可证书》从事诊疗活动的违法行为，应由卫生行政部门管辖查处；当事人既然不具有《医疗机构执业许可证》，就不具有在诊疗范围内使用药品和医疗器械的法定资格。那么，当事人以批发价加价15%的价格向患者出售药品，实质上就是一种经营性销售行为。因此，无证诊所的用药行为可视为无《药品经营许可证》经营药品，该违法行为应由药监部门查处；无《营业执照》从事经营营利活动的违法行为又是由市场监督管理部门管辖的。本案中卫生、市场监督、药监部门应如何对当事人的违法行为实施行政处罚呢？《行政处罚法》第二十四条规定：“对当事人的同一个违法行为，不得给予两次以上罚款的行政处罚。”

依照最先查处原则，药监部门应对当事人无《药品经营许可证》经营药品的违法行为实施行政处罚，依据《药品管理法》第一百一十五条责令关闭，没收违法生产、销售的药品和违法所得，并处违法生产、销售的药品货值金额十五倍以上三十倍以下的罚款。

卫生行政部门应对当事人无医疗机构执业许可证书从事诊疗活动的违法行为实施行政处罚。王某未取得医疗机构执业许可证书擅自执业的行为，违反了《医疗机构管理条例》第二十四条的规定，依据《医疗机构管理条例》第四十四条和《医疗机构管理条例实施细则》第七十六条第三项的规定进行处罚。

市场监督管理部门应对王某无照经营行为实施行政处罚。王某的行为违反了《无照经营查处取缔办法》第四条的规定。《无照经营查处取缔办法》第十四条第二款作出了明确规定："对无照经营行为的处罚，法律、法规另有规定的，从其规定。"因此，具体处罚发生转变，指引到《药品管理法》和《医疗机构管理条例》。鉴于卫生和药品监管部门已经根据上述法律法规作出处罚，市场监督管理部门则不再处罚。

无证行医与非法经营药品常常相伴而生，因此在对非法行医售药的监管中，多个行政机关对此均有管辖权，卫生行政部门行使对医疗机构的监管职责，对医疗机构的执业活动进行监督检查，对医疗机构违法行为给予处罚，但不能对医疗机构使用的药品进行技术检验与认定。药品监管部门对涉药行为实施行政管理，而无权取缔其行医诊疗活动，也无权没收行医诊疗取得的违法收入。因此，在对无证个体诊所非法行医售药的查处，需要部门间的协作。

（4）对药品注册违法行为的行政处罚　按照《药品注册管理办法》规定，在药物临床研究、生产及进口药品注册审批，包括申报变更药物批准证明文件内容的过程中，不同主体可能存在着不同的违法行为，承担的法律责任也不尽相同。具体内容见表10-4。

表10-4　药品注册相关的行政处罚内容

违法行为	处罚依据	处罚内容
未经批准开展药物临床试验	《药品管理法》第一百二十五条	没收违法生产、销售的药品和违法所得以及包装材料、容器，责令停产停业整顿，并处五十万元以上五百万元以下的罚款；情节严重的，吊销药品批准证明文件、药品生产许可证、药品经营许可证，对法定代表人、主要负责人、直接负责的主管人员和其他责任人员处二万元以上二十万元以下的罚款，十年直至终身禁止从事药品生产经营活动。
在药品注册中未按照规定实施《药物非临床研究质量管理规范》或者《药物临床试验质量管理规范》	《药品管理法》第一百二十六条	责令限期改正，给予警告；逾期不改正的，处十万元以上五十万元以下的罚款；情节严重的，处五十万元以上二百万元以下的罚款，责令停产停业整顿直至吊销药品批准证明文件、药品生产许可证、药品经营许可证等，药物非临床安全性评价研究机构、药物临床试验机构等五年内不得开展药物非临床安全性评价研究、药物临床试验，对法定代表人、主要负责人、直接负责的主管人员和其他责任人员，没收违法行为发生期间自本单位所获收入，并处所获收入百分之十以上百分之五十以下的罚款，十年直至终身禁止从事药品生产经营等活动。
提供虚假的证明、数据、资料、样品或者采取其他手段骗取临床试验许可或者药品注册等许可	《药品管理法》第一百二十三条	撤销相关许可，十年内不受理其相应申请，并处五十万元以上五百万元以下的罚款；情节严重的，对法定代表人、主要负责人、直接负责的主管人员和其他责任人员，处二万元以上二十万元以下的罚款，十年内禁止从事药品生产经营活动，并可以由公安机关处五日以上十五日以下的拘留。

续表

违法行为	处罚依据	处罚内容
骗取许可证或药品批准证明文件等	《药品管理法》第一百二十三条	撤销相关许可，十年内不受理其相应申请，并处五十万元以上五百万元以下的罚款；情节严重的，对法定代表人、主要负责人、直接负责的主管人员和其他责任人员，处二万元以上二十万元以下的罚款，十年内禁止从事药品生产经营活动，并可以由公安机关处五日以上十五日以下的拘留。

（5）应当受到从重处罚的行为　《药品管理法》第一百三十七条规定，有下列行为之一的从重处罚。

1）以麻醉药品、精神药品、医疗用毒性药品、放射性药品、药品类易制毒化学品冒充其他药品，或者以其他药品冒充上述药品。

2）生产、销售以孕产妇、儿童为主要使用对象的假药、劣药。

3）生产、销售的生物制品属于假药、劣药。

4）生产、销售假药、劣药，造成人身伤害后果。

5）生产、销售假药、劣药，经处理后再犯。

6）拒绝、逃避监督检查，伪造、销毁、隐匿有关证据材料，或者擅自动用查封、扣押物品。

四、药事行政责任的法律救济

权利依赖救济。如果权利受到侵犯而不能获得救济，就等于没有这项权利，即通常所说的“无救济就无权利”。公力救济，指国家机关依权利人请求运用公权力对被侵害权利实施救济，包括司法救济和行政救济。私力救济，指当事人认定权利遭受侵害，在没有第三者以中立名义介入纠纷解决的情形下，不通过国家机关和法定程序，而依靠自身或私人力量，实现权利，解决纠纷，包括强制和交涉①。现代社会，公力救济已经成为保护当事人权利的主要手段。在药事行政责任的救济，公力救济更是发挥着主要作用。

药事行政责任的法律救济，是指药事行政机关的行政行为对公民、组织的权益造成侵害的情况下，根据该公民和组织的请求，通过一定的机构和程序防止或排除其侵害，以保护、救济公民权益的制度。尽管药事行政权力的显著扩张保障了医药行业的健康发展，但是由于我国的药事法律法规还远不够完善，药事行政权侵害行政相对人合法权益的危险性也相应的增加。因此，确保药事行政相对人的合法权利得到有效救济是非常必要的。药事行政责任法律救济的主要手段包括行政复议、行政诉讼、行政赔偿和行政补偿。

1. 药事行政复议

（1）概念　行政相对人认为行政主体的具体行政行为侵犯其合法权益，依法请求上一级行政机关或其他法定复议机关重新审查该具体行政行为的合法性、适当性，行政复议机关依照法定程序对被申请的具体行政行为进行审查，并作出决定的一种法律制度。②

（2）管辖　行政复议机关对行政复议案件在受理上的具体分工。对行政相对人来说，管辖意味着相对人对某一行政行为不服可以依法向哪一个行政机关申请复议。

① 徐昕．论私力救济［D］．清华大学博士学位论文，2003.

② 应松年．行政法与行政诉讼法［M］．北京：法律出版社，2004：222.

《中华人民共和国行政复议法》（以下简称《行政复议法》）第十二条第一款规定："对县级以上地方各级人民政府工作部门的具体行政行为不服的，由申请人选择，可以向该部门的本级人民政府申请行政复议，也可以向上一级主管部门申请行政复议。"第二款则规定："对海关、金融、国税、外汇管理等实行垂直领导的行政机关和国家安全机关的具体行政行为不服的，向上一级主管部门申请行政复议。"

由于目前各地药品监督管理体制改革进展不一，因此行政复议的管辖也各不相同。由县级以上地方政府设置的药品监督管理部门作出的具体行政行为，申请人可以选择本级人民政府或上一级药品监督管理部门申请行政复议。由实施垂直管理的药品监督管理部门作出的具体行政行为，申请人向上一级药品监督管理部门申请行政复议。

（3）特征

1）药事行政复议的审查对象是引起争议的具体行政行为，附带审查部分抽象行政行为。就药事行政行为而言，可以提起行政复议的事项包括行政处罚、行政强制措施事项，颁发药品批准证明文件，药品生产、经营许可证，以及相关抽象的行政行为等。

2）行政复议是由不服具体行政行为的利害关系人依法申请而引起的，而不是行政复议机关主动进行的行为。

3）行政复议主要采取书面审查的方式。行政复议机关主要通过对申请人提出的申请书和被申请人提出的答辩书等有关材料进行审查认定，依法作出行政复议决定。

4）行政复议以合法性和合理性为审查标准。行政复议机关在进行行政复议时，审查的标准主要是两方面，即行政机关作出具体行政行为的合法性和合理性。《行政复议法》规定，行政复议遵循合法、公开、公正、及时、便民原则，坚持有错必纠，保障法律法规的正确实施。因此，行政复议机关审理行政复议案件时，审查原则除了合法性原则外，还包括对具体行政行为是否合理的审查。

（4）原则　由于药事行政复议是普通行政复议的一个特例，所以行政复议的原则同样适用于药事行政复议。行政复议的基本原则是指贯穿于整个行政复议活动，决定和调整行政复议主体全部行为的基本准则，是行政复议机关在行政复议活动中必须遵守的共同准则。

1）行政复议机关依法独立行使行政复议权原则　有权审理行政复议案件的机关只能是国家行政机关而非其他组织，如审理药品行政复议的案件只能是药品监督管理部门和其他相关行政机关；行政复议机关必须严格依法行使行政复议职权，不受其他组织、社会团体和个人的非法干涉。

2）一级复议原则　行政复议只能复议一次，复议机关所作出的复议决定，是行政程序上的终局决定。除非法律有例外的规定（如对国务院各部门或者省、自制区、直辖市人民政府的具体行政行为不服申请复议后对复议结果仍不服的，可以申请国务院作出最终裁决），复议申请人对行政复议决定不服的，一般可以向人民法院提起行政诉讼，但不得向更高的行政机关再申请复议。

3）合法、公正、公开、及时、便民原则　依法行政是行政活动的根本原则，行政复议也不例外。合法原则指行政复议权的行使必须合法。公正原则是指复议机关在行使复议权时应当公正地对待复议双方当事人，不能有所偏袒。公开原则是指行政复议活动应当公开进行。及时原则是指行政复议作为行政诉讼的前置程序，应当尽可能快地处理并给出结果。便民原则是指复议机关在复议的一切环节和步骤上做到因地制宜，施便于民。

（5）程序　申请人向药事行政复议机关提出复议申请至行政复议机关作出复议决定的各项步骤、形式、顺序和时限的总和。行政复议程序如图 10-3 所示。

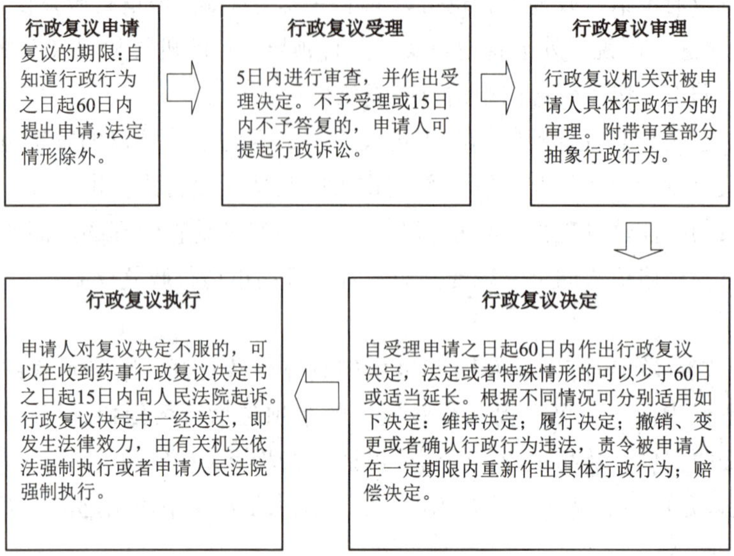

图 10-3　行政复议的程序

2. 药事行政诉讼　行政诉讼是指公民、法人或其他组织认为药事行政机关（法律、法规授权组织或委托组织）的具体行政行为侵犯其合法权益时，依法向人民法院提起诉讼，由人民法院依据事实与法律进行审理并作出裁决的法律活动。

药事行政诉讼的特征在于：①药事行政诉讼是行政管理相对人不服药事行政执法机关处罚，向人民法院提起的诉讼；②药事行政诉讼的被告只能是行政部门，这是区别于民事诉讼和刑事诉讼的一个重要特征；③药事行政诉讼的标的是审查具体行政行为是否合法。行政诉讼是解决行政争议的重要法律制度。

行政诉讼的基本原则有举证责任倒置原则、复议前置原则、行为持续原则、不调解不得反诉原则、司法变更权有限原则。

（1）受案范围　根据行政诉讼法的规定，在药事行政管理的实际工作中，药事行政诉讼的受案范围主要有以下几类：不服药品监管部门行政处罚的案件；不服药品监管部门强制措施的案件；药品监管部门“不作为”的案件。

（2）管辖　各级人民法院或同级人民法院在受理第一审行政案件时的职权划分，即人民法院在受理第一审药事行政案件上的分工和权限。主要分为级别管辖、地域管辖、指定管辖和送达管辖。

（3）程序　与一般的行政诉讼程序相同，是指公民、法人或其他组织依法向人民法院提起诉讼，由人民法院依据事实与法律受理并进行审理作出裁决的一系列步骤、形式、顺序和时限的总和。行政诉讼程序如图 10-4 所示。

例如：2008 年 7 月 2 日，A 市局稽查人员发现，本市同济制药有限公司在未依法提交药品委托生产申请和未依法取得《药品委托生产批件》的情况下，擅自与本省以外的药品生产企业签订《药品委托生产合同》，由受托的药品生产企业生产成品并运往该公司，由该公司包装后并投入市场销售。根据以上事实，A 市食品药品监督管理局认为：该公司已违反了《药品管理法》的有关规定，构成了擅自委托生产药品行为，依法作出了没收尚未销售的库存药品和违法所得的行政处罚决定。该公司不服行政处罚，向 A 市娄星区人民法院

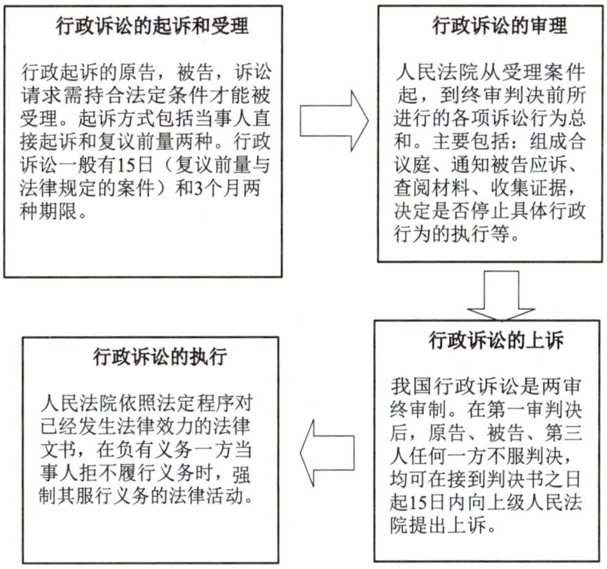

图 10-4　行政诉讼程序

提出行政诉讼。法院公开审理后认定：根据《药品生产监督管理办法》第三十三条第七款的规定，在申请委托生产药品批准时，委托第三人生产三批药品供受托方省级药品检验所作药品检验并出具合格检验报告书送药监部门报批，属于依法生产行为，是法律允许的，未违反《药品管理法》。判决撤销了 A 市食品药品监督管理局作出的行政处罚决定。A 市食品药品监督管理局认为，一审判决适用法律法规错误、认定委托生产药品的事实不清楚，并曲解了《药品生产监督管理办法》第三十四条之规定，于是向市中级人民法院提起上诉。A 市中级人民法院经查明，认定上诉人市食品药品监督管理局对 A 市同济制药有限公司的处罚决定事实认定清楚，处罚适当，程序合法。终审判决撤销娄星区人民法院作出的行政判决，维持市食品药品监督管理局作出的行政处罚决定。

（4）举证责任　当事人对争议事项有加以证明的责任，否则就要承担败诉的风险。在行政诉讼中，举证责任倒置是基本原则。即作为被告的药品行政机关必须提供原先作出具体药品行政行为的事实依据和法律依据，而不像民事诉讼中由原告提供证据。如果药事行政机关在药事行政诉讼中不举证或者不能举证，将承担败诉的后果。

案例讨论

南江乡、新江乡卫生院诉 SC 县药监局行政处罚错误案

【案情简介】 2005 年 4 月，SC 县南江乡、新江乡卫生院分别从县防疫站购进生物制品“人乙型肝炎免疫球蛋白”3 支和 1 支。2005 年 11 月 1 日，SC 县药监局以南江乡、新江乡卫生院从无合法经营资格的单位购进药品为由，对新江乡卫生院作出没收违法所得 660 元，罚款 1320 元，对南江乡卫生院作出没收违法所得 220 元，罚款 440 元的行政处罚决定。两原告不服，向法院提起行政诉讼，要求撤销药监局作出的行政处罚决定。

法院要求 SC 县药监局提供作出行政处罚决定的证据。县药监局依据国家药监局发布的《关于印发生物制品使用说明书的通知》的规定，将“人乙型肝炎免疫球蛋白”认定为治

疗用生物制品，认为卫生防疫部门无《药品经营许可证》，无权经营该生物制品，乡卫生院从无合法经营资格的单位购进药品，违反了《药品管理法》的规定。

法院审理后认为，被告只使用国家药监部门发布的《关于印发生物制品使用说明书的通知》认定“人乙型肝炎免疫球蛋白”不属预防用生物制品。因为该通知是规范生产企业印制使用说明书的规范性文件，它将预防用生物制品局限于疫苗，与相关行政法规的规定不一致。据此，法院以药监局认定事实主要证据不足为由，撤销了被告对两个乡卫生院作出的行政处罚决定。

【焦点问题】在药事行政诉讼案件中，应当由谁承担举证责任？

【案例分析】本案属于行政诉讼案件，南江乡、新江乡卫生院作为行政相对人诉讼SC县药监局行政处罚错误。诉讼中，原告只需要提供被告作出行政处罚的事实，不用证明这种处罚存在过错；相反，被告则需要对其所作出的处罚提供依据，以证明该行政处罚是适当的，否则即认为被告存在过错。法院最终以县药监局处罚依据不足为由，撤销了被告对两个乡卫生院作出的行政处罚决定。

根据依法行政的原则，行政主体必须遵循“先取证、后裁决”的执法原则。即行政机关在作出行政行为前，应当充分收集相关证据，然后根据已查清的事实，依据相关法律作出公正的裁决，而不能在毫无证据或证据不足的情况下，对行政相对人随意作出某一具体行政行为。所以，行政主体有义务证明其行为合法合理而没有任何过错。因此，在行政诉讼中适用举证责任倒置原则，由行政主体承担举证责任，有利于保护行政相对人的合法权益①。

（5）行政诉讼与行政复议的异同　行政诉讼与行政复议的共同点在于：①二者都是用来解决行政争议的法定手段和方式；②二者的目的都是为了保护行政相对人的合法权益，监督和维护药事行政机关依法行政；③二者在程序上都是基于药事行政相对人的请求而开始的程序活动。

在一定的法定条件下，不经过行政复议则不能提起行政诉讼，行政复议是行政诉讼的前置条件。如特殊药品管理引起的行政争议，必须要经过行政复议以后才能提起行政诉讼。另外，在复议期间不得起诉，必须待复议结束，或法定期限届满复议机关仍无结论，才能起诉。同样，当事人一旦提起行政诉讼则不能再申请行政复议。

行政诉讼与行政复议的区别则在于：①性质不同。行政复议是一种行政程序活动，体现了国家行政权，是行政内部监督；而行政诉讼则是一种司法活动，体现了国家的司法权，是司法监督。②受理机关不同。行政复议只能由与相对方发生行政争议的行政机关的上级机关受理，或同级政府的法律工作部门受理；而行政诉讼则由人民法院受理。③适用程序不同。复议适用行政程序；而行政诉讼适用司法程序。④审查范围不同。行政复议时，对具体行政行为既审查合法性又审查合理性；而行政诉讼则主要审查合法性。⑤法律效果不同。行政复议以后仍可再提起诉讼；而行政诉讼则是两审终审。

3. 药事行政赔偿

（1）概念　药事行政赔偿是指药事行政主体因公务上的行为，造成了公民、法人或者

---

① 事实上，《中国药典》中已经明确将“人乙型肝炎免疫球蛋白”列入治疗类生物制品。而依据《标准化法》和《药品管理法》的规定，药典作为一种法定技术标准属于强制标准，具有很高的法律效力，此案中SC县药监局可依此作为证据，证明其行政处罚决定合理。

其他组织合法权益的损害，而由国家承担的赔偿责任①。

（2）特征　药事行政赔偿具有普通行政赔偿的根本性质，主要有以下两个特点。

1）是一种国家责任　药事行政赔偿责任是国家承担而不是个人责任，也不是机关责任。国家赔偿责任是国家机关及其工作人员在执行职务、履行职能过程中的行为所引起的。行政主体由国家设立，其职能属国家职能，行政权也属国家权力，行政主体及其行政工作人员行使职权所实施的职务活动，是代表国家进行的，本质上是一种国家活动。因此，行政主体违法实施行政行为，侵犯相对人合法权益并造成损害的，应由国家承担赔偿责任。但正如行政主体代表国家行政职权一样，行政主体也是国家向受害人承担赔偿责任的代表即赔偿义务人。由于造成损害行为的职务性，才有了责任承担主体的国家性。

2）是一种赔偿责任　药事赔偿责任是对已经造成的损害的赔偿，以受害人权益受损为前提。因此，行政赔偿与民事赔偿一样，都是一种损害赔偿责任，都具有对损害进行弥补的限制，其赔偿标准都应当根据受害人受到的损害的客观结果来决定。

（3）归责原则与构成要件　药事行政赔偿的归责原则，为从法律上判断国家应否承担法律责任提供了最根本的依据与标准，它对于确定行政赔偿的构成要件及免责条件、举证责任等都具有重大意义。1994 年颁布的《国家赔偿法》，明确了我国行政赔偿责任的规则原则为违法原则。

所谓违法原则，是指行政机关的行为要不要赔偿，以行为是否违反法律为唯一标准。它不细究行政机关主观状态如何，只考察行政机关的行为是否与法律的规定一致，是否违反了现行法律的规定。这一原则既避免了过错原则操作不易的弊病，又克服了无过错原则赔偿过宽的缺点，具有操作方便、认定精确、易于接受的特点，因而是一个比较合适的原则。《国家赔偿法》第二条规定："国家机关和国家机关工作人员违法行使职权侵犯公民、法人和其他组织的合法权益造成损害的，受害人有依照本法取得国家赔偿的权利。"就是对违法原则作为行政赔偿基本归责原则在立法中的明文规定。

要合理、全面地判断出行政主体实施的行为是否构成侵权责任，需要有比归责原则更为具体、明确的责任构成要件。根据《国家赔偿法》第二条的规定，行政赔偿责任的构成要件由行政主体、职务违法行为、损害后果和因果关系四个部分构成。

1）行政主体　执行行政职务的行政机关及其工作人员。其中"行政机关"包括中央行政机关，如国务院、卫健委、国家药品监督管理局等，与地方行政机关，如省级及以下药品监管部门。"工作人员"则既包括行政机关中的工作人员，也包括受上述机关委托从事公务的人员。

2）职务违法行为　行政赔偿责任中最根本的构成要件。这里"执行职务"的范围应既包括职务行为本身的行为（如药事行政管理部门违法吊销许可证和执照），亦包括与职务有关连而不可分的行为（如讯问案件时，刑讯逼供、行政机关工作人员在执行公务途中违反交通规则将他人撞伤等）。

3）损害后果　确立行政赔偿责任的目的在于对受害人受到的损害进行赔偿。因此，损害的发生是行政赔偿责任产生的前提。根据我国国家赔偿法，损害仅指物质损害与直接损害，而不含精神损害与间接损害。

---

① 应松年．行政法与行政诉讼法［M］．北京：法律出版社，2004：222.

4）因果关系　联接违法行为与损害后果的纽带，是责任主体对损害后果承担赔偿责任的基础与前提。如果缺少这种因果关系，则行为人就无义务对损害后果负责。因果关系的苛严程度会直接影响到相对人一方合法权益救济的范围。在药事行政赔偿责任构成要件中，往往采用直接因果关系，即仅要求行为与结果间存在逻辑上的直接关系，并不要求行为是结果的必然或根本原因，但应是导致结果发生的一个较近的原因，至于其关联性紧密程度，则需要依据案情来决定。

（4）当事人、范围、方式及程序

1）药事行政赔偿的当事人　包括赔偿请求人和赔偿义务机关。赔偿请求人是指有权要求赔偿的受行政行为侵害的公民、法人或其他组织。赔偿义务机关是指实施行政行为给公民、法人或其他组织的合法权益造成损害，有义务代表国家承担赔偿责任的行政主体。在药事行政赔偿中主要是各级药品监督管理部门。

2）行政赔偿的范围及方式　根据《国家赔偿法》第三条、第四条的规定，行政赔偿的范围包括侵犯人身权的违法行政行为和侵犯财产权的违法行政行为两类。

《国家赔偿法》中规定的侵犯人身权的行为有五种：违法拘留或者采取限制公民人身自由的行政强制措施的；非法拘禁或者以其他方法非法剥夺公民人身自由的；以殴打等暴力行为或者唆使他人以殴打等暴力行为造成公民身体伤害或者死亡的；违法使用武器、警械造成公民身体伤害或者死亡的；造成公民身体伤害或者死亡的其他违法行为。其赔偿方式为支付赔偿金。在实际药事行政执法中，较常见的是由于药品监管部门因监管不到位而导致的缺陷药品致人伤害事件。

侵犯财产权的违法行政行为则包括四种：违法实施罚款、吊销许可证和执照、责令停产停业、没收财物等行政处罚；违法对财产采取查封、扣押、冻结等行政强制措施；违反国家规定征收财物、摊派费用的及其他违法行为，上述违法行为造成行政相对人财产损失的。其赔偿方式主要包括：返还财产、恢复原状和支付赔偿金。

3）药事行政赔偿程序　药事行政赔偿请求人向行政赔偿请求义务机关请求行政赔偿，行政赔偿义务机关给予行政赔偿以及通过人民法院解决行政赔偿纠纷的方式、方法和步骤。与普通民事赔偿的程序不同，行政赔偿程序由非诉讼程序（行政程序）与诉讼程序（司法程序）两个部分组成。根据我国《行政诉讼法》和《国家赔偿法》的规定，行政赔偿案件必须先经行政机关处理，才能提请人民法院司法解决，这一规定表明我国实行行政先行处理原则，该原则旨在便民。

按照《行政诉讼法》和《国家赔偿法》的规定，行政赔偿的请求可以单独提起，也可以一并提起。一并提出包括在申请复议时一并提出和提起行政诉讼时一并提出。此外，行政赔偿程序中，还有一个行政机关内部的追偿程序。追偿是指承担赔偿责任后的赔偿义务机关向有故意或重大过失的本机关的工作人员追究责任的一种制度。行政机关赔偿损失后，应当责令有故意或重大过失的行政机关工作人员承担部分或者全部赔偿费用。

4. 药事行政补偿

（1）概念　所谓行政补偿，是指国家行政机关在其行使行政职权的过程中，因合法行使行政职权，使行政相对人的合法权益受到不应有的损害，由国家行政机关对其所受的损害予以适当补偿的一种制度。

（2）责任构成要件　药事行政补偿责任是药事行政机关在没有侵权行为和违约事由的情况下，由于合法的行为对行政相对人造成损害所给予的弥补。它是一种例外责任，一般以法律规定为限。药事行政补偿责任的构成具有以下几个要件：①造成行政相对人损害的是药事行政机关合法行使行政职权的具体行政行为；②药事行政机关承担行政补偿责任一般以法律有规定为前提；③因行政行为受到的侵害必需是特殊的、非普遍的。

（3）在医药领域的应用　应当说，行政补偿制度在医药领域尚未广泛应用。目前涉及较多的主要有两个方面：一种是对行政征用的合理补偿，另一种在近年来受到越来越多的关注，即对药品不良反应的行政补偿。我国现行法律制度中已经在一定范围内确定了药品不良反应损害的行政补偿制度。

例如，《疫苗管理法》第五十六条规定："国家实行预防接种异常反应补偿制度。实施接种过程中或者实施接种后出现受种者死亡、严重残疾、器官组织损伤等损害，属于预防接种异常反应或者不能排除的，应当给予补偿。补偿范围实行目录管理，并根据实际情况进行动态调整。接种免疫规划疫苗所需的补偿费用，由省、自治区、直辖市人民政府财政部门在预防接种经费中安排；接种非免疫规划疫苗所需的补偿费用，由相关疫苗上市许可持有人承担。国家鼓励通过商业保险等多种形式对预防接种异常反应受种者予以补偿。预防接种异常反应补偿应当及时、便民、合理。预防接种异常反应补偿范围、标准、程序由国务院规定，省、自治区、直辖市制定具体实施办法。"

（4）行政补偿与行政赔偿的比较　行政补偿与行政赔偿是两个相对的概念。行政补偿与行政赔偿的相同之处在于：①二者的行为主体都是行政机关，都是行政机关在行使其行政职权的过程中造成的；②实际上都造成行政上的损害结果；③都是由二者对所造成的损害结果给予的一定的弥补；④都属于公法的范畴，都由公法来进行调整。

行政补偿和行政赔偿的不同之处则在于：①性质不同，行政补偿是由合法的行政行为造成的，而行政赔偿是由违法的行政行为造成的，这是区别二者的重要标志；②发生的时间不同。行政补偿既可以在损害发生前，也可以在损害事实发生后进行，而行政赔偿责任只能在损害发生后才能进行。

第三节　药事刑事责任

扫码"学一学"

【术语】 刑事责任（criminal responsibility）、犯罪客体（criminal object）、犯罪客观方面（objective aspect of crime）、犯罪主体（main body of crime）、犯罪主观方面（subjective aspect of crime）

一、药事刑事责任的概念

1. 定义　刑事责任是犯罪人因实施刑法规定的犯罪行为所产生的法律后果。药事刑事责任是指药品监督管理部门的工作人员、药品的生产、经营、使用者等违反了药事法律、法规，严重地侵犯了国家的药品监管秩序或者公民的生命健康，构成犯罪时承担的法律后果。

2. 特点　刑事责任与犯罪和刑罚有紧密联系，一个人实施了刑法规定的犯罪行为，随之就产生了法律上的责任，即因触犯刑法而应当承担的责任，司法机关有权依照法律对其进行追究，刑事诉讼即由此开始。另一方面，一个人因犯罪而负有刑事责任，随之就产生如何适用刑罚的问题，刑事责任是适用刑罚的前提。因此，与普通刑事责任一样，药事刑事责任也有以下几方面的属性。

（1）法定性　在现代法制社会中，一个人是否犯罪，是否应承担刑事责任，承担多大的刑事责任，必须依照法律规定。同时，对于触犯法律应当承担刑事责任的人，如何对其进行追究，使其受到应得的处罚，也必须依照法律规定。没有法律明确的规定，任何人、任何组织不能随意确定他人有罪并予以追究。

（2）严厉性　刑事责任是一种法律责任，相对于药事行政责任、药事民事责任而言，药事刑事责任是最严厉的一种法律责任。其承担方式主要是通过剥夺犯罪人的自由、财产、甚至生命等刑罚来实现的，并且刑事责任的承担不像民事责任，在大量民事案件中当事人双方可以采用调解的方式解决。而刑事责任是由司法机关代表国家对犯罪人进行追究，除自诉案件外，刑事案件的被告人是不允许与被害人进行调解的。

（3）专属性　刑事责任只能由犯罪人本人承担，即罪责自负。不能由其他人替代犯罪人接受刑罚或为犯罪人分担一部分刑罚，也不得株连犯罪人的亲属或配偶，是谁的责任，就由谁承担，有多大的责任，就应当判处相适应的刑罚。

二、药事刑事责任的犯罪构成

犯罪构成包括以下四个要件：犯罪主体、犯罪的主观方面、犯罪客体和犯罪的客观方面。

1. 犯罪主体　具有刑事责任能力的实施药事犯罪行为的自然人和单位。有以下三种：①医药行政相对人，包括药品生产、经营企业、医疗机构、医药从业人员等；②药品监督管理部门及其工作人员；③药检机构及其工作人员等。

2. 犯罪的主观方面　亦称犯罪主观要件或者罪过，是指行为人对自己的危害社会的行为及其危害社会的结果所持的故意或者过失的心理态度。人在实施犯罪时的心理状态是十分复杂的，概括起来有故意和过失这两种基本形式，以及犯罪目的和犯罪动机这两种心理要素。

3. 犯罪客体　受我国刑法保护而被犯罪行为所侵害的社会关系，包括药事管理制度、国有财产或者劳动群众集体所有的财产权、公民的私有财产所有权、公民的人身权利等。其中，药事管理制度是指药事法调整的所有社会关系在药事活动中必须共同遵守的规定和行为准则。如“欣弗”事件中的犯罪客体是因使用由某某生物药业有限公司生产的克林霉素磷酸酯葡萄糖注射液（欣弗）而遭受损害的、患者的人身权利以及国家药品生产、经营管理制度。

4. 犯罪的客观方面　亦称犯罪的客观要件，是指刑法规定的构成犯罪在客观活动方面所必须具备的条件。根据这些条件是否为犯罪构成所必需，可以分为两类：第一类是必要要件，它包括危害行为、危害结果，以及危害行为与危害结果之间的因果关系。每一个犯罪构成都必须具备这些因素，否则犯罪不能成立。第二类是选择要件，它包括犯罪的时间、地点、方法等，这些要件并不是每一个犯罪构成都必须具备的，只是对于那些法律上有特别规定的犯罪，才是构成犯罪的必要要件。其中，药事刑事犯罪的危害行为是刑法所禁止的危害社会的行为，行为人严重违反药事管理法律进而触犯刑法的行为；药事刑事犯罪的危害后果是指危害社会的行为对我国刑法所保护的社会关系所造成的损害，包括严重侵害医药市场秩序和监管秩序，已经或可能危及人们用药安全和人体健康，或者国家机关正常活动秩序等。这种危害行为和危害结果必须存在因果关系。

三、药事刑事责任的种类和执法程序

1. 种类　刑罚是实现刑事责任最基本、最主要的方式，但并不是唯一的方法，刑事责任还可以通过非刑罚的方法予以实现（如《刑法》第三十七条）。根据刑法规定，我国的刑罚分为主刑和附加刑。

（1）主刑　以剥夺或限制犯罪分子人身权利为内容，包括管制、拘役、有期徒刑、无期徒刑和死刑五种刑罚。主刑只能独立适用，不能相互附加适用，即人民法院在定罪量刑时对一个犯罪行为只能判处一种主刑，不能同时判处两种或两种以上的主刑。

（2）附加刑　以人身权利以外的其他权利（如财产权、资格等）为惩罚对象和刑罚内容的刑种，包括罚金、剥夺政治权利与没收财产三种，但对犯罪的外国人还可以独立适用或附加适用驱逐出境。附加刑作为补充主刑的刑罚方法，既可以与主刑一起合并适用，也可以独立适用，且可以同时判处两个或多个附加刑。

2. 执法程序　药品监督管理部门在查处药品违法案件的过程中，发现涉嫌刑事犯罪的，因自己没有侦查、公诉、审判等办理刑事案件的职权，故必须移送公安机关处理。公安机关接到药监部门移送的涉嫌药事刑事犯罪案件后，对接受移送的案件依法进行审查，认为有犯罪事实，需要追究刑事责任的，依法决定立案；反之则不予立案。药监部门接到公安机关不予立案的通知书后，认为所移送的案件符合《刑法》规定，可以提请公安机关复议、或者建议检察院立案监督。

按照《刑事诉讼法》的规定，一般刑事案件诉讼程序为立案、侦查、审理、判决、执行。刑事诉讼中的立案是指司法机关对材料依照各自的管辖范围进行审查，以确定有无犯罪事实存在和是否需要追究刑事责任，并决定是否进行侦查和提交审判的诉讼活动。侦查行为是指侦查机关在办理案件过程中，依照法律规定进行的各种专门调查工作。人民检察院对犯罪事实进行核查，确认查清的向人民法院提起公诉。人民法院对公诉材料作出判决。判决是人民法院对被告人是否犯罪、犯有何罪是否应当处以刑罚以及处以何种刑罚等问题所作出的处理结论。最后，由人民法院执行判决。药事刑事责任的执法程序可由图 10-5 表示。

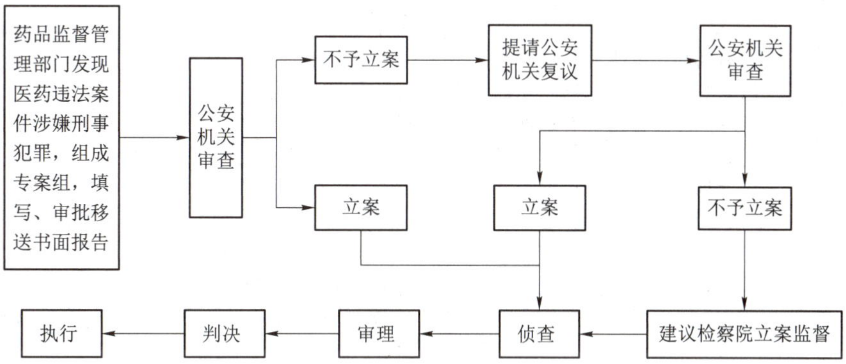

图 10-5　药事刑事责任的执法程序

四、药事领域相关的刑事责任

我国药事领域相关的刑事责任具体见表 10-5。

表 10-5　我国药事管理相关的刑事责任

罪　名	法律依据	犯罪构成			
		客体	客观方面	主体	主观方面
非法经营罪	《刑法》第二百二十五条、第二百三十一条	国家药品经营许可管理制度、药品经营市场秩序	行为人无《药品经营许可证》而购进、出售药品，且情节严重的行为	一般主体，任何单位或个人无《药品经营许可证》而经营药品的，都可以成为本罪的犯罪主体	故意
生产、销售、使用假药罪	《刑法》第一百四十一条	国家药品生产、经营、使用管理制度，公民生命健康权	行为人生产、销售、使用假药行为	一般主体，生产、销售、使用假药的自然人或单位	故意
生产、销售、使用劣药罪	《刑法》第一百四十二条	国家药品生产、经营、使用管理制度，公民生命健康权	行为人生产、销售、使用劣药，对人体健康造成严重危害的行为	一般主体，生产、销售、使用劣药的自然人或单位	故意
妨害药品管理罪	第一百四十二条之一	国家药品生产、经营管理制度，公民生命健康权	行为人违反药品管理法规，足以或严重危害人体健康的行为	一般主体，违反药品管理法规的自然人或单位	故意
生产、销售伪劣产品罪	《刑法》第一百四十九条、第一百四十条	国家药品质量管理制度，公民生命健康权利	行为在药品中掺杂、掺假，以假充真，以次充好或者以不合格药品冒充合格药品，销售金额在五万元以上的行为	一般主体，生产、销售伪劣产品的自然人或单位	直接故意
窝藏、转移、收购、销售赃物（假劣药品）罪	《刑法》第三百一十二条	国家药品经营管理制度，司法机关的正常活动	行为人为赃物（假劣药品）提供运输、保管、仓储等便利条件的行为	一般主体，限于自然人	故意
伪造、变造、买卖国家机关公文、证件、印章罪	《麻醉药品和精神药品管理例》第八十一条；《行政许可法》第八十条；《刑法》第二百八十条	国家药品监督管理部门的正常管理活动和信誉	行为人伪造、变造、买卖国家机关的公文、证件、印章的行为	一般主体，限于自然人	故意
提供虚假证明文件罪	《刑法》第二百二十九条	国家药品技术监督管理制度，公民生命健康权	行为人出具虚假药品检验报告文件，情节严重的行为	承担药品检验职责的人员或单位	故意
单位受贿罪	《刑法》第三百八十七条	国家对药品生产、经营企业、医疗机构的管理秩序，药品流通秩序	行为人在药品购销中索取、非法收受回扣、财物，为他人谋取利益的行为	药品生产、经营企业，医疗机构	故意

续表

罪 名	法律依据	犯罪构成			
		客体	客观方面	主体	主观方面
对国家工作人员（医疗机构中的国家工作人员）行贿罪①	《刑法》第三百八十九条	国家对药品生产、经营企业、医疗机构的管理秩序，药品流通秩序	行为人在药品购销中为谋取不正当利益，给予使用其药品的医疗机构工作人员以回扣、财物或者其他利益的行为	药品生产、经营企业（或其代理人）的工作人员	故意
对非国家工作人员（药品生产、经营企业工作人员、医疗机构中的非国家工作人员）行贿罪	《刑法》第一百六十四条	国家对药品生产、经营企业、医疗机构的管理秩序，药品流通秩序	行为人在药品购销中为谋取不正当利益，给予其他药品生产经营企业的工作人员以回扣、财物或者其他利益的行为	药品生产、经营企业（或其代理人）的工作人员	故意
对单位行贿罪	《刑法》第三百九十条	国家对药品生产、经营企业、医疗机构的正常管理秩序，药品流通秩序	行为人在药品购销中为谋取不正当利益，给予其他药品生产、经营企业或医疗机构以回扣、财物或者其他利益的行为	药品生产、经营企业（或其代理人）的工作人员	故意
单位行贿罪	《刑法》第三百九十二条	国家对药品生产、经营企业、医疗机构的正常管理秩序，药品流通秩序	行为人在药品购销中为谋取不正当利益，给予医疗机构以回扣、财物或者其他利益的行为	药品生产、经营企业（或其代理人）	故意
非国家工作人员（药品生产、经营企业工作人员、医疗机构的非国家工作人员或医务人员）受贿罪	《刑法》第一百六十三条	国家对药品生产、经营企业工作人员职务活动的管理制度，药品流通秩序	药品生产、经营企业或医疗机构的非国家工作人员在药品购销中利用职务便利索取、收受回扣、财物或者其他利益，为他人谋取利益的行为；医疗机构中的医务人员，利用开处方的职务便利，以各种名义非法收受药品销售方财物，为其谋取利益，数额较大的行为	药品生产、经营企业的工作人员	故意

① 2008年11月20日，最高人民法院、最高人民检察院联合发布的《关于办理商业贿赂刑事案件适用法律若干问题的意见》第四条规定："医疗机构中的国家工作人员，在药品、医疗器械、医用卫生材料等医药产品采购活动中，利用职务上的便利，索取销售方财物，或者非法收受销售方财物，为销售方谋取利益，构成犯罪的，依照刑法第三百八十五条的规定，以受贿罪定罪处罚。医疗机构中的非国家工作人员，有前款行为，数额较大的，依照刑法第一百六十三条的规定，以非国家工作人员受贿罪定罪处罚。医疗机构中的医务人员，利用开处方的职务便利，以各种名义非法收受药品、医疗器械、医用卫生材料等医药产品销售方财物，为医药产品销售方谋取利益，数额较大的，依照刑法第一百六十三条的规定，以非国家工作人员受贿罪定罪处罚。"

续表

罪名	法律依据	犯罪构成			
		客体	客观方面	主体	主观方面
国家工作人员（医疗机构中的国家工作人员）受贿罪	《刑法》第三百八十五条	国家对医疗机构工作人员职务活动的管理制度，药品流通秩序	行为人在药品购销中利用职务便利索取、收受回扣、财物或者其他利益，为他人谋取利益的行为	医疗机构工作人员	故意
虚假广告罪	《广告法》第十四条、第十五条、第三十一条、第三十七条；《刑法》第二百二十二条、第二百二十一条	国家广告管理制度，国家药品监督管理制度，消费者的合法权益	行为人违反国家规定，利用广告对药品作虚假宣传，情节严重的行为	虚假药品广告的经营者、发布者和广告主	故意
滥用职权罪	《刑法》第三百九十七条	国家药品监督管理制度，行政相对人和消费者的合法权益	行为人滥用职权，未依法履行职责或徇私舞弊，致使公共财产、国家或人民利益遭受重大损失的行为	药品监督管理部门工作人员	故意
玩忽职守罪	《刑法》第三百九十七条	国家药品监督管理制度，行政相对人和消费者的合法权益	行为人擅离职守，未依法履行职责或徇私舞弊，致使公共财产、国家或人民利益遭受重大损失的行为	药品监督管理部门工作人员	过失
放纵制售伪劣商品犯罪行为罪	《刑法》第四百一十四条	国家药品生产、经营管理制度，公民生命健康权	行为人徇私舞弊，对生产、销售假劣药品犯罪的行为不履行法律规定的追究责任，情节严重的行为	负有追究责任的药品监督管理部门工作人员	故意

五、医药行业中常见的刑事责任分析

生产销售假药罪、生产销售劣药罪、非法经营罪和商业贿赂犯罪等是医药行业中较为常见，也是极为严重的犯罪。

1. 生产、销售假药罪 药品是一种特殊商品，其生产、销售与人民的身体健康和生命安全有直接关系。生产、销售假药的行为直接危害用药者的生命安全、破坏药品生产、流通秩序，必须予以禁止和严惩。

（1）假药的界定 《药品管理法》第九十八条规定，有下列情形之一的为假药：①药品所含成分与国家药品标准规定的成分不符；②以非药品冒充药品或者以他种药品冒充此种药品；③变质的药品；④药品所标明的适应证或者功能主治超出规定范围。

（2）刑事责任分析 根据《刑法》第一百四十一条，生产、销售假药罪的犯罪构成及刑事责任如下。

1）犯罪主体　一般主体，即生产、销售假药的自然人或单位都可构成本罪的犯罪主体。

2）犯罪客体　国家药品生产、经营监管制度，公民生命健康权。

3）犯罪主观方面　与犯罪客体相联系。对侵害国家药品生产、经营管理制度这个客体而言，本罪的主观方面是直接故意的，即行为人明知自己生产、销售假药违反国家药品管理法律规定，却积极主动地进行生产、销售假药活动；对侵害公民生命健康权这个客体而言，则是间接故意，即行为人明知自己生产、销售假药将会对人们健康和生命安全带来危害，却放任这种危害结果的发生，不负责任地实施生产、销售假药行为。

4）犯罪客观方面　犯罪主体生产、销售假药的行为。

5）刑事责任　生产、销售假药的，处三年以下有期徒刑或者拘役，并处罚金；对人体健康造成严重危害或者有其他严重情节的，处三年以上十年以下有期徒刑，并处罚金；致人死亡或者有其他特别严重情节的，处十年以上有期徒刑、无期徒刑或者死刑，并处罚金或者没收财产。

根据最高人民法院、最高人民检察院 2014 年 11 月 3 日发布的《关于办理危害药品安全刑事案件适用法律若干问题的解释》（法释〔2014〕14 号）的规定，生产、销售假药，具有下列情形之一的，应当认定为“对人体健康造成严重危害”：①造成轻伤或者重伤的；②造成轻度残疾或者中度残疾的；③造成器官组织损伤导致一般功能障碍或者严重功能障碍的；④其他对人体健康造成严重危害的情形。

生产、销售假药，具有下列情形之一的，应当认定为有“其他严重情节”：①造成较大突发公共卫生事件的；②生产、销售金额二十万元以上不满五十万元的；③生产、销售金额十万元以上不满二十万元，并具有本解释第一条规定的应当酌情从重处罚情形之一的；④根据生产、销售的时间、数量、假药种类等，应当认定为情节严重的。生产、销售假药，具有下列情形之一的，应当认定为有“其他特别严重情节”：①致人重度残疾的；②造成三人以上重伤、中度残疾或者器官组织损伤导致严重功能障碍的；③造成五人以上轻度残疾或者器官组织损伤导致一般功能障碍的；④造成十人以上轻伤的；⑤造成重大、特别重大突发公共卫生事件的；⑥生产、销售金额五十万元以上的；⑦生产、销售金额二十万元以上不满 五十万元，并具有本解释第一条规定的应当酌情从重处罚情形之一的；⑧根据生产、销售的时间、数量、假药种类等，应当认定为情节特别严重的。

最高人民法院、最高人民检察院《关于办理危害药品安全刑事案件适用法律若干问题的解释》还规定，以生产、销售假药为目的，实施下列行为之一的，应当认定为“生产”假药：①合成、精制、提取、储存、加工炮制药品原料的行为；②将药品原料、辅料、包装材料制成成品过程中，进行配料、混合、制剂、储存、包装的行为；③印制包装材料、标签、说明书的行为。对于医疗机构、医疗机构工作人员明知是假药而有偿提供给他人使用，或者为出售而购买、储存的行为，应当认定为“销售”假药。

值得注意的是，根据《刑法》第一百四十九条对生产销售伪劣商品行为的法条适用原则，行为人生产、销售假药的行为尚未构成生产、销售假药罪，但销售金额在五万元以上的，适用《刑法》第一百四十条规定的生产、销售伪劣产品罪定罪处罚。

如果行为人生产、销售假药的行为既构成生产、销售假药罪，又构成生产、销售伪劣产品罪，产生法条竞合情形时（一个犯罪行为同时符合数个法条规定的犯罪构成，但数个条文之间存在着整体或者部分的包容关系，只能适用其中一个条文而排斥其他条文适用的情形），则根据重法优于轻法原则，按照处罚较重的规定处罚。

例如：某专门以假药骗人的犯罪团伙，在全国各类报刊媒体上，以虚假的博士、专家、主任以及治愈患者形象大做广告，向全国各地推销他们自己非法配制的、假冒国家药品批准文号的、自称“特效药”的“克癫净”“癫复康胶囊”“回春胶囊”“生精丸胶囊”等20多种假药。从2001年3月至2005年8月，累计骗取全国各地几百名患者。在该案件中，犯罪团伙非法配制并销售药品，属于《药品管理法》认定的假药的情形。并且，该假药使众多国内外患者受害，情节严重，按照《刑法》第一百四十一条规定分析，该行为具备“生产、销售假药罪”的构成要件。

例如：2013年4月至8月，黄某通过电话销售，向全国各地销售每瓶100粒装的“奇效平喘胶囊”和“甲茸壮骨通痹胶囊”。经当地食品药品监督管理部门认定，两种产品均为假药。在明知其所销售的药品是假药的情况，黄某仍然予以销售，其行为具备销售假药罪的构成要件。

2. 生产、销售劣药罪 与生产、销售假药的违法行为一样，同样可能对人身造成损害，会对药品生产、流通秩序产生不良影响，侵犯公众健康安全和合法利益。因此，对生产、销售劣药的违法行为应给予严厉打击和禁止。

（1）劣药的界定 《药品管理法》第九十八条规定，有下列情形之一的，为劣药：①药品成分的含量不符合国家药品标准；②被污染的药品；③未标明或者更改有效期的药品；④未注明或者更改产品批号的药品；⑤超过有效期的药品；⑥擅自添加防腐剂、辅料的药品；⑦其他不符合药品标准的药品。

（2）刑事责任分析 根据《刑法》第一百四十二条，生产、销售劣药罪的犯罪构成及刑事责任如下。

1）犯罪主体 一般主体，即生产、销售劣药的自然人或单位都可构成本罪的犯罪主体。

2）犯罪客体 国家药品生产、经营监管制度，公民生命健康权。

3）犯罪主观方面 直接故意和间接故意生产、销售劣药构成犯罪，而过失和无过错生产、销售劣药不构成犯罪。

4）犯罪客观方面 犯罪主体生产、销售劣药，对人体造成严重危害的行为。

5）刑事责任 对人体健康造成严重危害的制售劣药的行为，处三年以上十年以下有期徒刑，并处罚金；后果特别严重的，处十年以上有期徒刑或者无期徒刑，并处罚金或者没收财产。

根据最高人民法院、最高人民检察院2014年11月3日发布的《关于办理危害药品安全刑事 案件适用法律若干问题的解释》（法释〔2014〕14号）的规定，生产、销售劣药，具有下列情形之一的，应当认定为“对人体健康造成严重危害”：①造成轻伤或者重伤的；②造成轻度残疾或者中度残疾的；③造成器官组织损伤导致一般功能障碍或者严重功能障碍的；④其他对人体健康造成严重危害的情形。生产、销售劣药，致人死亡，或者具有下列情形之一的，应当认定为“后果特别严重”：①致人重度残疾的；②造成三人以上重伤、中度残疾或者器官组织损伤导致严重功能障碍的；③造成五人以上轻度残疾或者器官组织损伤导致一般功能障碍的；④造成十人以上轻伤的；⑤造成重大、特别重大突发公共卫生事件的。

最高人民法院、最高人民检察院《关于办理危害药品安全刑事案件适用法律若干问题的解释》还规定，以生产、销售劣药为目的，实施下列行为之一的，应当认定为“生产”劣药：①合成、精制、提取、储存、加工炮制药品原料的行为；②将药品原料、辅料、包装材料制成成品过程中，进行配料、混合、制剂、储存、包装的行为；③印制包装材料、标签、说明书的行为。对于医疗机构、医疗机构工作人员明知是劣药而有偿提供给他人使用，或者为出售而购买、储存的行为，应当认定为“销售”劣药。

与生产、销售假药罪类似，如果行为人生产、销售劣药的行为尚未构成本罪，但销售金额在五万元以上的，适用第一百四十条规定的生产、销售伪劣产品罪定罪处罚。如果行为人生产、销售劣药的行为既构成本罪，又构成生产、销售伪劣产品罪，依照处罚较重的规定处罚。

3. 妨害药品管理罪　是刑法第十一修正案增加的新的犯罪类型，其目的在于打击违反药品管理法规，同时足以或严重危害人体健康的行为。

（1）违反药品管理法规的行为　根据《刑法》第一百四十二条之一的规定，4 种行为属于本条规定的违反药品管理法规的行为，而这 4 种行为基本为《药品管理法》第一百二十四条规定相关违法行为。根据原《药品管理法》的规定，除假药、劣药之外，还有部分行为按照假药或劣药论处，而《药品管理法》修订中重新定义了假劣药，删除了按假劣药论处的情形，而原先按假劣药论处而可能构成犯罪的部分行为在《刑法》第十一修正案中重新设定了新的罪名，即妨害药品管理罪。

1）生产、销售国务院药品监督管理部门禁止使用的药品。

2）未取得药品相关批准证明文件生产、进口药品或者明知是上述药品而销售的。

3）药品申请注册中提供虚假的证明、数据、资料、样品或者采取其他欺骗手段的。

4）编造生产、检验记录的。

（2）刑事责任分析

1）犯罪主体　一般主体，即实施了 4 类违反药品管理法规的行为的自然人或者法人。

2）犯罪客体　药品管理法规，生命健康权。

3）犯罪主观方面　违反药品管理法规的行为是直接故意，而侵害人体健康则是间接故意。

4）犯罪客观方面　行为人违反药品管理法规，足以或严重危害人体健康的行为。

5）刑事责任　足以严重危害人体健康的，处三年以下有期徒刑或者拘役，并处或者单处罚金；对人体健康造成严重危害或者有其他严重情节的，处三年以上七年以下有期徒刑，并处罚金。

此外，本条还涉及法条竞合的情况，根据本条第二款的规定，违反本条的同时又构成《刑法》第一百四十一条、第一百四十二条规定之罪或者其他犯罪的，依照处罚较重的规定定罪处罚。

4. 非法经营（药品）罪　为保证药品质量和用药者的健康安全，我国实行药品经营许可证制度，即必须获得《药品经营许可证》才可以从事药品经营活动。但是，仍有少数自然人、法人或其他组织，在没有获得许可的情况下经营药品，严重威胁用药者人身安全，破坏药品市场秩序。因此，对非法经营药品的行为应当予以禁止与处罚。

在我国，对药品生产、医疗机构配制制剂也分别实行许可证制度，无证生产（含配制）的“药品”销往市场对生产者来说已构成“生产假药”和“无证经营”，药监部门按照

《药品管理法》第七十二条规定依法追究其行政责任；构成犯罪的，如何定性，显得颇为复杂。在《刑法》第一百四十条、第一百四十二条和第二百二十五条之间产生法条竞合。

根据刑法第二百二十五条，非法经营（药品）罪的犯罪构成刑事责任分析如下。

（1）犯罪主体 一般主体，违反国家法律规定非法经营药品的自然人或单位都可构成本罪的犯罪主体。

（2）犯罪客体 国家药品经营许可管理制度、药品经营市场秩序。

（3）犯罪主观方面 故意。

（4）犯罪客观方面 行为人无《药品经营许可证》而购进、出售药品，且情节严重的行为（如未取得《药品生产许可证》《药品经营许可证》或《医疗机构制剂许可证》生产、经营药品（制剂）；许可证过期不换证或注销、吊销后继续生产、经营药品，许可证被宣布无效后继续生产、经营药品等）。

（5）刑事责任 对非法经营药品的行为，扰乱市场秩序，情节严重的，处五年以下有期徒刑或者拘役，并处或者单处违法所得一倍以上五倍以下罚金；情节特别严重的，处五年以上有期徒刑，并处违法所得一倍以上五倍以下罚金或者没收财产。

例如：2005 年 8 月中旬，某保健品经营户蒋某在没有办理《药品经营许可证》的情况下，以非法牟利为目的，从沈某处以 213 920 元购得青春宝抗衰老片 112 箱。随后将该批药品销往湖州、嘉兴等地。2006 年元旦前夕，所在地人民法院以非法经营罪判处蒋某有期徒刑 2 年，缓刑 2 年 6 个月，并处罚金，所经营的药品被依法予以没收。从犯罪的客观方面看，本案中蒋某所经营的为保健品店，无《药品经营许可证》购进并销售药品，构成非法经营罪，依据《刑法》规定予以处理。

4. 商业贿赂犯罪 在商品（或服务）购销过程中，经营者为销售或者购买商品（提供或者接受服务）而采用给予对方单位或个人财物或其他利益的行为。根据社会危害性大小，包括违法和犯罪两种情况，如果商业贿赂的数额达到一定标准，且具备需要追究刑事责任的法定情节，则构成商业贿赂犯罪。

在药品购销领域，药品生产、经营企业或其代理人为增加药品销售量、获取利润，给予其他药品生产、经营企业或医疗机构的工作人员以回扣、财物或其他利益，对药品正常流通秩序和患者权益都造成了极大的损害，是国家整治商业贿赂的重点领域之一。

药品购销领域的商业贿赂犯罪包括非国家工作人员受贿罪、对非国家工作人员行贿罪、国家工作人员（包括医疗机构医务工作人员、下同）受贿罪、单位受贿罪、对国家工作人员行贿罪、对单位行贿罪与单位行贿罪，分别对应《刑法》第一百六十三条、第一百六十四条、第三百八十五条、第三百八十七条、第三百八十九条、第三百九十一条与第三百九十三条。这些贿赂犯罪的共同特征是药品生产、经营企业、医疗机构或其工作人员给予、收受回扣、财物。给付的可折以现金的“财物”现实中常常冠以各种名目（宣传费、促销费、赞助费、科研费、信息费、顾问费、咨询费、其他物品等）；给付的“其他利益”表现形式多样（巧借旅游考察和国际会议、交流名义，代投保险、解决子女入托、入学、就业等）。后者为《药品管理法》所禁止的“其他利益”，能否被司法机关所认可，还要进行个案分析。

例如：2003 年 5 月到 2004 年 3 月，负责药品采购工作的某药品批发企业的曹某购进“医药代表”刘某经手的共计 150 多万元的药品，刘某以 2% 的回扣率给予 3 万元现金，曹某予以收受。同年 5 月，当地药品监督管理部门在检查中发现其中有些药品是假药，便立案调查，曹某受贿事情随之暴露，相关部门介入调查。从犯罪构成来看，本案犯罪的客观方面表现为曹某为利用职务之便，非法收受“医药代表”刘某的现金，为刘某经手的药品进入其公司提供方便，在犯罪的主观方面为故意，所以，本案应判处曹某非国家工作人员受贿罪，判处刘某对非国家工作人员行贿罪。

刘某或其单位销售假药的行为，另案处理。

案例讨论

行政处罚与刑事处罚能否同时进行

【案情简介】2004 年 9 月 21 日晚，A 市药监局 B 县分局在 B 县公安局的配合下，对张某、孟某非法设在该县塑胶厂内的制造假药窝点进行了查处。张某、孟某在未取得《药品生产许可证》的情况下，生产加工 12 种药品，取得违法收入 11 万余元。在初步掌握二人违法事实和相关证据后，鉴于案情重大，依据有关规定，B 县分局于 9 月 28 日将该案移交 A 市药监局查处。A 市药监局经过调查，在掌握大量确凿证据后，按照程序，依据《药品管理法》（2001 年）第七十四条，于 10 月 14 日对该案依法作出了行政处罚决定。鉴于张、孟两人的行为已涉嫌构成刑事犯罪，A 市药品监管局依据相关规定，及时将该案移交给了违法行为发生地的公安机关（B 县公安局），该案遂进入司法程序。

【焦点问题】对于已经追究当事人刑事责任的案件，是否可以继续追究行政责任？

【案例分析】首先，应当区分行政处罚和刑罚的界限。行政处罚是行政机关对违反行政法律规范的行政相对人实施的制裁，刑罚是国家审判机关对违反刑事法律规范的刑事犯罪分子实施的制裁。行政处罚和刑罚虽都属于国家机关对违法行为人实施的制裁，但是，二者之间却有明显的界限。一是作出制裁的机关不同。行政处罚由享有行政处罚权的行政机关作出，刑罚则由国家审判机关作出。二是作出制裁的法律依据不同。行政处罚依据的是行政法律规范，而刑罚依据的是刑事法律规范。三是制裁的方式和种类不同。行政处罚的方式和种类由行政法律规范规定，包括警告、罚款、没收、责令停产停业、暂扣或者吊销许可证照、行政拘留等；刑罚的方式和种类由刑法规定，包括五种主刑和三种附加刑。由于违法行为人违法行为的性质不同，刑罚的制裁方式要比行政处罚的制裁方式严厉得多。

其次，应当区分不同的法律责任。人们承担法律责任的一个基本原则就是“法律责任互不替代”，即人们应当承担什么法律责任就承担什么法律责任，不能让应当承担行政责任的人承担刑事责任，也不能让应当承担刑事责任的人仅承担行政责任；人们应当承担几种法律责任就承担几种法律责任，不能让应当承担两种法律责任的人只承担一种法律责任，也不能让应当承担一种法律责任的人承担两种法律责任。

因此，在该案件中，药监部门可以对违法行为人实施行政处罚。原因在于，行政处罚与刑罚在方式和种类上有很大的不同，行政处罚的罚款、没收与刑罚的罚金、没收在内容上也是有区别的。行政处罚的实施，有利于充分制裁违法行为，全面维护法律关系。需要指出的是，本案中并未说明药监部门对违法行为人实施行政处罚的种类，如果实施了“罚款”和“没收假药”和“违法所得”行政处罚，日后人民法院不再判处“没收财产”（仅此假药、违法所得，已被收缴国有），判处“罚金”的也应当考虑“罚款”做相应的折抵。

背景知识

行政处罚与刑事制裁的比较[①]

行政处罚是指行政机关对公民、法人或者其他组织违反国家有关法律、法规，尚未构成犯罪的，应当依法承担行政责任的，给予必要处罚的行为。而刑事处罚是指犯罪行为应承担的法律后果，是国家惩罚犯罪分子的一种强制手段。

行政处罚和刑事处罚的关系比其他法律责任之间的关系更直接，它们在违法责任的构成上有许多相似之处。由于行政处罚和刑事处罚都是行为人对其违法行为造成的法律后果所承担责任，且两种处罚都是国家剥夺受处罚人某些权利的强制手段，都属于公法的范畴，因此，它们有许多相似之处：①遵循相同的原则，如“罪刑法定”“过罚相当”“教育与惩罚相结合”“公正、公开”原则等；②代表国家实施处罚，实施主体都是国家权力的代表，任何非国家权力主体的组织和个人都无权以自己的名义实施处罚；③行政处罚和刑罚都是以行为人实施了违法行为为前提，对违法构成要件的要求也相似，只是程度不同；④对自然人的处罚方式包括人身罚和财产罚，同时由于人身罚、财产罚都是代表国家实施的，因而在实施刑事处罚前如果已经实施了行政处罚的，可以相应折抵。

对于不同的违法行为规定不同性质的处罚，是为了针对不同的违法对象以及该违法行为的具体情节和性质给予适当而必要的制裁，其目的都包括教育、防范和惩罚几方面。但由于行政处罚和刑事处罚处罚的性质不同、对象不同、方法不同，因此发挥的作用不完全相同。

1. 处罚适用前提不同 行政处罚是针对公民、法人或者其他组织违反国家法律、法规，尚未构成犯罪的，应当依法承担行政责任的行为作出的；而刑事处罚是对触犯刑法规定的犯罪行为作出的。

2. 处罚适用的依据不同 行政处罚适用的依据有法律、行政法规、地性法规以及合法的规章；而刑事处罚适用的依据只能是法律，即刑法典。这是因为关于刑法的规定，是国家的专属立法权，行政法规、地方性法规以及规章无权设定刑事处罚。

3. 处罚实施主体不同 行政处罚在我国属于行政管理的范畴，因此实施主体是行政机关。而刑事处罚是属于国家的司法权范畴，因此只能由法院实施。

4. 处罚的种类不同 根据我国刑法的规定，刑事处罚包括主刑和附加刑两部分。主刑有管制、拘役、有期徒刑、无期徒刑和死刑；附加刑有罚金、剥夺政治权利和没收财产；此外还有适用于犯罪的外国人的驱逐出境。主要是人身罚和财产罚，但主体是人身罚。而行政处罚包括：警告、罚款、责令停产停业、暂扣或者吊销许可证、暂扣或者吊销执照、没收非法财物、没收违法所得、行政拘留等。从种类上说虽包括了人身罚、财产罚、申诫罚和行为罚四大类，人身罚只是其中的一小部分，且行政处罚所规定的人身罚较之刑事处罚也是要轻得多。

5. 违法者主观状态对承担责任的影响不同 在刑事处罚中，行为人的主观是故意还是过失对其所承担的刑事责任影响很大，是判断罪与非罪、此罪或者彼罪的重要因素。但在行政处罚过程中，行为人主观上的故意和过失就显得不那么重要，只要主观上有过错，即有主观上的故意或者过失，客观上实施了违法行为，违反行政管理秩序，就可以对其实施

① 陈兴良．论行政处罚与刑罚处罚的关系［J］．中国法学，1992，4：32.

行政处罚，不再细分这一违法行为是故意还是过失。

6. 处罚的作用不同　行政处罚和刑事处罚虽然说对违法者都有惩诫和教育的双重作出，但侧重点是不同的。行政处罚是对有违反国家行政管理秩序行为，尚不构成犯罪的违法者进行的处罚，它注重的是纠正违法行为，处罚只是教育的一种方式，只要达到了纠正违法行为的目的，行政处罚的作用也就达到了。而刑事处罚，是针对严重危害社会的刑事犯罪分子作出的，因此它更注重对违法犯罪活动的打击，制裁犯罪分子是刑罚的主要功能，当然在制裁的过程中也包含着对违法者的教育，对于违法犯罪行为不但要给予制止和纠正，而且必须要使犯罪分子得到应有的制裁。

生产、销售假劣药刑事责任的完善历程

1984 年春至 1987 年 4 月间，河南省郸城县农民李全志伙同他人伪造“河南省商丘地区冷冻厂附属生物化学制药厂人造牛黄”商标，用淀粉、盐酸黄连素、维生素 B_2 等原料，非法制造了假人造牛黄，并售往辽宁、吉林、山东、河北、山西、河南等地的中药材经销单位和制药厂，计 1168 公斤，总经营额达 96 万余元，非法获利 32 万余元，给国家造成直接经济损失达 300 万元。有的地方将假人工牛黄制作成药品，严重损害了患者健康。鉴于其制售假药数量巨大，情节特别严重，1988 年 12 月 29 日，李全志以“投机倒把罪”被处以死刑，成为中华人民共和国成立以来因制售假药被处以死刑的第一人。

1992 年上半年间，河南省上蔡县农民白武松重蹈覆辙。他从安徽省阜阳市医药市场上大量购买便宜、滞销、过期药品，加以改制和伪造后出售给无证经营的个体药贩，从中非法牟利。在此期间，白武松将其购置的医用限制性剧药“氯化琥珀胆碱注射液”，去掉药名和商标，贴上假药名和假商标，伪造成“硫酸小诺霉素注射液”和“硫酸卡那霉素注射液”投向市场，先后致死 7 名儿童、1 名妇女。1993 年 8 月，白武松以“以制造、销售假药的危险方法致人死亡罪”被判处死刑。

这两起案件的主犯最终都不是以生产、销售假劣药品罪的罪名伏法，充分暴露出当时的法律制度对制售假劣药相关定罪的空白和量刑过轻的现实，引起了司法界关于制售假劣药如何定罪与量刑的广泛关注与讨论。

1993 年 7 月 2 日，第八届全国人大常委会通过《关于惩治销售伪劣商品犯罪的决定》，对生产、销售假劣药品罪的量刑加重，提高了法定刑。

1997 年修订《刑法》时，增加了“生产、销售假药罪”和“生产、销售劣药罪”。《刑法》第一百四十一条明确规定：“生产、销售假药，足以严重危害人体健康的，处三年以下有期徒刑或者拘役，并处或者单处销售金额百分之五十以上二倍以下罚金；对人体健康造成严重危害的，处三年以上十年以下有期徒刑，并处销售金额百分之五十以上二倍以下罚金；致人死亡或者对人体健康造成特别严重危害的，处十年以上有期徒刑、无期徒刑或者死刑，并处销售金额百分之五十以上二倍以下罚金或者没收财产。”第一百四十二条规定：“生产、销售劣药，对人体健康造成严重危害的，处三年以上十年以下有期徒刑，并处销售金额百分之五十以上二倍以下罚金；后果特别严重的，处十年以上有期徒刑或者无期徒刑，并处销售金额百分之五十以上二倍以下罚金或者没收财产。”

2001 年最高人民法院、最高人民检察院《关于办理生产、销售伪劣商品刑事案件具体应用法律若干问题的解释》第三条对生产、销售假药罪中对人体健康危害标准作出了规定。

2009 年 5 月 26 日，两院公布《关于办理生产、销售假药、劣药刑事案件具体应用法

律若干问题的解释》，进一步完善了制售假劣药罪“足以严重危害人体健康”的认定标准：①依照国家药品标准不应含有有毒有害物质而含有，或者含有的有毒有害物质超过国家药品标准规定的；②属于麻醉药品、精神药品、医疗用毒性药品、放射性药品、避孕药品、血液制品或者疫苗的；③以孕妇、婴幼儿、儿童或者危重患者为主要使用对象的；④属于注射剂药品、急救药品的；⑤没有或者伪造药品生产许可证或者批准文号，且属于处方药的；⑥其他足以严重危害人体健康的情形。这些判定标准完善了对制售假劣药犯罪行为的认定依据，也使司法实践更具操作性。

2011 年 2 月 25 日，第十一届全国人大常委会通过《刑法》修正案（八），将刑法第一百四十一条第一款修改为“生产、销售假药的，处三年以下有期徒刑或者拘役，并处罚金；对人体健康造成严重危害或者有其他严重情节的，处三年以上十年以下有期徒刑，并处罚金；致人死亡或者有其他特别严重情节的，处十年以上有期徒刑、无期徒刑或者死刑，并处罚金或者没收财产”。与原条款相比，删除“足以严重危害人体健康”表述，将生产、销售假药罪从危险犯改为行为犯，即只要着手实施生产、销售假药的行为，就可追究刑事责任，大大降低了入罪门槛。其次，对原条款量刑进行修改，提高最低刑、取消罚金数额限制，责任追究力度与犯罪成本大大提升，对遏制、打击生产、销售假药的犯罪行为起到了积极作用。

2014 年 11 月 3 日，为依法惩治危害药品安全犯罪，保障人民群众生命健康安全，维护药品市场秩序，根据《中华人民共和国刑法》的规定，最高人民法院、最高人民检察院公布了《关于办理关于办理危害药品安全刑事案件适用法律若干问题的解释》。该《解释》共有 17 条，主要规定了以下几个方面的内容：①对实践中易发、多发，且危害性严重的生产、销售假药的情况予以总结，明确了应当酌情从重处罚的情形；②确定了从危害后果、犯罪数额、假药种类、犯罪主体等方面衡量生产、销售假药罪构成要件中的“其他严重情节”和“特别严重情节”的认定标准；③明确了生产、销售假药、劣药罪“生产”的含义以及“生产、销售金额”的认定标准；④确定了对医疗机构及其工作人员从严惩处；⑤明确了危害药品安全的非法经营行为的定罪量刑标准，以及生产、销售伪劣产品罪和以危险方法危害公共安全罪、虚假广告罪等罪在危害药品安全中的司法适用问题。

《解释》依据刑法典的相关规定，针对司法实践中药品安全犯罪的新情况，明确了刑法中相关规范的司法适用，进一步确定了对相关行为定罪量刑的标准，为依法惩治危害药品安全的犯罪行为提供了明确的适用法律依据，具有十分重要的意义。

本章小结

本章介绍了药事法律责任（民事法律责任、行政法律责任、刑事法律责任），对其种类、特征、构成要件与归责原则分别进行了分析；同时，详细介绍了药品行政处罚的内容和程序，以及药事行政复议、行政诉讼、行政赔偿、行政补偿的概念、特征、程序等相关知识。

课堂讨论

1. 药事民事法律责任分类及主要构成要件。
2. 药物损害案例中的质量责任归责原则。
3. 试析生产销售假药罪、劣药罪的犯罪构成。

4. 我国药品管理法适用的行政处罚种类。
6. 行政复议与行政行政诉讼在内容与程序上有何联系与区别?
7. 试比较“无证”生产（销售）药品与生产（销售）假药应当承担的刑事责任。

课外思考

1. 简述药事民事法律责任的归责原则。
2. 简述药品质量责任的抗辩事由。
3. 从法律责任角度，对“齐二药”事件与“欣弗”事件分别做简要分析。
4. 从法律责任角度，对医药购销领域的商业贿赂现象做简要分析。
5. 试举一例我国药品行政处罚的主要情形，以此说明药品行政处罚的一般程序。
6. 试比较行政处罚与行政处分的区别。
7. 试比较行政责任与刑事责任的异同。

附录　中华人民共和国药品管理法

（1984 年 9 月 20 日第六届全国人民代表大会常务委员会第七次会议通过　2001 年 2 月 28 日第九届全国人民代表大会常务委员会第二十次会议第一次修订　根据 2013 年 12 月 28 日第十二届全国人民代表大会常务委员会第六次会议《关于修改〈中华人民共和国海洋环境保护法〉等七部法律的决定》第一次修正　根据 2015 年 4 月 24 日第十二届全国人民代表大会常务委员会第十四次会议《关于修改〈中华人民共和国药品管理法〉的决定》第二次修正　2019 年 8 月 26 日第十三届全国人民代表大会常务委员会第十二次会议第二次修订）

第一章　总　则

第一条　为了加强药品管理，保证药品质量，保障公众用药安全和合法权益，保护和促进公众健康，制定本法。

第二条　在中华人民共和国境内从事药品研制、生产、经营、使用和监督管理活动，适用本法。

本法所称药品，是指用于预防、治疗、诊断人的疾病，有目的地调节人的生理机能并规定有适应症或者功能主治、用法和用量的物质，包括中药、化学药和生物制品等。

第三条　药品管理应当以人民健康为中心，坚持风险管理、全程管控、社会共治的原则，建立科学、严格的监督管理制度，全面提升药品质量，保障药品的安全、有效、可及。

第四条　国家发展现代药和传统药，充分发挥其在预防、医疗和保健中的作用。

国家保护野生药材资源和中药品种，鼓励培育道地中药材。

第五条　国家鼓励研究和创制新药，保护公民、法人和其他组织研究、开发新药的合法权益。

第六条　国家对药品管理实行药品上市许可持有人制度。药品上市许可持有人依法对药品研制、生产、经营、使用全过程中药品的安全性、有效性和质量可控性负责。

第七条　从事药品研制、生产、经营、使用活动，应当遵守法律、法规、规章、标准和规范，保证全过程信息真实、准确、完整和可追溯。

第八条　国务院药品监督管理部门主管全国药品监督管理工作。国务院有关部门在各自职责范围内负责与药品有关的监督管理工作。国务院药品监督管理部门配合国务院有关部门，执行国家药品行业发展规划和产业政策。

省、自治区、直辖市人民政府药品监督管理部门负责本行政区域内的药品监督管理工作。设区的市级、县级人民政府承担药品监督管理职责的部门（以下称药品监督管理部门）负责本行政区域内的药品监督管理工作。县级以上地方人民政府有关部门在各自职责范围内负责与药品有关的监督管理工作。

第九条　县级以上地方人民政府对本行政区域内的药品监督管理工作负责，统一领导、组织、协调本行政区域内的药品监督管理工作以及药品安全突发事件应对工作，建立健全药品监督管理工作机制和信息共享机制。

第十条　县级以上人民政府应当将药品安全工作纳入本级国民经济和社会发展规划，将药品安全工作经费列入本级政府预算，加强药品监督管理能力建设，为药品安全工作提供保障。

第十一条　药品监督管理部门设置或者指定的药品专业技术机构，承担依法实施药品监督管理所需的审评、检验、核查、监测与评价等工作。

第十二条　国家建立健全药品追溯制度。国务院药品监督管理部门应当制定统一的药品追溯标准和规范，推进药品追溯信息互通互享，实现药品可追溯。

国家建立药物警戒制度，对药品不良反应及其他与用药有关的有害反应进行监测、识别、评估和控制。

第十三条　各级人民政府及其有关部门、药品行业协会等应当加强药品安全宣传教育，开展药品安全法律法规等知识的普及工作。

新闻媒体应当开展药品安全法律法规等知识的公益宣传，并对药品违法行为进行舆论监督。有关药品的宣传报道应当全面、科学、客观、公正。

第十四条　药品行业协会应当加强行业自律，建立健全行业规范，推动行业诚信体系建设，引导和督促会员依法开展药品生产经营等活动。

第十五条　县级以上人民政府及其有关部门对在药品研制、生产、经营、使用和监督管理工作中做出突出贡献的单位和个人，按照国家有关规定给予表彰、奖励。

第二章　药品研制和注册

第十六条　国家支持以临床价值为导向、对人的疾病具有明确或者特殊疗效的药物创新，鼓励具有新的治疗机理、治疗严重危及生命的疾病或者罕见病、对人体具有多靶向系统性调节干预功能等的新药研制，推动药品技术进步。

国家鼓励运用现代科学技术和传统中药研究方法开展中药科学技术研究和药物开发，建立和完善符合中药特点的技术评价体系，促进中药传承创新。

国家采取有效措施，鼓励儿童用药品的研制和创新，支持开发符合儿童生理特征的儿童用药品新品种、剂型和规格，对儿童用药品予以优先审评审批。

第十七条　从事药品研制活动，应当遵守药物非临床研究质量管理规范、药物临床试验质量管理规范，保证药品研制全过程持续符合法定要求。

药物非临床研究质量管理规范、药物临床试验质量管理规范由国务院药品监督管理部门会同国务院有关部门制定。

第十八条　开展药物非临床研究，应当符合国家有关规定，有与研究项目相适应的人员、场地、设备、仪器和管理制度，保证有关数据、资料和样品的真实性。

第十九条　开展药物临床试验，应当按照国务院药品监督管理部门的规定如实报送研制方法、质量指标、药理及毒理试验结果等有关数据、资料和样品，经国务院药品监督管理部门批准。国务院药品监督管理部门应当自受理临床试验申请之日起六十个工作日内决定是否同意并通知临床试验申办者，逾期未通知的，视为同意。其中，开展生物等效性试验的，报国务院药品监督管理部门备案。

开展药物临床试验，应当在具备相应条件的临床试验机构进行。药物临床试验机构实行备案管理，具体办法由国务院药品监督管理部门、国务院卫生健康主管部门共同制定。

第二十条　开展药物临床试验，应当符合伦理原则，制定临床试验方案，经伦理委员会审查同意。

伦理委员会应当建立伦理审查工作制度，保证伦理审查过程独立、客观、公正，监督规范开展药物临床试验，保障受试者合法权益，维护社会公共利益。

第二十一条 实施药物临床试验，应当向受试者或者其监护人如实说明和解释临床试验的目的和风险等详细情况，取得受试者或者其监护人自愿签署的知情同意书，并采取有效措施保护受试者合法权益。

第二十二条 药物临床试验期间，发现存在安全性问题或者其他风险的，临床试验申办者应当及时调整临床试验方案、暂停或者终止临床试验，并向国务院药品监督管理部门报告。必要时，国务院药品监督管理部门可以责令调整临床试验方案、暂停或者终止临床试验。

第二十三条 对正在开展临床试验的用于治疗严重危及生命且尚无有效治疗手段的疾病的药物，经医学观察可能获益，并且符合伦理原则的，经审查、知情同意后可以在开展临床试验的机构内用于其他病情相同的患者。

第二十四条 在中国境内上市的药品，应当经国务院药品监督管理部门批准，取得药品注册证书；但是，未实施审批管理的中药材和中药饮片除外。实施审批管理的中药材、中药饮片品种目录由国务院药品监督管理部门会同国务院中医药主管部门制定。

申请药品注册，应当提供真实、充分、可靠的数据、资料和样品，证明药品的安全性、有效性和质量可控性。

第二十五条 对申请注册的药品，国务院药品监督管理部门应当组织药学、医学和其他技术人员进行审评，对药品的安全性、有效性和质量可控性以及申请人的质量管理、风险防控和责任赔偿等能力进行审查；符合条件的，颁发药品注册证书。

国务院药品监督管理部门在审批药品时，对化学原料药一并审评审批，对相关辅料、直接接触药品的包装材料和容器一并审评，对药品的质量标准、生产工艺、标签和说明书一并核准。

本法所称辅料，是指生产药品和调配处方时所用的赋形剂和附加剂。

第二十六条 对治疗严重危及生命且尚无有效治疗手段的疾病以及公共卫生方面急需的药品，药物临床试验已有数据显示疗效并能预测其临床价值的，可以附条件批准，并在药品注册证书中载明相关事项。

第二十七条 国务院药品监督管理部门应当完善药品审评审批工作制度，加强能力建设，建立健全沟通交流、专家咨询等机制，优化审评审批流程，提高审评审批效率。

批准上市药品的审评结论和依据应当依法公开，接受社会监督。对审评审批中知悉的商业秘密应当保密。

第二十八条 药品应当符合国家药品标准。经国务院药品监督管理部门核准的药品质量标准高于国家药品标准的，按照经核准的药品质量标准执行；没有国家药品标准的，应当符合经核准的药品质量标准。

国务院药品监督管理部门颁布的《中华人民共和国药典》和药品标准为国家药品标准。

国务院药品监督管理部门会同国务院卫生健康主管部门组织药典委员会，负责国家药品标准的制定和修订。

国务院药品监督管理部门设置或者指定的药品检验机构负责标定国家药品标准品、对照品。

第二十九条　列入国家药品标准的药品名称为药品通用名称。已经作为药品通用名称的，该名称不得作为药品商标使用。

第三章　药品上市许可持有人

第三十条　药品上市许可持有人是指取得药品注册证书的企业或者药品研制机构等。

药品上市许可持有人应当依照本法规定，对药品的非临床研究、临床试验、生产经营、上市后研究、不良反应监测及报告与处理等承担责任。其他从事药品研制、生产、经营、储存、运输、使用等活动的单位和个人依法承担相应责任。

药品上市许可持有人的法定代表人、主要负责人对药品质量全面负责。

第三十一条　药品上市许可持有人应当建立药品质量保证体系，配备专门人员独立负责药品质量管理。

药品上市许可持有人应当对受托药品生产企业、药品经营企业的质量管理体系进行定期审核，监督其持续具备质量保证和控制能力。

第三十二条　药品上市许可持有人可以自行生产药品，也可以委托药品生产企业生产。

药品上市许可持有人自行生产药品的，应当依照本法规定取得药品生产许可证；委托生产的，应当委托符合条件的药品生产企业。药品上市许可持有人和受托生产企业应当签订委托协议和质量协议，并严格履行协议约定的义务。

国务院药品监督管理部门制定药品委托生产质量协议指南，指导、监督药品上市许可持有人和受托生产企业履行药品质量保证义务。

血液制品、麻醉药品、精神药品、医疗用毒性药品、药品类易制毒化学品不得委托生产；但是，国务院药品监督管理部门另有规定的除外。

第三十三条　药品上市许可持有人应当建立药品上市放行规程，对药品生产企业出厂放行的药品进行审核，经质量受权人签字后方可放行。不符合国家药品标准的，不得放行。

第三十四条　药品上市许可持有人可以自行销售其取得药品注册证书的药品，也可以委托药品经营企业销售。药品上市许可持有人从事药品零售活动的，应当取得药品经营许可证。

药品上市许可持有人自行销售药品的，应当具备本法第五十二条规定的条件；委托销售的，应当委托符合条件的药品经营企业。药品上市许可持有人和受托经营企业应当签订委托协议，并严格履行协议约定的义务。

第三十五条　药品上市许可持有人、药品生产企业、药品经营企业委托储存、运输药品的，应当对受托方的质量保证能力和风险管理能力进行评估，与其签订委托协议，约定药品质量责任、操作规程等内容，并对受托方进行监督。

第三十六条　药品上市许可持有人、药品生产企业、药品经营企业和医疗机构应当建立并实施药品追溯制度，按照规定提供追溯信息，保证药品可追溯。

第三十七条　药品上市许可持有人应当建立年度报告制度，每年将药品生产销售、上市后研究、风险管理等情况按照规定向省、自治区、直辖市人民政府药品监督管理部门报告。

第三十八条　药品上市许可持有人为境外企业的，应当由其指定的在中国境内的企业法人履行药品上市许可持有人义务，与药品上市许可持有人承担连带责任。

第三十九条　中药饮片生产企业履行药品上市许可持有人的相关义务，对中药饮片生产、销售实行全过程管理，建立中药饮片追溯体系，保证中药饮片安全、有效、可追溯。

第四十条　经国务院药品监督管理部门批准，药品上市许可持有人可以转让药品上市许可。受让方应当具备保障药品安全性、有效性和质量可控性的质量管理、风险防控和责任赔偿等能力，履行药品上市许可持有人义务。

第四章　药品生产

第四十一条　从事药品生产活动，应当经所在地省、自治区、直辖市人民政府药品监督管理部门批准，取得药品生产许可证。无药品生产许可证的，不得生产药品。

药品生产许可证应当标明有效期和生产范围，到期重新审查发证。

第四十二条　从事药品生产活动，应当具备以下条件：

（一）有依法经过资格认定的药学技术人员、工程技术人员及相应的技术工人；

（二）有与药品生产相适应的厂房、设施和卫生环境；

（三）有能对所生产药品进行质量管理和质量检验的机构、人员及必要的仪器设备；

（四）有保证药品质量的规章制度，并符合国务院药品监督管理部门依据本法制定的药品生产质量管理规范要求。

第四十三条　从事药品生产活动，应当遵守药品生产质量管理规范，建立健全药品生产质量管理体系，保证药品生产全过程持续符合法定要求。

药品生产企业的法定代表人、主要负责人对本企业的药品生产活动全面负责。

第四十四条　药品应当按照国家药品标准和经药品监督管理部门核准的生产工艺进行生产。生产、检验记录应当完整准确，不得编造。

中药饮片应当按照国家药品标准炮制；国家药品标准没有规定的，应当按照省、自治区、直辖市人民政府药品监督管理部门制定的炮制规范炮制。省、自治区、直辖市人民政府药品监督管理部门制定的炮制规范应当报国务院药品监督管理部门备案。不符合国家药品标准或者不按照省、自治区、直辖市人民政府药品监督管理部门制定的炮制规范炮制的，不得出厂、销售。

第四十五条　生产药品所需的原料、辅料，应当符合药用要求、药品生产质量管理规范的有关要求。

生产药品，应当按照规定对供应原料、辅料等的供应商进行审核，保证购进、使用的原料、辅料等符合前款规定要求。

第四十六条　直接接触药品的包装材料和容器，应当符合药用要求，符合保障人体健康、安全的标准。

对不合格的直接接触药品的包装材料和容器，由药品监督管理部门责令停止使用。

第四十七条　药品生产企业应当对药品进行质量检验。不符合国家药品标准的，不得出厂。

药品生产企业应当建立药品出厂放行规程，明确出厂放行的标准、条件。符合标准、条件的，经质量受权人签字后方可放行。

第四十八条　药品包装应当适合药品质量的要求，方便储存、运输和医疗使用。

发运中药材应当有包装。在每件包装上，应当注明品名、产地、日期、供货单位，并附有质量合格的标志。

第四十九条　药品包装应当按照规定印有或者贴有标签并附有说明书。

标签或者说明书应当注明药品的通用名称、成分、规格、上市许可持有人及其地址、生产企业及其地址、批准文号、产品批号、生产日期、有效期、适应症或者功能主治、用法、用量、禁忌、不良反应和注意事项。标签、说明书中的文字应当清晰，生产日期、有效期等事项应当显著标注，容易辨识。

麻醉药品、精神药品、医疗用毒性药品、放射性药品、外用药品和非处方药的标签、说明书，应当印有规定的标志。

第五十条　药品上市许可持有人、药品生产企业、药品经营企业和医疗机构中直接接触药品的工作人员，应当每年进行健康检查。患有传染病或者其他可能污染药品的疾病的，不得从事直接接触药品的工作。

第五章　药品经营

第五十一条　从事药品批发活动，应当经所在地省、自治区、直辖市人民政府药品监督管理部门批准，取得药品经营许可证。从事药品零售活动，应当经所在地县级以上地方人民政府药品监督管理部门批准，取得药品经营许可证。无药品经营许可证的，不得经营药品。

药品经营许可证应当标明有效期和经营范围，到期重新审查发证。

药品监督管理部门实施药品经营许可，除依据本法第五十二条规定的条件外，还应当遵循方便群众购药的原则。

第五十二条　从事药品经营活动应当具备以下条件：

（一）有依法经过资格认定的药师或者其他药学技术人员；

（二）有与所经营药品相适应的营业场所、设备、仓储设施和卫生环境；

（三）有与所经营药品相适应的质量管理机构或者人员；

（四）有保证药品质量的规章制度，并符合国务院药品监督管理部门依据本法制定的药品经营质量管理规范要求。

第五十三条　从事药品经营活动，应当遵守药品经营质量管理规范，建立健全药品经营质量管理体系，保证药品经营全过程持续符合法定要求。

国家鼓励、引导药品零售连锁经营。从事药品零售连锁经营活动的企业总部，应当建立统一的质量管理制度，对所属零售企业的经营活动履行管理责任。

药品经营企业的法定代表人、主要负责人对本企业的药品经营活动全面负责。

第五十四条　国家对药品实行处方药与非处方药分类管理制度。具体办法由国务院药品监督管理部门会同国务院卫生健康主管部门制定。

第五十五条　药品上市许可持有人、药品生产企业、药品经营企业和医疗机构应当从药品上市许可持有人或者具有药品生产、经营资格的企业购进药品；但是，购进未实施审批管理的中药材除外。

第五十六条　药品经营企业购进药品，应当建立并执行进货检查验收制度，验明药品合格证明和其他标识；不符合规定要求的，不得购进和销售。

第五十七条　药品经营企业购销药品，应当有真实、完整的购销记录。购销记录应当注明药品的通用名称、剂型、规格、产品批号、有效期、上市许可持有人、生产企业、购销单位、购销数量、购销价格、购销日期及国务院药品监督管理部门规定的其他内容。

第五十八条　药品经营企业零售药品应当准确无误，并正确说明用法、用量和注意事项；调配处方应当经过核对，对处方所列药品不得擅自更改或者代用。对有配伍禁忌或者超剂量的处方，应当拒绝调配；必要时，经处方医师更正或者重新签字，方可调配。

药品经营企业销售中药材，应当标明产地。

依法经过资格认定的药师或者其他药学技术人员负责本企业的药品管理、处方审核和调配、合理用药指导等工作。

第五十九条 药品经营企业应当制定和执行药品保管制度，采取必要的冷藏、防冻、防潮、防虫、防鼠等措施，保证药品质量。

药品入库和出库应当执行检查制度。

第六十条 城乡集市贸易市场可以出售中药材，国务院另有规定的除外。

第六十一条 药品上市许可持有人、药品经营企业通过网络销售药品，应当遵守本法药品经营的有关规定。具体管理办法由国务院药品监督管理部门会同国务院卫生健康主管部门等部门制定。

疫苗、血液制品、麻醉药品、精神药品、医疗用毒性药品、放射性药品、药品类易制毒化学品等国家实行特殊管理的药品不得在网络上销售。

第六十二条 药品网络交易第三方平台提供者应当按照国务院药品监督管理部门的规定，向所在地省、自治区、直辖市人民政府药品监督管理部门备案。

第三方平台提供者应当依法对申请进入平台经营的药品上市许可持有人、药品经营企业的资质等进行审核，保证其符合法定要求，并对发生在平台的药品经营行为进行管理。

第三方平台提供者发现进入平台经营的药品上市许可持有人、药品经营企业有违反本法规定行为的，应当及时制止并立即报告所在地县级人民政府药品监督管理部门；发现严重违法行为的，应当立即停止提供网络交易平台服务。

第六十三条 新发现和从境外引种的药材，经国务院药品监督管理部门批准后，方可销售。

第六十四条 药品应当从允许药品进口的口岸进口，并由进口药品的企业向口岸所在地药品监督管理部门备案。海关凭药品监督管理部门出具的进口药品通关单办理通关手续。无进口药品通关单的，海关不得放行。

口岸所在地药品监督管理部门应当通知药品检验机构按照国务院药品监督管理部门的规定对进口药品进行抽查检验。

允许药品进口的口岸由国务院药品监督管理部门会同海关总署提出，报国务院批准。

第六十五条 医疗机构因临床急需进口少量药品的，经国务院药品监督管理部门或者国务院授权的省、自治区、直辖市人民政府批准，可以进口。进口的药品应当在指定医疗机构内用于特定医疗目的。

个人自用携带入境少量药品，按照国家有关规定办理。

第六十六条 进口、出口麻醉药品和国家规定范围内的精神药品，应当持有国务院药品监督管理部门颁发的进口准许证、出口准许证。

第六十七条 禁止进口疗效不确切、不良反应大或者因其他原因危害人体健康的药品。

第六十八条 国务院药品监督管理部门对下列药品在销售前或者进口时，应当指定药品检验机构进行检验；未经检验或者检验不合格的，不得销售或者进口：

（一）首次在中国境内销售的药品；

（二）国务院药品监督管理部门规定的生物制品；

（三）国务院规定的其他药品。

第六章　医疗机构药事管理

第六十九条　医疗机构应当配备依法经过资格认定的药师或者其他药学技术人员，负责本单位的药品管理、处方审核和调配、合理用药指导等工作。非药学技术人员不得直接从事药剂技术工作。

第七十条　医疗机构购进药品，应当建立并执行进货检查验收制度，验明药品合格证明和其他标识；不符合规定要求的，不得购进和使用。

第七十一条　医疗机构应当有与所使用药品相适应的场所、设备、仓储设施和卫生环境，制定和执行药品保管制度，采取必要的冷藏、防冻、防潮、防虫、防鼠等措施，保证药品质量。

第七十二条　医疗机构应当坚持安全有效、经济合理的用药原则，遵循药品临床应用指导原则、临床诊疗指南和药品说明书等合理用药，对医师处方、用药医嘱的适宜性进行审核。

医疗机构以外的其他药品使用单位，应当遵守本法有关医疗机构使用药品的规定。

第七十三条　依法经过资格认定的药师或者其他药学技术人员调配处方，应当进行核对，对处方所列药品不得擅自更改或者代用。对有配伍禁忌或者超剂量的处方，应当拒绝调配；必要时，经处方医师更正或者重新签字，方可调配。

第七十四条　医疗机构配制制剂，应当经所在地省、自治区、直辖市人民政府药品监督管理部门批准，取得医疗机构制剂许可证。无医疗机构制剂许可证的，不得配制制剂。

医疗机构制剂许可证应当标明有效期，到期重新审查发证。

第七十五条　医疗机构配制制剂，应当有能够保证制剂质量的设施、管理制度、检验仪器和卫生环境。

医疗机构配制制剂，应当按照经核准的工艺进行，所需的原料、辅料和包装材料等应当符合药用要求。

第七十六条　医疗机构配制的制剂，应当是本单位临床需要而市场上没有供应的品种，并应当经所在地省、自治区、直辖市人民政府药品监督管理部门批准；但是，法律对配制中药制剂另有规定的除外。

医疗机构配制的制剂应当按照规定进行质量检验；合格的，凭医师处方在本单位使用。经国务院药品监督管理部门或者省、自治区、直辖市人民政府药品监督管理部门批准，医疗机构配制的制剂可以在指定的医疗机构之间调剂使用。

医疗机构配制的制剂不得在市场上销售。

第七章　药品上市后管理

第七十七条　药品上市许可持有人应当制定药品上市后风险管理计划，主动开展药品上市后研究，对药品的安全性、有效性和质量可控性进行进一步确证，加强对已上市药品的持续管理。

第七十八条　对附条件批准的药品，药品上市许可持有人应当采取相应风险管理措施，并在规定期限内按照要求完成相关研究；逾期未按照要求完成研究或者不能证明其获益大于风险的，国务院药品监督管理部门应当依法处理，直至注销药品注册证书。

第七十九条 对药品生产过程中的变更，按照其对药品安全性、有效性和质量可控性的风险和产生影响的程度，实行分类管理。属于重大变更的，应当经国务院药品监督管理部门批准，其他变更应当按照国务院药品监督管理部门的规定备案或者报告。

药品上市许可持有人应当按照国务院药品监督管理部门的规定，全面评估、验证变更事项对药品安全性、有效性和质量可控性的影响。

第八十条 药品上市许可持有人应当开展药品上市后不良反应监测，主动收集、跟踪分析疑似药品不良反应信息，对已识别风险的药品及时采取风险控制措施。

第八十一条 药品上市许可持有人、药品生产企业、药品经营企业和医疗机构应当经常考察本单位所生产、经营、使用的药品质量、疗效和不良反应。发现疑似不良反应的，应当及时向药品监督管理部门和卫生健康主管部门报告。具体办法由国务院药品监督管理部门会同国务院卫生健康主管部门制定。

对已确认发生严重不良反应的药品，由国务院药品监督管理部门或者省、自治区、直辖市人民政府药品监督管理部门根据实际情况采取停止生产、销售、使用等紧急控制措施，并应当在五日内组织鉴定，自鉴定结论作出之日起十五日内依法作出行政处理决定。

第八十二条 药品存在质量问题或者其他安全隐患的，药品上市许可持有人应当立即停止销售，告知相关药品经营企业和医疗机构停止销售和使用，召回已销售的药品，及时公开召回信息，必要时应当立即停止生产，并将药品召回和处理情况向省、自治区、直辖市人民政府药品监督管理部门和卫生健康主管部门报告。药品生产企业、药品经营企业和医疗机构应当配合。

药品上市许可持有人依法应当召回药品而未召回的，省、自治区、直辖市人民政府药品监督管理部门应当责令其召回。

第八十三条 药品上市许可持有人应当对已上市药品的安全性、有效性和质量可控性定期开展上市后评价。必要时，国务院药品监督管理部门可以责令药品上市许可持有人开展上市后评价或者直接组织开展上市后评价。

经评价，对疗效不确切、不良反应大或者因其他原因危害人体健康的药品，应当注销药品注册证书。

已被注销药品注册证书的药品，不得生产或者进口、销售和使用。

已被注销药品注册证书、超过有效期等的药品，应当由药品监督管理部门监督销毁或者依法采取其他无害化处理等措施。

第八章　药品价格和广告

第八十四条 国家完善药品采购管理制度，对药品价格进行监测，开展成本价格调查，加强药品价格监督检查，依法查处价格垄断、哄抬价格等药品价格违法行为，维护药品价格秩序。

第八十五条 依法实行市场调节价的药品，药品上市许可持有人、药品生产企业、药品经营企业和医疗机构应当按照公平、合理和诚实信用、质价相符的原则制定价格，为用药者提供价格合理的药品。

药品上市许可持有人、药品生产企业、药品经营企业和医疗机构应当遵守国务院药品价格主管部门关于药品价格管理的规定，制定和标明药品零售价格，禁止暴利、价格垄断和价格欺诈等行为。

第八十六条　药品上市许可持有人、药品生产企业、药品经营企业和医疗机构应当依法向药品价格主管部门提供其药品的实际购销价格和购销数量等资料。

第八十七条　医疗机构应当向患者提供所用药品的价格清单，按照规定如实公布其常用药品的价格，加强合理用药管理。具体办法由国务院卫生健康主管部门制定。

第八十八条　禁止药品上市许可持有人、药品生产企业、药品经营企业和医疗机构在药品购销中给予、收受回扣或者其他不正当利益。

禁止药品上市许可持有人、药品生产企业、药品经营企业或者代理人以任何名义给予使用其药品的医疗机构的负责人、药品采购人员、医师、药师等有关人员财物或者其他不正当利益。禁止医疗机构的负责人、药品采购人员、医师、药师等有关人员以任何名义收受药品上市许可持有人、药品生产企业、药品经营企业或者代理人给予的财物或者其他不正当利益。

第八十九条　药品广告应当经广告主所在地省、自治区、直辖市人民政府确定的广告审查机关批准；未经批准的，不得发布。

第九十条　药品广告的内容应当真实、合法，以国务院药品监督管理部门核准的药品说明书为准，不得含有虚假的内容。

药品广告不得含有表示功效、安全性的断言或者保证；不得利用国家机关、科研单位、学术机构、行业协会或者专家、学者、医师、药师、患者等的名义或者形象作推荐、证明。

非药品广告不得有涉及药品的宣传。

第九十一条　药品价格和广告，本法未作规定的，适用《中华人民共和国价格法》、《中华人民共和国反垄断法》、《中华人民共和国反不正当竞争法》、《中华人民共和国广告法》等的规定。

第九章　药品储备和供应

第九十二条　国家实行药品储备制度，建立中央和地方两级药品储备。

发生重大灾情、疫情或者其他突发事件时，依照《中华人民共和国突发事件应对法》的规定，可以紧急调用药品。

第九十三条　国家实行基本药物制度，遴选适当数量的基本药物品种，加强组织生产和储备，提高基本药物的供给能力，满足疾病防治基本用药需求。

第九十四条　国家建立药品供求监测体系，及时收集和汇总分析短缺药品供求信息，对短缺药品实行预警，采取应对措施。

第九十五条　国家实行短缺药品清单管理制度。具体办法由国务院卫生健康主管部门会同国务院药品监督管理部门等部门制定。

药品上市许可持有人停止生产短缺药品的，应当按照规定向国务院药品监督管理部门或者省、自治区、直辖市人民政府药品监督管理部门报告。

第九十六条　国家鼓励短缺药品的研制和生产，对临床急需的短缺药品、防治重大传染病和罕见病等疾病的新药予以优先审评审批。

第九十七条　对短缺药品，国务院可以限制或者禁止出口。必要时，国务院有关部门可以采取组织生产、价格干预和扩大进口等措施，保障药品供应。

药品上市许可持有人、药品生产企业、药品经营企业应当按照规定保障药品的生产和供应。

第十章　监督管理

第九十八条　禁止生产（包括配制，下同）、销售、使用假药、劣药。

有下列情形之一的，为假药：

（一）药品所含成分与国家药品标准规定的成分不符；

（二）以非药品冒充药品或者以他种药品冒充此种药品；

（三）变质的药品；

（四）药品所标明的适应证或者功能主治超出规定范围。

有下列情形之一的，为劣药：

（一）药品成分的含量不符合国家药品标准；

（二）被污染的药品；

（三）未标明或者更改有效期的药品；

（四）未注明或者更改产品批号的药品；

（五）超过有效期的药品；

（六）擅自添加防腐剂、辅料的药品；

（七）其他不符合药品标准的药品。

禁止未取得药品批准证明文件生产、进口药品；禁止使用未按照规定审评、审批的原料药、包装材料和容器生产药品。

第九十九条　药品监督管理部门应当依照法律、法规的规定对药品研制、生产、经营和药品使用单位使用药品等活动进行监督检查，必要时可以对为药品研制、生产、经营、使用提供产品或者服务的单位和个人进行延伸检查，有关单位和个人应当予以配合，不得拒绝和隐瞒。

药品监督管理部门应当对高风险的药品实施重点监督检查。

对有证据证明可能存在安全隐患的，药品监督管理部门根据监督检查情况，应当采取告诫、约谈、限期整改以及暂停生产、销售、使用、进口等措施，并及时公布检查处理结果。

药品监督管理部门进行监督检查时，应当出示证明文件，对监督检查中知悉的商业秘密应当保密。

第一百条　药品监督管理部门根据监督管理的需要，可以对药品质量进行抽查检验。抽查检验应当按照规定抽样，并不得收取任何费用；抽样应当购买样品。所需费用按照国务院规定列支。

对有证据证明可能危害人体健康的药品及其有关材料，药品监督管理部门可以查封、扣押，并在七日内作出行政处理决定；药品需要检验的，应当自检验报告书发出之日起十五日内作出行政处理决定。

第一百零一条　国务院和省、自治区、直辖市人民政府的药品监督管理部门应当定期公告药品质量抽查检验结果；公告不当的，应当在原公告范围内予以更正。

第一百零二条　当事人对药品检验结果有异议的，可以自收到药品检验结果之日起七日内向原药品检验机构或者上一级药品监督管理部门设置或者指定的药品检验机构申请复验，也可以直接向国务院药品监督管理部门设置或者指定的药品检验机构申请复验。受理复验的药品检验机构应当在国务院药品监督管理部门规定的时间内作出复验结论。

第一百零三条　药品监督管理部门应当对药品上市许可持有人、药品生产企业、药品经营企业和药物非临床安全性评价研究机构、药物临床试验机构等遵守药品生产质量管理规范、药品经营质量管理规范、药物非临床研究质量管理规范、药物临床试验质量管理规范等情况进行检查，监督其持续符合法定要求。

第一百零四条　国家建立职业化、专业化药品检查员队伍。检查员应当熟悉药品法律法规，具备药品专业知识。

第一百零五条　药品监督管理部门建立药品上市许可持有人、药品生产企业、药品经营企业、药物非临床安全性评价研究机构、药物临床试验机构和医疗机构药品安全信用档案，记录许可颁发、日常监督检查结果、违法行为查处等情况，依法向社会公布并及时更新；对有不良信用记录的，增加监督检查频次，并可以按照国家规定实施联合惩戒。

第一百零六条　药品监督管理部门应当公布本部门的电子邮件地址、电话，接受咨询、投诉、举报，并依法及时答复、核实、处理。对查证属实的举报，按照有关规定给予举报人奖励。

药品监督管理部门应当对举报人的信息予以保密，保护举报人的合法权益。举报人举报所在单位的，该单位不得以解除、变更劳动合同或者其他方式对举报人进行打击报复。

第一百零七条　国家实行药品安全信息统一公布制度。国家药品安全总体情况、药品安全风险警示信息、重大药品安全事件及其调查处理信息和国务院确定需要统一公布的其他信息由国务院药品监督管理部门统一公布。药品安全风险警示信息和重大药品安全事件及其调查处理信息的影响限于特定区域的，也可以由有关省、自治区、直辖市人民政府药品监督管理部门公布。未经授权不得发布上述信息。

公布药品安全信息，应当及时、准确、全面，并进行必要的说明，避免误导。

任何单位和个人不得编造、散布虚假药品安全信息。

第一百零八条　县级以上人民政府应当制定药品安全事件应急预案。药品上市许可持有人、药品生产企业、药品经营企业和医疗机构等应当制定本单位的药品安全事件处置方案，并组织开展培训和应急演练。

发生药品安全事件，县级以上人民政府应当按照应急预案立即组织开展应对工作；有关单位应当立即采取有效措施进行处置，防止危害扩大。

第一百零九条　药品监督管理部门未及时发现药品安全系统性风险，未及时消除监督管理区域内药品安全隐患的，本级人民政府或者上级人民政府药品监督管理部门应当对其主要负责人进行约谈。

地方人民政府未履行药品安全职责，未及时消除区域性重大药品安全隐患的，上级人民政府或者上级人民政府药品监督管理部门应当对其主要负责人进行约谈。

被约谈的部门和地方人民政府应当立即采取措施，对药品监督管理工作进行整改。

约谈情况和整改情况应当纳入有关部门和地方人民政府药品监督管理工作评议、考核记录。

第一百一十条　地方人民政府及其药品监督管理部门不得以要求实施药品检验、审批等手段限制或者排斥非本地区药品上市许可持有人、药品生产企业生产的药品进入本地区。

第一百一十一条　药品监督管理部门及其设置或者指定的药品专业技术机构不得参与

药品生产经营活动，不得以其名义推荐或者监制、监销药品。

药品监督管理部门及其设置或者指定的药品专业技术机构的工作人员不得参与药品生产经营活动。

第一百一十二条 国务院对麻醉药品、精神药品、医疗用毒性药品、放射性药品、药品类易制毒化学品等有其他特殊管理规定的，依照其规定。

第一百一十三条 药品监督管理部门发现药品违法行为涉嫌犯罪的，应当及时将案件移送公安机关。

对依法不需要追究刑事责任或者免予刑事处罚，但应当追究行政责任的，公安机关、人民检察院、人民法院应当及时将案件移送药品监督管理部门。

公安机关、人民检察院、人民法院商请药品监督管理部门、生态环境主管部门等部门提供检验结论、认定意见以及对涉案药品进行无害化处理等协助的，有关部门应当及时提供，予以协助。

第十一章　法律责任

第一百一十四条 违反本法规定，构成犯罪的，依法追究刑事责任。

第一百一十五条 未取得药品生产许可证、药品经营许可证或者医疗机构制剂许可证生产、销售药品的，责令关闭，没收违法生产、销售的药品和违法所得，并处违法生产、销售的药品（包括已售出和未售出的药品，下同）货值金额十五倍以上三十倍以下的罚款；货值金额不足十万元的，按十万元计算。

第一百一十六条 生产、销售假药的，没收违法生产、销售的药品和违法所得，责令停产停业整顿，吊销药品批准证明文件，并处违法生产、销售的药品货值金额十五倍以上三十倍以下的罚款；货值金额不足十万元的，按十万元计算；情节严重的，吊销药品生产许可证、药品经营许可证或者医疗机构制剂许可证，十年内不受理其相应申请；药品上市许可持有人为境外企业的，十年内禁止其药品进口。

第一百一十七条 生产、销售劣药的，没收违法生产、销售的药品和违法所得，并处违法生产、销售的药品货值金额十倍以上二十倍以下的罚款；违法生产、批发的药品货值金额不足十万元的，按十万元计算，违法零售的药品货值金额不足一万元的，按一万元计算；情节严重的，责令停产停业整顿直至吊销药品批准证明文件、药品生产许可证、药品经营许可证或者医疗机构制剂许可证。

生产、销售的中药饮片不符合药品标准，尚不影响安全性、有效性的，责令限期改正，给予警告；可以处十万元以上五十万元以下的罚款。

第一百一十八条 生产、销售假药，或者生产、销售劣药且情节严重的，对法定代表人、主要负责人、直接负责的主管人员和其他责任人员，没收违法行为发生期间自本单位所获收入，并处所获收入百分之三十以上三倍以下的罚款，终身禁止从事药品生产经营活动，并可以由公安机关处五日以上十五日以下的拘留。

对生产者专门用于生产假药、劣药的原料、辅料、包装材料、生产设备予以没收。

第一百一十九条 药品使用单位使用假药、劣药的，按照销售假药、零售劣药的规定处罚；情节严重的，法定代表人、主要负责人、直接负责的主管人员和其他责任人员有医疗卫生人员执业证书的，还应当吊销执业证书。

第一百二十条 知道或者应当知道属于假药、劣药或者本法第一百二十四条第一款第一项至第五项规定的药品，而为其提供储存、运输等便利条件的，没收全部储存、运输收入，并处违法收入一倍以上五倍以下的罚款；情节严重的，并处违法收入五倍以上十五倍以下的罚款；违法收入不足五万元的，按五万元计算。

第一百二十一条 对假药、劣药的处罚决定，应当依法载明药品检验机构的质量检验结论。

第一百二十二条 伪造、变造、出租、出借、非法买卖许可证或者药品批准证明文件的，没收违法所得，并处违法所得一倍以上五倍以下的罚款；情节严重的，并处违法所得五倍以上十五倍以下的罚款，吊销药品生产许可证、药品经营许可证、医疗机构制剂许可证或者药品批准证明文件，对法定代表人、主要负责人、直接负责的主管人员和其他责任人员，处二万元以上二十万元以下的罚款，十年内禁止从事药品生产经营活动，并可以由公安机关处五日以上十五日以下的拘留；违法所得不足十万元的，按十万元计算。

第一百二十三条 提供虚假的证明、数据、资料、样品或者采取其他手段骗取临床试验许可、药品生产许可、药品经营许可、医疗机构制剂许可或者药品注册等许可的，撤销相关许可，十年内不受理其相应申请，并处五十万元以上五百万元以下的罚款；情节严重的，对法定代表人、主要负责人、直接负责的主管人员和其他责任人员，处二万元以上二十万元以下的罚款，十年内禁止从事药品生产经营活动，并可以由公安机关处五日以上十五日以下的拘留。

第一百二十四条 违反本法规定，有下列行为之一的，没收违法生产、进口、销售的药品和违法所得以及专门用于违法生产的原料、辅料、包装材料和生产设备，责令停产停业整顿，并处违法生产、进口、销售的药品货值金额十五倍以上三十倍以下的罚款；货值金额不足十万元的，按十万元计算；情节严重的，吊销药品批准证明文件直至吊销药品生产许可证、药品经营许可证或者医疗机构制剂许可证，对法定代表人、主要负责人、直接负责的主管人员和其他责任人员，没收违法行为发生期间自本单位所获收入，并处所获收入百分之三十以上三倍以下的罚款，十年直至终身禁止从事药品生产经营活动，并可以由公安机关处五日以上十五日以下的拘留：

（一）未取得药品批准证明文件生产、进口药品；

（二）使用采取欺骗手段取得的药品批准证明文件生产、进口药品；

（三）使用未经审评审批的原料药生产药品；

（四）应当检验而未经检验即销售药品；

（五）生产、销售国务院药品监督管理部门禁止使用的药品；

（六）编造生产、检验记录；

（七）未经批准在药品生产过程中进行重大变更。

销售前款第一项至第三项规定的药品，或者药品使用单位使用前款第一项至第五项规定的药品的，依照前款规定处罚；情节严重的，药品使用单位的法定代表人、主要负责人、直接负责的主管人员和其他责任人员有医疗卫生人员执业证书的，还应当吊销执业证书。

未经批准进口少量境外已合法上市的药品，情节较轻的，可以依法减轻或者免予处罚。

第一百二十五条 违反本法规定，有下列行为之一的，没收违法生产、销售的药品和违法所得以及包装材料、容器，责令停产停业整顿，并处五十万元以上五百万元以下的罚款；情节严重的，吊销药品批准证明文件、药品生产许可证、药品经营许可证，对法定代表人、主要负责人、直接负责的主管人员和其他责任人员处二万元以上二十万元以下的罚款，十年直至终身禁止从事药品生产经营活动：

（一）未经批准开展药物临床试验；

（二）使用未经审评的直接接触药品包装材料或者容器生产药品，或者销售该类药品；

（三）使用未经核准的标签、说明书。

第一百二十六条 除本法另有规定的情形外，药品上市许可持有人、药品生产企业、药品经营企业、药物非临床安全性评价研究机构、药物临床试验机构等未遵守药品生产质量管理规范、药品经营质量管理规范、药物非临床研究质量管理规范、药物临床试验质量管理规范等的，责令限期改正，给予警告；逾期不改正的，处十万元以上五十万元以下的罚款；情节严重的，处五十万元以上二百万元以下的罚款，责令停产停业整顿直至吊销药品批准证明文件、药品生产许可证、药品经营许可证等，药物非临床安全性评价研究机构、药物临床试验机构等五年内不得开展药物非临床安全性评价研究、药物临床试验，对法定代表人、主要负责人、直接负责的主管人员和其他责任人员，没收违法行为发生期间自本单位所获收入，并处所获收入百分之十以上百分之五十以下的罚款，十年直至终身禁止从事药品生产经营等活动。

第一百二十七条 违反本法规定，有下列行为之一的，责令限期改正，给予警告；逾期不改正的，处十万元以上五十万元以下的罚款：

（一）开展生物等效性试验未备案；

（二）药物临床试验期间，发现存在安全性问题或者其他风险，临床试验申办者未及时调整临床试验方案、暂停或者终止临床试验，或者未向国务院药品监督管理部门报告；

（三）未按照规定建立并实施药品追溯制度；

（四）未按照规定提交年度报告；

（五）未按照规定对药品生产过程中的变更进行备案或者报告；

（六）未制定药品上市后风险管理计划；

（七）未按照规定开展药品上市后研究或者上市后评价。

第一百二十八条 除依法应当按照假药、劣药处罚的外，药品包装未按照规定印有、贴有标签或者附有说明书，标签、说明书未按照规定注明相关信息或者印有规定标志的，责令改正，给予警告；情节严重的，吊销药品注册证书。

第一百二十九条 违反本法规定，药品上市许可持有人、药品生产企业、药品经营企业或者医疗机构未从药品上市许可持有人或者具有药品生产、经营资格的企业购进药品的，责令改正，没收违法购进的药品和违法所得，并处违法购进药品货值金额二倍以上十倍以下的罚款；情节严重的，并处货值金额十倍以上三十倍以下的罚款，吊销药品批准证明文件、药品生产许可证、药品经营许可证或者医疗机构执业许可证；货值金额不足五万元的，按五万元计算。

第一百三十条 违反本法规定，药品经营企业购销药品未按照规定进行记录，零售药品未正确说明用法、用量等事项，或者未按照规定调配处方的，责令改正，给予警告；情节严重的，吊销药品经营许可证。

第一百三十一条 违反本法规定，药品网络交易第三方平台提供者未履行资质审核、报告、停止提供网络交易平台服务等义务的，责令改正，没收违法所得，并处二十万元以上二百万元以下的罚款；情节严重的，责令停业整顿，并处二百万元以上五百万元以下的罚款。

第一百三十二条　进口已获得药品注册证书的药品，未按照规定向允许药品进口的口岸所在地药品监督管理部门备案的，责令限期改正，给予警告；逾期不改正的，吊销药品注册证书。

第一百三十三条　违反本法规定，医疗机构将其配制的制剂在市场上销售的，责令改正，没收违法销售的制剂和违法所得，并处违法销售制剂货值金额二倍以上五倍以下的罚款；情节严重的，并处货值金额五倍以上十五倍以下的罚款；货值金额不足五万元的，按五万元计算。

第一百三十四条　药品上市许可持有人未按照规定开展药品不良反应监测或者报告疑似药品不良反应的，责令限期改正，给予警告；逾期不改正的，责令停产停业整顿，并处十万元以上一百万元以下的罚款。

药品经营企业未按照规定报告疑似药品不良反应的，责令限期改正，给予警告；逾期不改正的，责令停产停业整顿，并处五万元以上五十万元以下的罚款。

医疗机构未按照规定报告疑似药品不良反应的，责令限期改正，给予警告；逾期不改正的，处五万元以上五十万元以下的罚款。

第一百三十五条　药品上市许可持有人在省、自治区、直辖市人民政府药品监督管理部门责令其召回后，拒不召回的，处应召回药品货值金额五倍以上十倍以下的罚款；货值金额不足十万元的，按十万元计算；情节严重的，吊销药品批准证明文件、药品生产许可证、药品经营许可证，对法定代表人、主要负责人、直接负责的主管人员和其他责任人员，处二万元以上二十万元以下的罚款。药品生产企业、药品经营企业、医疗机构拒不配合召回的，处十万元以上五十万元以下的罚款。

第一百三十六条　药品上市许可持有人为境外企业的，其指定的在中国境内的企业法人未依照本法规定履行相关义务的，适用本法有关药品上市许可持有人法律责任的规定。

第一百三十七条　有下列行为之一的，在本法规定的处罚幅度内从重处罚：

（一）以麻醉药品、精神药品、医疗用毒性药品、放射性药品、药品类易制毒化学品冒充其他药品，或者以其他药品冒充上述药品；

（二）生产、销售以孕产妇、儿童为主要使用对象的假药、劣药；

（三）生产、销售的生物制品属于假药、劣药；

（四）生产、销售假药、劣药，造成人身伤害后果；

（五）生产、销售假药、劣药，经处理后再犯；

（六）拒绝、逃避监督检查，伪造、销毁、隐匿有关证据材料，或者擅自动用查封、扣押物品。

第一百三十八条　药品检验机构出具虚假检验报告的，责令改正，给予警告，对单位并处二十万元以上一百万元以下的罚款；对直接负责的主管人员和其他直接责任人员依法给予降级、撤职、开除处分，没收违法所得，并处五万元以下的罚款；情节严重的，撤销其检验资格。药品检验机构出具的检验结果不实，造成损失的，应当承担相应的赔偿责任。

第一百三十九条　本法第一百一十五条至第一百三十八条规定的行政处罚，由县级以上人民政府药品监督管理部门按照职责分工决定；撤销许可、吊销许可证件的，由原批准、发证的部门决定。

第一百四十条　药品上市许可持有人、药品生产企业、药品经营企业或者医疗机构违反本法规定聘用人员的，由药品监督管理部门或者卫生健康主管部门责令解聘，处五万元以上二十万元以下的罚款。

第一百四十一条 药品上市许可持有人、药品生产企业、药品经营企业或者医疗机构在药品购销中给予、收受回扣或者其他不正当利益的，药品上市许可持有人、药品生产企业、药品经营企业或者代理人给予使用其药品的医疗机构的负责人、药品采购人员、医师、药师等有关人员财物或者其他不正当利益的，由市场监督管理部门没收违法所得，并处三十万元以上三百万元以下的罚款；情节严重的，吊销药品上市许可持有人、药品生产企业、药品经营企业营业执照，并由药品监督管理部门吊销药品批准证明文件、药品生产许可证、药品经营许可证。

药品上市许可持有人、药品生产企业、药品经营企业在药品研制、生产、经营中向国家工作人员行贿的，对法定代表人、主要负责人、直接负责的主管人员和其他责任人员终身禁止从事药品生产经营活动。

第一百四十二条 药品上市许可持有人、药品生产企业、药品经营企业的负责人、采购人员等有关人员在药品购销中收受其他药品上市许可持有人、药品生产企业、药品经营企业或者代理人给予的财物或者其他不正当利益的，没收违法所得，依法给予处罚；情节严重的，五年内禁止从事药品生产经营活动。

医疗机构的负责人、药品采购人员、医师、药师等有关人员收受药品上市许可持有人、药品生产企业、药品经营企业或者代理人给予的财物或者其他不正当利益的，由卫生健康主管部门或者本单位给予处分，没收违法所得；情节严重的，还应当吊销其执业证书。

第一百四十三条 违反本法规定，编造、散布虚假药品安全信息，构成违反治安管理行为的，由公安机关依法给予治安管理处罚。

第一百四十四条 药品上市许可持有人、药品生产企业、药品经营企业或者医疗机构违反本法规定，给用药者造成损害的，依法承担赔偿责任。

因药品质量问题受到损害的，受害人可以向药品上市许可持有人、药品生产企业请求赔偿损失，也可以向药品经营企业、医疗机构请求赔偿损失。接到受害人赔偿请求的，应当实行首负责任制，先行赔付；先行赔付后，可以依法追偿。

生产假药、劣药或者明知是假药、劣药仍然销售、使用的，受害人或者其近亲属除请求赔偿损失外，还可以请求支付价款十倍或者损失三倍的赔偿金；增加赔偿的金额不足一千元的，为一千元。

第一百四十五条 药品监督管理部门或者其设置、指定的药品专业技术机构参与药品生产经营活动的，由其上级主管机关责令改正，没收违法收入；情节严重的，对直接负责的主管人员和其他直接责任人员依法给予处分。

药品监督管理部门或者其设置、指定的药品专业技术机构的工作人员参与药品生产经营活动的，依法给予处分。

第一百四十六条 药品监督管理部门或者其设置、指定的药品检验机构在药品监督检验中违法收取检验费用的，由政府有关部门责令退还，对直接负责的主管人员和其他直接责任人员依法给予处分；情节严重的，撤销其检验资格。

第一百四十七条 违反本法规定，药品监督管理部门有下列行为之一的，应当撤销相关许可，对直接负责的主管人员和其他直接责任人员依法给予处分：

（一）不符合条件而批准进行药物临床试验；

（二）对不符合条件的药品颁发药品注册证书；

（三）对不符合条件的单位颁发药品生产许可证、药品经营许可证或者医疗机构制剂许可证。

第一百四十八条　违反本法规定，县级以上地方人民政府有下列行为之一的，对直接负责的主管人员和其他直接责任人员给予记过或者记大过处分；情节严重的，给予降级、撤职或者开除处分：

（一）瞒报、谎报、缓报、漏报药品安全事件；

（二）未及时消除区域性重大药品安全隐患，造成本行政区域内发生特别重大药品安全事件，或者连续发生重大药品安全事件；

（三）履行职责不力，造成严重不良影响或者重大损失。

第一百四十九条　违反本法规定，药品监督管理等部门有下列行为之一的，对直接负责的主管人员和其他直接责任人员给予记过或者记大过处分；情节较重的，给予降级或者撤职处分；情节严重的，给予开除处分：

（一）瞒报、谎报、缓报、漏报药品安全事件；

（二）对发现的药品安全违法行为未及时查处；

（三）未及时发现药品安全系统性风险，或者未及时消除监督管理区域内药品安全隐患，造成严重影响；

（四）其他不履行药品监督管理职责，造成严重不良影响或者重大损失。

第一百五十条　药品监督管理人员滥用职权、徇私舞弊、玩忽职守的，依法给予处分。

查处假药、劣药违法行为有失职、渎职行为的，对药品监督管理部门直接负责的主管人员和其他直接责任人员依法从重给予处分。

第一百五十一条　本章规定的货值金额以违法生产、销售药品的标价计算；没有标价的，按照同类药品的市场价格计算。

第十二章　附　则

第一百五十二条　中药材种植、采集和饲养的管理，依照有关法律、法规的规定执行。

第一百五十三条　地区性民间习用药材的管理办法，由国务院药品监督管理部门会同国务院中医药主管部门制定。

第一百五十四条　中国人民解放军和中国人民武装警察部队执行本法的具体办法，由国务院、中央军事委员会依据本法制定。

第一百五十五条　本法自2019年12月1日起施行。